CORE TOPICS IN
Preoperative Anaesthetic
Assessment and Management

术前麻醉
评估和管理的核心问题

A. Agatha Crerar-Gilbert / Mark MacGregor

主 编 〔英〕 A. 阿加莎 · 克里拉-吉尔伯特
马克 · 麦克格雷戈

主 译 李 洪 鲁开智 陈力勇

天津出版传媒集团
天津科技翻译出版有限公司

著作权合同登记号:图字:02-2022-067

图书在版编目(CIP)数据

术前麻醉评估和管理的核心问题 / (英) A.阿加莎·克里拉-吉尔伯特, (英) 马克·麦克格雷戈主编 ; 李洪, 鲁开智, 陈力勇主译. —天津 : 天津科技翻译出版有限公司,2022.7

书名原文: Core Topics in Preoperative Anaesthetic Assessment and Management

ISBN 978-7-5433-4188-3

Ⅰ.①术… Ⅱ.①A… ②马… ③李… ④鲁… ⑤陈… Ⅲ.①麻醉学 Ⅳ.①R614

中国版本图书馆 CIP 数据核字(2021)第 248307 号

授权单位: Cambridge University Press
出　　版: 天津科技翻译出版有限公司
出 版 人: 刘子媛
地　　址: 天津市南开区白堤路 244 号
邮政编码: 300192
电　　话: 022-87894896
传　　真: 022-87893237
网　　址: www.tsttpc.com
印　　刷: 天津新华印务有限公司
发　　行: 全国新华书店
版本记录: 787mm×1092mm　16 开本　19.5 印张　400 千字
　　　　　2022 年 7 月第 1 版　2022 年 7 月第 1 次印刷
　　　　　定价:120.00 元

(如发现印装问题,可与出版社调换)

主译简介

李　洪　专业技术大校，主任医师，教授，博士研究生导师，陆军军医大学第二附属医院麻醉科主任，国家重点研发计划首席科学家，获得国之名医·优秀风范、重庆英才·创新领军人才、重庆市引进高层次人才等荣誉。担任中国医学装备协会麻醉学分会副主任委员，中华医学会麻醉学分会麻醉与人工智能学组副组长，重庆市医学会麻醉学分会主任委员，中华医学会麻醉学分会委员等。主要从事麻醉与围术期器官保护、脑功能与人工智能等研究，主持国家重点研发计划、国家自然科学基金等省部级以上课题15项，发表SCI等期刊论文150余篇，获国家发明专利、实用新型专利授权7项。擅长心血管手术、危重症患者手术麻醉，执笔或参编专家共识和指南7部，获军队医疗成果一等奖、三等奖各1项，荣立个人三等功1次。

鲁开智　专业技术大校，主任医师，教授，博士研究生导师，陆军军医大学西南医院麻醉科主任。研究方向：远端器官疾病致肺损伤的临床和基础研究及危重症事件追踪预警及决策支持。担任中华医学会麻醉学分会常务委员，中国医师协会麻醉学医师分会常务委员，重庆市医学会麻醉学分会前任主任委员。获得重庆英才·创新领军人才、重庆市学术技术带头人、“中国杰出麻醉医师”、军队“育才银奖”等荣誉。

主持国家重点研发计划1项，国家科技支撑计划1项，国家自然基金4项，原卫生部视听教材2项；获重庆市科技进步一等奖1项，军队医疗成果二等奖1项。以第一作者或通讯作者发表SCI论文50余篇，主编专著2部。

陈力勇　专业技术大校，主任医师，教授，硕士研究生导师，陆军特色医学中心麻醉科主任。担任中国医师协会麻醉学医师分会委员，全军麻醉与复苏专业委员会常务委员，重庆医学会麻醉学分会副主任委员等。

从事麻醉专业技术工作37年，具有坚实的麻醉学及相关学科理论知识和丰富的临床经验，麻醉技术精湛，胜任各种高难度手术麻醉，善于处理各种疑难危重患者的抢救。主持国家“973”课题分题研究、国家自然基金面上项目、军队重点课题、国际合作课题等多项研究。荣获军队科技成果二等奖1项，中华医学会麻醉学分会“杰出导师奖”。以第一作者或通讯作者发表学术论文50余篇，其中SCI论文15篇，专著10余部，参编指南3部。

译者名单

主　　译　李　洪　鲁开智　陈力勇

副 主 译　吴卓熙　白福海　顾健腾　毛庆祥

译　　者　（以姓氏汉语拼音为序）

白福海　白雪红　陈　晶　陈力勇　陈星同　房　贺
封晓影　顾健腾　黄　艰　李　洪　李　杰　龙宗泓
鲁开智　毛庆祥　彭滔滔　佘　汉　田　丰　王　开
王　邺　王丽君　吴卓熙　易婷婷　余泓甫　詹　剑
张　俊　张　鹏　赵　鹏　支鸿羽　周　琴

审校人员　（以姓氏汉语拼音为序）

包晓航　杜智勇　胡　弋　景　胜　甯交琳　王　震
闫　红　杨贵英　易　斌　张晓东　钟河江

编者名单

Tarek Francis Antonios MB ChB MSc MD FESC FRCP
Cardiac & Cell Sciences Research Institute, St George's University of London and Blood Pressure Unit, St George's University Hospitals NHS Foundation Trust
London, UK

Aigul Baltabaeva PhD FESC FRCP
Department of Cardiology
Ashford and St Peter's Hospitals NHS Foundation Trust
Surrey, UK

Justin A. Burke MBBS (Hons) LLB (Hons) FANZCA
Department of Anaesthesia and Preoperative Medicine
Alfred Health, Melbourne
Victoria, Australia

Paul Collinson MD FRCPath FRCP edin
Professor, Department of Chemical Pathology and Department of Blood Sciences
St George's University Hospitals NHS Foundation Trust
London, UK

A. Agatha Crerar-Gilbert MD FRCA FFICM LLM (Med Law & Ethics)
Department of Anaesthesia and Intensive Care
St George's University Hospitals NHS Foundation Trust
London, UK

Doris T. Doberenz FRCA FFICM EDAIC EDIC
Department of Anaesthesia and Intensive Care
Charing Cross Hospital
Imperial Health Care NHS Trust
London, UK

Nieves Dorronsoro LMS FRCA
Department of Anaesthesia
Charing Cross Hospital
Imperial Health Care NHS Trust
London, UK

Mark M. Gallagher BSc MD FRCPI
Department of Cardiology
St George's University Hospitals NHS Foundation Trust
London, UK

Richard George BSc MBBS MRCP FRCA
Department of Anaesthesia
Ashford and St Peter's Hospitals NHS Foundation Trust
Surrey, UK

Hanney Gonna MBBS BSc MRCP
Clinical Cardiology Academic Group
St George's University of London
London, UK

Anish Gupta MBBS BSc FRCA
Department of Anaesthesia
Kings College Hospital
London, UK

George M. Hall PhD DSc (Med) FRCA FRSB
Emeritus Professor of Anaesthesia, St George's Hospital Medical School University of London
London, UK

Stuart Hastings MBBS FANZCA
Department of Anaesthesia and Perioperative Medicine
Alfred Health
Melbourne, Australia

Robert Hill MBBS FRCA
St Richard's Hospital
Chichester
West Sussex, UK

Bashar Ibrahim MBBCh MRCP
Department of Cardiology
St George's University Hospitals NHS Foundation Trust
London, UK

Jane Jackson RN MPhill MCGI
Preoperative Association and JJ Consulting Services Limited
UK

Charl Jooste MBChB
Department of Anaesthesia
King's College Hospital
London, UK

Kristopher D. Knott MA MBBS MRCP
Department of Cardiology
St George's University Hospitals NHS Foundation Trust
London, UK

Shruthi Konda MBBS BSc (Hons) MRCP (Resp) PGCert (Education)
Department of Cardiothoracic Medicine
St George's University Hospitals NHS Foundation Trust
London, UK

Enjarn Lin MBBS BMedSci FANZCA
Department of Anaesthesia and Perioperative Medicine
Alfred Health
Melbourne, Australia

Mark MacGregor BSc MBChB FRCA
Department of Anaesthesia
Ashford and St Peter's Hospitals NHS Foundation Trust
Surrey, UK

Iain A. M. MacPhee
Professor of Renal Medicine, St George's, University of London and St George's University Hospitals NHS Foundation Trust
London, UK

Brendan P. Madden MB BC MD MSc FRCPI FRCP FFICM
Professor of Cardiothoracic Medicine, St George's University Hospitals NHS Foundation Trust
London, UK

Fauzia Mir MBBS FRCA EDICM PGCert (Med education)
Department of Anaesthesia
St George's University Hospitals NHS Foundation Trust
London, UK

Tarun Mittal MD MSc FRCR FSCCT
Department of Cardiology
Royal Brompton Hospital
London, UK

Jignasa Modha BMedSc (Hons) MBChB FRCA
Department of Anaesthesia and Perioperative Medicine
University College London Hospitals NHS Foundation Trust
London, UK

Roisin Monteiro MBBS BA MRCP FRCA
Department of Anaesthesia
Brighton and Sussex University Hospitals Trust
Sussex, UK

S. Ramani Moonesinghe BSc (Hons) MD (Res) MRCP FRCA FFICM
Department of Anaesthesia and Critical Care
University College London Hospitals NHS Foundation Trust
London, UK

Muhammad Sohaib Nazir MBBS BSc (Hons) MRCP FHEA
Department of Cardiology
St George's University Hospitals NHS Foundation Trust
London, UK

Grainne Nicholson MD, FFARCSI, FRCA (ad eundem)
Department of Anaesthesia
St George's University Hospitals NHS Foundation Trust
London, UK

Lisa A. Nolan MBBS MRCP
Department of Medicine for the Elderly
St Mary's Hospital, Imperial College NHS Trust
London, UK

Ying Ying Peng MBBS BSc MRCP FRCPath
The Centre for Haemostasis and Thrombosis
St George's University Hospitals NHS Foundation Trust
London, UK

Anthony Pereira MA MD FRCP
Department of Neurology
St George's University Hospitals NHS Foundation Trust
London, UK

Vineet Prakash MRCP FRCR
Department of Radiology
Ashford and St Peter's Hospitals NHS Foundation Trust and
Royal Surrey County Hospital

Abhiram Prasad MD FRCP FESC FACC
Professor of Medicine, Department of Cardiovascular Diseases
Mayo Clinic College of Medicine
USA

Michelle Ramsay BSc PhD MBBS MRCP (Resp)
Lane Fox Unit, St Thomas' Hospital
Department of Cardiothoracic Medicine
St George's University Hospitals NHS Foundation Trust
London, UK

Robin Ray MB BS MA (Oxon) MRCP PhD
Department of Cardiology
St George's University Hospitals NHS Foundation Trust
London, UK

Fernando Salazar MBBS MRCPsych
South London and Maudsley NHS Foundation Trust
Croydon CAMHS
London, UK

Ramai Santhirapala BSc (Hons) MBBS FRCA FFICM FHEA
Department of Anaesthesia and Preoperative Medicine
Royal Surrey County Hospital NHS Trust
Surrey, UK

Nesan Shanmugam BSc MBBS MRCP MD
Department of Cardiology
St George's University Hospitals NHS Foundation Trust
London, UK

Dr Rajan Sharma BSC (Hons) FRCP (UK) MD FESC
Department of Cardiology
St George's University Hospitals NHS Foundation Trust
London, UK

David J. H. Shipway MA (Oxon) BM BCh MRCP(UK)(Geriatric Medicine) MRCP(London)
Comprehensive Onco-geriatric Surgery Service
St Mary's Hospital, Imperial College NHS Trust
London, UK

Laura Tooth BSc MSc
Department of Biochemistry
St George's University Hospitals NHS Foundation Trust
London, UK

James Uprichard PhD FRCP (Lond) FRCPath
The Centre for Haemostasis and Thrombosis
St George's University Hospitals NHS Foundation Trust
London, UK

Marcela P Vizcaychipi MD PhD FRCA EDICM FFICM
Magill Department of Intensive Care and Anaesthesia
Chelsea & Westminster NHS Foundation Trust
London, UK

Steve M. Yentis BSc MBBS FRCA MA MD
Department of Anaesthesia
Chelsea & Westminster NHS Foundation Trust
London, UK

中文版序言

麻醉医生是一个特殊的医生群体，他们必须有一些外科医生的基础知识，具有系统的麻醉知识和技能，同时需要有坚实的人体各个器官、组织功能的知识以及最大限度地维护这些器官组织功能的技能，这样才能为围术期患者保驾护航。

围术期是一个非常危险的时期，患者接受手术常有一些需要手术治疗疾病本身所引起的慢性病理过程和（或）损伤，很多患者还有并发症，比如糖尿病、高血压等。此外，手术本身就会有创伤，这些因素的综合作用，必将使人体经受严峻考验，这就使精密的术前评估、调整身体功能显得极为重要。

术前评估涉及内容很广，交叉领域很多，是麻醉医生必不可少的工作之一。全面系统地评估患者的身体功能情况对保障患者在围术期安全是非常重要的，是了解患者疾病状态、制订麻醉管理方案、最大限度地降低围术期并发症的发生率和死亡率的关键。*Core Topics in Preoperative Anaesthetic Assessment and Management* 一书由英国、澳大利亚及美国的知名临床医生编写，有针对性地阐述了术前评估中需要关注的要点，同时介绍了术前麻醉评估中运用的新技术，帮助麻醉医生快速查找和掌握充分评估患者情况的方法。

本书由李洪、鲁开智和陈力勇牵头翻译，这是主译们和各位译者，以及审校人员辛勤劳动的结晶。翻译是一项“技术活”，需要翻译者具有丰富的专业知识并精通相关的两种语言，本书翻译精确、易懂，是一部精品。我希望这本书能成为麻醉医生、相关领域的医生及对围术期感兴趣人群的“案头书”。

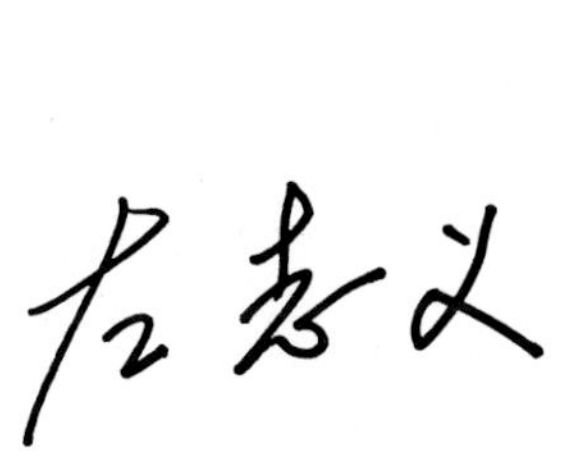

美国弗吉尼亚大学麻醉学、神经科学、神经外科学终身教授
曾任国际华人麻醉学院院长、世界华人麻醉医师协会会长

中文版前言

“凡事预则立，不预则废。”在手术准备阶段，有效地进行术前评估能够充分了解患者的疾病状态，制订合理的麻醉管理方案，建立良好的医患关系，取得患者及家属的知情同意，可以最大限度地降低围术期并发症的发生率和死亡率。

术前麻醉评估不仅仅是简单的麻醉前准备工作，它涉及多学科交叉融合，而且参与评估的麻醉医生需要拥有渊博的知识和丰富的临床经验。只有通过细致有序的问诊和检查，充分评估患者每个系统和重要脏器的功能状态，准确把控围术期风险，才能在麻醉管理中做到有的放矢。本书的特点是将每个系统或脏器细分为单独章节，每个章节均由各自领域的专家撰写，并凝练出所阐述的要点，供读者有针对性地快速查询需要重点关注的评估事项。

随着诊疗手段的不断发展，新技术也不断涌现。术前麻醉评估需要结合这些新技术的应用，才能更加准确地判断各系统和脏器的功能状态。例如，药物负荷心肌灌注成像是一种检测心肌缺血和心脏储备功能的诊断工具，可作为非冠状动脉手术前心脏风险评估的依据。而计算机断层扫描冠状动脉钙化积分是在传统方法的基础上进行危险评估，是冠心病初级预防中公认的方法，它对无症状患者的远期心脏事件有很高的阴性预测价值。在本书中，这些新技术都得到了详尽的解读，能够帮助麻醉医生快速掌握何时需要申请这些检查，以及如何判读检查结果，并根据检查结果指导围术期管理工作。

《术前麻醉评估和管理的核心问题》共25章，是一本涵盖面广、内容翔实、操作性强的指导手册。本书列举了不同系统的常见病，从病理生理学变化、实验室检查和临床研究报告等多维度进行风险预测，并指导读者熟练使用各种检查手段，全面细致地掌握各系统和重要脏器的功能状态，为制订麻醉管理方案奠定重要基础。

最后，我们衷心地希望这本书能成为业内同道的良师益友，为提高围术期医疗质量、保证医疗安全、挽救患者生命做出积极贡献。尽管译者付出艰辛和努力，但是由于翻译人员医教研任务繁重，疏漏与不足之处在所难免，恳请各位读者批评指正。

前　言

这本书的受众是谁?

本书旨在指导麻醉医生如何在地区综合医院主导术前评估。这本书的受众非常广泛,包括对患者进行术前评估的实习医生和术前访视的护理人员,他们都会在这本书中发现非常有用的信息。本书总的编写目标是使内容更加实用且涵盖最新的知识。但是,这本书并非详尽无遗,作者尚未详细讲述那些通常在高等教育机构中教授的深奥的病理学知识。

为什么需要这本书?

术前评估是一项艰巨的任务, 因为其需要涉猎广泛的知识并掌握丰富的技能。麻醉医生作为跨专业团队中的一员,在术前评估的组织和实施中扮演着核心角色。同时,麻醉医生作为围术期的管理者,也更容易胜任这一角色。麻醉门诊涉猎范围远远超过单纯的麻醉准备工作,麻醉医生在决定患者能否进行手术方面起到越来越重要的作用。显然,术前评估的内容正在发生变化。如果没有最新参考资料的帮助,医生很难更新所有知识。

在什么情况下可以使用这本书?

作者希望读者充分利用按照器官系统进行汇编的章节,切实掌握术前评估的最新研究进展。本书的每个章节均由各自领域的专家撰写,一些篇幅较大的章节,例如“心脏检查”,又根据具体病情进行了细分,便于读者参考。每个章节和子章节都列出5~10个要点,便于读者掌握。读者掌握本书所囊括的内容,不仅可以优化患者术前准备,而且可以为患者提供足够信息,使他们就不同治疗方式做出明智选择。

许多国家的人口已经出现老龄化。在接下来的20年中,英国80岁以上的患者人数可能达到600万。这种趋势将导致有多种并发症的外科手术患者增加。随着外科技术的发展,患者接受手术治疗的期望值也会有所提高。过去可能无法耐受手术的患者现在可能正在考虑接受手术治疗。因此,我们在虚弱患者的管理上单独列了一章。

全球范围内的肥胖症患者人数在不断增加，这也需要在手术前关注肥胖症患者的独特病理生理学变化。在妊娠期间进行择期手术的情况非常罕见，但并非不可能发生。本书也列出了这种罕见情况。

术前评估门诊简化患者路径的压力与日俱增。"术前访视面临的挑战"这一章提供了有用的建议和指导，帮助读者深入了解启动和运行术前评估服务的复杂性。

确定患者的术前状态和手术方式可以有助于量化特定患者在围术期所面临的风险。在评估有多种并发症的患者时，这种风险评估可能非常具有挑战性。"预估手术风险"这一章介绍了相关风险评估的方法，以及医生与患者之间如何沟通的详细信息。

作者意识到术前评估还会有新的发展。康复治疗就是一个例子，它在未来可能发挥重要作用，但目前它仍处于研究阶段，并且尚未在地区综合医院展开实践。出于这个原因，我们并未将其收录于这本书中。

结语

我们希望读者在术前评估方面能从这本书中获益，清晰的体例和实用的方法有助于读者及时、快速地查找相关信息。

A. 阿加莎·克里拉-吉尔伯特
马克·麦克格雷戈

目　录

第 1 章
缺血性心脏病

Abhiram Prasad

要点

- 围术期风险主要取决于患者的自身状况。推荐使用美国外科医师学会提出的国家外科质量改进计划（national surgical quality improvement program, NSQIP）模型或修正心脏风险指数(revised cardiac risk index, RCRI)对患者围术期心脏风险进行评估。
- 在日常生活中，若患者不能完成>4 代谢当量(metabolic equivalents, MET)的活动，则其心脏风险增加。
- 对有症状的冠状动脉疾病(coronary artery disease, CAD)患者和需要接受中、高风险手术的无症状 CAD 患者，应进行静息心电图评估。
- 对于心脏储备功能低，且在围术期有中、高风险发生不良事件的可能性，需要接受择期手术的稳定型 CAD 患者，应考虑行心肌缺血应激试验和左心室功能评估。
- 对有广泛性心肌缺血和(或)严重心绞痛的稳定型 CAD 患者，尽管进行了充分的药物治疗，仍推荐术前行冠状动脉造影和再血管化。
- 冠状动脉再血管化的目的不仅是为了降低围术期风险，而且是为了缓解临床症状和改善远期预后。
- 围术期常规使用阿司匹林治疗不适用于无冠状动脉支架的患者，但对有 CAD 或脑血管疾病的患者，在围术期出血风险不高时，持续使用阿司匹林治疗是合理的。
- 一般来说，对于金属裸露支架植入术后 4 周内或药物洗脱支架植入术后 12 个月内的患者，如果围术期需要停用双重抗血小板药物，则不宜进行择期非心脏手术。现代支架植入术后 6 个月以上患者，非心脏手术期间出现支架血栓形成的风险低。
- 围术期常规使用 β 受体阻滞剂不适用于所有 CAD 患者。

冠状动脉疾病(CAD)与非心脏手术围术期内死亡率和发病率密切相关。目前术后心脏病发病率的概念还未得到普遍认可。因此，在很大程度上，其取决于现有数据库对这一概念的使用。在一项国际前瞻性研究中，对年龄≥45 岁、非心脏手术后至少需要住院 1 晚的 15 133 名患者，检测其术后 6~12 小时和第 1 天、第 2 天和第 3 天的心肌钙蛋白 T（troponin T, TnT)水平，其中 11.6%的患者心肌钙蛋白升高(>0.02ng/mL)。30 天死亡率为 1.9%(95% CI, 1.7%~2.1%)。多变量分析表明，与无 TnT 升高的患者相比，TnT 升高与术后 30 天死亡率增加相关(Devereaux 等,2012)。

风险预测

年龄是影响围术期风险的一个重要因素,随着年龄增加,CAD 和心血管危险因素明显增加,尤其是糖尿病的发病率增加显著。此外,衰弱(老年人认知和功能状态的一种衡量指标)也与手术后不良结果相关(Dasgupta 等,2009)。在一项针对 125 名年龄≥70 岁、接受非心脏手术(82%接受整形外科手术)患者的研究中,衰弱程度与术后并发症、住院时长以及能否出院相关,与年龄因素无关。请参阅第 14 章。

有不稳定型心绞痛和近期心肌梗死(myocardial infarction,MI)病史的患者围术期风险较高(Shah 等,1990)。其风险随着时间的推移而降低,并通过冠状动脉再血管化得到改善。有数据表明,心肌梗死后需要 8 周以上的时间间隔,才能将非心脏手术的风险降至最低,尤其是未接受冠状动脉再血管化的患者(Livhits 等,2011)。

在冠状动脉外科研究(coronary artery surgery study,CASS)数据库中,对 3368 名接受非心脏手术的患者进行了 10 年随访,回顾分析了既往冠状动脉旁路移植术(coronary artery bypass grafting,CABG)对预后的影响(Eagle 等,1997)。在没有接受再血管化的冠状动脉疾病患者中,腹部、血管、胸部和头颈部手术的心肌梗死和(或)死亡率超过 4%。在 1961 名接受高风险手术的患者中,既往行 CABG 与内科治疗的 CAD 患者,术后死亡率(1.7%对 3.3%,P=0.03)和心肌梗死发生率(0.8%对 2.7%,P=0.002)均较低。相比之下,1297 名行泌尿外科、骨科、乳腺和皮肤手术的患者,无论之前是否接受过冠状动脉治疗,死亡率都低于 1%。既往行 CABG 对恶化型心绞痛和(或)多支冠状动脉病变、左心室功能低下的患者,以及接受高风险手术的患者具有最大的保护作用,并且这种益处持续至少 6 年。需要强调的是,这些数据已有 20 多年的历史,并不能反映当代医学对 CAD 的治疗。尽管如此,通过这项研究可以看出,在既往 6 年内接受过 CABG 且稳定无症状的患者相对受到保护,无须常规在术前进行应激试验即可进行手术。但是,对于 CABG 术后心功能明显受损的患者却不能例外。

既往有经皮冠状动脉介入治疗(percutaneous coronary intervention,PCI)病史的患者需要进行详细的术前评估,这类患者围术期风险可能会增加,尤其是在冠状动脉支架植入术后进行非计划或紧急手术的情况下。一般建议,在药物洗脱支架植入术后将择期手术推迟 12 个月,以保证支架充分内皮化(Assali 等,2009)。近期对第二代药物洗脱支架患者的研究数据表明,由于改善了支架的生物学特性,植入这种支架 6 个月以上的患者,支架血栓形成的风险可能较低(Feres 等,2013;Hawn 等,2013;Wijeysundera 等,2012)。对于植入裸金属支架的患者,建议将择期手术至少推迟 4 周,最好安排在 PCI 手术 3 个月后。对于近期行球囊血管成形术而未植入支架的患者,择期手术应推迟到 PCI 手术后至少 2 周。

虽然在预测心脏风险方面,患者自身状况比手术因素更为重要,但是手术类型也是一个重要的考虑因素。根据术后 30 天心源性死亡或心肌梗死等心脏事件发生率分类,外科手术可被分为低风险(<1%)、中风险(1%~5%)和高风险(>5%)(表 1.1)。

无明显体液转移或机体应激的手术风险最低。这些评估不需要考虑患者的并发症。与择期手术相比,急诊或紧急手术的风险更大。在急诊手术中(如大创伤、腹主动脉瘤破裂、内脏穿孔),心脏评估不会改变手术干预的必要性,但可能会直接改变围术期管理。在严重肢

表 1.1 根据手术或干预类型进行手术风险评估

低风险:<1%	中风险:1%~5%	高风险:>5%
浅表手术	腹膜内:脾切除术、裂孔疝修补术、胆囊切除术	主动脉和大血管手术
乳腺	有症状的颈动脉手术(CEA 或 CAS)	下肢开放性再血管化、截肢、血栓栓子切除术
牙	外周动脉血管成形术	十二指肠-胰腺手术
内分泌:甲状腺	血管内动脉瘤修复术	肝切除术、胆道手术
眼	头颈部手术	食管切除术
重建手术	神经外科或骨科:大手术(髋部和脊柱手术)	肠穿孔修复术
无症状的颈动脉手术(CEA 或 CAS)	泌尿外科或妇科:大手术	肾上腺切除术
妇科:小手术	肾移植	全膀胱切除术
骨科:小手术(半月板切除术)	经胸手术:非大手术	肺切除术
泌尿外科:小手术(经尿道前列腺切除术)		肺或肝移植术

注:CEA,颈动脉内膜切除术;CAS,颈动脉支架植入术。(Kristensen et al. Eur Heart J 2014;35:2383-2431. Reprinted with permission from Oxford University Press.)

体缺血或肠梗阻等紧急手术中,手术的益处大于心脏病风险,在这些情况下,心脏评估可能会再次影响围术期管理。有时高心脏风险可能会影响治疗方式的选择并可能选择经皮/微创手术,如选择外周动脉血管成形术而不是腹股沟下转流术。在非急诊手术中,心脏评估有助于在手术治疗(例如,颈动脉内膜切除术或腹主动脉瘤修复术)和保守治疗之间做出决定。

临床病史、体格检查和 12 导联心电图可确定大多数患者特有的临床危险因素, 结合与手术方式相关的固有风险,可用于评估围术期心脏不良事件的风险。一个经过验证的风险预测工具可能有助于术前风险评估。旧的风险评估模型,如最初的 Goldman 心脏风险指数(Goldman 等,1977)、Detsky 修订风险指数(Detsky 等,1986)或 Eagle 标准(Eagle 等,1989)不再被推荐,因为它们不能反映当代医学实践。

修正心脏风险指数(revised cardiac risk index,RCRI)基于 6 个标准(表 1.2),是一项易于使用且被广泛接受的工具,用于评估围术期主要心脏并发症的风险,如心肌梗死、肺水肿、心室颤动或心搏骤停和完全性心脏传导阻滞(Lee 等,1999)。风险因子为 0 或 1 的患者发生心肌梗死等重大心血管不良事件(major adverse cardiovascular events,MACE)的风险较低,而风险因子≥2 的患者风险则较高。RCRI 用于评估所有类型的非心脏手术均很好,但是用于评估接受血管手术的患者则不太准确。RCRI 在预测全因死亡率方面似乎也不准确,

表 1.2 RCRI 临床危险因素

缺血性心脏病[心绞痛和(或)既往的心肌梗死]
心力衰竭
脑卒中或短暂性脑缺血发作
肾功能不全 [血清肌酐> 170μmol/L 或 2mg/dL,或肌酐清除率<60mL/(min/1.73m²)]
需要胰岛素治疗的糖尿病
进行腹股沟上血管手术、腹腔内或胸腔内手术

(Lee et al. Circulation 1999;100:1043-9)

这可能是因为它不包括围术期死亡的非心脏原因的危险因素(Ford、Beattie 和 Wijeysundera,2010)。

美国外科医师学会(american college of surgeons,ACS)提出的国家外科质量改进计划对心肌梗死或心搏骤停(myocardial infarction or cardiac arrest,MICA)风险评估模型进行了修订,与 RCRI 相比,其似乎具有更好的辨别能力,特别是对于需要接受血管外科手术的患者(Bilimoria 等,2013;Gupta 等,2011)。该风险评估工具以腹股沟疝手术为参考,为多种手术方式提供心肌梗死或心搏骤停的校正风险比。在 20 多万例手术患者的衍生队列中,这些并发症风险为 0.65%。不良事件的独立预测因素包括:年龄、肌酐水平、依赖性功能状态(定义为在日常生活中需要帮助)、美国麻醉医师协会(american society of anesthesiologists,ASA)分级和手术类型。有关 NSQIP 风险评估工具的信息,可访问 www.surgicalriskcalculator.com/miorcardiacarrest。

该风险计算器是包括 20 项患者因素加手术方式组成的工具。虽然 ACS NSQIP 比其他风险计算器更全面,但也更复杂,这可能限制其使用。这项风险计算器还没有经过外部验证,尽管如此,NSQIP 模型或 RCRI 仍被推荐用于心脏病围术期风险评估。

功能状态与围术期风险

患者体力活动能力是评价心脏功能的良好指标。术前功能状态良好的患者风险较低,而功能状态低下的患者风险较高。一般来说,功能良好的无症状患者无须进行心血管检查即可进行手术。通过日常活动即可进行适当的功能评估,并且可以用代谢当量(metabolic equivalents,MET)来衡量(图 1.1)。对于一名 40 岁、体重 70kg 的男性,基础静息耗氧量是 1 MET。一种被广泛认可的功能储备分级是:优

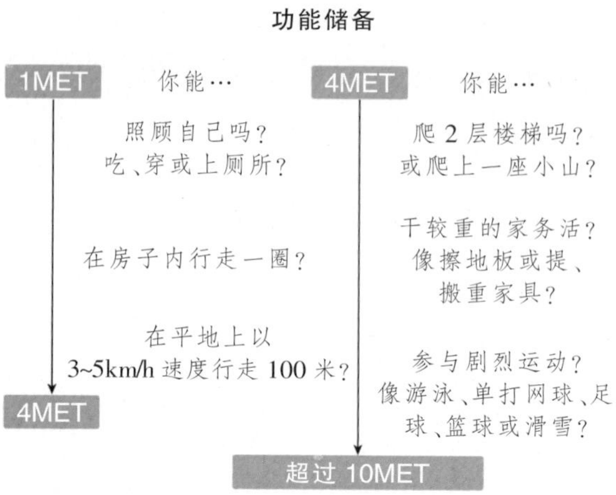

注:MET,代谢当量。

图 1.1　日常活动功能储备和能量需求评估。(Kristensen et al. Eur Heart J 2014;35:2383-2431.Reprinted with permission from Oxford University Press.)

秀(>10MET)、良好(7~10MET)、中等(4~6MET),差(<4MET)或未知。在日常生活活动中不能完成 4MET 以上活动的患者风险增加。例如,>4MET 的活动包括爬一段楼梯、以 6.4km/h 的速度在平地上行走、爬山和完成较繁重的家务劳动。更正式的评估可以使用 Duke 活动状态指数(Hlatky 等,1989)和特殊活动计分法(Goldman 等,1981)。在一项针对 600 名接受非心脏手术患者的研究中,功能状态不佳(定义为无法步行 4 条街或爬 2 层楼梯)与围术期心肌缺血和心血管事件相关,即使在校正其他危险因素之后仍是如此(Reilly 等,1999)。严重并发症的发生率与患者功能储备呈负相关。来自 NSQIP 数据库的最新数据表明,依赖性功能状态也与围术期发病率和死亡率的风险增加相关(Tsiouris 等,2012)。

冠状动脉疾病的围术期心脏评估步骤

欧洲心脏病学会(european society of cardiology,ESC)和欧洲麻醉学会(european soci-

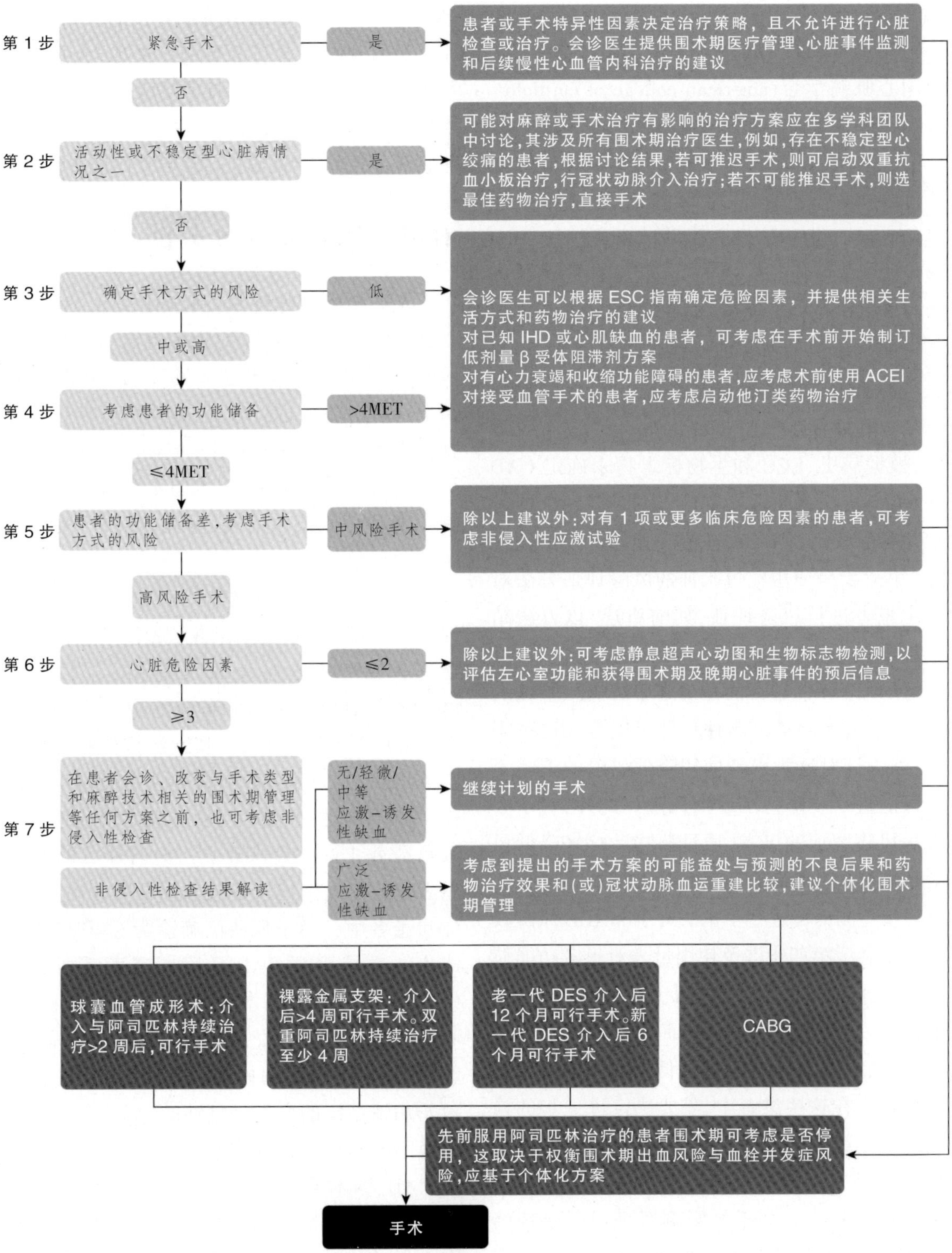

注：ESC，欧洲心脏病学会；ACEI，血管紧张素转换酶抑制剂；LV，左心室；DES，药物洗脱支架；CABG，冠状动脉旁路移植术；MET，代谢当量。

图 1.2　围术期心脏病风险评估和管理总结。(Kristensen et al. Eur Heart J 2014;35:2383–2431. Reprinted) ety of anaesthesiology, ESA)指南概述了围术期心脏评估的步骤(Kristensen 等, 2014)(图 1.2)。美国心脏病学会(american college of cardiology, ACC)和美国心脏协会(American heart association, AHA)联合工作组也推荐了类似的方法(Fleisher 等, 2014)。以下建议大致遵循这种通用方法。对于有 CAD 危险因素或已知 CAD 的患者,第一步是确定手术的紧迫性。在紧急情况下,手术不能推迟,因此手术团队必须确定可能影响围术期管理的临床危险因素,并在适当的监测和管理下进行手术, 以降低风险。第二步和后续步骤与非紧急手术相关,在此阶段,根据病史、ECG 和生物标志物来确定 CAD 是否稳定,这是非常重要的。如果出现急性冠状动脉综合征,则需要进行心脏病学评估和管理。第三步是使用经过验证的风险评估方法对稳定患者进行风险评估,如前所述,该方法结合患者和手术变量来评估围术期 MACE 的可能性。风险评估的目的是确定心脏病风险低的患者,他们无须进一步评估即可安全地进行手术,因为针对这类患者使用降低风险的策略不太可能进一步降低围术期风险。此外,对于心脏病风险增加的患者,通过药物治疗来降低风险是划算的。MACE 风险低(<1%)的患者无须进一步检测即可进行手术。对于 MACE 风险较高的患者, 第四步涉及使用量表对患者功能储备进行客观评估(图 1.1)。对于功能储备>4MET 的患者, 无须进一步评估而进行手术是合理的。第五步是关于功能储备低(<4MET)或未知的患者。在这些患者中,需要决定进一步的检测是否会影响管理或围术期治疗,如需要根据检查结果来决定是行非心脏手术还是行冠状动脉再血管化。如果会影响管理或围术期治疗,则可考虑进行应激试验。通常,这是一种药理学应激试验, 但对于功能储备未知的患者,进行运动应激试验可能更为合适。应激试验特别适用于有 3 项或 3 项以上危险因素的患者(见表 1.2)。如果应激试验不太可能改变管理,那么患者就可以直接继续进行手术,或者讨论替代策略,如选择非侵入性治疗或姑息治疗。如果应激试验结果异常,特别是有广泛的诱发性缺血时,则应考虑行冠状动脉造影和再血管化。

冠状动脉疾病的术前调查

左心室功能障碍和心肌缺血是 CAD 患者心脏风险的主要因素。对稳定且需要行择期手术的 CAD 患者进行非侵入性检查, 根据检查结果可以对患者进行教育,指导围术期选择适宜的手术方案和麻醉技术,并对远期转归做出预测。对于非心脏手术,术前不常规评估左心室功能和心肌缺血情况,因此,需要一种基于风险的评估方法。

12 导联心电图常被作为术前心血管风险评估的一部分。心电图异常是预测预后的重要指标, 独立于临床表现和围术期缺血因素(Jeger 等, 2006)。然而,静息心电图检测阻塞性 CAD 的敏感性有限。其预测价值随着患者年龄增长和 CAD 危险因素的存在而增加。然而,推荐术前检查心电图的标准年龄或危险因素负荷截止标准尚未建立。对有症状的 CAD 患者进行心电图记录是符合标准的做法。在无症状患者中, 对于那些已确诊为 CAD 的患者或有 1 项或多项 CAD 危险因素而需要接受中、高风险手术的患者,建议进行心电图检查。心电图检查和手术之间的最佳时间间隔尚不明确,但有一点是明确的,即 1~3 个月的间隔对于病情稳定的患者是足够的。

不推荐常规评估左心室功能,因为它对严重 CAD、围术期风险,以及额外临床危险因素的预测价值有限(Halm 等, 1996)。然而,对于有心肌功能障碍症状的患者和无症状但接受高风险手术的患者,通常可以通过超声心动图来进行评估。

应激试验有助于 CAD 患者的非侵入性诊

断和风险评估。诱发缺血的程度与围术期结果之间存在相关性，因此，那些在低运动负荷下应激试验呈阳性的患者，围术期和远期心脏事件的风险显著增加。相反，与测试正常者相比，高运动负荷下发作心肌缺血的患者风险仅稍微增加。虽然运动应激试验通常是首选，因为它有助于评估心脏储备功能，但是大多数进行术前应激试验的患者不能充分运动以达到目标心率。许多患者的静息心电图异常，这样，在静息期预先存在的 ST 段异常可能会妨碍应激性心电图的分析。因此，对于运动耐量受限或静息心电图异常的患者，建议使用腺苷、多巴酚丁胺等药理学进行应激试验并结合超声心动图、核素灌注成像等心脏影像学检查。这些方法可以检测有无诱发性缺血的存在和其严重程度，以及先前的心肌梗死。多巴酚丁胺负荷超声心动图在非血管外科手术前评估心脏风险的增量价值已在一项 530 名患者的研究中进行了报道(Das 等，2000)。缺血阈值<年龄预测最大心率的 60%被发现是术后心脏不良事件的独立预测因素。超声心动图应激试验阴性的术后心脏事件发生率低。但是，在目前的临床实践中，术后心脏事件的阳性预测值相对较低。在一项包括 10 项研究的荟萃分析(Meta 分析）中研究了血管手术前双嘧达莫铊-201 成像，在有确定缺陷的患者中，30 天心源性死亡或非致命性心肌梗死的发生率为 7%，在诱发性缺血的患者中为 9%，而在应激试验正常的患者中为 1%。在有 2 项或 2 项以上可逆性缺陷的患者中，心脏事件的发生率更高(Shaw 等，1996)。与超声心动图应激试验一样，正常灌注的应激试验阴性预测值较高，而可逆性灌注缺损的阳性预测值相对较低。上述 Meta 分析还比较了双嘧达莫铊-201 成像和多巴酚丁胺应激超声心动图在需要接受血管外科手术的患者中的风险评估发现，两种模型对围术期缺血事件的预后价值是相似的 (Shaw 等，1996)。一般来说，如果这些测试用于预测 CAD 概率低的患者，测试的诊断准确性较低，用于预测 CAD 概率高的患者，诊断准确性较高。因此，在测试结果可能影响围术期管理的情况下，提倡选择性地使用应激试验，推荐用于功能储备差(<4MET)的拟行中、高风险手术的患者，特别是存在 2 种以上临床危险因素者(见表 1.2)。如果测试结果为广泛的应激诱发性缺血，则代表为高风险人群，应考虑做血管造影。

少数患者在非心脏手术前需要行冠状动脉造影和再血管化。从临床随机试验中获得关于其在拟行择期非心脏手术患者中的有效性的数据很少。鉴于侵入性手术固有的风险以及可能导致手术延迟，必须谨慎抉择。对于广泛心肌缺血和(或)严重心绞痛的稳定患者(加拿大心血管学会Ⅲ~Ⅳ级)，即使是已经进行了充分的药物治疗并且进行非急诊、非心脏手术的患者，仍建议术前进行血管造影。对于非 ST 段抬高的急性冠状动脉综合征需要行非急诊手术的患者，除了那些低心脏风险的患者外，也建议及时行冠状动脉造影。与侵入性血管造影相比，冠状动脉计算机断层扫描的风险降低，更有吸引力。然而，这种成像方式在术前心脏风险评估中的数据有限，其作用尚不确定(Ahn 等，2013)。关于冠状动脉计算机断层扫描的详细资料，请参阅第 5 章。

术前冠状动脉再血管化

大多数致命的围术期心肌梗死发生在明显的 3 支血管和(或)左主干明显病变的患者中(Dawood 等，1996)。在约 50%的病例中发现存在以下 1 项或多项特征：斑块不稳定、破裂、斑块出血或腔内血栓。因此，致命性的围术期心肌梗死的病理生理学与未行非心脏手术的情况相似。低血流量与高氧需求共同导致阻塞性 CAD 患者心肌缺血，加之斑块不稳定，可能是其潜在的病理生理学基础。

表 1.3 稳定型心绞痛或无症状型缺血患者再血管化的适应证

CAD 程度[器质性和(或)功能性]		分级[b]	水平[c]
为改善预后	左主干病变伴狭窄>50%[a]	I	A
	任何近端 LAD 狭窄>50%[a]	I	A
	2 支或 3 支血管病变伴狭窄>50%[a]		
	伴 LV 功能受损(LVEF<40%)[a]	I	A
	大面积缺血(>10% LV)	I	B
	单支再通冠状动脉伴狭窄>50%[a]	I	C
为缓解症状	任何冠状动脉狭窄>50%[a]存在局限性心绞痛或相当于心绞痛,对药物治疗无反应	I	A

[a] 有明确缺血或直径狭窄<90%的 FFR≤0.80;[b] 推荐分级;[c] 证据水平。

注:CAD,冠状动脉疾病;FFR,血流储备分数;LAD,冠状动脉左前降支;LV,左心室;LVEF,左心室射血分数。

目前指南建议,进行心肌再血管化的决定应基于 CAD 的标准管理(表 1.3)。再血管化的时机取决于 CAD 是否稳定,是否需要行 PCI 与 CABG 取决于 CAD 的严重程度,以及两种类型再血管化的技术可行性。再血管化的主要目的是缓解阻塞性 CAD 患者的症状和改善远期预后而非降低围术期风险。

有关非心脏手术前进行再血管化的有效性的数据有限,但一些试验提供了有用的见解。在冠状动脉再血管化预防(coronary artery revascularisation prophylaxis,CARP)试验中,需要行择期大血管手术的稳定型 CAD 患者,被随机分为两组:最佳药物治疗组或再血管化组(CABG 组或 PCI 组)(McFalls 等,2004)。这项研究在 18 个退伍军人医疗中心进行,拟行血管手术的 5859 名患者中的 510 名(9%)入组。血管手术的适应证是扩张性腹主动脉瘤(33%)或腿部闭塞性动脉疾病(67%)。如果心脏病医生会诊认为患者围术期心脏并发症风险增加,建议对符合条件的患者进行冠状动脉血管造影。根据综合临床危险因素和非侵入性应激成像研究中有无缺血表现,为每个部位提供了冠状动脉造影指南。对 316 名(62%)患者实施了核应激成像,在每个部位测定可逆性缺损相对于总心肌灌注的大小,并进行半定量分级发现,在 226 名患者中分级为中度或重度。从临床标准或非侵入性影像学检查结果来看,74%的患者至少存在中度风险。在冠状动脉造影的基础上,如果 1 支或多支冠状动脉主干狭窄≥70%并且适合再血管化,则将患者纳入研究。当地研究者可自行选择 PCI 与 CABG。在再血管化组中,PCI 占 59%,CABG 占 41%。33%的患者有 3 支血管病变。从随机分组到血管手术的中位时间在再血管化组中为 54 天,在未行再血管化组中为 18 天。在随机分组 2.7 年后,再血管化组与药物治疗组死亡率分别为 22%和 23%(P=0.92)。在血管手术后 30 天,肌钙蛋白水平升高的发生率分别为 12%和 14%(P=0.37)。因此,该研究表明,在择期血管手术前,预防性冠状动脉再血管化不会改变稳定型 CAD 患者的预后。在随后的 CARP 数据库分析中,有报道称,多支血管病变的患者与接受 PCI 的患者相比,接受 CABG 治疗的患者预后更好(Ward 等,2006)。在另一项对接受冠状动脉造影患者数据库的事后分析中,在注册为 CARP 随机试验中,只有未受保护的左主干疾病患者表现出受益于预防性再血管化(Garcia 等,2008)。

Monaca 及其同事研究了 208 名连续进行择期大血管手术的患者，他们的修正心脏风险指数为 2 或更高。受试者被随机分为两组：选择性策略或常规术前行冠状动脉造影，前者是根据非侵入性检查结果来决定是否进行冠状动脉造影（Monaco 等，2009）。与预期一致，常规术前行冠状动脉造影的再血管化率较高（40.1%对 58.1%，*P*=0.01）；但是，院内 MACE 的发生率没有显著差异。在平均约 6 年的随访中，接受常规血管造影的患者生存率和免于死亡/心血管事件的发生率显著提高。因此，与 CARP 试验相比，这项较小样本量的研究表明，常规行冠状动脉造影策略可改善中、高风险外周动脉疾病手术患者的远期预后。

在另一项对 426 名患者的研究中，评估了系统性冠状动脉造影和必要时的再血管化对颈动脉内膜切除术后心脏缺血事件发生率的影响（Illuminati 等，2010）。这些患者无 CAD 病史，超声心动图和心电图均正常。受试者被随机分为两组：常规术前冠状动脉造影组或常规治疗组。在冠状动脉造影组中，CEA 前 216 名患者中的 66 名患者行 PCI，2 名患者行 CABG。PCI 术后行颈动脉内膜切除术的中位时间为 4 天。两组间的术后死亡率和脑卒中发生率无差异。冠状动脉造影组无术后心脏事件，而对照组有 9 例缺血性心脏事件（*P*=0.01）。在双重抗血小板治疗下行手术的患者中，未发生与冠状动脉造影相关的并发症，也未发生颈部血肿。因此，该研究表明在颈动脉内膜切除术中，系统性行 PCI 的术前冠状动脉造影显著降低无 CAD 临床症状患者术后心脏事件的发生率。

虽然最近的这些试验表明，常规行冠状动脉造影和再血管化对接受血管手术的高风险稳定型 CAD 患者可能有益，但还需要更多的研究来改变临床实践。根据目前的证据，在应激试验时，若存在中度到大面积缺血的情况，可以考虑在高风险手术前行预防性心肌再血管化。但是，对于已知稳定型 CAD 患者，不建议在低风险和中风险手术前进行常规的再血管化。

考虑到预防性再血管化在近期急性冠状动脉综合征的患者中行非心脏手术的情况相对罕见，并且已有证据表明再血管化在不稳定型 CAD 患者中对心脏有益，故目前尚无前瞻性临床试验研究其作用。一般来说，对于需要在非心脏手术前进行再血管化的急性冠脉综合征的患者，需要行 PCI 而不是 CABG，尤其是在紧急手术的情况下。对于复杂的多支血管病变而非心脏手术又可推迟到允许从 CABG 恢复后的情况，行 CABG 可能更合适。在一项来自管理数据库的 16 478 名患者的回顾性研究中，对心肌梗死患者 3 年内接受的手术（髋关节手术、胆囊切除术、肠切除术、择期腹主动脉瘤修复术或下肢截肢术）进行了评估，比较了术前行再血管化患者与未行再血管化患者术后 30 天和 1 年的结果（Livhits 等，2011）。术前行再血管化的患者再梗死发生率较低（5.1%对 10.0%；*P*<0.001），30 天死亡率（5.2%对 11.3%；*P*<0.001）和 1 年死亡率（18.3%对 35.8%；*P*<0.001）也较低。这些数据表明，心肌梗死后 3 年内行非心脏手术的患者可能会受益于术前再血管化，但是回顾性设计、接受或未接受再血管化的患者的基础病情特征的诸多差异，以及其他混杂因素限制了该研究的临床适用性。

一般来说，PCI 适用于在非心脏手术前处理急性冠状动脉综合征、高危冠状动脉解剖或由心肌缺血引起的危及生命的心律失常。在行 PCI 前，需要考虑的因素包括：在接受双重抗血小板治疗的患者中手术相关的出血和缺血性事件的风险及手术的紧迫性。药物洗脱支架适用于出血风险低，以及非心脏手术可推迟至少 12 个月的患者。最近的数据表明，使用第二代药物洗脱支架 6 个月后，支架血栓形成的风险低，这段时间后可以进行非心脏手术（Hawn 等，2013；Wijeysundera 等，2012）。如果在 12 个月内需要行择期手术，那么裸金属支架植入及双重抗血小板治疗 4~6 周，并在围术期继续使用阿司匹林可能是一种合适的选择。对于再狭窄风险高的患者（小直径血管、病变长、需要多个支架、左主干病变）而言，CABG 应优于裸金属支架。如果在较短时间内需要进行非心脏手术，或者使用双重抗血小板治疗的出血风险高，则应考虑球囊血管成形术与临时裸金属支架植入。

术前 CABG 的适应证与一般 CAD 的适应证相同（Windecker 等，2014）。如果术前评估显示有 CABG 适应证，在非低风险的非心脏手术前行 CABG。幸运的是，在非心脏手术前推荐用 CABG 的情况非常罕见，必须考虑到冠状动脉手术和非心脏手术在患者并发症、功能状态和总体预后的情况下的累积死亡率和发生率风险。

药物治疗

抗血小板治疗

对于之前未行 PCI 支架植入而需要行非心脏手术的 CAD 患者，目前尚不清楚阿司匹林对其的作用。回顾性研究分析表明，术前停用阿司匹林会增加血栓并发症的发生率（Burger 等，2005）。肺栓塞预防试验将 13 356 名接受髋关节手术的患者随机分配至 160mg 阿司匹林组或安慰剂组。虽然阿司匹林治疗降低了深静脉血栓形成的风险，但并未表明其对减少围术期心肌梗死或血管性死亡有益（PEP 协作组，2000）。在 POISE 2 试验中，10 010 名需要行非心脏手术且有血管并发症风险的患者被随机分配到阿司匹林组或安慰剂组（Devereaux 等，2014）。根据患者在研究前是未使用阿司匹林（初始阶段，5628 名患者），或是已经使用阿司匹林治疗方案（持续阶段，4382 名患者），对患者进行分类。手术前开始每日使用 200mg 阿司匹林或安慰剂治疗，再持续每天（剂量为 100mg）使用，初始阶段持续 30 天，持续阶段服用 7 天，然后患者恢复其常规治疗方案。30 天死亡或非致命性心肌梗死的主要结局发生率在阿司匹林组为 7.0%，安慰剂组为 7.1%。阿司匹林组大出血比安慰剂组更常见（4.6%对 3.8%，P=0.04）。主要结局和次要结局在两个阿司匹林分类中相似。植入裸金属支架 6 周内或药物洗脱支架 1 年内的患者未被纳入研究，并且在这个时间窗之外的 PCI 患者数量太少而无法得出任何结论。只有 23%的研究对象先前已知 CAD，并排除了接受颈动脉内膜切除术的患者。因此，使用阿司匹林需要个体化地权衡风险与获益。围术期常规使用阿司匹林不适于所有患者，但对有 CAD 或脑血管疾病的患者，在围术期出血风险不高时，继续使用阿司匹林治疗是合理的。

据估计，5%~25%的冠状动脉支架植入术患者在支架植入后 5 年内需要进行非心脏手术（Kristensen 等，2014）。在 PCI 后的最初 4~6 周，裸金属和药物洗脱支架的围术期支架血栓形成的风险最大（Berger 等，2010；Cruden 等，2010；Grines 等，2007；Hawn 等，2013；Kaluza 等，2000；Nuttall 等，2008；Van Kuijk 等，2009；Wijeysundera 等，2012；Wilson 等，2003）。支架血栓形成的预后似乎比再次冠状动脉阻塞更差。在这个早期阶段，双重抗血小板治疗的中断是支架血栓形成的一个高危险因素（Iakovou 等，2005；Van Werkum 等，2009）。在此期间，若行紧急或急诊手术，应该个体化地决定是否继续进行双重抗血小板治疗，需要权衡围术期出血风险与继续治疗的益处。现代药物洗脱支架植入 6 个月后，非心脏手术期间支架血栓形成风险似乎较低（Hawn 等，2013；Wijeysundera 等，2012）。心外科和心内科医生应讨论对 PCI 支架植入的患者进行抗血小板治疗的管理，以便仔细考虑抗血小板治疗的手术出血潜在风险和中断双重抗血小板治疗的支架血栓形成潜在风险之间的平衡。建议在裸金属支架植入后持续使用 4 周阿司匹林和 P2Y12 受体抑制剂（氯吡格雷、替卡格雷、普拉格雷），在药物洗脱支架植入后持续使用 12 个月，然后单独使用阿司匹林，除非阿司匹林引起危及生命的手术出血的风险高得令人无法接受。如果继续推迟手术的风险高于预计的缺血和支架血栓形成风险，则可考虑在药物洗脱支架植入 6 个月后行择期非心脏手术。对于围术期需要停用双重抗血小板药物的患者，不应在裸金属支架植入 4 周内或药物洗脱支架植入 12 个月内行择期非心脏手术。对于有支架的手术患者，若需要在上述时间段内停用 P2Y12 受体抑制剂，应在围术期继续使用阿司匹林，并在手术后尽快（最好在 48 小时内）恢复使用 P2Y12 受体抑制剂。对于需要在几天内进行手术的患者，目前 ESC 指南建议术前停用氯吡格雷和替卡格雷 5 天、普拉格雷 7 天，除非血栓形成的风险很高。无论患者是否接受过 PCI，围术期都可以考虑持续使用阿司匹林，应基于个体化决策，并应权衡围术期出血风险与血栓形成的并发症风险。对于先前接受阿司匹林治疗的患者，若预计手术难以控制出血，则应考虑停用阿司匹林。

目前，没有证据表明抗凝剂、坎格雷洛或糖蛋白Ⅱb/Ⅲa 可以减少停用口服抗血小板药物后支架血栓形成的风险。

β 受体阻滞剂治疗

围术期 β 受体阻滞剂可降低心率和心肌收缩力，从而降低心肌耗氧量。几项临床随机试验评估了这些药物在围术期的疗效。早期试验显示其有望减少如死亡率等临床事件，并且无不良反应，因此围术期使用 β 受体阻滞剂很快被采纳（Mangano 等，1996）。然而，这一初步证据来自样本量小的研究，并且高度选择的患者接受特定的手术（如血管手术）。随后，设计了更宽泛的纳入标准和更大型临床试验来解决这些局限性，试验发现在心脏结局或死亡率方面没有明显的益处，甚至可能造成伤害。

最早的试验发表于 1996 年，将 200 名患有 CAD 或有 CAD 风险的患者随机分为静脉注射阿替洛尔组或安慰剂组，在非心脏手术（40%为大血管手术）之前和之后立即使用，然后在住院期间口服阿替洛尔或安慰剂（Mangano 等，1996），随访了 192 名患者 2 年。接受阿替洛尔治疗的患者出院后 6 个月时的总死亡率显著降低，并持续 2 年（10%对 21%，P=0.019）。其主要作用是在最初 6~8 个月内减少心源性死亡。这项研究发表后对医疗实践产生了重大影响。但是，其存在一个重要的局限性，即在得出研究结论的随访结果中未将住院期间 7 例死亡（阿替洛尔组 5 例和安慰剂组 2 例）考虑在内。

在英国 4 家医院开展的围术期 β 受体阻滞剂（perioperative beta-blockade，POBBLE）试验将 103 名先前无 MI 的拟行择期肾下血管手术的低风险患者随机分为口服美托洛尔组（50mg，每日 2 次，必要时补充静脉注射）或安慰剂组，从入院开始至术后 7 天（Brady 等，2005）。术后进行 72 小时动态心电图监测，1/3 患者监测到心肌缺血。两组 30 天的心血管事件发生率（分别为 13%和 15%，P=0.78）没有差异。美托洛尔组从手术到出院的时间较短（中位时间分别为 12 天和 10 天，P<0.02）。

血管外科手术后的美托洛尔（metoprolol after vascular surgery，MaVS）试验将 496 名接受腹主动脉手术和腹股沟下或腋–股动脉再血管化的患者随机分配到围术期美托洛尔组与安慰剂组（Yang 等，2006）。研究药物在术前 2 小时开始服用并持续至出院或最多术后 5 天。美托洛尔组和安慰剂组 30 天的术后心脏事件发生率相似（10.2%对 12.0%，P=0.57）。美托洛尔组需要处理的术中心动过缓(53/246 对19/250, P=0.000 01)和低血压(114/246 对 84/250, P=0.0045)都更常见。结果显示,美托洛尔在减少术后心脏事件方面无效。

糖尿病术后死亡率和发病率(diabetes postoperative mortality and morbidity,DIPOM)试验,将 921 名年龄在 40 岁或以上、需要行超过 1 小时手术(39%为低风险手术)的糖尿病患者随机分配至琥珀酸美托洛尔组或安慰剂组(Juul 和 Grp DT,2006)。围术期从手术前 1 天开始给予 100mg 美托洛尔,最长用药至围术期第 8 天。美托洛尔组干预的平均时间为 4.6 天。在 18 个月的中位随访期间,全因死亡率、急性心肌梗死、不稳定型心绞痛或充血性心力衰竭的主要结局发生率在美托洛尔组和对照组分别为 21%与 20%。数据表明,围术期使用美托洛尔对糖尿病患者死亡率和心脏病发病率没有显著影响。但是,只有 54%的患者有 CAD 病史或糖尿病以外的 CAD 额外危险因素,或者拟行高风险或中风险的手术。

POISE 试验是目前研究 β 受体阻滞剂效应最大和最先进的试验,将来自 23 个国家 190 家医院的 8351 名患者随机分配至琥珀酸美托洛尔组或安慰剂组(Devereaux 等,2008)。试验治疗持续 30 天。这些患者年龄在 45 岁或以上且有已知心血管疾病,或至少有高风险手术的 7 项临床危险因素中的 3 项,或计划进行大血管手术。治疗包括手术前 2~4 小时使用琥珀酸美托洛尔 100mg,以及术后前 6 小时使用 100mg,但是如果患者收缩压低于 100mmHg (1mmHg=0.133kPa),则不使用。维持疗法在术后 12 小时后开始,使一些患者在最初 24 小时内的琥珀酸美托洛尔总剂量达到 400mg。共完成了 8331 名(99.8%)患者 30 天的随访。琥珀酸美托洛尔组达到心血管性死亡、非致命性心肌梗死和非致命性心搏骤停的主要复合终点的患者比安慰剂组更少(5.8%对 6.9%,P=0.04)。琥珀酸美托洛尔组的心肌梗死患者较少(3.6%对 5.1%,P<0.001),但琥珀酸美托洛尔组死亡(3.1%对 2.3%,P=0.03)和脑卒中(1.0%对 0.5%,P=0.005)患者更多。琥珀酸美托洛尔组的低血压发生率更高(15.0%对 9.7%,P<0.0001),可能是死亡和脑卒中的危险因素。这项大型试验突出了围术期 β 受体阻滞剂治疗的风险。但是,其局限性是使用了高剂量的长效 β 受体阻滞剂但未监测血药浓度,并在非心脏手术前就开始使用此剂量。

一项含 25 项临床试验的 Meta 分析研究了根据手术特异性风险,β 受体阻滞剂对全因和心血管死亡率的影响(Angeli 等,2010)。总体而言,β 受体阻滞剂治疗对全因死亡率和心血管死亡率无显著影响。但是,各研究间手术风险类别明显不同。亚组分析显示,与中、低风险手术的患者相比,高风险手术患者的总死亡率较低。最近的一项 Meta 分析包含 9 项试验共 10 529 名患者,主要包括 POISE 试验数据,并排除了可疑科学价值的研究,结论是围术期使用 β 受体阻滞剂使死亡率增加 27%(Bouri 等,2014)。

因此,不宜常规使用 β 受体阻滞剂。迄今为止的数据提供了一些证据支持 β 受体阻滞剂可降低 CAD 或其他临床危险因素而需要行高风险手术患者的心源性死亡和心肌梗死。相反,围术期使用 β 受体阻滞剂并不会降低无临床危险因素和低风险手术患者心脏并发症的风险,甚至可能是有害的。尽管有研究指出围术期停用 β 受体阻滞剂的风险,但更多经验表明,长期使用 β 受体阻滞剂患者突然停药才是有害的。因此,已经建立 β 受体阻滞剂治疗方案的 CAD 患者应继续使用。在择期手术患者中,手术应推迟以优化 CAD 治疗。在无禁忌证而有适应证的情况下,应从低剂量开始缓慢上调 β 受体阻滞剂的剂量,以达到每分钟 60~70 次的静息心率。术前、术中和术后应避免患者出现心动过缓和低血压，确保每阶段都有效管理β受体阻滞剂治疗，要防止以固定的高初始剂量而过度治疗。无内在拟交感神经活性的β1选择性阻滞剂较受青睐，并且有证据表明阿替洛尔和比索洛尔可能优于美托洛尔。治疗最好在术前开始，并持续至少1周。β受体阻滞剂不应在手术当天开始使用。如果专门为手术开始治疗，应持续治疗一个月左右。

他汀类药物

他汀类或3-羟基-3-甲基戊二酰辅酶A还原酶抑制剂，推荐用于CAD以及颈动脉、主动脉、肾脏和外周动脉粥样硬化的一级和二级预防，其疗效已得到充分证实（Ridker和Wilson，2013）。他汀类药物通过降低胆固醇和多效性作用促进冠状动脉斑块稳定而减少临床冠状动脉事件。

一些观察性研究表明，围术期使用他汀类药物对30天死亡率或心肌梗死发生率以及远期死亡率和心血管事件发生率有益（Desai等，2010；Hindler等，2006；Lau等，2013；Lindenauer等，2004）。在一项随机试验中，100名患者不论其血清胆固醇浓度如何，被随机分为20mg阿托伐他汀组或安慰剂组，每天用药1次，共用45天（Durazzo等，2004）。随机分组后平均30天进行血管手术，随访患者6个月。心源性死亡、非致命性急性心肌梗死、缺血性脑卒中和不稳定型心绞痛的主要复合终点分别为8%和26%（P=0.03）。研究结果表明，阿托伐他汀短期治疗可显著降低血管手术后MACE发生率。在Cochrane对从未使用过他汀类药物的血管手术患者研究的综述中，研究了短期他汀类药物治疗在手术前或手术当天开始并持续至少48小时后的效果。在178名患者的3项试验中，无证据表明他汀类药物治疗可降低全因死亡率、心血管死亡率和心肌梗死的个体终点（Sanders等，2013）。他汀类药物组105名患者中有7名（6.7%）在手术后30天内死亡，而对照组73名患者中有10名（13.7%）在手术后30天内死亡。但是，所有死亡都发生在其中一项研究中。作者认为，现有证据不足以证明围术期使用他汀类药物治疗对血管手术有益。他汀类药物在目标人群中的广泛使用意味着现在很难在围术期进行他汀类药物的大型随机试验。

围术期使用他汀类药物的一项潜在风险是肌病和横纹肌溶解症。大手术后围术期肾功能损害和麻醉期间使用多种药物是危险因素。因此，早期使用和确定他汀类药物治疗方案可以更好地监测潜在的副作用。

总之，目前的证据表明他汀类药物可能对非心脏手术期间在围术期心脏并发症方面有保护作用。他汀类药物治疗开始的最佳时间和治疗持续时间仍有待确定。推荐的方法是，在无禁忌证的情况下，拟行血管手术的患者应在术前接受他汀类药物治疗并在手术后继续使用。对从未使用过他汀类药物的患者，理想情况下应至少在术前2周开始使用并在术后继续使用至少1个月。对于拟行非血管手术的患者，无证据支持在无其他标准适应证（如合并CAD）的情况下常规使用他汀类药物治疗。

（易婷婷　译　钟河江　审校）

参考文献

Ahn J-H, Park JR, Min JH, et al. (2013). Risk stratification using computed tomography coronary angiography in patients undergoing intermediate-risk noncardiac surgery. *J Am Coll Cardiol*, **61**, 661–8.

Angeli F, Verdecchia P, Karthikeyan G, Mazzotta G, Gentile G, Reboldi G. (2010), β-blockers reduce mortality in patients undergoing high-risk non-cardiac surgery. *Am J Cardiovasc Drugs*, **10**(4): 247–59.

Berger PB, Kleiman NS, Pencina MJ, et al. (2010). Frequency of major noncardiac surgery and subsequent adverse events in the year after drug-eluting stent placement results from the EVENT (Evaluation of Drug-Eluting Stents and Ischemic Events) Registry. *J Am Coll Cardiol Intv*, **3**, 920–7.

Bilimoria KY, Liu Y, Paruch JL, et al. (2013). Development and evaluation of the universal ACS NSQIP surgical risk calculator: a decision aid and informed consent tool for patients and surgeons. *J Am Coll Surg*, **217**, 833–42. e1–3.

Bouri S, Shun-Shin MJ, Cole GD, et al. (2014). Meta-analysis of secure randomised controlled trials of beta-blockade to prevent perioperative death in noncardiac surgery. *Heart*, **100**, 456–64.

Brady AR, Gibbs JS, Greenhalgh RM, et al. (2005). Perioperative beta-blockade (POBBLE) for patients undergoing infrarenal vascular surgery: results of a randomized double-blind controlled trial. *J Vasc Surg*, **41**, 602–9.

Burger W, Chemnitius J-M, Kneissl GD, et al. (2005). Low dose aspirin for secondary cardiovascular prevention – cardiovascular risks after its perioperative withdrawal versus bleeding risks with its continuation – review and meta-analysis. *J Intern Med*, **257**, 399–414.

Cruden NLM, Harding SA, Flapan AD, et al. (2010). Previous coronary stent implantation and cardiac events in patients undergoing noncardiac surgery. *Circ Cardiovasc Inter*, **3**, 236–42.

Das MK, Pellikka PA, Mahoney DW, et al. (2000). Assessment of cardiac risk before nonvascular surgery: dobutamine stress echocardiography in 530 patients. *J Am Coll Cardiol.*, **35**, 1647–53.

Dasgupta M, Rolfson DB, Stolee P, et al. (2009). Frailty is associated with postoperative complications in older adults with medical problems. *Arch Gerontol Geriatr*. **48**, 78–83.

Dawood MM, Gutpa DK, Southern J, et al. (1996). Pathology of fatal perioperative myocardial infarction: implications regarding pathophysiology and prevention. *Int J Cardiol*, **57**, 37–44.

Desai H, Aronow WS, Ahn C, et al. (2010). Incidence of perioperative myocardial infarction and of 2-year mortality in 577 elderly patients undergoing noncardiac vascular surgery treated with and without statins. *Arch Gerontol Geriatr*, **51**, 149–51.

Detsky AS, Abrams HB, Forbath N, Scott JG, Hilliard JR. (1986). Cardiac assessment for patients undergoing noncardiac surgery. A multifactorial clinical risk index. *Arch Intern Med*, **146**, 2131–4.

Devereaux PJ, Chan MT, Alonso-Coello P, et al. (2012). Association between postoperative troponin levels and 30-day mortality among patients undergoing noncardiac surgery. *JAMA*, **307**, 2295–304.

Devereaux PJ, Mrkobrada M, Sessler DI, et al. (2014). Aspirin in patients undergoing noncardiac surgery. *N Engl J Med*, **370**, 1494–503.

Devereaux PJ, Yang H, Yusuf S, Guyatt G, Leslie K, Villar JC, Xavier D, Chrolavicius S, Greenspan L, Pogue J, Pais P, Liu L, Xu S, Málaga G, Avezum A, Chan M, Montori VM, Jacka M, Choi P. (2008). Effects of extended-release metoprolol succinate in patients undergoing non-cardiac surgery (POISE trial): a randomised controlled trial. *Lancet*, **371**(9627): 1839–47.

Durazzo AE, Machado FS, Ikeoka DT, et al. (2004). Reduction in cardiovascular events after vascular surgery with atorvastatin: a randomized trial. *J Vasc Surg*, **39**, 967–75.

Eagle KA, Coley CM, Newell JB, et al. (1989). Combining clinical and thallium data optimizes preoperative assessment of cardiac risk before major vascular surgery. *Ann Intern Med.* 1989, **110**, 859–66.

Eagle KA, Rihal CS, Mickel MC, et al. (1997). Cardiac risk of noncardiac surgery – Influence of coronary disease and type of surgery in 3368 operations. *Circulation*, **96**, 1882–7.

Feres F, Costa RA, Abizaid A, et al. (2013). Three vs twelve months of dual antiplatelet therapy after zotarolimus-eluting stents: the OPTIMIZE randomized trial. *JAMA*, **310**, 2510–22.

Fleisher LA, Fleischmann, KE, Auerbach AD, et al. (2014). 2014 ACC/AHA guideline on perioperative cardiovascular evaluation and management of patients undergoing noncardiac surgery: a report of the American college of cardiology/American heart association task force on practice guidelines. *J Am Coll Cardiol*, **64**, e77–e137.

Ford MK, Beattie WS, Wijeysundera DN. (2010). Systematic review: prediction of perioperative cardiac complications and mortality by the revised cardiac risk index. *Ann Intern Med*, **152**, 26–35.

Garcia S, Moritz TE, Ward HB, et al. (2008). Usefulness of revascularization of patients with multivessel coronary artery disease before elective vascular surgery for abdominal aortic and peripheral occlusive disease. *Am J Cardiol*, **102**, 809–13.

Goldman L, Caldera DL, Nussbaum SR, et al. (1977). Multifactorial index of cardiac risk in noncardiac surgical procedures. *N Engl J Med*, **297**, 845–50.

Goldman L, Hashimoto B, Cook EF, et al. (1981). Comparative reproducibility and validity of systems for assessing cardiovascular functional class: advantages of a new specific activity scale. *Circulation*, **64**, 1227–34.

Grines CL, Bonow RO, Casey DE, et al. (2007). Prevention of premature discontinuation of dual antiplatelet therapy in patients with coronary artery stents: a science advisory from the American Heart Association, American College of Cardiology, Society for Cardiovascular Angiography and Interventions, American College of Surgeons, and American Dental Association, with representation from the American College of Physicians. *Circulation*, **115**, 813–18.

Gupta PK, Gupta H, Sundaram A, et al. (2011). Development and validation of a risk calculator for prediction of cardiac risk after surgery. *Circulation*, **124**, 381–7.

Halm EA, Browner WS, Tubau JF, et al. (1996). Echocardiography for assessing cardiac risk in patients having noncardiac surgery. Study of Perioperative Ischemia Research Group. *Ann Intern Med*, **125**, 433–41.

Hawn MT, Graham LA, Richman JS, et al. (2013). Risk of major adverse cardiac events following noncardiac surgery in patients with coronary stents. *JAMA*, **310**, 1462–72.

Hindler K, Shaw AD, Samuels J, et al. (2006). Improved postoperative outcomes associated with preoperative statin therapy. *Anesthesiology*, **105**, 1260–72.

Hlatky MA, Boineau RE, Higginbotham MB, et al. (1989). A brief self-administered questionnaire to determine functional capacity (the Duke Activity Status Index). *Am J*

Cardiol, **64**, 651–4.

Iakovou I, Schmidt T, Bonizzoni E, et al. (2005). Incidence, predictors, and outcome of thrombosis after successful implantation of drug-eluting stents. *JAMA*, **293**, 2126–30.

Illuminati G, Ricco JB, Greco C, et al. (2010) Systematic preoperative coronary angiography and stenting improves postoperative results of carotid endarterectomy in patients with asymptomatic coronary artery disease: a randomised controlled trial. *Eur J Vasc Endovasc Surg*, **39**, 139–45.

Jeger RV, Probst C, Arsenic R, et al. (2006). Long-term prognostic value of the preoperative 12-lead electrocardiogram before major noncardiac surgery in coronary artery disease. *Am Heart J*, **151**, 508–13.

Juul AB, Grp DT. (2006). Effect of perioperative beta blockade in patients with diabetes undergoing major noncardiac surgery: randomised placebo controlled, blinded multicentre trial. *BMJ*, **332**, 1482–5.

Kaluza GL, Joseph J, Lee JR, et al. (2000). Catastrophic outcomes of noncardiac surgery soon after coronary stenting. *J Am Coll Cardiol*, **35**, 1288–94.

Kristensen SD, Knuuti J, Saraste A, et al. (2014). 2014 ESC/ESA guidelines on non-cardiac surgery: cardiovascular assessment and management: the joint task force on non-cardiac surgery: cardiovascular assessment and management of the European Society of Cardiology (ESC) and the European Society of Anaesthesiology (ESA). *Eur Heart J*, **35**, 2383–431.

Lau WC, Froehlich JB, Jewell ES, et al. (2013). Impact of adding aspirin to betablocker and statin in high-risk patients undergoing major vascular surgery. *Ann Vasc Surg*, **27**, 537–45.

Lee TH, Marcantonio ER, Mangione CM, et al. (1999). Derivation and prospective validation of a simple index for prediction of cardiac risk of major noncardiac surgery. *Circulation*, **100**, 1043–9.

Lindenauer PK, Pekow P, Wang K, et al. (2004). Lipid-lowering therapy and in-hospital mortality following major noncardiac surgery. *JAMA*, **291**, 2092–9.

Livhits M, Gibbons MM, de Virgilio C, et al.(2011a). Coronary revascularization after myocardial infarction can reduce risks of noncardiac surgery. *J Am Coll Surg*, **212**, 1018–26.

Livhits M, Ko CY, Leonardi MJ, et al. (2011b). Risk of surgery following recent myocardial infarction. *Ann Surg*, **253**, 857–64.

Mangano DT, Layug EL, Wallace A, Tateo I. (1996). Effect of atenolol on mortality and cardiovascular morbidity after noncardiac surgery. Multicenter Study of Perioperative Ischemia Research Group. *New Engl J Med*, **335**, 1713–20.

McFalls EO, Ward HB, Moritz TE, et al. (2004). Coronary-artery revascularization before elective major vascular surgery. *New Engl J Med*, **351**, 2795–804.

Monaco M, Stassano P, Di Tommaso L, et al. (2009). Systematic strategy of prophylactic coronary angiography improves long-term outcome after major vascular surgery in medium- to high-risk patients: a prospective, randomized study. *J Am Coll Cardiol*, **54**, 989–96.

Nuttall GA, Brown MJ, Stombaugh JW, et al. (2008). Time and cardiac risk of surgery after bare-metal stent percutaneous coronary intervention. *Anesthesiology*, **109**, 588–95.

Pulmonary Embolism Prevention (PEP) trial Collaborative Group (2000). Prevention of pulmonary embolism and deep vein thrombosis with low dose aspirin: Pulmonary Embolism Prevention (PEP) trial. *Lancet*, **355**, 1295–302.

Reilly DF, McNeely MJ, Doerner D, et al. (1999). Self-reported exercise tolerance and the risk of serious perioperative complications. *Arch Intern Med*, **159**, 2185–92.

Ridker PM, Wilson PWF. (2013). A trial-based approach to statin guidelines. *JAMA*, **310**, 1123–4.

Sanders RD, Nicholson A, Lewis SR, et al. (2013). Perioperative statin therapy for improving outcomes during and after noncardiac vascular surgery. *Cochrane Database Syst Rev*, **7**, CD009971.

Shah KB, Kleinman BS, Rao TL, et al. (1990). Angina and other risk factors in patients with cardiac diseases undergoing noncardiac operations. *Anesth Analg*, **70**, 240–7.

Shaw LJ, Eagle KA, Gersh BJ, Miller DD. (1996) Meta-analysis of intravenous dipyridamole-thallium-201 imaging (1985 to 1994) and dobutamine echocardiography (1991 to 1994) for risk stratification before vascular surgery. *J Am Coll Cardiol.*, **27**, 787–98.

Tsiouris A, Horst HM, Paone G, et al. (2012). Preoperative risk stratification for thoracic surgery using the American College of Surgeons National Surgical Quality Improvement Program data set: functional status predicts morbidity and mortality. *J Surg Res*, **177**, 1–6.

Van Kuijk J-P, Flu W-J, Schouten O, et al. (2009). Timing of noncardiac surgery after coronary artery stenting with bare metal or drug-eluting stents. *Am J Cardiol*, **104**, 1229–34.

Van Werkum JW, Heestermans AA, Zomer AC, et al. (2009). Predictors of coronary stent thrombosis: the Dutch Stent Thrombosis Registry. *J Am Coll Cardiol*, **53**, 1399–409.

Ward HB, Kelly RF, Thottapurathu L, et al. (2006). Coronary artery bypass grafting is superior to percutaneous coronary intervention in prevention of perioperative myocardial infarctions during subsequent vascular surgery. *Ann Thorac Surg*, **82**, 795–800.

Wijeysundera DN, Wijeysundera HC, Yun L, et al. (2012). Risk of elective major noncardiac surgery after coronary stent insertion: a population-based study. *Circulation*, **126**, 1355–62.

Wilson SH, Fasseas P, Orford JL, et al. (2003). Clinical outcome of patients undergoing non-cardiac surgery in the two months following coronary stenting. *J Am Coll Cardiol*, **42**, 234–40.

Windecker S, Kolh P, Alfonso F, et al. (2014) 2014 ESC/EACTS guidelines on myocardial revascularization. *Eur Heart J*, **35**, 2541–619.

Yang H, Raymer K, Butler R, et al. (2006). The effects of perioperative betablockade: results of the Metoprolol after Vascular Surgery (MaVS) study, a randomized controlled trial. *Am Heart J*, **152**, 983–90.

第 2 章 高血压

Tarek Francis Antonios

要点

- 高血压是增加心血管疾病发病率和死亡率的主要危险因素之一。
- 治疗高血压不仅降低了脑卒中和冠状动脉事件的发病率和死亡率，而且可以预防左心室肥大、心力衰竭、肾衰竭和痴呆。
- 高血压患者推迟手术的常见原因为：血压（blood pressure，BP）控制不佳（3 级高血压定义为 BP≥180/110mmHg）、对既往未诊治的终末器官损害进行评估和治疗、当继发性高血压受到质疑并且病因尚未明确。但是，目前尚不清楚推迟手术的同时控制血压是否可以降低围术期主要心血管事件的发生率。
- 对于 3 级高血压患者，应该权衡推迟手术以优化抗高血压治疗的潜在好处与推迟手术的风险。
- 取消择期手术不仅会造成医疗机构巨大的经济损失，而且会对患者和医护人员的心理、社会及经济产生重大影响。

引言

高血压是增加心血管疾病（cardiovascular disease，CVD）发病率和死亡率的主要危险因素之一。治疗高血压不仅可以降低脑卒中和冠状动脉事件的发病率和死亡率，而且可以防止左心室肥大、心力衰竭、肾衰竭和痴呆（Ezzati，2002）。抗高血压治疗前瞻性观察性研究和随机对照研究的结果表明：降低高血压患者的血压可降低约 16%的冠心病患者发生心血管疾病事件和 38%的脑卒中风险（Macmahon，1990）。一项超过 100 万人的既往无脑卒中或心脏病病史的观察性 Meta 分析表明：发生冠心病和脑卒中导致死亡风险的血压水平从收缩压 115mmHg 和舒张压 75mmHg 起随着血压的升高而呈持续线性增加（Lewington，2002）。术前评估门诊发现未经治疗或尚未控制的高血压可能导致手术取消。取消手术不仅会导致医疗机构的重大经济损失，更严重的是对患者和医护人员心理、社会及经济产生实质性影响（Casadei 和 Abuzeid，2005）。

高血压的定义

目前对高血压的定义是临床收缩压≥140mmHg 和（或）舒张压≥90mmHg 或使用抗高血压药物。2012 年英国健康调查显示：全国男性高血压发病率为 31%，女性发病率为 27%。成年人患有控制性高血压（定义为 BP≤140/90mmHg）的比例仅为 9%（男性和女性）。终身风险统计决定着个人的长期风险，即在剩

步调整。

未经治疗的重度或急进型高血压患者的长期预后不佳。最常见的死亡原因是肾衰竭、脑卒中和心肌梗死。高血压危象的确切原因尚不清楚，但是，人们普遍认为，其原因是外周系统血管阻力的突然增加（如继发于不依从性）而触发了血管紧张素Ⅱ和去甲肾上腺素等血管收缩物质在循环水平的增加。

高血压危象的处理

成功治疗的关键是及时识别并处理。完整的病史和体格检查包括所有外周脉搏的触诊、眼底镜检查，这是非常必要的。既往病史包括过去的血压、患者所用药物（处方和非处方药）。初步检查应包括全血细胞计数（full blood count，FBC）、电解质、尿素氮、肌酐、尿试纸、超声心动图和心电图。对于有神经症状的患者可进行头部CT检查。上述检查应该与抗高血压治疗同时进行。治疗高血压急症的方法是先将动脉血压降低约25%，然后再逐步降低。初始降压在2~4小时内完成，并在随后的24小时内将血压缓慢降至约160/100mmHg。

当需要紧急降压时，专科转诊的适应证见表2.4。

表2.4 在需要紧急治疗时专科转诊的适应证

急进型高血压（重度高血压伴Ⅲ~Ⅳ级视网膜病变）
重度高血压（>220/120mmHg）
即将发生的并发症（如短暂性缺血发作、左心室衰竭）
可能的根本原因
怀疑是继发原因，如低钾血症（醛固酮增多症）
血清肌酐升高
蛋白尿或血尿
高血压的突然发作或恶化
耐受多种药物治疗方案
年龄<30岁
治疗问题
不耐受多种药物
多种药物的禁忌证
持续不依从
特殊情况
异常血压变异性
可能的"白大衣"高血压
妊娠期高血压

治疗术中高血压的药物

硝普钠

硝普钠扩张小动脉阻力血管、静脉容积血管，降低前负荷和后负荷，可改善充血性心力衰竭患者的左心室功能，降低缺血性心脏病患者的心肌氧耗。硝普钠是一种非常有效的药物，起效快，持续时间短，血浆半衰期为2~3分钟。如果停止输注硝普钠，血压会立即升高，并在1~10分钟内恢复到治疗前水平。为了避免血压过度下降，建议进行持续动脉血压监测。硝普钠对光敏感，应避光以防降解。其通常剂量为0.3~10μg/（kg·min）。

硝普钠被代谢成氰化物，然后通过硫代硫酸硫基转移酶转化成硫氰酸盐。因此，长期或高剂量给药可能会导致氰化物中毒，尤其是肾或肝功能不全患者。中毒表现包括中枢神经系统抑郁、癫痫和乳酸酸中毒。

硝酸甘油

硝酸甘油（GTN）可扩张小动脉阻力血管和静脉容积血管，降低前负荷和后负荷，改善左心室功能，降低心肌氧耗。硝酸甘油扩张心外膜冠状动脉狭窄和侧支血管，增加对缺血区的供血。硝酸甘油是ST段抬高型心肌梗死（STEMI）、急性冠脉综合征（ACS）与急性肺水肿患者降低血压的药物选择。然而，硝酸甘油降压效果并不像硝普钠般可预测，且需要更高剂量(300μg/min)才可能达到足够的效应。硝酸甘油起效迅速、持续时间短(半衰期为3~5分钟),起始剂量为5~15μg/min。即使在最初的24小时内,硝酸盐耐受性也是个问题。减少静脉注射剂量和改为间歇性口服给药可以最大限度地降低耐受性。

拉贝洛尔

拉贝洛尔是一种选择性α1和非选择性β肾上腺素能受体阻滞剂。其对α:β受体的差异作用比分别是口服1:3、静脉注射1:7。该药可以给予20~80mg小剂量静脉注射(每10分钟)或2~4mg/min静脉输注。拉贝洛尔可在5分钟内起效,持续作用时间为3~6小时,能快速、可控制性地降低高血压危象患者的血压。血压的快速下降由外周血管阻力下降和心排血量轻微下降所致。该药物的优点之一是作为口服降压药也有效,而且一旦进行注射治疗后,可以随后口服给药。该药物禁用于急性左心室衰竭、心脏传导阻滞和慢性阻塞性肺疾病患者。

肼屈嗪

肼屈嗪是一种动脉扩张剂,特别适用于妊娠期高血压急症(但应优先选择拉贝洛尔)。可以缓慢静脉注射5mg该药,必要的话,可进行每30分钟5~10mg静脉注射。或者可以起始输注200~300μg/min,维持剂量为50~150μg/min。

酚妥拉明

酚妥拉明是一种短效α受体阻滞剂,在已知或强烈怀疑为嗜铬细胞瘤时,可以优先选择。可缓慢静脉注射2~5mg,持续1分钟以上,必要时每5~15分钟重复1次。

口服钙通道阻滞剂

硝苯地平可引起小动脉直接扩张,迅速降低外周血管阻力。口服给药15分钟内起效,30分钟达到高峰,持续时间可达4~6小时。服用硝苯地平胶囊引起血压突然降低可能会导致突发的缺血事件。硝苯地平可引起反射性心动过速,因而可诱发CAD患者心肌缺血。因此,不建议使用速效型硝苯地平(胶囊)。

小结

高血压是引起心血管疾病发病率和死亡率升高的主要危险因素。治疗高血压不仅可以降低脑卒中和冠状动脉事件的发生率,还可以预防左心室肥大、心力衰竭、肾衰竭和痴呆。对高血压患者的适当管理应包括纠正可能存在的其他心血管危险因素,如吸烟、肥胖、高胆固醇血症和糖尿病。

(赵鹏 译 钟河江 审校)

参考文献

Antonios, T. F., Cappuccio, F. P., Markandu, N. D., et al. (1996). A diuretic is more effective than a beta-blocker in hypertensive patients not controlled on amlodipine and lisinopril. *Hypertension*, **27**, 1325–8.

Bertrand, M., Godet, G., Meersschaert, K., et al. (2001). Should the angiotensin II antagonists be discontinued before surgery? *Anesth Analg*, **92**, 26–30.

Bouri, S., Shun-Shin, M. J., Cole, G. D., et al. (2014). Meta-analysis of secure randomised controlled trials of beta-blockade to prevent perioperative death in non-cardiac surgery. *Heart*, **100**, 456–64.

Calhoun, D. A., Jones, D., Textor, S., et al. (2008). Resistant hypertension: diagnosis, evaluation, and treatment: a scientific statement from the American Heart Association Professional Education Committee of the Council for High Blood Pressure Research. *Circulation*, **117**, e510–26.

Casadei, B. & Abuzeid, H. (2005). Is there a strong rationale for deferring elective surgery in patients with poorly controlled hypertension? *J Hypertens*, **23**, 19–22.

Charlson, M. E., Mackenzie, C. R., Gold, J. P., et al. (1990). Preoperative characteristics predicting intraoperative hypotension and hypertension among hypertensives and diabetics undergoing noncardiac surgery. *Ann Surg*, **212**, 66–81.

Colson, P., Saussine, M., Seguin, J. R., et al. (1992). Hemodynamic effects of anesthesia in patients chronically treated with angiotensin-converting enzyme inhibitors. *Anesth Analg*, **74**, 805–8.

Detsky, A. S., Abrams, H. B., Mclaughlin, J. R., et al. (1986). Predicting cardiac complications in patients undergoing non-cardiac surgery. *J Gen Intern Med*, **1**, 211–19.

Dunkelgrun, M., Boersma, E., Schouten, O., et al. (2009). Bisoprolol and fluvastatin for the reduction of perioperative cardiac mortality and myocardial infarction in intermediate-risk patients undergoing noncardiovascular surgery: a randomized controlled trial (DECREASE-IV). *Ann Surg*, **249**, 921–6.

Ezzati, M., Lopez, A. D., Rodgers, A., et al. (2002). Selected major risk factors and global and regional burden of disease. *Lancet*, **360**, 1347–60.

Fleisher, L. A., Fleischmann, K. E., Auerbach, A. D., et al. (2014). 2014 ACC/AHA guideline on perioperative cardiovascular evaluation and management of patients undergoing noncardiac surgery: executive summary: a report of the American College of Cardiology/American Heart Association Task Force on Practice Guidelines. *Circulation*, **130**, 2215–45.

Goldman, L. & Caldera, D. L. (1979). Risks of general anesthesia and elective operation in the hypertensive patient. *Anesthesiology*, **50**, 285–92.

Howell, S. J., Sear, J. W. & Foex, P. (2004). Hypertension, hypertensive heart disease and perioperative cardiac risk. *Br J Anaesth*, **92**, 570–83.

Kristensen, S. D., Knuuti, J., Saraste, A., et al. (2014). 2014 ESC/ESA guidelines on non-cardiac surgery: cardiovascular assessment and management: the joint task force on non-cardiac surgery: cardiovascular assessment and management of the European Society of Cardiology (ESC) and the European Society of Anaesthesiology (ESA). *Eur Heart J*, **35**, 2383–431.

Lewington, S., Clarke, R., Qizilbash, N., et al. (2002). Age-specific relevance of usual blood pressure to vascular mortality: a meta-analysis of individual data for one million adults in 61 prospective studies. *Lancet*, **360**, 1903–13.

Macgregor, G. A., Viskoper, J. R., Antonios, T. F., et al. (2000). Efficacy of candesartan cilexetil alone or in combination with amlodipine and hydrochlorothiazide in moderate-to-severe hypertension. *Hypertension*, **36**, 454–60.

Macmahon, S., Peto, R., Cutler, J., et al. (1990). Blood pressure, stroke, and coronary heart disease. Part 1, Prolonged differences in blood pressure: prospective observational studies corrected for the regression dilution bias. *Lancet*, **335**, 765–74.

Mancia, G., Fagard, R., Narkiewicz, K., et al. (2013). 2013 ESH/ESC guidelines for the management of arterial hypertension: the task force for the management of arterial hypertension of the European Society of Hypertension (ESH) and of the European Society of Cardiology (ESC). *J Hypertens*, **31**, 1281–357.

National Institute for Health and Clinical Excellence. Hypertension: clinical management of primary hypertension in adults (update). (Clinical guideline 127) (2011). (Accessed 19 April 2016, at www.nice.org.uk/guidance/cg127/evidence/full-guideline-248588317.)

Poldermans, D., Bax, J. J., Boersma, E., et al. (2010). Guidelines for preoperative cardiac risk assessment and perioperative cardiac management in non-cardiac surgery: the Task Force for Preoperative Cardiac Risk Assessment and Perioperative Cardiac Management in Non-cardiac Surgery of the European Society of Cardiology (ESC) and endorsed by the European Society of Anaesthesiology (ESA). *Eur J Anaesthesiol*, **27**, 92–137.

Prys-Roberts, C., Greene, L. T., Meloche, R., et al. (1971). Studies of anaesthesia in relation to hypertension. II. Haemodynamic consequences of induction and endotracheal intubation. *Br J Anaesth*, **43**, 531–47.

Raby, K. E., Barry, J., Creager, M. A., et al. (1992). Detection and significance of intraoperative and postoperative myocardial ischemia in peripheral vascular surgery. *JAMA*, **268**, 222–7.

Rady, M. Y. & Ryan, T. (1998). The effects of preoperative therapy with angiotensin-converting enzyme inhibitors on clinical outcome after cardiovascular surgery. *Chest*, **114**, 487–94.

Rosenman, D. J., Mcdonald, F. S., Ebbert, J. O., et al. (2008). Clinical consequences of withholding versus administering renin-angiotensin-aldosterone system antagonists in the preoperative period. *J Hosp Med*, **3**, 319–25.

Turan, A., You, J., Shiba, A., et al. (2012). Angiotensin converting enzyme inhibitors are not associated with respiratory complications or mortality after noncardiac surgery. *Anesth Analg*, **114**, 552–60.

Weksler, N., Klein, M., Szendro, G., et al. (2003). The dilemma of immediate preoperative hypertension: to treat and operate, or to postpone surgery? *J Clin Anesth*, **15**, 179–83.

第 3 章 心律失常

Mark M. Gallagher, Hanney Gonna

要点

- 全身麻醉操作可增加心脏应激，引发心律失常，尤其是对于合并缺血性心脏疾病的患者。
- 在术前评估或麻醉操作期间心电图出现的心律失常，通常提示患者之前已存在未被诊断的心律失常。
- 麻醉期间诊断出的心律失常对患者预后具有重要意义，并且这种心律失常大多数是可以完全纠正的。
- 诊断为心房颤动(atrial fibrillation,AF)或者心房扑动的患者应推荐进行抗凝治疗，以预防脑卒中。
- 若患者因心动过缓的风险需要进行围术期心脏起搏，其在大多数情况下需要安装永久性起搏器，因此，围术期很少使用临时起搏器。

引言

术前评估门诊的筛查可识别出对患者生命安全和择期手术顺利完成构成威胁的心脏病理学改变。虽然这种风险的可能性很小，但由于其症状可能被减轻了，因此更加值得关注。

术前评估的麻醉医生通过电生理学专业知识来评估患者的心律失常及其风险。这些心律失常包括快速性心律失常和慢速性心律失常。目前治疗心动过速通常采取射频消融的方法，偶尔也使用抗心律失常药物来进行治疗。对于有症状或者有潜在风险的心动过缓患者，尽可能采取去除病因治疗，并在其他的情况下放置起搏器。许多行择期手术的患者存在心律失常情况，或有心律失常病史，或有心律失常风险。指南可帮助麻醉医生管理这些患者(Kristensen 等,2014)，本章旨在对这些重要临床实践进行总结并给予一定的解释。

将心脏电生理学概念与冠状动脉血流和心脏瓣膜简单力学分开看待，只认为是电生理学方面的问题显然是错误的。危及生命的心律失常通常由严重的结构性心脏病引起，关于电生理学的大多数治疗决策都是基于简单的心脏结构指标，而不是基于深奥的心脏电生理学指标。

围术期心律失常风险

手术应激可导致心肌缺血。在意识清醒的患者中，心肌缺血首先表现为胸部不适。如果在麻醉过程中发生心肌缺血，则不会有这样的警示。此时的特征表现首先为电生理学的改变，其次为血流动力学的变化。早期识别心脏电生理学改变是至关重要的。对于急性心肌梗死(MI)或接受再血管化的心脏病患者,每天会观察到一系列变化:即ST段升高或降低,出现室性异位搏动和突然发生心室颤动(ventricular fibrillation,VF),或者是少见的室性心动过速(ventricular tachycardia,VT)。如果冠脉持续闭塞和心肌大面积缺血,血流动力学恶化将由低血压和左心房压力升高转变为心源性休克和肺水肿。早期识别有助于即时对心肌缺血进行治疗,但最理想的状态是通过术前识别发生心肌缺血的高风险患者,并通过再血管化进行积极治疗,以规避此类风险。

由于患者术前禁食,并且在术中及术后的数小时内不能口服药物,因此选择口服的药物可能会停用很长一段时间。为了避免这种情况,通常在术前和术后即刻口服一些必需的药物。当长时间不能口服给药时,所有的常见抗心律失常药物都可以静脉给药。

明确地指导患者术前禁食是非常重要的:包括抗心律失常药物在内的所有重要的药物,即使服药时间刚好处于术前禁食期,也应该通过饮用最少量的水来口服这些药物。

在其他方面,同围术期相关的心律失常风险与正常日常生活中出现的心律失常几乎没有差别。

检查

大多数心律失常是间歇性的,因此询问病史比入院检查更能提示患者是否有这方面的问题。轻微的心律失常通常表现为心悸,危及生命的心律失常通常表现为晕厥或先兆晕厥。这些症状的调查都依赖于症状发生时的心电图记录,最理想的是持续记录足够的时间,包括此次症状的发生和终止。症状发生的频率和持续时间决定了选择何种类型的设备以满足这些标准的记录。

在无症状的患者中,通常遇到的节律紊乱是心房颤动、房性心动过速和房性异位搏动。这些节律紊乱在临床检查中均可被发现,但更常见于常规心电图或者由于其他目的而进行的动态心电图检查。

静态心电图

常规的术前ECG检查是快速而无风险的,因此在许多地方ECG已经成为一种常规检查项目。虽然这种ECG结果提供的即时重要信息较少,但在这种放松环境中进行的ECG检查也可以作为随后几年有参考价值的基础结果。由于涉及费用问题,ECG检查通常具有选择性,现在只推荐给部分需要的患者,其中需要行全身麻醉的患者仍然占很大的比例。

对于年龄大于65岁接受高危手术的患者,以及心力衰竭或缺血性心脏病患者、肾功能损害患者、需要胰岛素治疗的糖尿病患者或者有短暂缺血性发作或脑卒中病史的患者,均推荐进行ECG检查。ESC指南建议在接受低风险手术的年轻患者中不需要进行ECG检查,但是在这个指南中仍然留下很多灰色区域,一些患者是允许进行ECG检查的,但不作为必须推荐(Kristensen等,2014)。

ECG检查除了能查出心律失常患者外,还能查出缺血性和结构性心脏病患者,从而获益更多。ECG检查若能查出异常结果,则需要对患者做进一步检查,如运动负荷试验、负荷心脏超声、冠状动脉造影或者其他心肌成像等,从而决定患者是否选择如期手术,或者把先行再血管化作为择期手术前的必要准备或者为患者长期获益考虑。

AF、心房扑动、房性或室性异位搏动也经常在无症状患者的静态心电图中出现。

运动负荷心电图

运动负荷试验通常用于观察心肌在应激状态下的心室复极化,从而排除心脏存在对预后有重要影响的缺血。心脏运动负荷试验有助于排除运动诱发的心律失常,或者观察在应激条件下心律失常对循环产生的影响,从而预测该患者围术期可能出现的一些问题。

动态心电图

近几十年来，由Norman Holter开发的动态心电图仪是临床电生理学的重要部分。虽然动态心电图的24小时记录时间段是任意选择的,但其记录的数据范围覆盖了患者整个生命活动的重要周期,因此其能很好地反映心脏在很长一段时间内的电活动。特别是对于无症状患者，记录24小时足以反映患者在记录期间的正常活动情况。

对于主诉有症状且出现频率少于每天1次的患者,则需要进行更长时间的记录。现已研制出传统Holter监护仪改良版,以填补此空白。改良版的记录时间可长达1周,采用了比24小时动态心电图更加集成的元件和更少的电极,以达到合理的耐受水平。

当患者的症状仅每年出现几次或者更少时,植入式动态心电图仪(implanted loop recorder, ILR）是获得包含症状发作起始和终止记录的唯一便利方法。目前已经有多种模式的植入式动态心电图仪，均可通过1cm长度的切口植入,具有微创、耐受性好、正常的记录时间持续自植入后两年以上等特点。

动态心电图对事件的记录不太完整,因为只有当患者感觉到症状后才用动态心电图检测和记录。动态心电图仪有多种型号,通过加装适当的配件和应用软件,智能手机也可以实现此功能。

电生理学研究

对于非心脏手术的患者,不再推荐将诊断性电生理学研究作为一种独立的检查来评估患者术前的健康状况。除了射频消融术外,侵入性电生理学诊断研究已很少使用。

特殊情况

孤立性异位搏动

在24小时动态心电图结果中，相当多的健康人群有房性或者室性异位搏动。在结构性心脏病患者中，出现异位搏动的概率更大,室性期前收缩的形态也呈多样性(Gallagher等, 2007)。如果室性期前收缩每天出现10 000次以上且持续数年,患者将会产生左心室功能障碍(Baman等,2010)。由于这种情况预示存在风险,所以当常规ECG检查发现异位搏动时,需对患者进行超声心动图检查和24小时动态心电图监测。

非持续性心动过速

40岁以上的大多数患者的24小时动态心电图中会出现一次或多次心房颤动(图3.1)。这样的心房颤动在儿童和年轻人中并不常见,若出现则需要做进一步检查,至少采取超声心动图检查。老年患者则无须做进一步检查或治疗。

非持续性室性心动过速虽然少见(图3.2),但在健康人群中仍存在。其在高血压患者中更为常见,尤其是存在左心室肥大的情况下。在肥厚型心肌病中,非持续性心动过速是猝死的重要标志。对于结构正常的心脏,出现非持续性心动过速对患者预后并不重要。

心房颤动

目前有超过5%的欧洲人有心房颤动,其中15%以上是年龄大于85岁的老年人(Heeringa等,2008)。心房颤动通常是在常规术前准备时被偶然发现的。为排除患者存在影响预后的结构性心脏病,需要进行心脏影像学检查。

为给心房颤动患者行术前准备和使患者

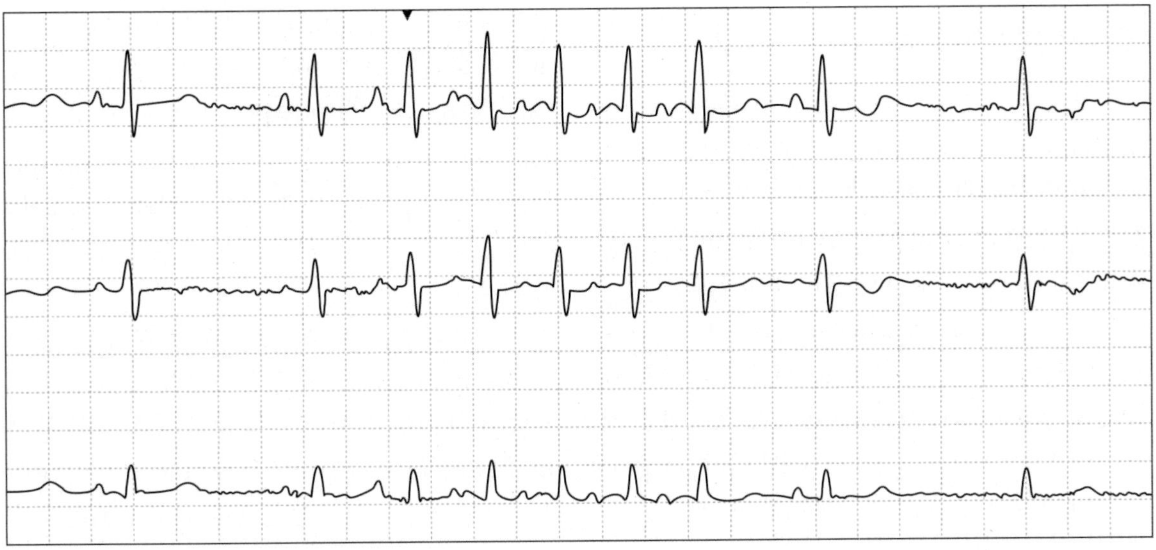

图 3.1　非持续性房性心动过速。这是由动态心电图仪记录的一名 62 岁患者在运动期间出现心悸的数据。这种运动情况下出现的心悸在大多数健康成年人中都存在，不需要进行额外治疗或检查。

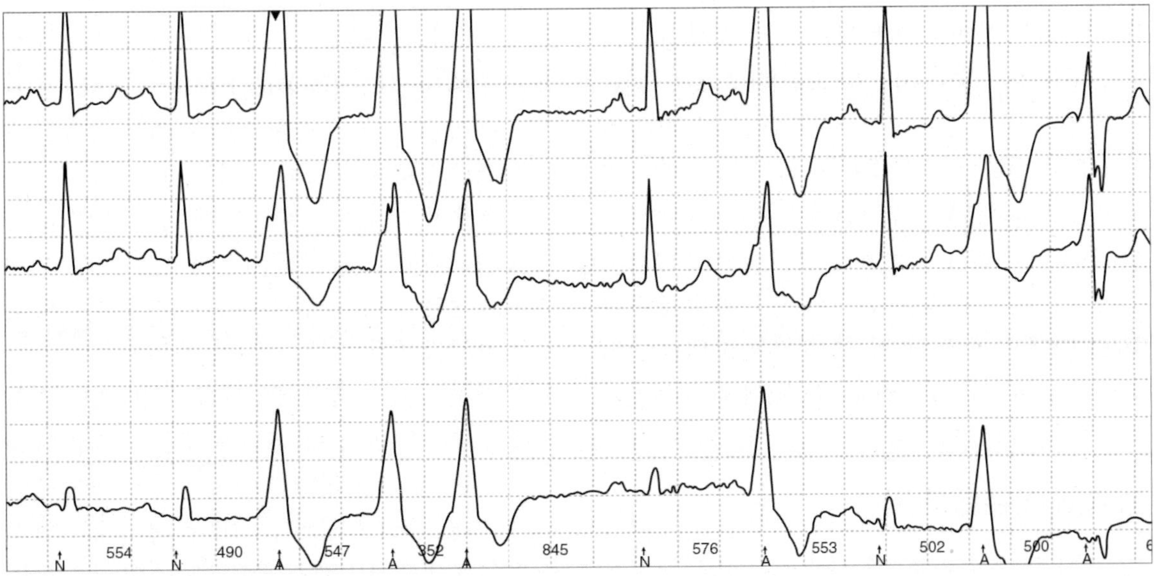

图 3.2　非持续性室性心动过速。这是一名有高血压但无结构性心脏病的患者跑步时记录的。超声检查仅显示轻度心室肥大。目前动脉血压控制较好，但之前的几个月控制较差。不需要进行额外的治疗。不需要做特殊的围术期预防措施。

长期获益，需要使用控制心率的药物。已被广泛接受的心房颤动患者心率良好控制的标准是，静息心率<100 次/分或 24 小时平均心率<100 次/分。用于控制心率的药物有 β 受体阻滞剂、地高辛和非二氢吡啶钙通道阻滞剂，如维拉帕米或地尔硫䓬等。一般情况下，抗凝剂需要长期使用，但为减少围术期出血，抗凝剂也可以推迟到手术之后使用。

持续性室上性心动过速

狭义上，术语室上性心动过速(supraventricular tachycardia，SVT)通常用于描述依赖于房室结内和房室结附近折返性回路的心律失常、房室结折返性心动过速(atrioventricular nodal reentrant tachycardia，AVNRT)和房室折返性心动过速(atrioventricular reciprocating tachycardia，AVRT)。令人困惑的是，SVT 也用来描述任何室上性心动过速，包括房性心动过速。动态心电图报告中 SVT 描述的非持续性房性心动过速通常会导致转诊行射频消融，这一点要引起注意。

约 2%的人会在他们一生中的某个时刻出现持续性 SVT 发作。大多数患者在进行射频消融之后，SVT 带来的风险会被消除。对于选择不做射频消融的患者，药物治疗对防止心律失常复发有一定作用，但如果停用这些药物，患者在术中可能出现心律失常。AVNRT 和 AVRT 通常是引起严重的症状之后才被诊断出来，偶尔会因患者否认有这些症状而导致 AVNRT 和 AVRT 的诊断失败，直到其被意外发现。因此，在麻醉期间偶尔会发生持续性 SVT。这是一个小问题，通常单次快速注射腺苷即可使患者恢复窦性心律。腺苷的半衰期小于 20 秒，因此在必要时可以重复注射。

植入心脏装置的患者

在欧洲，每年植入各种形式心脏起搏器和除颤器的人口比例超过 1/1000。起搏器、除颤器和心脏再同步装置具有相互重叠的特征，这些术语非常容易混淆。除了小部分无铅型除颤器，所有除颤器也是起搏器。所有心脏再同步治疗(cardiac resynchronising treatment，CRT)装置具有起搏功能，大部分具有除颤功能者则被称为心脏再同步除颤器(CRT-D)，而非心脏再同步起搏器(CRT-P)。

对体内植入心脏装置的患者实施常规手术的任何医学中心都必须具备检查和重新编程这些装置的能力。所有安装了除颤器的患者(包括安装 CRT-D 和起搏器的患者)，在使用电热治疗时必须格外小心。来自单极电凝的干扰可能会抑制放电期起搏，或者被除颤器误认为是室性心律失常从而导致不适当的除颤治疗。

在麻醉状态下对植入心脏装置(implanted cardiac device，ICD)的患者行放电治疗不会有生命危险，也不会给患者和外科医生带来疼痛，但如果反复进行，则会对该装置的电池造成一定的损耗。为了避免在手术室内因电凝或者其他电子设备干扰引发的风险，通常在手术开始前关闭抗心动过速功能，而在手术结束之后尽快把设置恢复至正常。在抗心动过速功能关闭期间，患者必须使用心电监护并备好体外除颤器，同时旁边必须有监护人员和受过训练并能熟练操作该除颤器的工作人员。

在外科手术中使用磁铁来调整起搏器或除颤器的功能是有限的。磁铁是通过改变装置内一个簧片开关的位置而起作用，这种作用是可逆的。因此，只有当磁铁保持靠近装置时，才会出现这种作用。磁铁对装置的确切作用取决于装置的性质和编程方式。磁铁控制心脏装置最常见的方式是将起搏器从正常的功能状态切换到简单模式，此时起搏处于恒定且相对较慢的频率，或者在除颤器中关闭对心动过速的治疗功能。当装有起搏器的患者起搏率出现不恰当的增快时，或者装有除颤器的患者正在接受反复的电击时，应当考虑使用磁铁。如果使用磁铁，应将其视为一项临时的紧急措施，直到专业人员可以对设备进行重新编程。

有射频消融史的患者

对于心房扑动或折返性室上性心动过速的患者，射频消融的治愈率为 95%以上。对于主诉有预激综合征、心房扑动或者室上性心动过速的射频消融治疗史的患者，应当询问他们需要接受射频消融治疗的典型症状，以及射频消融治疗的医生对治疗结果是否满意。如果治疗效果令人满意，并且射频消融治疗后患者无任何症状，那么可以认为患者的心脏已经完全恢复正常。

射频消融治疗心房颤动的效果是不确定的。对于低度阵发性心房颤动，首次射频消融的长期治愈率约为80%，对于持续性心房颤动的长期治愈率为50%，对于治疗前已持续一年以上的心房颤动，其治愈率更低。因此，对于有心房颤动射频消融史的患者，应该视为有增加围术期出现心房颤动的风险。

Brugada 综合征

这是一种相对罕见的综合征，其特征是异常的心室复极化所产生的异常ECG表现，并增加患者心源性猝死的风险。对于大部分患者，其可能的机制是遗传来源的心肌钠离子通道受损。尽管许多麻醉剂能够阻断钠通道，但令人惊讶的是，尚缺乏证据证实这些麻醉剂会导致患者病情恶化(Amin 等，2009)。

所有的局部麻醉剂均可以阻断钠通道，Brugada 综合征患者在植入ICD时常规使用利多卡因麻醉，但没有发生心律失常的报道。丁哌卡因由于其结合特性和作用持续时间而引起一定的关注。但即便如此，丁哌卡因仍在很多情况下被使用，而并未发生心律失常事件。异丙酚可在无Brugada综合征的患者中产生Brugada样的ECG异常，但在Brugada综合征患者中未见有加剧心律失常的报道。

对已有Brugada综合征的患者，最重要的预防措施是密切监测患者心率，并且尽可能避免患者体温升高。发热已被确认是诱发威胁生命的心律失常的触发因素，因此，应当治疗发热或尽可能地避免发热情况。

对于麻醉医生来说，最重要的是当遇到Brugada综合征患者时能及时鉴别诊断，并将该患者转诊至有专家擅长治疗Brugada综合征的心脏病治疗机构。心电图特征为QRS波，会使人联想到右束支传导阻滞与右胸前导联ST段抬高相关。任何符合这些特征的心电图都应该由擅长治疗这种综合征的心脏病专家进行审查。

长QT间期综合征

这种罕见的综合征是由于离子通道异常导致心室延迟复极化，心电图上表现为QT间期延长，进而导致发生严重室性心律失常和猝死的风险增加。许多病例都是家族性的，这种综合征会被药物诱发或暴露，尤其是索他洛尔。由于该综合征罕见且表现差异性大，围术期的处理方案应由麻醉医生、外科医生和擅长治疗该病的心脏病专家根据具体情况共同讨论决定。

儿茶酚胺敏感性多形性室性心动过速

这种综合征更加罕见，发生率小于1/10 000。由于肾上腺素能激动会加剧心律失常，因此围术期尤其值得关注。β受体阻滞剂对治疗这种心律失常非常关键，但是可以使用氟卡尼，并且可能需要ICD治疗。由于这种疾病的罕见性，所以对患者围术期的处理方案应事先与治疗该患者的心脏病专家达成一致。

干预措施

临时性起搏器

过去，心动过缓风险较高但尚不需要植入永久性起搏器的患者，常使用临时性起搏器来预防围术期的严重心动过缓。目前指南称：临时性起搏器不再具有这种功能。发生这种变化的主要原因是永久性起搏器的安全性和有效性得到了提高，并因此扩大了其使用范围，另外就是增加了对临时起搏导线危害的认识。

目前,有症状的心动过缓或高风险的房室传导阻滞患者需要植入永久性起搏器,应在择期手术之前完成起搏器植入。对于急诊手术,可以使用临时性起搏器使患者安全度过围术期,并在术后尽快植入永久性起搏器。近年来,在紧急情况下植入与择期手术一样的永久性起搏器的趋势有所增加。

永久性起搏器

永久性起搏器的适应证已明确,包括大多数高度房室传导阻滞,以及其他任何由非可逆因素引起的有症状的持续性心动过缓。植入永久性起搏器通常在局部麻醉下进行,手术大约需要 45 分钟,死亡率小于 0.1%。大多数患者的住院时间不超过 24 小时。起搏导线通过柔软的小夹子固定在心肌小梁之间,或者通过一个可伸缩的螺旋线拧入心肌中。在任何一种情况下,固定力最初都是很弱的。虽然在体内的起搏导线在几年后很难拔除,但在植入后的前几周内,其很容易移位。对于需要安装起搏器的患者,理想情况下应推迟其他择期手术,直到植入起搏器大约 4 周后的常规检查显示起搏系统运行良好。

射频消融

射频消融是治疗大多数心律失常的可靠方法。射频消融治疗对 AVNRT、AVRT 和 AF 非常有效,几乎可以终身治愈。对于遭受此类心律失常频发和血流动力学紊乱伤害的患者,在准备射频消融前应进行心脏复律。对于阵发性心房颤动患者,目前射频消融治疗的成功率约为 80%,而且患者恢复得很快。因此,对于发作时有极严重症状的患者,射频消融被认为是一种有效的治疗方法。对于持续性心房颤动患者,首次射频消融治疗的长期成功率较低,且恢复的时间更长。在目前条件下,射频消融不适合作为此类患者常规使用的有效治疗手段。

小结

心律失常可危及生命,但通常可采取射频消融来治疗快速性心律失常,通过起搏器来治疗心动过缓。对大多数患者来说,围术期并不是心律失常风险升高的时期。

(王开 译　钟河江 审校)

参考文献

Amin AS, Postema PG, Wolpert C, et al. (2009) Drugs and Brugada syndrome patients: review of the literature, recommendations, and an up-to-date website (www.brugadadrugs.org). *Heart Rhythm* **6**: 1335–41.

Baman TS, Ilg KJ, Lange DC, et al. (2010). Relationship between burden of premature ventricular complexes and left ventricular function. *Heart Rhythm* **7**: 865–9.

DiMarco JP, Ellenbogen KA, Epstein AE, et al. (2008). ACC/AHA/HRS 2008 guidelines for device-based therapy of cardiac rhythm abnormalities. *Circulation* **117**: e350–e408.

Gallagher MM, Padula M, Sgueglia M, et al. (2007). Electrocardiographic markers of structural heart disease and predictors of death in 2332 unselected patients undergoing outpatient Holter recording. *Europace* **9**: 1203–8.

Heeringa J, Hofman A, van der Kuip DAM, et al. (2008). Prevalence, incidence and lifetime risk of atrial fibrillation: the Rotterdam study. *Eur Heart J* **27**: 949–53.

Kristensen SD, Knuuti J, Saraste A, et al. (2014). ESC/ESA guidelines on non-cardiac surgery: cardiovascular assessment and management: the Joint Task Force on Non-cardiac Surgery: cardiovascular assessment and management of the European Society of Cardiology (ESC) and the European Society of Anaesthesiology (ESA). *Eur J Anaesthesiol.* **10**: 517–73.

第 4 章 心力衰竭

Kristopher D. Knott and Nesan Shanmugam

要点

- 心力衰竭(heart failure,HF)的发病率逐年增加，达 20%接受大型非心脏手术的患者合并 HF。
- 需要对患者进行全面的术前评估，以便进行充分的风险分级。
- 心脏生物标志物[如脑利尿钠肽(brain natriuretic peptide,BNP)]不作为常规检查,但对有症状的患者可能有用。
- 疑似 HF 的患者应考虑做经胸超声心动图(transthoracic echocardiogram,TTE),以确定其严重程度和病因。
- HF 治疗最好在手术前 3 个月进行。
- 对于复杂病例，应在术前早期寻求 HF 专家的建议。

引言

心力衰竭(HF)是一种异质性疾病,影响着英国 90 多万名患者的生活质量，每年新增超过 2.5 万名患者。在主要的心血管疾病中，HF 是唯一一种发病率稳步增加的疾病(Braunwald,2013)。其发病率随着年龄的增长而持续增加，美国 60 岁以上的人群中约有 10%的男性和 8%的女性患此病(Roger 等，2012)。HF 的发病率和死亡率很高,其 5 年生存率为 50%,比许多癌症的预后更差(Askoxylakis 等,2010)。

20%接受大型非心脏手术的患者被诊断为 HF(Hammill 等,2008)。长期以来,HF 患者的围术期心源性发病率和死亡率明显高于非 HF 患者(Hernandez 等,2004)。HF 患者的手术死亡率高达 63%,30 天再次住院的风险比无 HF 或冠心病的患者高 51%(Hammil 等,2008)。

现有的术前风险分级模型包含 HF 并将其作为一项重要的危险因素。早在 1977 年，Goldman 及其同事就观察到,颈静脉压力升高和听诊时第三次心音的出现与围术期 HF 的增加有关(Goldman 等,1977)。最近,Lee 指数或修订后的心脏风险指数将 HF 病史作为预测术后心肌梗死、肺水肿、心室颤动、心搏骤停和完全性房室传导阻滞的 6 个变量之一(Lee 等,1999)。另请参阅第 24 章。

定义、诊断和病理生理学

HF 是指因心脏结构或功能紊乱导致心脏无法维持足够的组织灌注。HF 在临床上被定义为一种综合征，其诊断取决于 3 个标准:症状(如呼吸困难、外周水肿)、体征(如颈静脉压升高、肺部啰音)和射血分数(ejection fraction,EF)的测量。EF 是每搏输出量除以舒张末期量,被认为是 HF 的一个重要预后指标。EF 越低,生存率越低(Curtis 等,2003)。主要的 HF 试验纳入 EF≤35%的患者，这一组被定义为收缩性 HF 或 EF 降低的 HF(HF-REF),临床治疗的有效性可以在这组患者中得到验证。如果 EF 正常(EF≥50%),则被定义为 EF 保留的 HF(HF-PEF),通常这是一个排除性诊断标准,大多数患者有舒张功能受损的证据。往往年龄较大、高血压、肥胖的女性患者,既往心肌梗死的可能性较小。HF-PEF 患者的预后优于 HF-REF 患者(Yancy 等,2006)。目前,HF-REF 和 HF-PEF 的围术期管理相似,如何区分管理仍需要进一步的随机对照试验来验证(McMurray 等,2012)。

识别潜在病因对于正确治疗干预至关重要。心肌的病理学改变是引起收缩性心室功能障碍最常见的病因。但是,瓣膜和心包异常、心律失常或传导障碍,以及心室舒张功能障碍等也可导致 HF(Felker 等,2000;McMurray 等,2012)。

尽管这些病理学改变导致 HF 的原因各不相同,但总的结果是心排血量减少。例如,心肌梗死合并左心室收缩功能受损的患者,心肌细胞死亡导致重构不良、心室扩张、收缩功能下降。如果不加以治疗,由于一系列的生理和神经体液反应,心室会逐渐增大,心功能恶化。平均动脉压是心排血量和外周血管阻力的综合体现结果。因此,随着心排血量下降,平均动脉压也随之下降，进而激活交感神经系统,释放儿茶酚胺。儿茶酚胺引起心率增快(增加心排血量)和外周血管阻力增加,从而保持平均动脉压并完成负反馈循环。它还激活肾素-血管紧张素-醛固酮系统。肾脏在低灌注时分泌肾素。肾素将血管紧张素原分解为血管紧张素Ⅰ,而血管紧张素Ⅰ又被血管紧张素进一步分解,转化为血管紧张素Ⅱ。血管紧张素Ⅱ作用于血管紧张素受体,引起血管收缩,刺激醛固酮和抗利尿激素分泌,从而促进盐和水的潴留。从短期来看，这维持了平均动脉压和心排血量,但从长期来看,交感神经体液激活的最终结果是引起病理生理学的恶性循环,导致心室持续性病理重构和心排血量下降。抑制这两种机制是目前治疗 HF 的基础。

患者评估

对患者术前进行风险分级的先决条件是全面的临床病史和检查。有必要进一步询问患者的并发症,这将提供重要的预后信息。临床危险因素,如年龄(Turrentine 等,2006)、病因学、纽约心脏协会功能分级(New York Heart Association class,NYHA 分级)(Argenziano 等,1999;Wechsler 和 Junod,1989)、EF (McEnroe 等,1990)、血浆利尿钠肽浓度(Dernellis 和 Panaretou,2006),以及包括肾功能障碍、糖尿病、睡眠呼吸障碍和贫血在内的主要并发症与手术风险增加相关(Eagle 等,1989;Goldman 等,1977;Lee 等,1999)。

患者的功能储备是一种评估患者手术风险的简单方法。NYHA 功能分级可追溯到 1928 年,几乎所有的随机 HF 治疗试验中都选择其进行治疗效果评估,因此,其仍是一个重要的预后指标。其将患者分为四级:NYHA Ⅰ级代表无症状患者,NYHA Ⅱ级、Ⅲ级、Ⅳ级分别为轻度、中度和重度症状患者。例如,在接受冠状动脉旁路移植术的患者中,有 HF 症状的患者比无 HF 症状的患者的手术风险更高(Argenziano 等,1999;Wechsler 和 Junod,1989)。

尽管 NYHA 评估与症状的严重程度和生存率有明显的关系，但在应用 NYHA 评估时确实存在一些问题,包括区分不同分级 NYHA 的主观性和准确性。6 分钟步行试验和心肺运动试验(cardiopulmonary exercise test,CPET)可以更客观地衡量 HF 患者的运动能力和症状。

但是，这些数据是有限制的(Bagur 等，2011；Sinclai 等，2011)。另一种功能储备的衡量方法是代谢当量(MET)。1MET 是指可以满足休息时的代谢需求。4MET 相当于走上两层楼梯或一座小山，而剧烈的运动则需要超过 10MET (Fletcher 等，2001)。请参阅第 1 章。

CPET 将标准运动测试和呼吸机气体交换测量相结合。HF 和 VO_2 峰值(运动时最大摄氧量)或运动峰值时 VE/VCO_2 斜率降低(分钟通气与 CO_2 产生量之间的关系)的患者预后较差(Guazzi 等，2012)。请参阅第 6 章。血管紧张素转换酶抑制剂和 β 受体阻滞剂已经被证明可以改善 CPET 的表现(Guazzi 和 Arena，2009)。VO_2 峰值<11mL O_2/(kg·min)的 HF 患者手术风险较高(Guazzi 等，2012)。总的来说，术前 CPET 的益处尚未得到明确的评估。当前还没有针对 CPET 的随机对照试验，而且目前的研究规模较小且非盲法研究(Young 等，2012)。但是，将来术前评估设置可能会纳入 VO_2 峰值。

B 型利尿钠肽(B-type natriuretic peptide，BNP)和 N-末端前脑利尿钠肽(N-terminal pro-BNP，NT-proBNP)是左心室壁应激产生的，仍是 HF 强有力的预后标志物(Karthikeyan 等，2009)。同样，术前 BNP 也会给非心脏手术带来风险。在一项对 1638 名接受非心脏手术患者的研究中，血浆 BNP 升高的患者术后心脏死亡、非致命性心肌梗死、急性肺水肿和室性心动过速的发生率更高。该组升高的 BNP 优于 Goldmann 多因素临床指数(Dernellis 和 Panaretou，2006)。BNP 与术后即刻的心血管事件之间也存在很强的相互作用(Karthikeyan 等，2009)。除术前测量外，术后 BNP 测定对死亡率和非致命性心肌梗死有进一步的预测价值(Rodseth 等，2014)。

如果 NT-proBNP 正常(<300ng/L)，则不太可能诊断为 HF。但是，如果 NT-proBNP 显著升高(见表 4.1)，则可能发生急性 HF，如果尚无证据，应通过超声心动图加以证实。无症状患者不建议常规检测 BNP。但是，对于那些功能储备较差的患者，如 NYHA Ⅲ级、Ⅳ级或<4MET，BNP 可能被认为有助于风险分级(Kristensen 等，2014)。

TTE 是术前评估已知或疑似的 HF 患者心功能最有效和最通用的检测手段。TTE 可以通过多种方法评估心功能。详情请参阅第 5 章。常规测量的参数包括左心室(LV)收缩和舒张功能、瓣膜功能、下腔静脉(inferior vena cava，IVC)直径和变形成像。EF 降低与术后心脏并发症发生率增加相关(Cowie，2012；Rohde 等，2001)。左心室舒张功能可以通过二尖瓣流入脉冲波多普勒来评估，利用变形和应变来测量窦性心律或多普勒组织成像(doppler tissue imaging，DTI)患者的 E 波和 A 波比值。此外，TTE 还提供了对原发性或继发性瓣膜功能障碍的有用评估。IVC 影像是临床评估液体超载的一个有用的辅助手段。在吸气时，IVC 应至少减少 50%。IVC 直径增加的同时呼吸变异减少意味着右心房压力增加。

总之，TTE 有助于非心脏手术的术前风险分级。对于高危患者，应在手术前考虑 TTE (Kristensen 等，2014)。对于心脏超声效果不满意的患者，磁共振成像也是一种替代选择。

表 4.1 NT-proBNP 的年龄相关值提示可能诊断为急性 HF

年龄(岁)	<50	50~75	>75
可能发生急性 HF 的 NT-proBNP(ng/L)值	>450	>900	>1800

注：NT-proBNP，N-末端前脑利尿钠肽。

心力衰竭的管理

20 年的随机试验建立了多种收缩性心力

衰竭(HF)的治疗方案。HF的管理将改变生活方式、教育、限制液体摄入、低盐饮食和戒烟等非药物治疗与药物治疗相结合。目前的国际指南(McMurray等,2012)推荐了一种初始三联治疗策略:使用最佳剂量ACEI或ARB(ACEI不耐受者)、β受体阻滞剂和盐皮质激素受体拮抗剂(mineralocorticoid receptor antagonists,MRA)。利尿剂推荐用于有液体超载症状和体征的HF患者。此后,如果符合特定的标准,也可以选择包括伊伐布雷定(If通道窦房结抑制剂)、地高辛和联合使用肼屈嗪/硝酸异山梨酯等药物(见本章后面的内容)。此外,证实有心室传导延迟的HF-REF患者,如心电图提示为束支传导阻滞,也应在大手术前进行心脏再同步治疗(CRT)评估。

相比之下,目前还没有任何治疗方法能降低HF-PEF患者的死亡率。大多数HF-PEF患者存在舒张功能障碍和左心室壁僵硬,围术期有肺水肿和液体过载的风险。因此,注意控制后负荷和适当的利尿剂治疗是重要的考虑因素。

对于新诊断为HF-REF的患者,建议在HF治疗开始后至少3个月再进行中危或高危手术,从而为缓慢上调治疗药物和逆转重构左心室功能提供可能性。术前禁止快速使用大剂量的β受体阻滞剂和(或)ACEI。

在进行择期手术之前,所有HF患者应该维持正常血容量,表现为血压稳定。此外,以下药物在收缩性HF患者中避免使用下列药物。药物包括:抗糖尿病的噻唑烷二酮(格列酮),会导致HF恶化,增加HF再发作的风险;非甾体抗炎药和COX-2抑制剂,可加重体液潴留和肾功能恶化,从而加重HF;除了氨氯地平和非洛地平外的大多数负性肌力性钙通道拮抗剂,由于存在肾功能障碍和高钾血症的风险,会在ACEI和MRA的组合中添加ARB。

生活方式的改变可能有益于HF的治疗,应在术前进行鼓励。大量证据证实规律的运动可以改善预后。一项大型随机对照试验表明,经过3个月的监督训练,伴有严重左心室功能障碍(<35%)和NYHA Ⅱ级和Ⅲ级患者的死亡率或住院率经校正后降低了11%(O'Connor等,2009)。轻度到中度症状的HF患者不建议常规限制液体,但严重HF患者可以考虑。由于证据不明确,目前的指南未建议限制盐的摄入(McMurray等;2012;Paterna等,2008),这需要进一步的临床试验。

ACEI是首次被证明可以降低HF-REF死亡率的药物(SOLVD研究机构,1991)。它们阻止血管紧张素Ⅰ转换为血管紧张素Ⅱ。此效应可以减少水钠潴留,并减弱从长远来看对心功能有害的代偿性血管收缩。为应对容量和压力过载,包括血管紧张素Ⅱ在内的各种信号通路介导了心室重构,预防这一过程对于维持心脏功能非常重要(Opie等,2006)。ACEI的副作用包括肾功能不全、高钾血症、咳嗽和罕见的血管性水肿。如果患者不能耐受ACEI,则应考虑使用ARB。

在术前即刻使用ACEI观察到的一个问题是,在诱导麻醉时,潜在的低血压发生率增加(Colson等,1992)。这通常很容易通过血管升压药或静脉晶体液替代来治疗。一些团队提倡在手术当天或前一天晚上使用ACEI,并在术后重新开始应用。已经使用ACEI的患者在术后继续使用是非常必要的。

已经证实β受体阻滞剂可以减少HF患者死亡率(CIBIS-Ⅱ,1999;Packer等,2002)。β受体阻滞剂通过抑制交感神经系统对β受体的作用,可抑制心律失常,长期以来已被证明可减少不良左心室重构,改善左心室功能。其长期效果是减缓不良心室重构和改善左心室功能。在有争议的荷兰Echo研究(Dunkelgrun等,2009)之后,术前使用β受体阻滞剂也引起了关注。此外,最近的一项研究表明,与安慰剂相比,心血管疾病高危患者在术前使用高剂量的美托洛尔，与脑卒中风险和全因死亡率的升高相关(POISE 研究组，2008)，因此，目前的建议是在非心脏手术前不要使用大剂量的β受体阻滞剂。但是，β受体阻滞剂应在HF患者围术期持续使用(Kristensen 等，2014)。详情请参阅第1章。

盐皮质激素拮抗剂(如螺内酯和雌激素等)可以抑制醛固酮对肾集合管的作用，从而阻止水和钠的再吸收，并具有保钾作用。与安慰剂相比，联合使用ACEI、β受体阻滞剂和盐皮质激素拮抗剂，可降低30%的死亡率(Pitt 等，1999)。

尽管利尿剂治疗对预后没有益处，但其仍然是液体超负荷HF患者的主要治疗方法。襻利尿剂作用于Henle环的上升支，噻嗪类利尿剂作用于远曲小管。襻利尿剂通过竞争$Na^+/K^+/2Cl^-$共转运体的氯离子组分的结合位点，增加尿钠、氯、钾、镁和钙的排泄。噻嗪类利尿剂阻断Na^+/Cl^-转运体，减少钠离子和氯离子的再吸收，从而增加钠离子和氯离子排泄。其主要的副作用包括电解质紊乱，如低钾血症，因此应密切监测血清电解质，必要时予以纠正。术前应彻底评估患者体液平衡。如果有容量过载的证据，可能需要增加利尿剂的剂量。但如果患者的血容量不足，应减少或停用利尿剂，可能需要静脉输液。术后存在高风险的医源性液体过载，因此需要进行仔细的液体平衡评估，可能需要用利尿剂。

伊伐布雷定作用于窦房结If通道，降低窦性心律患者的心率。与标准治疗相比，这种负向变时效应已被证明可显著减少心血管死亡或HF住院混合事件的发生率(Swedberg 等，2010)。尽管有最佳的β受体阻滞剂治疗，但对于EF<35%、心率>70次/分的症状性收缩期HF患者，应考虑使用伊伐布雷定。

地高辛是一种强心苷，也可用于有症状的HF患者。它对心房颤动患者特别有用。此外，类似于伊伐布雷定的有益效果，地高辛可能在窦性心律患者中起作用(Hood 等，2004)。但是，近来人们担心地高辛实际上可能是有害的。最近一篇对超过300 000名接受地高辛的患者进行的Meta分析显示，HF患者的死亡率增加了14%(Vamos 等，2015)。

联合使用肼屈嗪和硝酸异山梨酯治疗已被证明可降低发病率和死亡率，特别是在非洲裔美国人中(Taylor 等，2004)。目前的国际指南推荐对ACEI/ARB不耐受患者使用这两种药物。

器械治疗

心脏再同步治疗(CRT)即心房同步双心室起搏，是一种安全有效的治疗方法，适用于严重收缩功能障碍和室内传导延迟的患者，应在大手术前考虑(Bristow 等，2004；Cleland 等，2005)。旨在调查临床终点而进行的COMPANION (Bristow 等，2004)(纳入1520名患者)和CARE-HF (Cleland 等，2005)(纳入804名患者)试验，通过显著降低全因死亡率和全因住院率，确立了CRT在主流HF治疗中的作用。在此基础上，最近的欧洲心脏病学会(ESC)《2012年心力衰竭指南》提供了一级推荐，其中包含一个A级证据水平，用于植入具有或不具有除颤器功能的心脏再同步装置(CRT-D/CRT-P)，对于患有左心室收缩功能障碍(EF≤35%)的患者，有症状的HF，尽管最佳药物治疗和QRS持续时间>120ms，预计能够以良好的功能状态存活>1年。对于症状轻微(NYHA Ⅱ级)的患者，不论QRS形态如何，建议CRT的QRS持续时间≥150ms，或≥130ms加LBBB模式和EF≤30%(McMurray 等，2012)。另请参阅第3章。

小结

术前 HF 患者比例较高，且有可能进一步增加。患者可以选择多种治疗方案，包括药物治疗和器械治疗，如果可能，应在术前进行优化，并且应尽早寻求 HF 专家的建议，并在患者的整个病程中持续指导。

（龙宗泓 译　钟河江 审校）

参考文献

Argenziano, M., Spotnitz, H. M., Whang, W., et al. (1999). Risk stratification for coronary bypass surgery in patients with left ventricular dysfunction: analysis of the coronary artery bypass grafting patch trial database. *Circulation* **100**, II, 119–24.

Askoxylakis, V., Thieke, C., Pleger, S. T., et al. (2010). Long-term survival of cancer patients compared to heart failure and stroke: a systematic review. *BMC Cancer* **10**, 105.

Bagur, R., Rodés-Cabau, J., Dumont, E., et al. (2011). Exercise capacity in patients with severe symptomatic aortic stenosis before and six months after transcatheter aortic valve implantation. *Am. J. Cardiol.* **108**, 258–64.

Braunwald, E. (2013). Heart failure. *JCHF* **1**, 1–20.

Bristow, M. R., Saxon, L. A., Boehmer, J., et al. Comparison of Medical Therapy, Pacing, and Defibrillation in Heart Failure (COMPANION) Investigators. (2004). Cardiac-resynchronization therapy with or without an implantable defibrillator in advanced chronic heart failure. *N. Engl. J. Med.* **350**, 2140–50.

The Cardiac Insufficiency Bisoprolol Study II (CIBIS-II): a randomised trial. CIBIS-II investigators and committees. (1999). *The Lancet* **353**, 9–13.

Cleland, J. G. F., Daubert, J.-C., Erdmann, E., et al. Cardiac Resynchronization-Heart Failure (CARE-HF) Study Investigators. (2005). The effect of cardiac resynchronization on morbidity and mortality in heart failure. *N. Engl. J. Med.* **352**, 1539–49.

Colson, P., Saussine, M., Séguin, J. R., et al. (1992). Hemodynamic effects of anesthesia in patients chronically treated with angiotensin-converting enzyme inhibitors. *Anesth. Analg.* **74**, 805–8.

Cowie, B. (2012). Focused transthoracic echocardiography predicts perioperative cardiovascular morbidity. *J. Cardiothorac. Vasc. Anesth.* **26**, 989–93.

Curtis, J. P., Sokol, S. I., Wang, Y., et al. (2003). The association of left ventricular ejection fraction, mortality, and cause of death in stable outpatients with heart failure. *J Am Coll Cardiol* **42**, 736–42.

Dernellis, J., Panaretou, M. (2006). Assessment of cardiac risk before non-cardiac surgery: brain natriuretic peptide in 1590 patients. *Heart* **92**, 1645–50.

Dunkelgrun, M., Boersma, E., Schouten, O., et al. Dutch Echocardiographic Cardiac Risk Evaluation Applying Stress Echocardiography Study Group. (2009). Bisoprolol and fluvastatin for the reduction of perioperative cardiac mortality and myocardial infarction in intermediate-risk patients undergoing noncardiovascular surgery: a randomized controlled trial (DECREASE-IV). *Ann. Surg.* **249**, 921–6.

Eagle, K. A., Coley, C. M., Newell, J. B., et al. (1989). Combining clinical and thallium data optimizes preoperative assessment of cardiac risk before major vascular surgery. *Ann. Intern. Med.* **110**, 859–66.

Felker, G. M., Thompson, R. E., Hare, J. M., et al. (2000). Underlying causes and long-term survival in patients with initially unexplained cardiomyopathy. *N. Engl. J. Med.* **342**, 1077–84.

Fletcher, G. F., Balady, G. J., Amsterdam, et al. (2001). Exercise standards for testing and training: a statement for healthcare professionals from the American Heart Association. *Circulation* **104**, 1694–1740.

Goldman, L., Caldera, D. L., Nussbaum, S. R., et al. (1977). Multifactorial index of cardiac risk in noncardiac surgical procedures. *N. Engl. J. Med.* **297**, 845–50.

Guazzi, M., Adams, V., Conraads, V., et al. (2012). Clinical recommendations for cardiopulmonary exercise testing data assessment in specific patient populations. *Circulation* **126**, 2261–74.

Guazzi, M., Arena, R. (2009). The impact of pharmacotherapy on the cardiopulmonary exercise test response in patients with heart failure: a mini review. *Curr Vasc Pharmacol* **7**, 557–69.

Hammill, B. G., Curtis, L. H., Bennett-Guerrero, E., et al. (2008). Impact of heart failure on patients undergoing major noncardiac surgery. *Anesthesiology* **108**, 559–67.

Hernandez, A. F., Whellan, D. J., Stroud, S., et al. (2004). Outcomes in heart failure patients after major noncardiac surgery. *J Am Coll Cardiol* **44**, 1446–53.

Hood, W. B., Dans, A. L., Guyatt, G. H., et al. (2004). Digitalis for treatment of congestive heart failure in patients in sinus rhythm. *Cochrane Database Syst Rev* CD002901.

Karthikeyan, G., Moncur, R. A., Levine, O., et al. (2009). Is a preoperative brain natriuretic peptide or N-terminal pro-B-type natriuretic peptide measurement an independent predictor of adverse cardiovascular outcomes within 30 days of noncardiac surgery? A systematic review and meta-analysis of observational studies. *J. Am. Coll. Cardiol.* **54**, 1599–1606.

Kristensen, S. D., Knuuti, J., Saraste, A., et al. (2014). ESC/ESA guidelines on non-cardiac surgery: cardiovascular assessment and management: the joint task force on non-cardiac surgery: cardiovascular assessment and management of the European Society of Cardiology (ESC) and the European Society of Anaesthesiology (ESA). *Eur. Heart J.* **35**, 2383–2431.

Lee, T. H., Marcantonio, E. R., Mangione, C. M., et al. (1999). Derivation and prospective validation of a simple index for prediction of cardiac risk of major noncardiac surgery. *Circulation* **100**, 1043–9.

McEnroe, C. S., O'Donnell, T. F., Yeager, A., et al. (1990). Comparison of ejection fraction and Goldman risk factor analysis to dipyridamole-thallium 201 studies in the evaluation of cardiac morbidity after aortic aneurysm surgery. *J. Vasc. Surg.* **11**, 497–504.

McMurray, J. J. V., Adamopoulos, S., Anker, S. D., et al. (2012). ESC guidelines for the diagnosis and treatment of acute and chronic heart failure 2012: The Task Force for the Diagnosis and Treatment of Acute and Chronic Heart Failure 2012 of the European Society of Cardiology.

Developed in collaboration with the Heart Failure Association (HFA) of the ESC. *Eur. Heart J.* **33**, 1787–1847.

O'Connor, C. M., Whellan, D. J., Lee, K. L., et al. (2009). Efficacy and safety of exercise training in patients with chronic heart failure: HF-ACTION randomized controlled trial. *JAMA* **301**, 1439–50.

Opie, L. H., Commerford, P. J., Gersh, B. J., et al. (2006). Controversies in ventricular remodelling. *Lancet* **367**, 356–67.

Packer, M., Fowler, M. B., Roecker, E. B., et al. (2002). Effect of carvedilol on the morbidity of patients with severe chronic heart failure: results of the carvedilol prospective randomized cumulative survival (COPERNICUS) study. *Circulation* **106**, 2194–9.

Paterna, S., Gaspare, P., Fasullo, S., et al. (2008). Normal-sodium diet compared with low-sodium diet in compensated congestive heart failure: is sodium an old enemy or a new friend? *Clin. Sci.* **114**, 221–30.

Pitt, B., Zannad, F., Remme, W. J., et al. (1999). The effect of spironolactone on morbidity and mortality in patients with severe heart failure. *N. Engl. J. Med.* **341**, 709–17.

POISE Study Group, Devereaux, P. J., Yang, H., Yusuf, S., et al. (2008). Effects of extended-release metoprolol succinate in patients undergoing non-cardiac surgery (POISE trial): a randomised controlled trial. *Lancet* **371**, 1839–47.

Rodseth, R. N., Biccard, B. M., Le Manach, Y., et al. (2014). The prognostic value of preoperative and post-operative B-type natriuretic peptides in patients undergoing noncardiac surgery: B-type natriuretic peptide and N-terminal fragment of pro-B-type natriuretic peptide: a systematic review and individual patient data meta-analysis. *Journal of the American College of Cardiology* **63**, 170–80.

Roger, V. L., Go, A. S., Lloyd-Jones, D. M., et al. (2012). Heart disease and stroke statistics – 2012 update: a report from the American Heart Association. *Circulation* **125**, e2–e220.

Rohde, L. E., Polanczyk, C. A., Goldman, L., et al. (2001). Usefulness of transthoracic echocardiography as a tool for risk stratification of patients undergoing major noncardiac surgery. *Am. J. Cardiol.* **87**, 505–9.

Sinclair, R. C. F., Batterham, A. M., Davies, S., et al. (2011). Validity of the 6 min walk test in prediction of the anaerobic threshold before major non-cardiac surgery. *Br. J. Anaesth.* 322.

The SOLVD Investigators. (1991). Effect of enalapril on survival in patients with reduced left ventricular ejection fractions and congestive heart failure. *N. Engl. J. Med.* **325**, 293–302.

Swedberg, K., Komajda, M., Böhm, M., et al. (2010). Ivabradine and outcomes in chronic heart failure (SHIFT): a randomised placebo-controlled study. *Lancet* **376**, 875–85.

Taylor, A. L., Ziesche, S., Yancy, C., et al. (2004). Combination of isosorbide dinitrate and hydralazine in blacks with heart failure. *N. Engl. J. Med.* **351**, 2049–57.

Turrentine, F. E., Wang, H., Simpson, V. B., et al. (2006). Surgical risk factors, morbidity, and mortality in elderly patients. *J. Am. Coll. Surg.* **203**, 865–77.

Vamos, M., Erath, J. W., Hohnloser, S. H. (2015). Digoxin-associated mortality: a systematic review and meta-analysis of the literature. *Eur. Heart J.* **36**(28): 1831–8.

Wechsler, A. S., Junod, F. L., (1989). Coronary bypass grafting in patients with chronic congestive heart failure. *Circulation* **79**, I92–6.

Yancy, C. W., Lopatin, M., Stevenson, et al. (2006). Clinical presentation, management, and in-hospital outcomes of patients admitted with acute decompensated heart failure with preserved systolic function. A report from the Acute Decompensated Heart Failure National Registry (ADHERE) Database. *J Am Coll Cardiol* **47**, 76–84.

Young, E. L., Karthikesalingam, A., Huddart, S., et al. (2012). A systematic review of the role of cardiopulmonary exercise testing in vascular surgery. *Eur J Vasc Endovasc Surg* **44**, 64–71.

第 5 章
心脏检查

超声心动图

Muhammad Sohaib Nazir, Rajan Sharma

要点

- 经胸超声心动图(TTE)是一种安全、快速、无创且经济的术前检查方法。
- 超声心动图是评估左心室(LV)收缩功能和心脏瓣膜病的金标准。
- 患有严重瓣膜病或 LV 收缩功能不良的患者应在行非心脏手术前由心脏专科医生对其进行评估。
- 术前负荷超声心动图检查可确定是否存在心肌缺血以及缺血程度。
- 负荷超声心动图(stress echocardiogram, SE)检测正常的患者具有良好的预后,心肌梗死年发生率或死亡率低于1%。
- 负荷超声心动图结果提示高缺血负荷的患者需要进一步评估,在行非心脏手术前可能需要考虑行冠状动脉再血管化。
- 行低风险非心脏手术的低风险患者不需要行 TTE 和 SE 检查。

为何选择超声心动图

术前无创检查旨在提供心脏相关的 3 个风险标志物的信息:左心室(LV)功能障碍、心肌缺血和心脏瓣膜异常,这些都是术后预后不良的重要决定因素。在评估左心室收缩功能和瓣膜疾病方面,超声心动图是使用最广泛、最具成本效益的无创技术,且超声技术是完全安全的。目前,超声机器的尺寸与智能手机相当,当患者相对不便移动时,可以在社区内进行检查,一次完整的检查约需要 30 分钟。

左心室收缩功能的评估

超声心动图是左心室收缩功能初步评估的金标准,也是大多数临床试验中评估心力衰竭治疗的首选技术。决定 LV 收缩功能的主要参数是左心室射血分数(LV ejection fraction, LVEF)。LVEF 是心脏每次搏动射出的血量,表示为舒张末期心脏血液总体积的百分比。LVEF 可以通过多种方法来测量。Teichholz 方法是基于 M 模式中 LV 短轴尺寸的变化。这种方法假设左心室的功能是一致的，因此，当出现局部心室壁运动异常时，测量结果不准确。改良的双切面辛普森法测量 LVEF 更加可靠，该技术涉及心脏收缩末期和舒张末期心内膜边界的平面测量。随后根据一系列相邻的、不同深度和横截面积的圆盘面积计算心室不同节段的体积并求和，最终推算出心室容积(图 5.1)。该技术需要良好的仪器和训练有素的操作人员，且在 80%的超声受试者中是可行的。对于肥胖、肺及气道疾病等声窗较差的患者，可能无法通过超声可靠地评估 LVEF，应考虑采用对比回声、心脏磁共振成像(magnetic resonance imaging，MRI）或核素多门控探测(multigated acquisition，MUGA）扫描的方法进行检查。最近的数据显示，三维超声心动图可能优于二维超声心动图，但目前这种超声模式仅在少数几个中心使用。表 5.1 列出了 LV 收缩功能的范围。一般而言，左心室收缩功能不良的患者麻醉风险更高，应将他们转诊至专业的心力衰竭团队进行处理。本章暂不讨论其他 LV 收缩功能的决定因素。

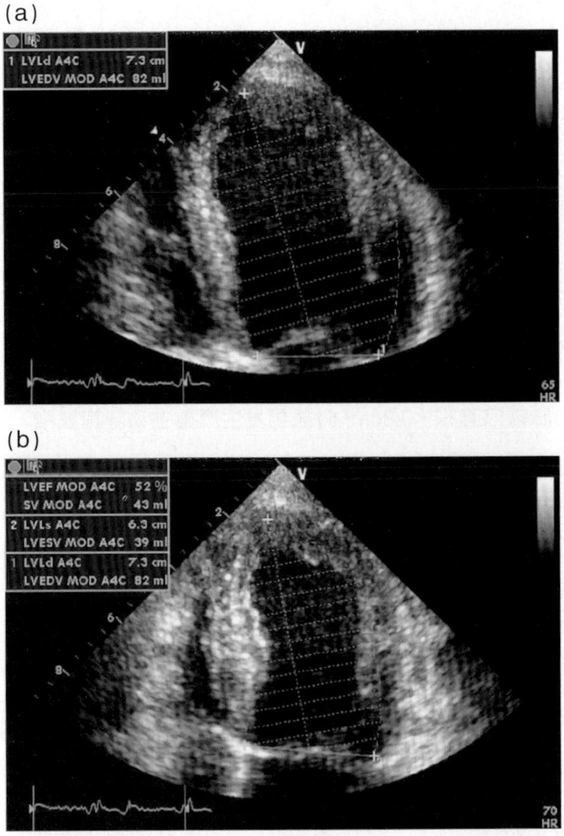

注：LVEDV，左心室舒张末期容积；LVESV，左心室收缩末期容积；SV，每搏输出量；LVLd，左心室纵向尺寸；LVEF，左心室射血分数；MOD，手动校正的；A4C，心尖四腔。

图 5.1 左心室四腔视图，心脏舒张期(a)和心脏收缩期(b)左心室射血分数的测量。

左心室舒张功能的评估

LV 舒张和充盈功能受损导致 LV 舒张功能障碍。超声心动图对评估舒张功能至关重要。但是，没有单一的超声心动图参数可以独立用于舒张功能障碍的诊断。因此，需要使用二维超声心动图、脉冲波多普勒和组织多普勒对心脏结构进行整体评估。

LV 充盈可分为两个阶段：早期心室充盈和心房收缩的晚期心室充盈。心室充盈可通过二尖瓣脉冲波速度来测量，其中 E 波和 A 波分别代表早期和晚期心室充盈(图 5.2)。在正常、健康的心脏中，E 波速度大于 A 波速度，因此 E/A 大于 1。当发生舒张性心力衰竭时，左心室变得僵硬，E 波减小，因此 E/A 小于 1。但是，在发生晚期舒张功能障碍时，E/A 比率可能恢复到正常，这是伪正常现象，因此，需要使用多个指数进行评估，包括二尖瓣环的组织多

表 5.1 LV 收缩功能范围和对应的 LV 射血分数

LV 收缩功能	LV 射血分数
正常	≥55%
轻度异常	45%~54%
中度异常	36%~44%
重度异常	≤35%

注：LV，左心室。

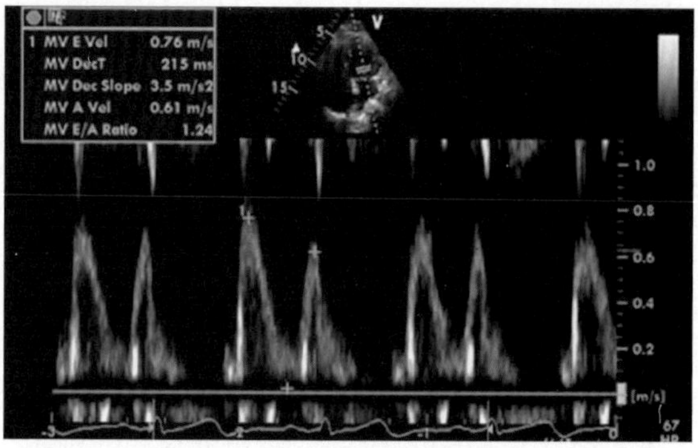

注：MV，二尖瓣；E Vel，E 波速度；DecT，减速时间；A Vel，A 波速度；E/A，E 波与 A 波的比率。

图 5.2 二尖瓣流出量的脉冲波多普勒测量显示用于评估舒张功能的 E 波和 A 波。

普勒速度（评估心肌舒张）、肺静脉血流和左心房容积，可提供舒张功能障碍及其程度的额外证据。

患有舒张性心力衰竭的患者往往是老年女性，且容易合并心房颤动（AF）或高血压。这类人不太可能患有潜在的冠状动脉疾病，预后似乎比有收缩功能障碍的患者好。舒张功能障碍对围术期及预后的影响尚不明确。因此，围术期需要对舒张功能障碍的患者进行与收缩性心力衰竭患者相似的治疗。

瓣膜病的评估

中度至重度二尖瓣反流、严重的主动脉瓣狭窄与严重心脏事件相关。超声心动图是评估瓣膜病的金标准。详细描述超声心动图在确定主动脉瓣狭窄和二尖瓣反流的病因，以及在严重程度方面的作用超出了本章讨论的范畴。总体来说，二维超声心动图可以确定病因，通过颜色、脉冲波和连续波多普勒可以计算狭窄和反流的严重程度。超声心动图还可以提供定量和半定量技术。表 5.2 和表 5.3 分别描述了超声心动图测定主动脉瓣狭窄（aortic stenosis，AS）和主动脉瓣反流（aortic regurgitation，AR）的严重程度。表 5.4 和表 5.5 分别列出了严重二尖瓣狭窄（mitral stenosis，MS）和二尖瓣反流（mitral regurgitation，MR）的特征。图 5.3 和图 5.4 分别列出了患有严重 AS 和 MR 患者的超

表 5.2 主动脉瓣狭窄严重程度的超声心动图参数。主动脉瓣口面积 <0.8cm² 时最易发生严重主动脉瓣狭窄

主动脉瓣狭窄严重程度	血流速度（m/s）	峰值梯度（mmHg）	平均梯度（mmHg）	主动脉瓣口面积（cm²）
轻度	2.0~2.9	<36	<25	1.5~2.0
中度	3~4	36~64	25~40	1.0~1.4
重度	>4	>64	>40	<1.0

表 5.3 主动脉瓣反流严重程度的超声心动图参数

主动脉瓣反流严重程度	射流紧缩口宽度（cm）	反流束宽度/LVOT 比率（%）	反流量（mL）	压力减半时间（ms）
轻度	<0.3	<25	<30	>500
中度			31~60	
重度	>0.6	≥65	>60	<250

注：LVOT，左心室流出道。

表5.4 二尖瓣狭窄严重程度的超声心动图参数

二尖瓣狭窄严重程度	压力减半时间(ms)	平均压差(mmHg)	瓣口面积(cm^2)
轻度	71~139	<5	1.6~2.0
中度	140~219	5~10	1.0~1.5
重度	>220	>10	<1.0

表5.5 严重二尖瓣反流的直接和间接超声心动图特征。射流紧缩口是反流最狭窄的喷射口。PISA是血液通过反流瓣时观察到的彩色血流现象，导致半球形流动会聚，其半径用于量化二尖瓣反流。Nyquist极限是在给定采样率下可以编码的最高频率，以便能够完全重建信号

严重二尖瓣反流的直接标志

- 缩脉直径>7mm
- PISA半径>1cm(当Nyquist极限为40cm/s时)
- 反流量>60mL
- 有效反流口面积>0.4cm^2(或缺血性二尖瓣反流为0.2cm^2)

严重二尖瓣反流的间接标志

- 二尖瓣射流面积/心房射流面积比>40%
- 峰值二尖瓣E波速度>1.5m/s
- 二尖瓣VTI/主动脉VTI比>1.3
- 肺静脉血流逆转
- 连续波射流的密度

注:PISA,近端等速表面积;VTI,体积时间积分。

声心动图特征。欧洲心脏病学会(ESC)常见瓣膜病管理指南的摘要见表5.6。在通常情况下，患有严重瓣膜疾病的患者若需要接受中或高风险手术，则需要心脏病学、心胸外科和麻醉学的团队进行多学科讨论，以确定手术的风险和益处，以及是否需要先进行瓣膜手术。

经胸静态超声心动图的适用范围归纳如下(英国超声心动图学会，2015；Kristensen、Knuuti和Saraste，2014)。

有检查指征的

1.接受高危手术的患者。

2.已确定的缺血性心脏病，心脏功能减退[<4代谢当量(MET)]的患者。

3.ECG和(或)CXR异常，并在没有心力衰竭临床症状的情况下出现不明原因的呼吸短促的患者。

4.有心脏或呼吸道症状，并伴有杂音的患者。

5.临床特征或其他检查中发现严重的结构性心脏病，虽未表现出症状但伴有杂音的患者。

无检查指征的

1.既往已行超声心动图检查，期间无临床状态变化的患者复查。

2.低危和中危手术患者术前常规超声心动图检查。

负荷超声心动图

由于静态超声心动图不易检测到缺血性

(a)

(b)

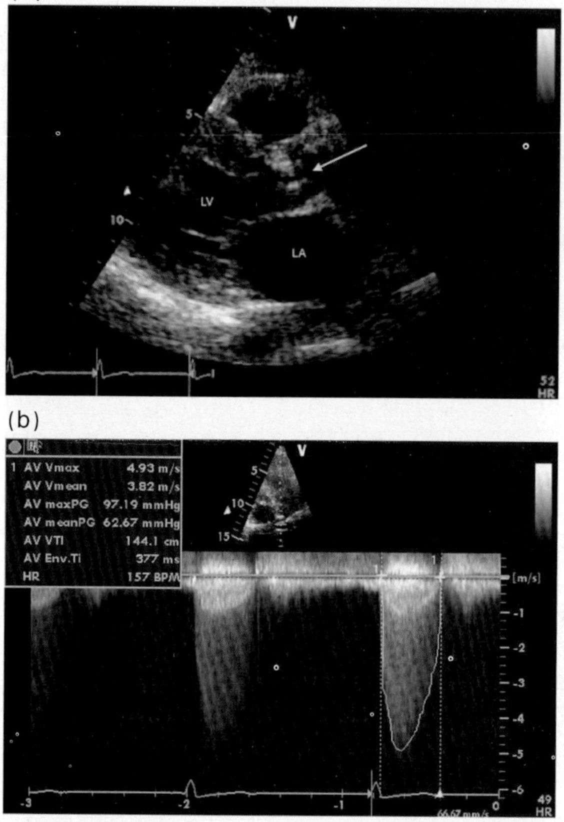

注:LA,左心房;LV,左心室;AV,主动脉瓣;Vmax,最大速度;Vmean,平均速度;maxPG,最大压力梯度;VTI,体积时间积分;HR,心率;bpm,每分钟心跳次数。

图 5.3 主动脉瓣狭窄的超声心动图检查结果。严重主动脉瓣狭窄的二维超声(a)和多普勒(b)的胸骨旁长轴(PLAX)视图显示主动脉瓣增厚和钙化(箭头所示)。

心脏病,因此单独进行 LV 功能评估对围术期结局的预测价值有限。静息状态下心肌壁运动异常是潜在的缺血性心脏病的线索,但需要进行功能测试。心肌灌注扫描、心脏灌注磁共振成像(MRI)和负荷超声心动图(SE)优于运动心电图,选择哪种技术取决于当地医疗机构的专业知识和设备的便利性。关于这部分的进一步讨论,请参阅第 5 章后面的内容。

自 20 多年前推出 SE 以来,其迅速成为诊断冠状动脉疾病和预测心脏事件的可靠技术。在接受非心脏手术的患者中,对那些接受

(a)

(b)

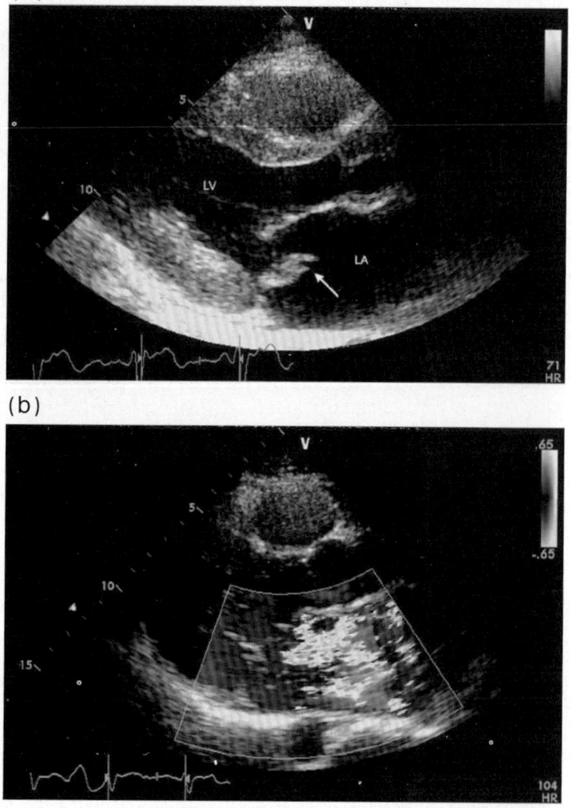

注:LA,左心房;LV,左心室。

图 5.4 二尖瓣脱垂的超声心动图检查结果。二维超声(a)的胸骨旁长轴(PLAX)视图显示二尖瓣脱垂(箭头所示)和通过瓣膜的反流(b)。

高风险或中度风险手术的高心脏风险的患者来说,SE 诊断的准确性和预后价值最大(Sicari、Nihoyannopoulos 和 Evangelista,2009)。因此,对接受低风险手术的患者不提倡进行 SE 检查。在非心脏手术之前,对具有高度缺血负担的患者应考虑进行再血管化。低度或中度缺血负担的患者通常可以安全地进行非心脏手术,但仍需要麻醉团队进行风险评估。

负荷超声心动图技术

此项检查需要 40 分钟,所有负荷模式都与运动心电图一样安全,在 2000 名患者中发

表 5.6 欧洲心脏病学会关于围术期瓣膜病管理的建议(Vahanian 等,2012)

心脏病变	建议
严重主动脉瓣狭窄	• 有症状的患者:如果合适,推荐在择期手术前进行 AVR • 无症状的患者 –高风险择期手术前应先考虑 AVR –在理想情况下,运动测试确认没有症状者,可以安全地进行低度到中度风险的非心脏手术 –如果 AVR 风险高,考虑行球囊瓣膜成形术或 TAVI
严重二尖瓣狭窄	• 无明显二尖瓣狭窄(二尖瓣面积> 1.5cm^2)、无症状、无肺动脉高血压者可行非心脏手术 • 有症状或肺动脉高血压(肺动脉压>50mmHg)患者建议行二尖瓣介入治疗 • 要避免心动过速,这可能会引起肺水肿。避免体液过多和心房颤动
原发性二尖瓣和主动脉瓣反流	• 在非心脏手术中,非显著性 MR 或 AR 表现不会增加心血管并发症的风险 • 有严重 AR 或 MR 表现但无症状的患者可以接受非心脏手术 • 有症状或左心室收缩功能不良(EF<30%):如有可能,建议干预
三尖瓣	• 三尖瓣病变的围术期处理缺乏证据 • 在一般情况下,如果拟行左侧瓣膜手术,应修复严重的三尖瓣反流
肺动脉瓣	• 肺动脉瓣狭窄是一种罕见的、潜在的先天性心脏病 • 严重肺动脉瓣疾病者应转诊至成人先天性心脏病专科中心治疗
人工心脏瓣膜	• 如果没有瓣膜或心室功能障碍的证据,可以进行非心脏手术 • 考虑围术期肝素抗凝治疗

注:AVR,主动脉瓣置换术;MR,二尖瓣反流;AR,主动脉瓣反流;LV,左心室;EF,射血分数;TAVI,主动脉瓣植入。

生严重心脏事件的人数少于 1 例。选择运动作为负荷因素可提供用于评估心脏风险的其他生理参数,例如步行时间、代谢当量的心脏负荷、心脏和血压反应。运动方式采用标准跑步机 Bruce 方案或半仰卧自行车。对于无法运动的患者,由于肌力作用和变时作用,优选多巴酚丁胺。在心肌对比超声中有时首选双嘧达莫。在基线、压力、峰值压力和恢复期间获取图像,然后以四屏格式脱机分析。将 LV 划分为 17 段模型,评估休息和压力期间的室壁运动。室壁运动分为正常、低运动(室壁增厚减少)、无运动(无室壁增厚)和运动障碍(反向室壁运动且无增厚)。通常需要静脉注射造影剂来改善心内膜边界的清晰度。静息正常段和静息低运动段室壁运动的恶化提示心肌缺血。左心室静息性节段性运动障碍或无运动节段不能随负荷增加而改善,提示心肌无活性。根据所涉及缺血节段的数量来描述心肌缺血负荷程度:轻度(<2 节段)、中度(3 节段和 4 节段)和重度(5 节段或更多节段)。心脏事件风险预测取决于基线 LV 收缩功能、瘢痕负荷和缺血负荷。

非心脏手术中负荷超声心动图的价值

负荷超声心动图异常对围术期心脏事件具有很高的阴性预测价值。一项包含了 9000 多名患者的 Meta 分析显示，正常负荷超声心动图患者的心肌梗死或心脏死亡的年发生率为 0.4%~0.9%(Metz 等,2009)。虽然负荷超声心动图的阴性结果与手术患者心脏事件极低的发生率有关,但其阳性预测值相对较低(25%~45%)(Kristensen 等,2014)。

将负荷超声心动图用于指导冠状动脉疾病患者的管理,其将从冠状动脉再血管化中获益。根据观察性研究来看,心肌缺血负荷最高的患者从再血管化中获益最多。

何时使用负荷超声心动图

ESC 为何时进行无创负荷测试提供了明确的建议(Kristensen 等,2014),详见第 1 章:

• 接受高风险手术、心脏功能不良(小于 4MET)、临床危险因素超过 2 个(缺血性心脏病、心力衰竭、脑卒中或短暂性缺血发作、肾功能障碍肌酐>170μmol/L、需要用胰岛素治疗的糖尿病)(Ⅰ级)。

• 对于有 1~2 个临床危险因素且心脏功能不良(小于 4MET)的患者(Ⅱb 级),高风险或中度风险手术前可考虑进行测试。

• 无论患者的临床风险如何,不建议在低风险手术前进行负荷测试。

如何阅读和解释一份标准的经胸超声心动图报告

虽然不同的科室有不同的超声心动图报告模板,但都基于英国超声心动图学会要求的最小数据集。超声心动图样本报告如图 5.5 所示,其中包括下列内容。

• 应注意患者的人口统计学资料、适应证和检查时间。

• 此项测试的适应证很重要,因为它提供了患者的临床信息以帮助解释报告。

• 对图像质量的评价反映了所获得图像的技术质量。由于各种原因,图像质量可能不是最佳的,例如体位习惯、潜在肺部疾病或患者机动性,这些可能会限制检查结果。例如,经胸超声心动图可能无法充分描绘心内膜边界或识别微小病变,如心房附件或瓣膜植入中的血栓,可能也无法准确量化瓣膜病的严重程度。此时需要医生考虑是否行其他替代的检查方法。对比超声心动图可改善心内膜边缘的成像,经食管超声心动图可排除左心房附件血栓,诊断瓣膜赘生物,准确评估瓣膜(特别是二尖瓣)的形态和病理情况。心脏 MR 是用于补充和完善经胸成像的另一种技术。

• 检查结果在报告的开头呈现,以提供整个检查的概述,将结果传给非超声科的专家。结果描述包括左心室和右心室功能、瓣膜疾病和心房,并突出其他异常,如大血管、心包和肿块。

• 在检查结果的下一部分中,系统地提供了心房、心室、瓣膜、心包和大血管的详细描述。需要注意的要点包括如下。

–左心室大小和功能。如果左心室受损,有多严重?左心室收缩功能受损应采用 Simpson 双平面法测定射血分数。舒张功能障碍是指左心室舒张和僵硬,可引起心力衰竭,本章将在心力衰竭部分对其进行介绍。根据脉冲和组织多普勒测量,舒张功能障碍可分为Ⅰ级、Ⅱ级或Ⅲ级。

–根据大小和功能来描述右心室。右心功能受损可能因双心室衰竭所致,继发于左心疾病或潜在肺病。

–根据解剖描述单个瓣膜结构和功能是否正常。需要注意的关键结构要点包括主动脉瓣、三尖瓣或二尖瓣是否正常、狭窄、反流和主动脉根部扩张的相关信息,以及瓣膜是否可移动、受限、摆动、穿孔、人造瓣膜或赘生物的证据。更要注意其功能,例如,是否有明显的狭窄或反流?

–描述心房。随着年龄增长,心房颤动和瓣膜病变增加,心房扩大很常见。在 AF 消融等过程中,最好通过可视化的经食管超声心动图

经胸超声心动图报告(TTE)

患者姓名	检查日期	
病历号		
出生日期	性别	年龄
申请医生	检查医生	

症状：晕厥。
检查原因：患者自述头晕，但无意识丧失，无SOB和心悸。

结果

双心室大小和功能正常。EF估计值为60%~65%。心房大小正常。瓣膜功能正常。主动脉瓣和LVOT血流正常。

检查所见

左心室	左心室腔大小及壁厚正常。基底中隔隆起，未见LVOT梗阻。收缩功能正常，未见明显的局部室壁运动异常。EF估计值为60%~65%。1级(轻度)左心室舒张功能障碍。
右心室	右心室大小和功能正常。
二尖瓣	二尖瓣结构正常，轻度二尖瓣反流。
三尖瓣	三尖瓣结构正常，轻微三尖瓣反流。
主动脉瓣	结构正常，三叶主动脉瓣。通过瓣门和LVOT的血流正常。
肺动脉瓣	肺动脉瓣结构正常。
右心房	右心房大小正常。
左心房	左心房正常。
心包积液	无心包积液迹象。
主动脉	主动脉大小正常。主动脉弓外观正常。IVC大小和呼吸变化正常。
肺动脉压	肺动脉压估计值正常。

结构

左心室

舒张期大小：	4.1cm	收缩期大小：	2.6cm
舒张期室间隔：	1cm	FS：	36.59%
舒张期PW：	1cm		

左心室舒张功能评估

E'间隔：	0.06m/s	E'横向：	0.08m/s
MAPSE间隔：	1.4cm	MAPSE横向：	1.7cm
减速时间：	228.9ms	E/A比率：	0.67
E/E'间隔：	10.67	E/E'横向：	8
E/E'平均值	9.14		

左心房

LA大小：	3.2cm

右心室

TAPSE：	2.5cm

瓣膜

二尖瓣

E波峰值：	0.64m/s	A波峰值：	0.96m/s
减速时间：	228.9ms		

主动脉瓣

峰值速度：	1.24m/s	峰值梯度：	6.15mmHg

图5.5　超声心动图报告的典型示例。(待续)

LVOT			
峰值速度:	1.1m/s	峰值梯度:	4.9mmHg
三尖瓣			
RVSP 估计值:	20~25mmHg	RA 压:	0~5mmHg
TR 速度:	2.08m/s	TR 梯度	17.37mmHg
肺动脉瓣			
峰值速度:	0.86m/s	峰值梯度:	2.94mmHg
患者情况			
状态:	常规	检查地点:	门诊

注:SOB,呼吸短促;EF,射血分数;LVOT,左心室流出道;LV,左心室;IVC,下腔静脉;LA,左心房;TAPSE,三尖瓣环平面收缩期偏移;MAPSE,二尖瓣环平面收缩期偏移;FS,短轴缩短率;E 波和 A 波描述请见图 5.2;E',组织多普勒测量 E 波。

图 5.5(续)

来排除附件中的血块。

–详细描述心包异常,如心包积液。大量心包积液伴右心室舒张功能衰竭提示心包压塞。少量的积液对血流动力学和围术期影响不大。

–不同患者的主动脉大小有不同的描述。主动脉根部内径超过 5.5cm 是主动脉根部置换的指征(二叶式主动脉瓣>5.0cm,马方综合征>4.5cm)。如果疑似有夹层,A 型夹层可以用标准的经胸超声心动图来确定, 虽然 CT 主动脉造影难以准确诊断 B 型夹层,但仍然推荐使用。

–下腔静脉大小以及随呼吸运动的变化反映右心房压力,患者可在各种病症中出现下腔静脉扩张,如心力衰竭、严重肺病和通气障碍的患者。在急性围术期,其可作为评估体液状态的标志。

–将右心房压力和三尖瓣反流速度相加来计算肺动脉压。肺动脉压超过 35mmHg 或三尖瓣流速>2.9m/s 提示肺动脉高压。潜在原因可能包括左心病变、肺病、原发性肺动脉高压、慢性血栓栓塞性疾病、结缔组织疾病或多因素疾病。

• 最后,结构和瓣膜部分包含单独的测量值,包括大小、速度和由超声医生通过标准二维和多普勒超声检查测得的梯度。给出 BSE 参数,这些值用于支持报告结果和结论中的文字描述。

局限性和安全问题

超声心动图是一种无创的安全技术。患者因素可能会导致技术的局限性和降低图像的清晰度,如胸壁畸形、体位习惯或肺气肿。通过提高图像质量、不断改进技术水平能够最大化地减小技术局限性。

超声心动图最大的局限性是图像质量依赖于操作者,这需要大量的训练和丰富的经验来解析超声心动图所获得的图像。

(吴卓熙 译 包晓航 审校)

参考文献

British Society for Echocardiography. Indications for echocardiography. www.bsecho.org/media/64844/indications_for_echocardiography.pdf (Accessed May 2015)

Kristensen SD, Knuuti J, Saraste A, et al. 2014 ESC/ESA guidelines on non-cardiac surgery: cardiovascular assessment and management: the joint task force on non-cardiac surgery: cardiovascular assessment and management of the European Society of Cardiology (ESC) and the European Society of Anaesthesiology (ESA). *Eur Heart J* 2014; **35**: 2383–431

Metz LD, Beattie M, Hom R, Redberg RF, Grady D, Fleischmann KE. The prognostic value of normal exercise myocardial perfusion imaging and exercise echocardiography: a meta-analysis. *J Am Coll Cardiol* 2007; **49**: 227–37.

Sicari R, Nihoyannopoulos P, Evangelista A, et al. Stress echocardiography expert consensus statement – executive summary: European Association of Echocardiography (EAE) *Eur Heart J* 2009; **30**: 278–89

Vahanian A, Alfieri O, Andreotti F et al., Joint Task Force on the Management of Valvular Heart Disease of the European Society of Cardiology (ESC), European Association for Cardio-Thoracic Surgery (EACTS). Guidelines on the management of valvular heart disease. *Eur Heart J* 2012; **33**: 2451–96

心肌灌注成像

Vineet Prakash

要点

- 药物负荷心肌灌注成像(myocardial perfusion scintigraphy,MPS)是一种检测心肌缺血和心脏储备功能的诊断工具,可作为非冠状动脉手术前心脏风险分级的依据。
- 其可预测围术期心血管事件的风险,如三支冠状动脉供血区>20%的心肌缺血和左心室射血分数(LVEF)<50%伴左心室(LV)可逆性扩张,表明围术期心血管事件的风险较高。
- 特定节段的心肌缺血总面积比缺血的严重程度更具预测性。
- 指导进一步的冠状动脉介入治疗或医疗管理。
- 6 周内的心肌梗死是心肌灌注成像的相对禁忌证。
- 该方法不应单独用于术前风险评估。它只是综合评估的一部分,应与传统的医生评估方法相结合。

心肌灌注成像和心脏风险评估

单光子发射计算机断层扫描(single-photon emission computed tomography,SPECT)是一种利用伽马射线的核医学成像技术。SPECT 心肌灌注成像(MPS)是病情稳定患者择期非心脏手术前评估围术期风险的一种成熟技术,是使用负荷试验进行心脏危险分级的一种方式。心脏负荷试验包括运动心电图或使用药物负荷 MPS 的负荷成像或多巴酚丁胺负荷超声心动图。SPECT 是术前评估的一种方法,多巴酚丁胺负荷超声心动图与 MPS 负荷试验相当,但患有严重高血压和心律失常或超声心动图图像欠佳的患者应避免使用。

药物负荷心肌灌注成像的病理生理学

负荷药物包括腺苷、双嘧达莫和多巴酚丁胺。双嘧达莫、腺苷和瑞加德松都会升高内源性的腺苷水平而使冠状动脉扩张。它们通过一种称为窃血现象的复杂机制增加心脏负荷。

垂直窃血(见图 5.6)需要冠状动脉先存在狭窄。给舒张药后冠状动脉扩张,由于血管压力的降低,心外膜下血管从心内膜下血管窃取血液,窃血现象将导致心内膜下灌注压严重降低。

静息状态时,小动脉血管床(心外膜血管下游的较大循环)扩张而维持回旋支动脉(circumflex artery,Cx)血液灌注,因此,使用部分冠状动脉血流储备(coronary flow reserve,CFR)。双嘧达莫诱导冠脉血管扩张后,流经左前降支动脉(left anterior descending artery,LAD)的血流量显著增加,这是因为无冠状动脉狭窄,静

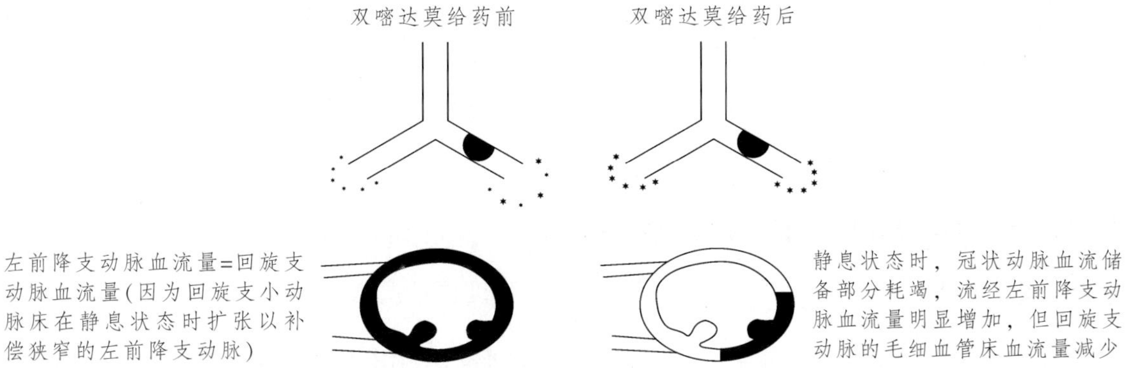

图 5.6　垂直窃血。(Modified from Picano E. Stress Echocardiography. 5th edition 2009.)

息状态时没有动用冠状动脉血流储备,左前降支动脉正常扩张。但是,狭窄段冠状动脉灌注压的降低导致毛细血管床下游灌注压的急剧降低,从而导致毛细血管闭合或“塌陷”。

水平窃血(图 5.7)需要存在侧支循环。接受侧支循环血供血管的冠状动脉血流储备已耗竭,而发出侧支循环血供的血管至少部分保留冠状动脉血流储备。在这种情况下,当冠状动脉血管扩张时,供血血管的小动脉床与受血血管发生“竞争”。结果,部分保留冠状动脉血流储备的血管获得更多血液,而依赖侧支循环的区域发生缺血。

右冠状动脉为病变的左前降支动脉提供侧支循环血供。左前降支小动脉在静息时扩张(图示左侧的较大血管)。双嘧达莫诱导冠状动脉扩张后,供血动脉的压力降低,从而导致侧支血管的远端灌注压降低。因此,右冠状动脉的小动脉床从左前降支动脉窃取血液。

腺苷的作用机制

腺苷通过特异性激活 A2A 受体直接扩张冠状小动脉,可导致心肌血流量增加 3.5~4倍。

腺苷输注可激活 A1、A2B 和 A3 受体,导致的不良反应包括房室传导阻滞(A1 受体)、外周血管扩张(A2B 受体)和支气管痉挛(A2B

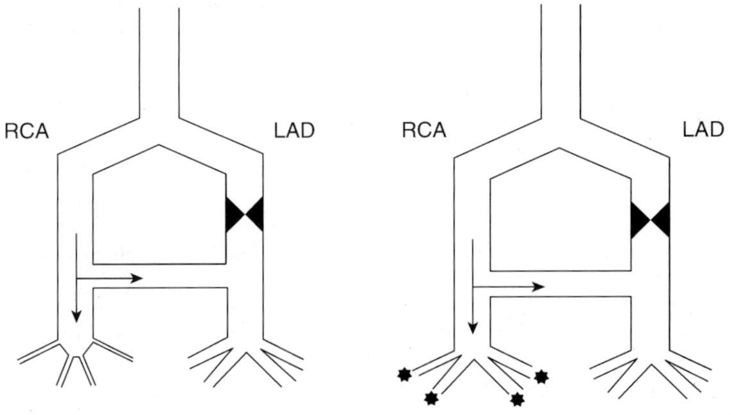

注:RCA,右冠状动脉;LAD,左前降支动脉。

图 5.7　水平窃血。(Modified from Picano E. Stress Echocardiography. 5th edition 2009.)

和 A3 受体)。

腺苷输注后的血管扩张高峰发生在输注后的 1~2 分钟。

腺苷的半衰期约为 10 秒。

药物负荷心肌灌注成像的优点和适应证

在负荷期间,MPS 能可靠地测定心脏功能储备,发现心肌缺血,可应用于其他研究无法实行或有禁忌证的多种临床情况。其优点和适应证可见表 5.7。

单光子发射计算机断层扫描心肌灌注成像在风险评估中的临床应用

有文献综述列出了 MPS 在围术期风险评估中的临床应用(Weinstein,2011):

• 术前正常 MPS 的患者提示围术期低风险和长期低风险(约 2 年),即使是临床高风险的人群;阳性结果的预测性较差。

• 超过 4 个心肌节段的灌注再分布表明发生围术期事件的风险大。

• 3 个冠状动脉区域的灌注再分布和可逆性左心室扩张表明可能发生围术期的心血管事件风险较高。

• 特定节段的心肌缺血总面积比缺血严重程度更具预测性。

药物心肌灌注成像对诊断冠状动脉疾病的准确性

一项大型 Meta 分析表明 SPECT 的诊断敏感性为 88%,特异性为 70%(Jaarsma,2012)。见表 5.8。

扫描结果阴性的预后良好,该类人群的 1 年心脏事件发生率<1(Hachamovitch,1998)。

SPECT 心肌灌注成像与心脏 MRI 和负荷超声心动图相比,其使患者暴露于电离辐射的随机效应。例如,女性患者的乳腺和男性患者的膈肌软组织造成影像衰减可显著影响诊断的准确性,以及由于左主干病变或 3 支血管病变引起的"平衡缺血"效应,对疾病预后的重要影响常被忽视(Mahajan,2010)。

表 5.7 药物负荷心肌灌注成像的优点和适应证

优点	评估心脏功能储备
	检测心肌缺血
	评估负荷期间的血流动力学特点
适应证	伴有活动性心脏病患者,如不稳定型心绞痛、失代偿性心力衰竭或严重瓣膜性心脏病
	不能步行,接受矫形手术、神经外科手术或血管手术的患者
	心动图提示左束支传导阻滞
	原位心脏起搏器安置患者
	活动性心脏病患者(通常需要进一步评估)
	适用于≥3 个心脏风险临床预测因素和心脏功能储备差的患者

表 5.8 心脏成像模式的诊断准确性

成像步骤	敏感性(%)	特异性(%)
运动 MPS	85~90	70~75
药物 MPS	83~94	64~90
运动超声心动图	74~97	64~86
多巴酚丁胺超声心动图	61~95	51~95
灌注 CMR	84~87	58~83
多巴酚丁胺 CMR	83~89	86~96
冠状动脉钙化 CT 成像	82~87	64~79
CT 血管造影	85~99	64~98

注:MPS,心肌灌注成像;MRI,磁共振成像;CMR,心脏磁共振;CT,计算机断层扫描。

局限性和禁忌证

心肌灌注成像的局限性在于其可以推断出冠状动脉解剖结构的狭窄，但不能直接显示冠状动脉解剖结构狭窄。

禁忌证

绝对禁忌证

1.二度或三度房室传导阻滞未安置心脏起搏器或病态窦房结综合征。

2.收缩压<90mmHg。

3.严重颈动脉狭窄患者。

4.最近使用双嘧达莫和(或)含双嘧达莫的药物(例如，Aggrenox®)。

5.使用茶碱治疗的患者。

应在试验前至少停用12小时具有腺苷阻滞作用的甲基黄嘌呤，如氨茶碱、咖啡因或可可碱。己酮可可碱(Trental®)似乎没有腺苷阻滞作用。

6.患有脆性哮喘、活动性支气管痉挛或慢性阻塞性气道疾病的患者。

7.已知对腺苷过敏。

8. 不稳定的急性心肌梗死或急性冠脉综合征。

相对禁忌证

严重的窦性心动过缓(心率低于40次/分)。

(詹剑 译 包晓航 审校)

参考文献

Gupta, P.K, Gupta, K., Sundaram, A., Kaushik, M., Fang, X., Miller, W.J., Esterbrooks, D. J., Hunter, C.B, Pipinos, I.I., Johanning, J.M., Lynch, T.G., Forse, R.A., Mohiuddin, S. M., Moss, A.N., 2011. Development and validation of a risk calculator for prediction of cardiac risk after surgery. *Circulation*, **124**(4), 81–7.

Hachamovitch, R., Berman, D.S., Shaw, L.J., Kiat, H., Cohen, I., Cabico, J.A., Friedman, J., Diamond, G.A., 1998. Incremental prognostic value of myocardial perfusion single photon emission computed tomography for the prediction of cardiac death. *Circulation*, **97**, 535–43.

Jaarsma, C., Leiner, T., Beekers, S. C., Crijns, H.J., Wildberger, J.E., Nagel, E., Nelemans, P.J., Schalla, S., 2012. Diagnostic performance of noninvasive myocardial perfusion imaging using single-photon. *Journal of American College of Cardiology*, **59**(19), 1719–28.

Mahajan, N., Palavaram, L., Vankayala, H., Ference, B., Wang, Y., Ager, Y., Kovach, J., Alfonso, L., 2010. Diagnostic accuracy of myocardial perfusion imaging and stress echocardiography for the diagnosis of left main and triple vessel coronary artery disease: a comparative meta-analysis. *Heart*, **96**, 956–66.

Weinstein, H., Steingart, R., 2011. Myocardial perfusion imaging for preoperative risk stratification. *Journal of Nuclear Medicine*, **52**(5), 750–60.

心脏磁共振

Robin Ray, Bashar Ibrahim

要点

- 心脏磁共振(cardiac magnetic resonance, CMR)可显示跳动心脏的高空间和时间分辨率成像,是左心室(left ventricle,LV)容积分析的参考标准技术。
- CMR 可提供准确的右心室(right ventricle,RV)形态学和功能评估,而超声心动图则难以进行准确评估。
- CMR 可以检测心肌炎症和纤维化,可有助于心力衰竭和心肌病的诊断和预后评估。
- 灌注成像可无创地评估冠状动脉疾病,识别具有围术期心脏并发症风险的患者。

引言

心脏磁共振(CMR)是一种无创的成像模式,可行三维容积分析、左心室(LV)和右心室(RV)的功能测定、室壁运动及血流模式异常的评估。其还可以通过钆元素细胞外造影剂显示心肌特征,评估心肌炎症、纤维化和梗死的模式与分布。钆在正常情况下局限于细胞外和心肌间质,但随着心肌间质的变化(如心肌纤维化或心肌梗死),分布容积的增加可导致更多钆渗入心肌。虽然经胸超声心动图是大多数结构和功能异常心脏病术前诊断的首选成像模式,但相对而言,超声心动图的图像可靠性较差,对其进行全面评估可能不太理想。因此,CMR 会是更好的一种方案。与其他成像模式[如心脏计算机断层扫描(CT)或心肌灌注成像(MPI)] 相比,CMR 具有更高的空间和时间分辨率,能够区分空间和时间中的两个点,且患者无须接受电离辐射。因此,CMR 在术前左心室功能、心肌活性与灌注评估,心肌病、瓣膜性心脏病和先天性心脏病研究的临床实践中的应用显著增加。

心室功能和缺血性心脏病评估

心脏磁共振成像可生成心脏和周围结构的运动图像,评估心室壁厚度、局部室壁运动,计算左心室和右心室容积、质量和功能。心脏磁共振成像在任何平面观察心脏的灵活性显著优于超声心动图。它具有不同的观察者进行多次观测或同一观察者进行多次观测结果一致性高的特点,测量值具有高度可重复性。因此,通常认为 CMR 是量化左右心室容积和收缩功能的金标准。

根据心肌延迟强化(late gadolinium enhancement,LGE)的组织特征,可在一条或多条冠状动脉区域内显示瘢痕图案。瘢痕从心内膜到心外膜的特征性延伸与冠状动脉的灌注区域一致。心肌梗死后的变化具有良好的空间分辨率,可区分心内膜下心肌梗死和透壁心肌梗死,其程度与心肌活性和再血管化后功能恢复的成功相关(图 5.8)。

心肌灌注和缺血成像可作为 CMR 评估冠状动脉疾病的附加方法。在腺苷或双嘧达莫等血管扩张药诱导充血和注射钆基造影剂的情况下，心肌损伤灌注区比正常心肌颜色更暗。CMR 灌注成像检测心肌缺血具有良好的特异性。负荷灌注阴性结果与中度心血管事件风险患者的良好预后相关。一项大型 Meta 分析表明，阴性负荷 CMR 与心肌梗死或心血管死亡(年发生率为 0.8%)风险很低相关,而阳性负荷 CMR 与心血管死亡年发生率为 4.9%相关(Lipinski,2013)。虽然现有的研究方法已可直接显现冠状动脉,但狭窄严重程度的评估仍需要深入研究。

非缺血性心肌病的评估

CMR 常见适应证之一是研究非缺血性心肌病。心腔扩大和左心室射血分数降低可用心

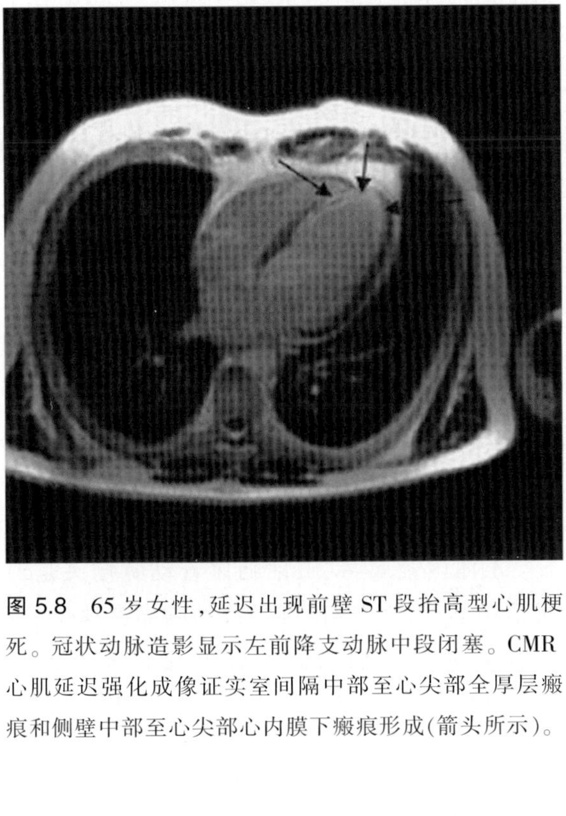

图 5.8　65 岁女性,延迟出现前壁 ST 段抬高型心肌梗死。冠状动脉造影显示左前降支动脉中段闭塞。CMR 心肌延迟强化成像证实室间隔中部至心尖部全厚层瘢痕和侧壁中部至心尖部心内膜下瘢痕形成(箭头所示)。

脏磁共振成像量化。LGE 并不总与心肌缺血相关,与冠状动脉灌注区不一致的心肌纤维化可见于约 1/3 的非缺血性扩张型心肌病患者,这种纤维化常分布在心肌中层和(或)心外膜。

炎症或浸润性的瘢痕特征可区分各种类型非缺血性心肌病。典型的急性心肌炎通常可见 LGE 分布于侧壁、下侧壁或下壁心肌的中层至心外膜下，而更严重的病例可能在其他区域出现局灶性透壁瘢痕。此外,LGE 的特征有助于区分其他心肌病,如淀粉样变性、结节病和铁超负荷,可协助心内膜活检定位,以提高诊断率。

遗传性心肌病

CMR 逐渐成为评估遗传性心肌病必不可少的成像模式。在肥厚型心肌病中,CMR 可准确评估心壁厚度,定位心室肥大,评估左心室质量和血流动力学梗阻(图 5.9)。典型的 LGE 图像是病灶的区域肥大和(或)右心室下方和上方有小斑块插入,虽不常见,但范围更加弥散或透壁,类似心肌梗死。心源性猝死风险最高的患者也可通过纤维化的存在和程度进行预测。左心室非梗阻性心肌病是一种罕见的心肌病,其特征是突出的左心室小梁和深部小梁间凹陷,CMR 是计算梗阻和非梗阻心肌的比率以确诊或排除该诊断的首选方式。CMR 对检查具有复杂几何形状的右心室也特别有用,可确定致心律失常性右心室心肌病(arrhythmogenic right ventricular cardiomyopathy,ARVC)的心肌局部不同步区域,以及运动失能和动脉瘤形成的区域。

心脏磁共振的其他用途

对比增强 MRI 可以测定主动脉的大小,并准确测定主动脉瘤、动脉夹层、主动脉周围脓肿和主动脉缩窄。其是胸主动脉瘤和腹主动脉瘤患者连续随访而无辐射暴露的方法。心脏

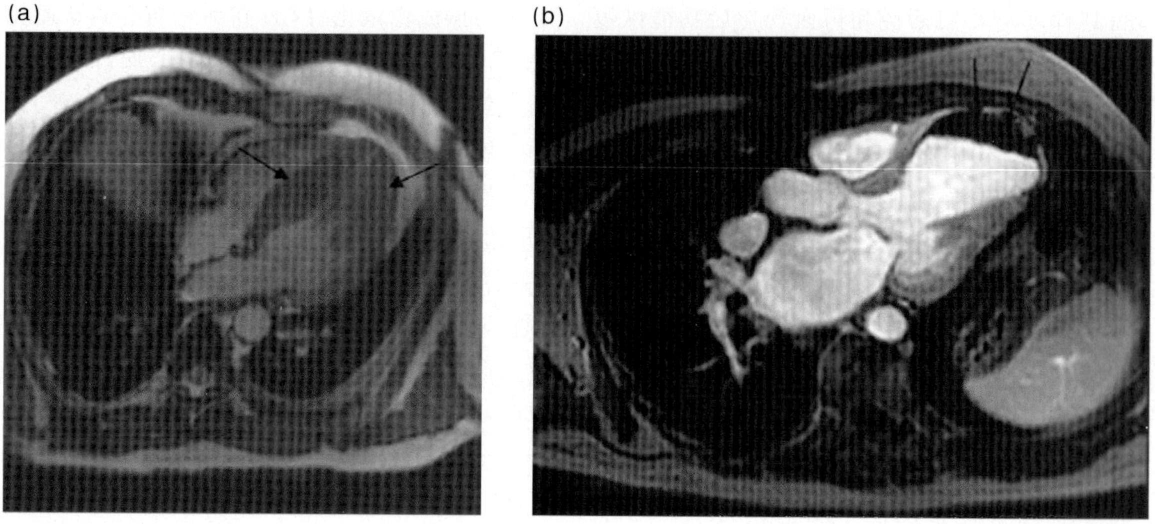

图 5.9　(a)23 岁男性患者出现心搏骤停和下侧壁 T 波深倒置。心脏磁共振成像证实严重的左心室肥大(箭头所示),室间隔厚度测定为 25mm,乳头肌肥大符合肥厚型心肌病。(b)具有前壁心肌梗死病史的 75 岁女性患者发生脑卒中。早期 LGE 成像显示左心室心尖巨大血栓(箭头所示)。

特定平面的成像可提供瓣膜结构和功能成像,作为超声心动图的补充检查方法有助于评估心脏瓣膜病。流量量化也可用于计算瓣膜狭窄的程度和反流量,可有助于先天性心脏病患者右心室容量和功能的评估。CMR 能够精确测定心包和心包增厚或相关的心包积液,在疑似缩窄性心包炎患者中,CMR 可证实心室间相互依赖性的增加和室间隔的扁平化和不同步。CMR 也可以精确地评估心脏和心包肿块。心肌梗死后,CMR 检测左心室血栓的特异性和敏感性高于超声心动图(图 5.9)。

心脏磁共振在预评估中的作用

虽然 CMR 作为心血管成像的诊断技术已被广泛应用,但超声心动图仍然是发现心脏瓣膜病和量化左心室功能的首选检查方法。但是,当心脏瓣膜病的严重程度不确定时,CMR 有助于明确心脏瓣膜病变的严重程度。例如,经胸超声心动图(TTE)有助于心脏瓣膜病的诊断和量化其严重程度,但在图像显示较差或偏心反流的患者中可能不完全推荐使用 TTE。CMR 可提供心脏瓣膜病对心腔容量和血管大小的信息,包括反流量的量化。在钙化性瓣膜狭窄患者中,CMR 可改善瓣膜的可视化,评估狭窄的严重程度并计算瓣口面积。CMR 可作为超声心动图对心力衰竭或心肌病的左心室功能以及是否存在局部室壁运动异常(regional wall motion abnormalities,RWMA)和程度评估的补充检查方法。CMR 精确测定右心室大小和收缩功能、心肌组织特征和大血管的大小也是可能的。此外,CMR 灌注成像可用于无创地评估冠状动脉疾病和识别围术期心脏并发症的高危患者。

心脏磁共振的局限性和安全问题

1.体内金属:铁磁性脑血管动脉瘤夹是绝对禁忌证,因为 CMR 可导致动脉瘤夹移位。永久性起搏器或植入式心律转复除颤器(implantable cardioverter defibrillators,ICD)仍是相对禁忌证，但一些患者可在专科中心接受CMR。体内有胸骨金属丝、心脏瓣膜、冠状动脉内支架和做过关节置换术的患者通常可安全地行磁共振扫描，但应先验证这些金属与MRI兼容。

2.幽闭恐惧症（约占4%的患者）。

3.中度至重度肾病（如果给予钆造影剂）：如果估算肾小球滤过率（estimation of glomerular filtration rate，eGFR）<60mL/min，应谨慎评估；如果eGFR<30mL/min，给药前进行严格的风险/收益分析，因为在极少数情况下，一些钆基药物与肾源性系统性纤维化有关。

4.根据扫描的情况，患者必须能够仰卧30~60分钟。

5.尽管没有已知的风险，妊娠期通常避免行CMR。

（詹剑 译 包晓航 审校）

参考文献

Biglands JD, Radjenovic A, Ridgway JP (2012). Cardiovascular magnetic resonance physics for clinicians: Part II. *J Cardiovasc Magn Reson.* Sep 20;**14**:66.

Lipinski MJ, McVey CM, Berger JS, Kramer CM, Salerno M (2013). Prognostic value of stress cardiac magnetic resonance imaging in patients with known or suspected coronary artery disease: a systematic review and meta-analysis. *J. Am. Coll. Cardiol.* **62**:826–38.

Ridgway JP (2010). Cardiovascular magnetic resonance physics for clinicians: part I. *J Cardiovasc Magn Reson.* Nov 30;**12**:71.

CT冠状动脉钙化评分和CT冠状动脉造影

Vineet Prakash

要点

计算机断层扫描冠状动脉钙化评分(computed tomography coronary calcium score,CTCCS)

- CTCCS 是在传统方法的基础上进行危险分级,是冠心病初级预防中公认的方法。
- CTCCS 对无症状患者的远期心脏事件具有很高的阴性预测价值,对有明显症状的冠状动脉疾病有低等至中等的预测价值。
- 负荷运动试验与 CT 冠状动脉造影(computed tomography coronary angiography,CTCA)相比,CT 扫描具有检查快速、结果解读快速、费用较低的优点。

CTCA

- 由于 CTCA 阴性基本可排除冠状动脉疾病(CAD),所以 CTCA 是稳定型心绞痛患者,尤其是预测为中等冠状动脉疾病概率的患者,进行侵入性血管造影前的首要检查手段。
- 对 CTCA 正常但有临床症状患者的严重冠状动脉事件发生率有较好的预测价值。
- 对冠状动脉钙化评分>400 的患者,其冠状动脉狭窄的风险较高,应考虑进行侵入性冠状动脉造影。
- 目前针对稳定型心绞痛患者的评价,CTCA 与运动心电图、放射性核素心肌负荷显像和负荷超声心动图在临床结果和费用上没有差异。
- 目前没有证据表明采用 CTCA 进行术前心脏危险分级可以有效改善患者的临床结局。

心脏计算机断层扫描概述

CT 冠状动脉钙化评分(coronary calcium score,CCS)和 CT 冠状动脉造影(CTCA)是心脏风险评分和诊断冠状动脉疾病非常成熟的影像学手段。

CCS 可进行心脏危险分级,可以很好地预测远期心血管事件(Kalia,2012)。

与侵入性冠状动脉造影相比,CTCA 对检查和排除冠状动脉疾病有较高的准确性(von Ballmoos,2011)。

冠状动脉钙化评分:病理生理学

在冠状动脉粥样硬化的发展进程中,冠状动脉钙化是不断进展的。其不存在于正常血管壁上,有时可见于早期动脉粥样硬化病变,但在复杂病变中更常见,也经常出现在有斑块破裂愈合的组织学改变的斑块中。

CT 冠状动脉钙化评分的临床应用

综合文献所述，Agatston 冠状动脉钙化评分的临床应用价值如下。

- 对无症状患者进行冠状动脉疾病死亡或心肌梗死的预测。这对于弗雷明汉（Framingham）风险分级为低等、中等风险的心血管疾病患者来说尤其准确。CCS 可以优化各类患者的传统风险分级。
- 对有症状的患者，若冠状动脉钙化评分为 0，则 50%以上患者有较高的血管造影狭窄阴性预测价值。
- 对冠状动脉疾病预测概率小于 30%的患者，CCS 比平板运动试验更加经济有效。
- CCS 可用于监测他汀类药物治疗的疗效，但还需要更多的研究来评估各种治疗冠状动脉疾病方法的效果。传统 Framingham 风险分级为中等风险的患者，如果评分为阴性，可通过停用他汀类药物来节省费用。

NICE 指南（2010）针对临床评估无法确诊或排除稳定型心绞痛的患者，推荐预估冠状动脉疾病概率为 10%~29%的患者采用 CTCCS 作为首选检查。

钙化评分与远期心血管事件独立相关（见表 5.9）。

CTCCS 的优点和局限性见表 5.10。

CT 冠状动脉造影：病理生理学

对于病因不明的稳定型心绞痛患者，非侵入性 CT 成像可获得高分辨率和薄层冠状动脉扫描切片（亚毫米）的三维图像。其还对视野中的其他心脏和心外结构进行成像，如邻近的纵隔、肺和骨性结构。其可直接识别冠状动脉钙化和非钙化斑块，估计狭窄程度。这可以通过检测明显的狭窄来指导进一步的心脏干预治疗。有时，非心源性胸痛的病因也可能在骨性结构、纵隔、胸壁、肺实质和胸膜。

表 5.9　CT 冠状动脉钙化评分标准分类

Agatston 评分	动脉硬化斑块程度	冠状动脉疾病的概率	心血管事件风险	合理的建议
0	无	几乎不可能（<5%）	非常低	让患者放心，心血管疾病初级预防
1~10	极低	几乎不可能（<10%）	较低	常规指南中的心血管疾病一级预防
11~100	轻度	冠状动脉狭窄的可能性较小	中等	专业化危险因素干预，严格按照心血管疾病一级预防，每天服用阿司匹林 考虑行 CT 冠状动脉造影或心脏功能成像检查
101~400	中度	非阻塞性冠状动脉疾病的可能性较大，阻塞性冠状动脉疾病也有可能	偏高	专业化危险因素干预和心血管疾病二级预防 考虑行 CT 冠状动脉造影或心脏功能成像检查
>400	重度	重度冠状动脉狭窄的可能性很大（>90%）	较高	专业化危险因素干预，考虑行侵入性冠脉造影检查

注：CT，计算机断层扫描；CAD，冠状动脉疾病。

表 5.10 CT 冠状动脉钙化评分的实用性总结

优点	不用静脉注射造影剂；对肾功能损伤的患者安全
	操作快速，结果解读约需要 5 分钟
	低辐射剂量：1~2mSv
缺点	需要具有 ECG 监测的专用 CT 设备和钙化评分的软件
	不能直接测量冠状动脉腔内狭窄程度
相对禁忌证	心率>75 次/分
	心率变化太快和心律失常。例如，快速心房扑动/心房颤动可能无法进行心电图监测

注：CT，计算机断层扫描；ECG，心电图。

CT 冠状动脉造影的临床应用

• 诊断

对预测为中等风险的冠状动脉疾病患者，CTCA 可作为一线检查。与作为金标准的侵入性血管造影相比，多中心研究显示 CTCA 对患者诊断的敏感性和特异性分别为 85%~99%和 64%~90%（Budoff，2008；Meijboom，2008；Miller，2008）。相反，CAD 预测概率较低的患者，CTCA 结果阴性并不会显著降低这些患者的后期患病概率，因为其已经很低了。但是，在阳性结果中有相当数量的假阳性结果，可能导致过度诊断和不必要的进一步侵入性血管造影。

• 预测价值

对于 CTCA 正常但有症状的患者，其预测价值很高，超过 20 个月的主要冠状动脉事件发生率为 0.2%，年度全因死亡率仅为 0.28%（Min，2011）。

• 治疗效果指导

对预测为中等风险的 CAD 患者，CTCA 阴性排除 CAD 的准确性较高，可安全地排除冠状动脉疾病，并且不需要进一步的检查诊断。相反，CTCA 阳性的患者预测冠状动脉疾病的概率很高，应进行侵入性冠状动脉造影，并通过血压分析考虑再血管化，以缓解症状和改善预后。

• CTCA 与心脏功能成像的成本和临床结果比较

目前，CTCA 与运动心电图、放射性核素心肌负荷显像或负荷超声心动图相比，在临床结果和费用上没有差异（Douglas，2015）。与放射性核素检查相比，CTCA 可能是一种更安全的检查方法，其插入的导管更少，不会导致阻塞性疾病，并可减少辐射暴露。

• 冠状动脉支架评估

其可评估支架内再狭窄（使用大支架和单纯左主干支架）。

• 左束支阻滞调查研究

左束支阻滞可能增加心血管事件的风险，其与 CAD 有关。其常需要进行侵入性冠状动脉造影，因为负荷试验和影像学检查可能不准确。与侵入性血管造影相比，CTCA 具有良好的阴性预测价值。

• 评估可疑冠状动脉异常和复杂先天性心脏病

• 排除新发心力衰竭/心肌病患者的 CAD

CTCA：术前风险评估

最近一项非心脏手术术前队列研究表明，与单独临床风险评分相比，CTCA 联合临床风险评分可优化风险分级（Hwang，2015）。但是，缺乏良好的文献证据证明优化 CTCA 术前心脏风险评估能有效改善临床结局。

CTCA 在临床实践中的优缺点见表 5.11。

病例 1

病史

60 岁男性,不规律胸痛 3 个月。除吸烟外,没有其他显著的心脏危险因素。血液检测结果无异常,静息 12 导联心电图提示不完全右束支传导阻滞。

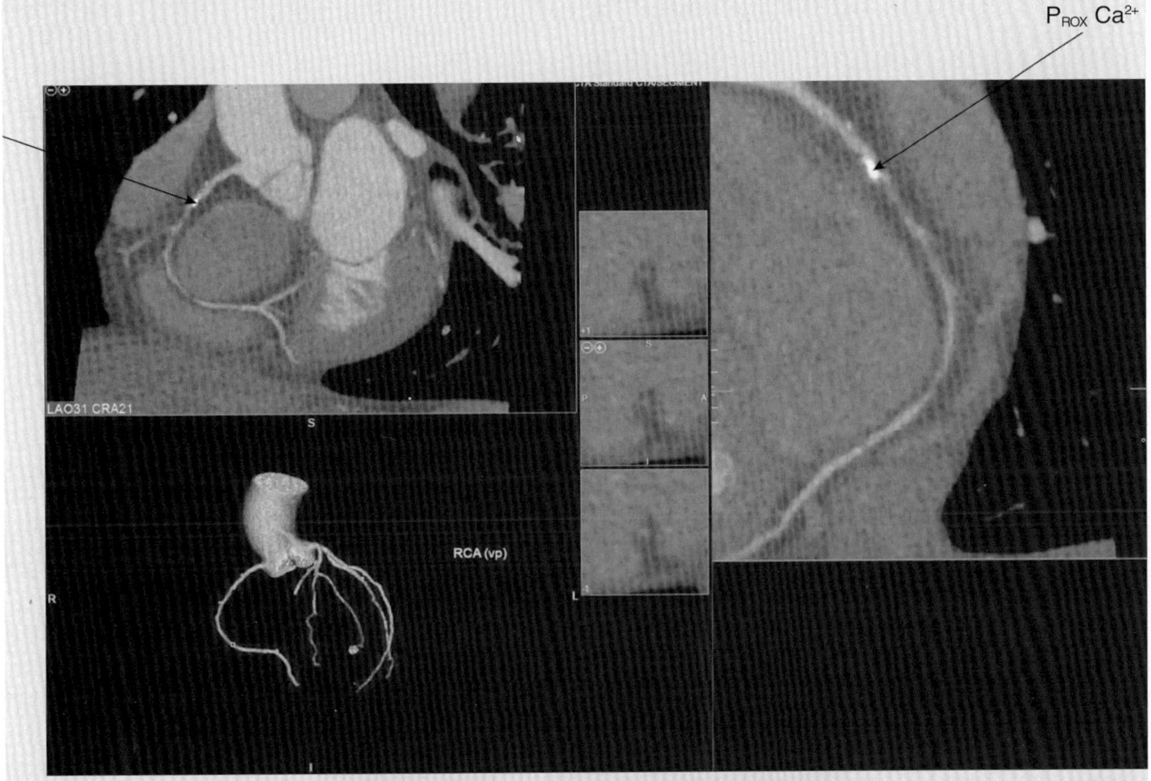

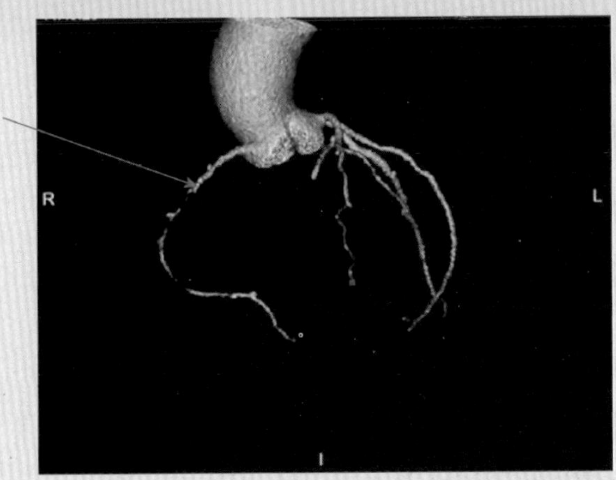

注:RCA,右冠状动脉。

图 5.10　多平面再血管化(右上和左上)和 CTCA 树形图显示右冠状动脉近端钙化斑块(箭头所示),引起远端冠状动脉梗阻。

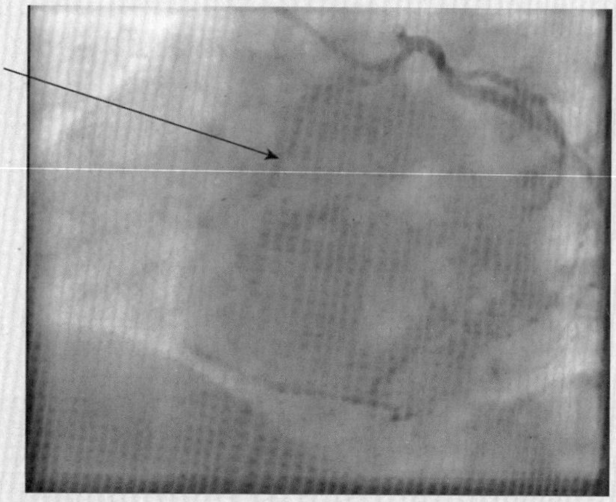

图 5.11 侵入性冠状动脉造影确诊右冠状动脉阻塞(箭头所示);左冠状动脉侧支有填充物。

初步的处理和影像学

预测患者有中等概率的冠状动脉疾病风险。窦性心律,静息脉搏为 70 次/分。没有静脉注射造影剂和使用 β 受体阻滞剂的禁忌证。建议患者行 CCS 检查后再进行 CTCA 检查。患者 CCS 为 150,在静脉注射 2.5mg 美托洛尔和 2 次舌下含服硝酸甘油(GTN)之后,直接进行 CTCA(图 5.10)。

CTCA 发现右冠状动脉近端钙化斑块引起明显冠状动脉阻塞,行侵入性冠状动脉造影,证实了 CT 结果。

处理和结果

压力变化分析进一步证明经皮右冠状动脉介入治疗的合理性,血管造影和随后的临床结果令人满意。该患者还进行了二级优化预防,目前没有临床症状(图 5.11)。

病例 2

病史

54 岁男性,呼吸困难伴不规律胸痛 9 个月。无心脏危险因素,心电图和血液学检查无异常。

初步的处理和影像学

预测患者有冠状动脉疾病的概率较低。窦性心律,静息脉搏为 60 次/分。建议患者行 CCS 检查后再进行 CTCA 检查。患者 CCS 为 0,在 2 次舌下含服 GTN 后,直接进行 CTCA(图 5.12)。

CTCCS 为 0,提示冠状动脉疾病的概率很低。CTCA 显示冠状动脉正常。心脏 CT 视野内见肺实质,提示双侧中度肺气肿改变伴右肺基底部感染(图 5.13)。

处理和结果

检查排除了心脏原因引起的临床症状,并提示肺部病理学改变,转诊肺科医生进一步治疗新诊断的肺气肿和肺部感染。

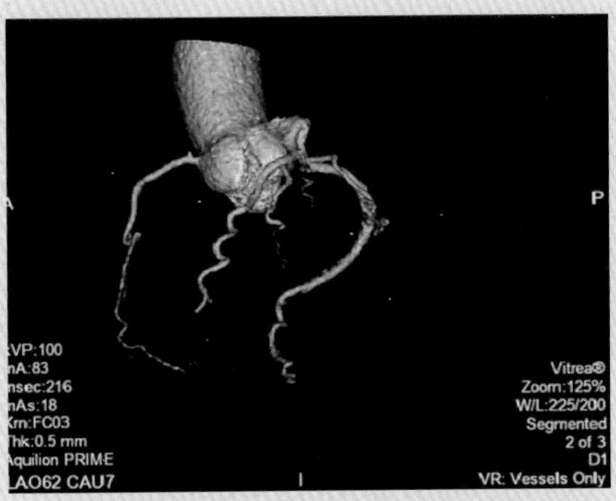

图 5.12 CTCA 树状图提示冠状动脉正常。

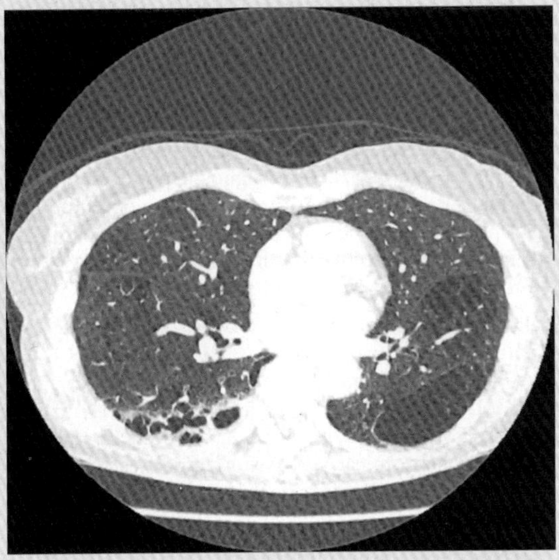

图 5.13 肺窗提示双侧膈旁肺气肿改变。

表 5.11 CTCA 临床应用总结

优点	可检测钙化和非钙化斑块及是否存在狭窄
	可评估功能情况
缺点	可能高估钙化和非钙化斑块及是否存在狭窄
	肿胀和运动伪影可导致高估钙化病变，影响 CTCA 阳性预测值
	不能检测心肌缺血
	确定冠状动脉狭窄>50%后，不能可靠地预测由该病变引起心肌缺血的程度
	不能可靠评估负荷下的血流动力学变化
禁忌证	患有严重哮喘或 COPD，不能耐受 β 受体阻滞剂的患者(因为必须使用这些药物减慢心率以改善图像)
	不能使用造影剂者，包括肾小球滤过率<30mL/min、服用二甲双胍的糖尿病患者和对造影剂过敏者
	心率变化很快和心律失常，如心房扑动和心房颤动，可能导致心电图触发失败
	由于体动和其他伪影，心率大于 75 次/分，导致扫描无法诊断(理想心率<65 次/分，窦性心律)
	使用 64 层 CT 扫描时，患者无法屏住呼吸 10 秒以上，可能会因为体动伪影而影响图像

注：CT，计算机断层扫描；ECG，心电图；COPD，慢性阻塞性肺疾病。

(李杰 译　杨贵英 审校)

参考文献

Budoff, M.J., Dowe, D., Jollis, J.G., Gitter, M., Sutherland, J., Halamert, E., Scherer, M., Bellinger, R., Martin, A., Benton, R., Delago, A., Min, J.K., 2008. Diagnostic performance of 64-multidetector row coronary computed tomographic angiography for evaluation of coronary artery stenosis in results from the prospective multicenter ACCURACY. *J Am Coll Cardiol*, **52**, 1724–32.

Douglas, P., Hoffmann, U., Patel, M.R., Mark, D.B., Al-Khalidi, H.R., Cavanaugh, B., Cole, J., Dolor, R.J., Fordyce, Ch, B., Huang, M., Khan, M.A., Kosinski, A.S., Krucoff, M.W., Malhotra, V., Picard, M.H, Udelson, J.E., Velazquez, E.J., Yow, E., Cooper, L.S., Lee, K.L., 2015. Outcomes of anatomical versus functional testing for coronary artery disease. *N Engl J Med*, **372**, 1291–1300.

Hwang J, 2015. Assessment of perioperative cardiac risk of patients undergoing noncardiac surgery using coronary computed tomographic angiography. *Circ Cardiovasc Imaging*, **8**.

Kalia, N.K., Budoff, M.J., 2012. Prognostic value of coronary artery calcium screening. *J Clin Outcomes Manage*, **19**(3), 125–32.

Meijboom, W.B., Mejis, M.F.L., Schuijf, J.D., Cramer, M.J., Mollet, N.R., Mieghem, C.A.G., Nieman, K., van Werkoven, J. M., Pundziute, G., Weustink, A.C., de Vos, A.M., Pugliese, F., Rensing, B., Jukema, J.W., Bax, J.J., Prokop, M., Doevendans, P.A., Hunink, M.G.M., Krestin, G.P., de Feyter, P.J., 2008. Diagnostic accuracy of 64-slice computed tomography coronary angiography: a prospective, multicenter, multivendor study. *J Am Coll Cardiol*, **52**, 2135–44.

Miller, J.M., Rochitte, C.E., Dewey, M., Arbab-Zadeh, A., Niinuma, H., Gottlieb, I., Paul, N., Clouse, M.E., Shapiro, E.P., Hoe, J., Lardo, A.C., Bush, D.E., de Ross, A., Cox, Ch., Brinker, J., Lima, J.A.C., 2008. Diagnostic performance of coronary angiography by 64-row CT. *N Engl J Med*, **359**, 2324–36.

Min, J.K, Dunning, A., Achenbach, S., Al-Mallah, M., Budoff, M.J., Cademartiri, F., Callister, T.Q., Chang, H.-J., Cheng, V., Chinnaiyan, K., Chow, B.J.W., Delago, A., Hadamitzky, M., Hausleiter, J., Kaufmann, P., Maffei, E., Raff, G., Berman, D.S., 2011. Age- and sex-related differences in all-cause mortality risk based on coronary computed tomography angiography findings: results from the international multicenter CONFIRM. *J Am Coll Cardiol*, **58**, 849–60.

Von Ballmoos, M.W., Haring, B., Juillerat, P., Alkadhi, H., 2011. Meta-analysis: diagnostic performance of low-radiation-dose coronary computed tomography angiography. *Ann Intern Med.*, **154**, 413–20.

心脏功能测试和成像的比较

Tarun Mittal, Aigul Baltabaeva

要点

- 心脏功能测试和成像技术在术前识别心脏风险和风险分级方面发挥着越来越重要的作用。
- 心脏功能成像方式的选择取决于患者的临床结果、当地医疗资源和专家建议。
- 负荷超声心动图(SE)、心肌灌注成像(MPI)和负荷心脏磁共振(CMR)提供了关于负荷条件下心脏缺血程度的信息。
- 计算机断层扫描冠状动脉造影(CTCA)可以创建心脏的解剖图像,显示冠状动脉壁斑块,并提示血管狭窄程度。

引言

目前,我们在识别心血管风险、术前评估、围术期治疗和管理等方面都有清晰明确的指南(Fleisher 等,2014;Kristensen 等,2014),但为患者选择合适的检查方式仍然是一项艰巨的任务。在本章中,我们将尝试提供关于目前可用的成像技术优缺点的简要指导。

在很多情况下,当地的医疗专家建议和医疗资源决定了心血管成像方式的选择(表 5.12)。所有的功能检查、超声心动图、心肌灌注成像(MPI)和心脏磁共振(CMR)可以提供静息时心脏功能和负荷状态下心脏缺血程度的信息。负荷心肌灌注 CMR 是近来新增加的检查项目,其与负荷超声心动图(SE)和 MPI 检测有很好的相关性。但目前还没有比较术前 SE、MPI 和负荷 CMR 的随机试验。一项回顾性 Meta 分析比较了择期非心脏手术患者的 MPI(铊成像)和 SE,其结果表明两种方法检测到的中度到重度的心肌灌注缺损均可预测术后心脏事件(Beattie 等,2006),但 SE 优势较小。目前,侵入性和非侵入性影像学检查冠状动脉解剖的方法均尚未得到欧美国家指南的认可(Fleisher 等,2014;Kristensen 等,2014)。

负荷超声心动图

负荷超声心动图(SE)可以利用药物激发试验和运动试验来进行,其可为临床医生提供有关静息超声心动图的宝贵数据。众所周知,静息时左心室收缩功能障碍或严重心脏瓣膜病与较差的预后相关(Flu 等,2010)。识别动态变化的 LV 几何结构,有利于围术期进行更好的液体管理(Cha 等,2014)。同时,其也有利于我们更深入地理解舒张性心力衰竭,一些文献中也报道了预后数据(Matyal 等,2009)。在有三尖瓣反流的情况下,很容易发现已存在的明显肺动脉高压,继发的心力衰竭和(或)呼吸衰竭的发病率、死亡率和并发症发生率都显著增加(Kaw 等,2011)。如果上述信息未知,需要在申请表单中详细列出所需要的关于静息参数的完整数据。

表 5.12 不同心脏检查之间的比较

	负荷超声心动图	MPI	负荷 CMR	CT 血管造影
检查费用	+	+++	+++	+++
维持费用	+	+++	+++	+++
对操作者的依赖	+++	+	+	+
对患者身体习惯的依赖	++	+	++	+
射线暴露	无	++	无	++
附加信息	+++	+	++	+
并发症的严重程度	+	+	+	++
检查耗时	45~60min	平均 2~6h	45~60min	5~10min
检查的局限性	超声视野不良、COPD、肥胖、胸部极度畸形	LBBB	幽闭恐惧症、ESRF	ESRF
检查的禁忌证	严重的室性心律失常、近期 MI	严重的心脏传导阻滞、支气管痉挛、严重颈动脉疾病和茶碱无法停用的情况下应避免使用腺苷	眼内有金属物和与 MRI 不相容的设备	

注:MPI,心肌灌注成像;CMR,心脏磁共振;CT 血管造影,计算机断层扫描血管造影;MRI,磁共振成像;COPD,慢性阻塞性肺疾病;MI,心肌梗死;LBBB,左束支传导阻滞;ESRF,肾衰竭终末期;+,轻度;++,中度;+++,重度。

多巴酚丁胺 SE(Dobutamine SE,DSE)在非心脏手术患者术前风险评估中的作用已得到充分证实(Das 等,2000;Umphrey 等,2008)。

DSE 作为术前评估的一部分是安全可行的,报道的阳性检测结果为 5%~50%。在这些研究中,事件发生率为 0~15%,非致死性心肌梗死或死亡阳性检测结果预测事件率为 0~37%,造成如此广泛范围的原因是缺乏对检查结果异常的统一定义。在一些研究中,仅仅将存在负荷下新发心肌室壁运动异常定义为心肌缺血标志,但在其他的一些研究中的心肌缺血定义还包含了存在固定心肌灌注缺损的部位。后面这个定义可能会改变统计结果。

在随访研究中已经明确静息成像下发现的陈旧性 MI 对围术期 MI 或心脏死亡几乎没有预测价值。此外,用于非心脏手术筛选的普通负荷方案与存在胸痛并使用 β 受体阻滞剂的患者的方案没有区别,这可能是依从性偏倚的一个潜在来源。总体而言,DSE 的优势在于其阴性预测值,通常范围高达 90%~100%。

运动 SE(exercise SE,ESE)并未被广泛用于非心脏手术的术前评估。结合生理应激、运动能力、血压和心率反应可提供更有力的阳性预测价值。但是,想在运动中获取超声波信号的技术要求更高,需要患者具有一定程度的灵活性,因此,大多数医疗中心使用跑步机而不是仰卧测速仪。

总的来说,SE 是一种全面、低成本、无创的风险评估工具。除超声机器和监视器外,它不需要额外的设备来进行重要观察,维护成本也很低。对于慢性阻塞性肺疾病、肥胖或严重胸部畸形的患者,可能很难建立超声窗,但使用超声造影剂可显著改善这一状况,患有严重室性心律失常或近期发生心肌梗死的患者应避免使用多巴酚丁胺。这项技术高度依赖于超声操作者的水平,超声医生必须保持足够的操作量以维持诊断技能(100例/年)(Popesku 等,2009)。通常,这些操作是由心脏病专家进行并给出报告的,这在诊断结果的基础上增加了临床咨询的价值。

心肌灌注成像(MPI)

目前已有关于非心脏手术患者术前风险评估中使用MPI的深入研究(Cohen 等,2003;Harafuji 等,2005)。

通常,MPI检测结果异常对发现围术期有心脏事件风险的患者具有很高的敏感性。MPI检测结果正常对心肌梗死或致死性心脏事件也有很高的阴性预测价值,尽管在这个人群中也会发生术后心脏不良事件,这可能是由于严重冠心病患者放射性核素示踪剂分布均匀且未根据静息图像进行校正,而提示平衡心肌缺血的原因。多数研究表明,反映心肌梗死的固定灌注缺损对围术期心脏事件的阳性预测值较低,但能够预测长期心脏不良事件。

在左束支传导阻滞的患者中,继发于心室收缩不同步的室间隔灌注缺损可降低心肌灌注成像检查的特异性。有明显心脏传导阻滞、支气管痉挛、严重颈动脉阻塞疾病或有不能停用茶碱制剂的患者,应避免静脉注射双嘧达莫和腺苷。

MPI是一种高度敏感的围术期风险评估技术,但在阳性病例中可能需要长时间或两天的影像学检查。如果忽略其他间接征象,如短暂性缺血性左心室扩张、LVEF应激性降低、出现乳房衰减伪影,则可能漏诊严重缺血。MPI有辐射暴露,虽然每次检查的暴露值相对较低,但多次检查后累积辐射值可能会增加。设备总学习成本以及维护成本高。虽然没有操作人员的依赖问题,但是检查报告仍需要非常精通熟练的专家所出。除了药物的常规禁忌证外,本检查没有其他禁忌因素。

负荷心脏磁共振

心脏磁共振(CMR)是心脏影像学诊断中一个活跃发展的领域,其在区分缺血和非缺血型心肌病方面具有优势(Pfeiffer 和 Biederman,2015),是肥厚型心肌病和浸润型心肌病诊断的必须检查。据报道,负荷灌注CMR优于MPI(Greenwood 等,2012;Schwitter 等,2008),具有良好的阴性预测值(96%~99%)(Freed 等,2013)。目前虽然没有足够的数据支持在术前风险评估中使用负荷CMR,但这一领域发展快速。

CMR不存在辐射暴露。即使有冠状动脉或外周动脉支架、胸骨钢丝和现代人工心脏瓣膜,CMR通常也是安全的。但其对于有眼球内金属异物和安装非MRI条件的心脏起搏器/除颤器的人是不安全的。CMR检查昂贵、耗时,且不能广泛使用。但是在成本-效益方面,似乎优于MPI。心房颤动、频发室性期前收缩和呼吸困难的情况容易降低图像质量。在终末期肾衰竭患者中,已出现造影剂相关的并发症(系统性肾源性纤维化)和肾小球滤过率估计值低于30mL/min,通常均不建议使用(Grobner 和 Prischl,2007)。

目前,负荷CMR可用于更详细地评估重要的心脏结构和功能参数,尤其是对于超声窗较差的患者。

CTCA

CTCA因其高敏感性和排除显著性CAD

的阴性预测能力，在前期检测概率为低级、中级胸痛患者的常规诊断中具有稳定的地位(Montalescot 等,2013;Wolk 等,2014)。与提供心肌缺血信息的负荷成像技术不同,CTCA 是一种解剖技术,能在冠状动脉壁上显示斑块并评估管腔狭窄的程度。最近的 3 项研究试图证明 CTCA 在评估非心脏手术风险方面的价值(Hwang 等,2015;Sheth 等,2015)。

其中 CTA VISION 试验是一项大型前瞻性多中心试验,纳入 955 名接受非心脏手术的患者,CTCA 结果显示有 2 支或 2 支以上冠状动脉狭窄≥50%，即可作为术后 30 天死亡率和非致命性心肌梗死的独立预测因素(Sheth 等,2015)。该研究还发现,28%的心脏事件发生在没有阻塞性 CAD 的患者中，这表明术后心脏事件的机制可能是多因素的。因此,当 CTCA 提示冠状动脉阻塞与修订的临床风险评分相结合时,可提高其风险预测能力。

小结

功能成像仍然是非心脏手术前患者风险分级的最可靠技术。成像方式的选择主要取决于当地的医疗专家建议和医疗资源。当有多种成像方式可选择时,前面提到的一些技术的局限性和患者的具体情况是需要考虑的重要因素，而不是简单的一种检查优于另一种检查(图 5.14)。作者建议在可获取良好的超声窗时使用 SE 作为一线成像检查，对于体内无铁磁性物质的患者以及具备合适的肾功能者,负荷 CMR 是一项很好的二线成像检查。如果患者患有幽闭恐惧症,MPS 可以提供良好的功能数据。解剖成像技术的价值仍然有限,但未来可能会有所改变。

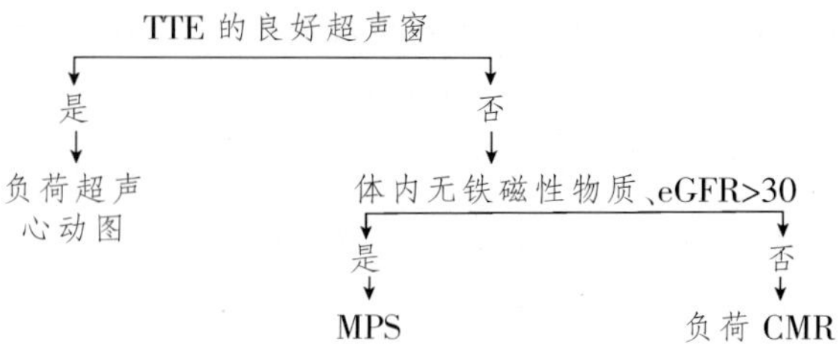

注:TTE,经胸超声;eGFR,估计肾小球滤过率;MPS,心肌灌注扫描;CMR,心脏磁共振。

图 5.14 高危患者心脏检查选择诊断图。

(吴卓熙 译　杨贵英 审校)

参考文献

Beattie WS, Abdelnaem E, Wijeysundera DN, et al. A meta-analytic comparison of preoperative stress echocardiography and nuclear scintigraphy imaging. *Anesth Analg.* 2006; **102**: 8–16.

Cha J, Chung H, Yoon Y, et al. Diverse geometric changes related to dynamic left ventricular outflow tract obstruction without overt hypertrophic cardiomyopathy. *Cardiovasc Ultrasound.* 2014; **12**: 23.

Cohen MC, Siewers AE, Dickens JD, et al. Perioperative and long-term prognostic value of dipyridamole Tc-99 m sestamibi myocardial tomography in patients evaluated for elective vascular surgery. *J Nucl Cardiol.* 2003; **10**: 464–72, 203.

Das MK, Pellikka PA, Mahoney DW, et al. Assessment of cardiac risk before nonvascular surgery: dobutamine stress echocardiography in 530 patients. *J Am Coll Cardiol.* 2000; **35**: 1647–53, 187.

Fleisher LA, Fleischmann KE, Auerbach AD, et al. ACC/AHA guideline on perioperative cardiovascular evaluation and management of patients undergoing noncardiac surgery: executive summary: a report of the American College of Cardiology/American Heart Association Task Force on Practice Guidelines. *Circulation* 2014; **130**: 2215.

Flu W-J, van Kuijk J-P, Hoeks SE, et al. Prognostic implications of asymptomatic left ventricular dysfunction in patients undergoing vascular surgery. *Anesthesiology.* 2010; **112**: 1316–24.

Freed B, Narang A, Bhave N, et al. Prognostic value of normal regadenoson stress perfusion cardiovascular magnetic resonance. *J Cardiovasc Magn Reson.* 2013; **15**(1): 108.

Greenwood JP, Maredia N, Younger JF, Brown JM, Nixon J, Everett CC, Bijsterveld P, Ridgway JP, Radjenovic A, Dickinson CJ, Ball SG, Plein S.

Cardiovascular magnetic resonance and single-photon emission computed tomography for diagnosis of coronary heart disease (CE-MARC): a prospective trial. *Lancet.* 2012; **379**: 453–60.

Grobner T, Prischl FC. Gadolinium and nephrogenic systemic fibrosis. *Kidney Int.* 2007; **72**(3): 260–4.

Harafuji K, Chikamori T, Kawaguchi S, et al. Value of pharmacologic stress myocardial perfusion imaging for preoperative risk stratification for aortic surgery. *Circ J.* 2005; **69**: 558–63, 204.

Hwang JW, Kim EK, Yang JH, Chang SA, Song YB, Hahn JY, Choi SH, Gwon HC, Lee SH, Kim SM, Choe YH, Oh JK, Choi JH. Assessment of perioperative cardiac risk of patients undergoing noncardiac surgery using coronary computed tomographic angiography. *Circ Cardiovasc Imaging.* 2015 Mar; **8**(3).

Kaw R, Pasupuleti V, Deshpande A, et al. Pulmonary hypertension: an important predictor of outcomes in patients undergoing non-cardiac surgery. *Respir Med.* 2011; **105**: 619–24, 105.

Kristensen SD, Knuuti J, Saraste A, et al. 2014 ESC/ESA guidelines on non-cardiac surgery: cardiovascular assessment and management: the joint task force on non-cardiac surgery: cardiovascular assessment and management of the European Society of Cardiology (ESC) and the European Society of Anaesthesiology (ESA). *Eur Heart J* **2014**; 35: 2383.

Matyal R, Hess PE, Subramaniam B, et al. Perioperative diastolic dysfunction during vascular surgery and its association with postoperative outcome. *J Vasc Surg.* 2009; **50**: 70–6.

Montalescot G, Sechtem U, Achenbach S, et al. 2013 ESC guidelines on the management of stable coronary artery disease: the task force on the management of stable coronary artery disease of the European Society of Cardiology. *Eur Heart J* **2013**; 34: 2949–3003.

Pfeiffer MP, Biederman RW. Cardiac MRI: a general overview with emphasis on current use and indications. *Med Clin North Am.* 2015; **99**: 849–61.

Popesku B, Andrade M, Badano L, et al, European Association of Echocardiography recommendations for training, competence, and quality improvement in echocardiography. *Eur Heart J- CV Imaging.* 2009; **10**: 893–905.

Schwitter J, Wacker CM, van Rossum AC, Lombardi M, Al-Saadi N, Ahlstrom H, Dill T, Larsson HB, Flamm SD, Marquardt M, Johansson L. MR-IMPACT: comparison of perfusion-cardiac magnetic resonance with single-photon emission computed tomography for the detection of coronary artery disease in a multicentre, multivendor, randomized trial. *Eur Heart J.* 2008; **29**: 480–9.

Sheth T, Chan M, Butler C, et al. Prognostic capabilities of coronary computed tomographic angiography before non-cardiac surgery: prospective cohort study. *BMJ* 2015; 350.

Umphrey LG, Hurst RT, Eleid MF, et al. Preoperative dobutamine stress echocardiographic findings and subsequent short-term adverse cardiac events after orthotopic liver transplantation. *Liver Transpl.* 2008; **14**: 886–92, 218.

Wolk MJ, Bailey SR, Doherty JU, et al. ACCF/AHA/ASE/ASNC/HFSA/HRS/SCAI/SCCT/SCMR/STS 2013. Multimodality appropriate use criteria for the detection and risk assessment of stable ischemic heart disease: a report of the American College of Cardiology Foundation Appropriate Use Criteria Task Force, American Heart Association, American Society of Echocardiography, American Society of Nuclear Cardiology, Heart Failure Society of America, Heart Rhythm Society, Society for Cardiovascular Angiography and Interventions, Society of Cardiovascular Computed Tomography, Society for Cardiovascular Magnetic Resonance, and Society of Thoracic Surgeons. *J Am Coll Cardiol* 2014;**63**: 380–406.

第 6 章 呼吸系统疾病

Shruthi Konda, Michelle Ramsay, Brendan P. Madden

要点

- 术后肺部并发症可导致严重的疾病或功能障碍，可对患者的疾病进展产生不利影响。
- 肺部并发症能更好地预测患者术后远期死亡率，尤其是对老年患者。
- 术前对肺部情况进行检查和优化治疗，可降低术后发生肺部并发症的风险。
- 肺活量测定、流速-容量曲线、肺功能测试和心肺运动测试等可用于评估肺部疾病的严重程度和确定围术期发病的风险。
- 仔细询问患者病史和体格检查、检查及时准确、及早寻求专科医生意见，均可降低术后肺部并发症的发生率。

引言

随着医疗水平的提高，越来越多患有慢性阻塞性肺疾病(chronic obstructive pulmonary disease，COPD)和肥胖症等多种并发症的患者能够接受手术治疗。据报道，目前 5%的英国成年人患有慢性阻塞性肺疾病，其中近 25%是肥胖症患者(Raluy-Collado 等，2015)。因此，由肺部病理学改变引起的术后并发症越来越常见。

在已发表的文献中，术后肺部并发症的发生率为 2%~70%。该范围宽泛的部分原因在于术前患者的选择和手术相关危险因素。但是，不同的定义造成了大部分数据的不均一性，使不同研究中所报道的发生率难以相互比较。

术后肺部并发症的其中一个定义是“肺部异常产生了可识别的疾病或功能障碍，这些异常具有临床意义，并且对临床过程产生不利影响”(O’Donohue，1992)。其包括如下(Hall 等，1991)。

- 支气管痉挛。
- 肺不张。
- 感染，包括支气管炎和肺炎。
- 长时间的机械通气和呼吸衰竭。
- 慢性肺病的恶化。
- 肺血栓栓塞。

与心脏并发症相比，肺部并发症更能预测术后的长期死亡率，尤其是老年患者(Manku、Bachetti 和 Leung，2003)。在这一章中，我们不仅关注通过术前检查和优化治疗方案减少胸外科手术后肺部并发症的风险，而且关注相关的临床研究。

肺活量测定

肺活量测定是最常用的肺功能测量方法，测量肺容积与时间的关系(图 6.1)。这项检查

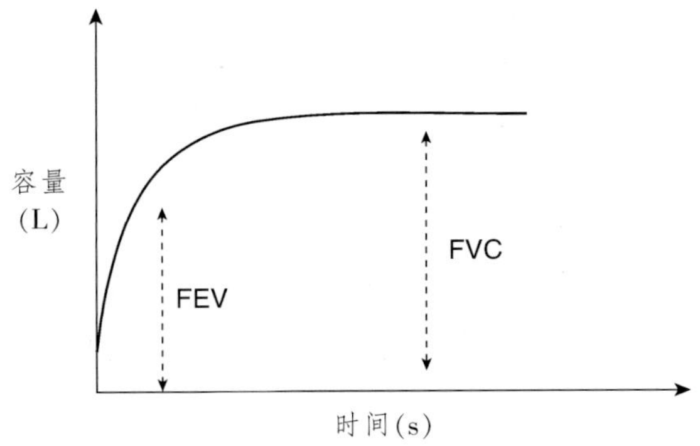

注:FEV,用力呼气量;FVC,用力肺活量。

图 6.1　正常肺活量。(Reproduced with permission of the *Ulster Medical Journal*.)

可以相对快速地执行。患者采用坐位最大限度地吸气,然后尽可能快速地排出气体。测量值包括如下。

- 第 1 秒用力呼气量 (forced expiratory volume in one second,FEV1)。
- 用力肺活量(forced vital capacity,FVC)。
- 第 1 秒用力呼气量与用力肺活量的比值(FEV1/FVC)。

肺活量测定和计算 FEV1/FVC 值可以辨别阻塞性或限制性通气功能障碍。FEV1/FVC < 70%时,FEV1 的降低幅度大于 FVC,则表示阻塞性障碍(图 6.2)。

肺功能障碍由哮喘、慢性阻塞性肺疾病等肺部疾病引起。

FEV1/FVC>80%时,其中 FVC 比 FEV1 减少得更多,可见于间质性肺病(interstitial lung diseases,ILD) 等限制性障碍和导致胸壁异常的疾病(图 6.3)。

流速-容量曲线

肺活量测定主要关注的是呼气阶段。有时,必须同时观察呼吸的吸气和呼气,这就是流速-容量曲线的来源。当患者以最大限度吸气,然后再以最大限度呼气时,就会产生流速-容量曲线,生成具有正的呼气支和负的吸气支的图像(图 6.4)。该方法还可在呼气期间测量最大流速, 即呼气峰值流速 (peak expiratory flow rate,PEFR)。

阻塞性肺疾病患者外周气道的呼气流量减少,使呼气流动支的下降部分呈凹形,而不是一条直线(图 6.5)。有肺气肿的患者,弹性回缩和肺结构支撑力的丧失会导致末梢气道在呼气结束时塌陷,呼气支呈“扇形”。即使曲线形态正常,PEFR 降低也可能是哮喘早期气道阻塞的指征。

在限制性肺疾病中, 由于流速保持不变,

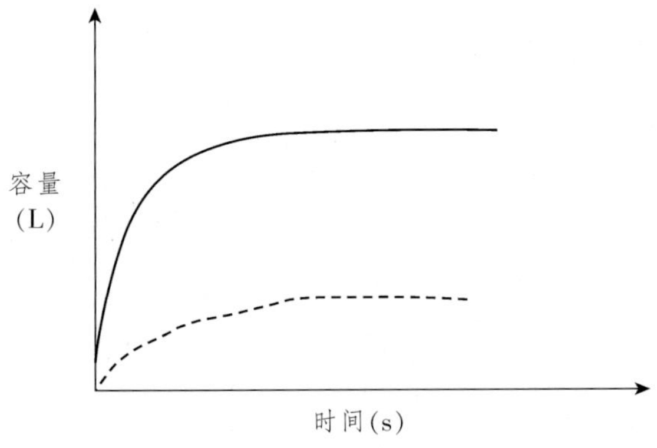

图 6.2　阻塞性肺活量。阻塞性肺活量用虚线表示。(Reproduced with permission of the *Ulster Medical Journal*.)

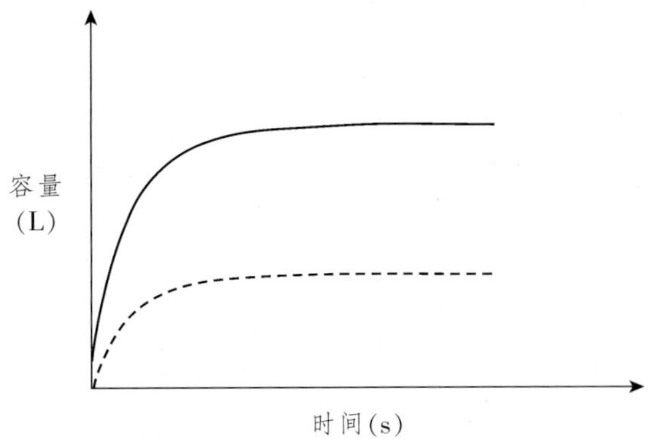

图 6.3　限制性肺活量。限制性肺活量用虚线表示。(Reproduced with permission of the *Ulster Medical Journal*.)

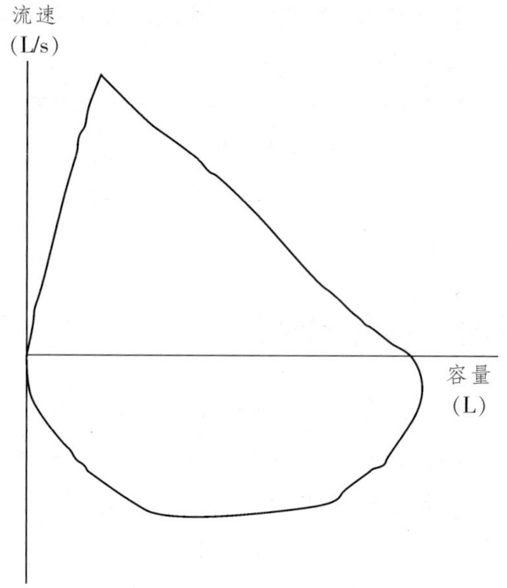

图 6.4 正常流速–容量曲线。

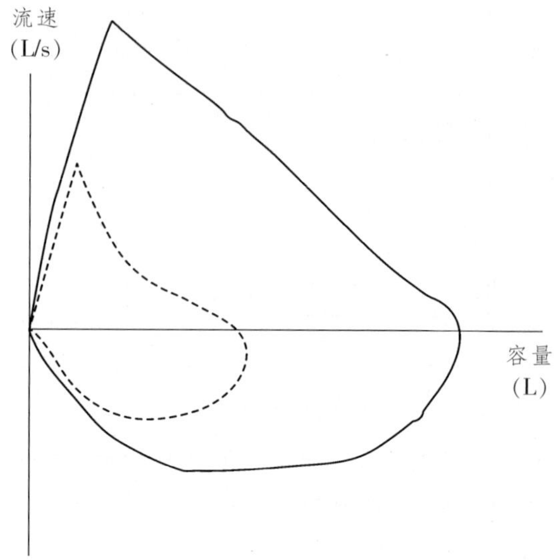

图 6.5 阻塞性流速–容量曲线。虚线表示阻塞性肺疾病。(Reproduced with permission of the *Ulster Medical Journal.*)

呼气支呈线性或凸形，与肺部实质性病变有关,如肺纤维化(图 6.6)。

在大气道异常的检测中，流速–容量曲线有其自身的特点。胸内大气道阻塞(例如气管肿瘤)导致呼气支呈扁平状(图 6.7),吸气支形状不变。这是因为在呼气时胸腔内压力上升。阻塞性病变导致吸气支总气流的下降,如图中曲线所示。

在固定的胸腔外大气道阻塞（如声带麻痹）中,吸气支和呼气支都呈对称的扁平状(图 6.8)。

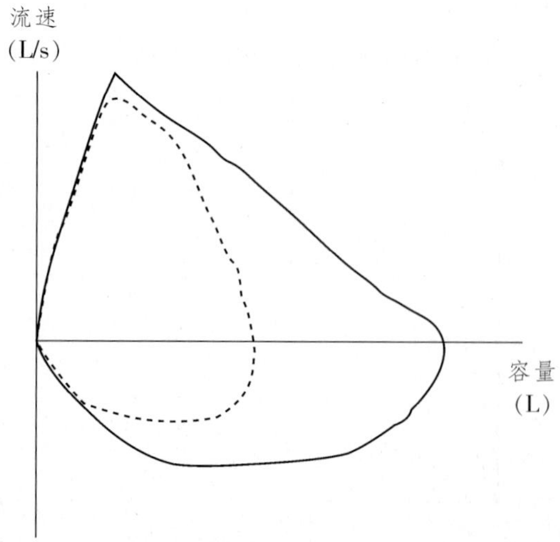

图 6.6 限制性流速–容量曲线。虚线表示限制性肺疾病。(Reproduced with permission of the *Ulster Medical Journal.*)

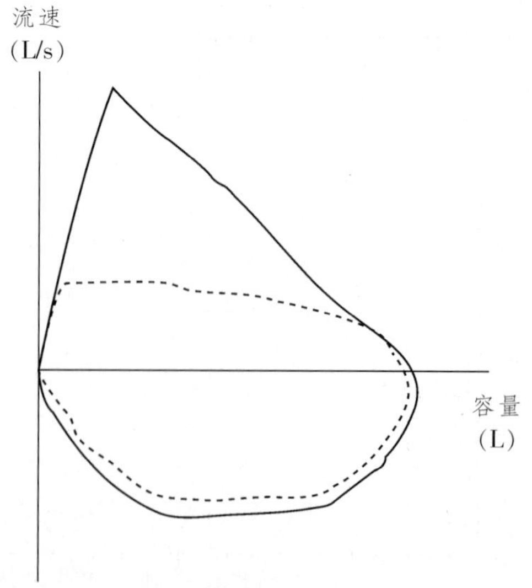

图 6.7 胸腔内阻塞的流速–容量曲线。虚线表示胸腔内阻塞的情况。(Reproduced with permission of the *Ulster Medical Journal.*)

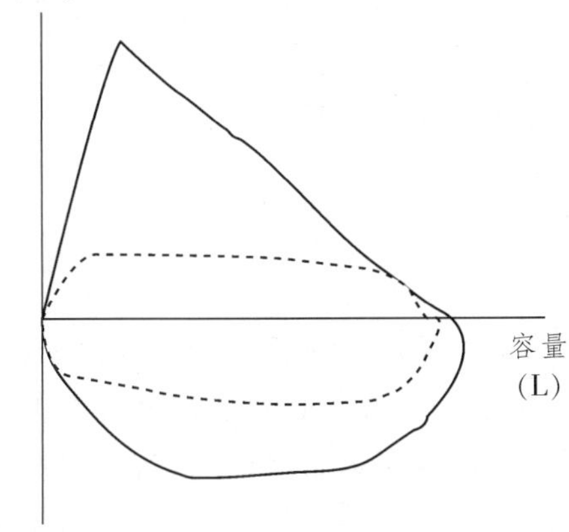

图 6.8 胸腔外阻塞的流速–容量曲线。虚线表示胸腔外阻塞的情况。(Reproduced with permission of the *Ulster Medical Journal.*)

这是因为气流在两个方向都受到限制，并且不受胸腔内压力变化的显著影响。

心肺运动试验

心肺运动试验(cardiopulmonary exercise testing，CPET)可用于术前风险分级，预测择期手术患者的术后结局。与其他检查工具不同，CPET 可同时检测心脏、呼吸和肌肉骨骼的功能，以确定哪里出现缺陷，并可靠地确定心肺的健康状况。CPET 是患者在跑步机上或踏车测力计上运动，连续测量呼吸、心率、氧饱和度、心排血量和最大耗氧量(VO_2max)等变量(Agnew，2010)。当 CO_2 的排放量超过受试者的 VO_2max 时，这个 CO_2 排放值被称为无氧阈值(anaerobic threshold，AT)。

试验开始时，患者在休息状态下进行 3 分钟基线评估。然后无阻力骑行 1~3 分钟，再以预定的速度将阻力加入踏车测力计中。在 CPET 过程中工作率增量由下面列出的公式决定，确保在 6~10 分钟之间 CPET 标准化进行。患者可以随时终止试验，但应尽可能地给予患者口头鼓励以达到真实的 AT(Agnew，2010)。

功率计算公式(Agnew，2010)：

功率增量=峰值 VO_2–空载 VO_2/100(W/min)

男性峰值 VO_2=身高(cm)–年龄(岁)×20(mL/min)

女性峰值 VO_2=身高(cm)–年龄(岁)×14(mL/min)

空载 VO_2=150 +[6×体重(kg)](mL/min)

较低的 AT 提示术前健康水平降低，并与围术期并发症发生率的增加相关。Older 及其同事确定了一个 AT 临界值：11mL/(kg·min)，低于此值的老年患者接受腹部大手术的围术期死亡率显著增加(Older 等，1993)。最近一项包含 506 名接受腹主动脉瘤(abdominal aortic aneurysm，AAA)修复患者的研究中，AT < 10.2mL/(kg·min)是 30 天死亡率的独立预测因素，而峰值 VO_2<15mL/(kg·min)是 90 天死亡率的预测因素。该研究中进行 CPET 试验的患者，其腹主动脉瘤范围为(63.1±10.1)mm(Grant 等，2015)。

对于考虑采用肺切除术进行根治性治疗的肺癌患者，CPET 也被用于其术后结局的风险分级。据推测，VO_2max<50%可预测围术期死亡风险增加。VO_2max>20mL/(kg·min)的患者，其术后并发症的发生率在可接受的范围内。VO_2max<10mL/(kg·min)的患者，可能非手术治疗是最佳方式。VO_2max 为 10~20mL/(kg·min)的患者，手术治疗并非绝对禁忌，但必须告知患者术后并发症的高风险性(Wyser 等，1999)。

CPET 可测量的其他变量包括每分通气量、潮气量、呼吸频率、氧气和二氧化碳的通气当量以及每次心跳输送的氧气量，这些变量可以帮助识别呼吸或心脏的运动缺陷。随着 CPET 工作负荷的加重，心肌缺血的心电图证据也是围术期心肌梗死风险的重要指标。

CPET 是非侵入性的检查，已被证明在高风险患者群体中是安全的，但在这些人群中手术的风险–收益平衡尚不明确。现在越来越多的人关注使用CPET来评估术前训练对改善心肺健康的作用(Agnew,2010)。

CPET的禁忌证可分为表6.1中的绝对和相对禁忌证(ATS/ACCP关于心肺运动试验的声明,2003)。

虽然CPET是心肺功能最可靠和客观的评估方法，但对于那些不能进行CPET的患者,或未达到AT的患者,应考虑替代的评估方法。例如,除了传统的肺功能测定和超声心动图之外，还包括心脏手术风险评估的EuroSCORE问卷和Duke活动状态指数。

功能性步行测试(如6分钟步行试验和增量穿梭步行试验)所取得的距离与CPET评估有很好的相关性。但是,预测发病率的确切临界值仍然不明确，不同研究之间存在显著差异。术前6分钟步行距离小于300m与主动脉瓣置换术后预后不良相关(de Arenaza等,2010),而超过350m的增量穿梭试验与食管胃切除术后低死亡率相关,250m以上与腹部大手术后死亡率的降低相关(Murray等,2007;Nutt和Russell,2012)。

哮喘

哮喘是气道的一种慢性炎症性疾病,是炎症细胞、炎症介质和气道细胞之间复杂的相互作用所致。暴露于各种刺激时,气道呈高反应性,导致不同程度的气道阻塞。这种阻塞可以通过去除刺激自发地缓解或通过治疗逆转。

哮喘的临床特征包括:咳嗽、呼吸短促、喘息和胸闷。这些典型症状是间歇性的,在运动和清晨更重,与一些特定的刺激有关(如室内尘螨、花粉、猫皮屑等)。

哮喘的诊断标准是存在可逆性气道阻塞。

表6.1　心肺运动试验的禁忌证

绝对禁忌证	相对禁忌证
急性心肌梗死(3~5天)	左冠状动脉主干狭窄或类似病变
不稳定型心绞痛	中度瓣膜性心脏病
未受控制的心律失常,引起症状或血流动力学改变	静息时未治疗的严重高血压(收缩压>200mmHg,舒张压>120mmHg)
晕厥	
活动性心内膜炎、心肌炎或心包炎	快速性心律失常或缓慢性心律失常
症状严重的主动脉狭窄	高度房室传导阻滞
未受控制的心力衰竭	肥厚型心肌病
急性肺栓塞或肺动脉梗死	显著的肺动脉高压
下肢血栓形成	晚期或复杂妊娠
疑似夹层动脉瘤	电解质异常
未受控制的哮喘	影响运动表现的骨科损伤
肺水肿	
不吸氧静息状态下的氧饱和度≤85%	
呼吸衰竭	
可能影响运动表现或因运动而加重的急性非心肺疾病(即感染、肾衰竭、甲状腺功能亢进症)	
精神障碍导致无法合作者	

因此，可给予支气管扩张剂(如 2.5mg 雾化沙丁胺醇)，观察气道指数是否有变化。这是一种辨别哮喘的有用方法。FEV1 比基线(支气管扩张剂前)增加 12%，使用支气管扩张剂后增加 200mL 或更多，则定义为成人的阳性反应。阴性试验结果并不一定意味着患者从支气管扩张剂治疗中不能获得任何益处。此时，患者的病史、检查和家庭 PEFR 图对治疗有指导作用。

如果哮喘的诊断是不确定的，可以考虑使用醋甲胆碱等支气管收缩剂进行支气管激发试验。小剂量支气管收缩剂导致 FEV1 下降 20%，提示哮喘。

如果确认了哮喘诊断，患者可选择使用短效或长效支气管扩张剂进行吸入性治疗，也可以选择吸入性皮质类固醇。以下是推荐的哮喘逐步管理示意图(图 6.9)。

如果在术前发现哮喘的患者，且病情稳定，按照原先的治疗方案，则要对其预先处置并持续吸入治疗直至手术当日。已证明持续吸入性药物治疗(包括吸入性皮质类固醇)可降低术后肺部并发症的发生率。需要注意的是，已控制的或稳定的哮喘患者的肺活量或流速-容量曲线可能表现正常。

如果哮喘患者的病情不稳定(PEFR 低于其最佳水平)，则需要谨慎地排除感染或非感染因素。如果患者不存在上述问题，可用详细的病史和检查来明确诊断并了解疾病的严重程度(表 6.2)。了解过敏原暴露和治疗依从性的问题至关重要。检查患者自己进行吸入性给药的方法也很重要。完成上述工作后，患者需要一段时间(至少 2 周)以继续其原先的治疗方案，再根据逐步管理计划优化治疗。可进行重复测试以寻求改进。如果病情几乎没有改善，建议向呼吸内科医生咨询。

总之，PEFR≤80%预计值应进行肺活量测定的评估，除非已知该值与个体的良好控制情况一致。虽然缺乏正式指南，但围术期治疗

间歇性哮喘	第三步阶段考虑转诊至二级护理单位				
第一步	第二步	第三步	第四步	第五步	第六步
SABA 根据需要	低剂量吸入性皮质类固醇	低剂量吸入性皮质类固醇和 LABA	中等剂量吸入性皮质类固醇和 LABA	中等剂量吸入性皮质类固醇和 LABA	高剂量吸入性皮质类固醇和 LABA 和口服全身皮质类固醇
		或		和	和
		中等剂量吸入性皮质类固醇	考虑茶碱或 LTRA	过敏患者考虑使用奥马珠单抗治疗	过敏患者考虑使用奥马珠单抗治疗

注：SABA，吸入性短效 β2 受体激动剂；LTRA，白三烯受体拮抗剂；LABA，吸入性长效 β2 受体激动剂。

图 6.9　哮喘的逐步管理。(Adapted from: National Heart, Blood, and Lung Institute Expert Panel Report 3 Guidelines for the Diagnosis and Management of Asthma. NIH Publication no. 08-4051, 2007.)

表 6.2 哮喘患者的病史

哮喘患者的病史
诊断是否确定
是过敏性哮喘吗？过敏原是什么
接受什么治疗
使用吸入性药物的方法正确吗
治疗方案规范吗
是否知道自己的基线 PEFR 吗
一年有多少次急性发作？皮质类固醇、急诊、住院、插管的频率和最新情况
既往的麻醉中遇到过什么问题吗

注：PEFR，呼气峰值流速；ATS，美国胸科协会；ACCP，美国心胸协会。

哮喘的方法可由临床医生根据病史、检查结果，以及对患者哮喘严重程度和控制程度的评估来制订。

病情控制不佳的哮喘患者，如果需要气管内插管下行高风险手术，术前可补充皮质类固醇。通常用泼尼松龙 40mg，每日 1 次，持续 5 天。静脉注射氢化可的松(100mg/8h)可用作不能耐受口服药物的患者的替代方案。此项建议基于一项对未经治疗的严重支气管痉挛住院患者的前瞻性研究，结果显示，与单独使用任何一种药物相比，口服皮质类固醇治疗 5 天，以及吸入性短效 β 受体激动剂治疗 5 天可显著降低插管后的支气管痉挛(Silvanus、Groeben 和 Peters 等，2004)。研究还表明，没有证据证实使用全身性皮质类固醇会增加术后感染、伤口感染、伤口愈合延迟或哮喘急性发作(Su 等，2004)。

目前，患有严重难治性过敏性哮喘的患者可用奥马珠单抗[一种免疫球蛋白 E(IgE)]进行单克隆抗体治疗。每 2~4 周皮下注射奥马珠单抗一次。具体剂量由血清 IgE 浓度和体重决定。如果在术前看到接受奥马珠单抗治疗的患者，让他们在围术期继续这种治疗，这样做的目的是降低继发于哮喘的肺部并发症的风险。

慢性阻塞性肺疾病

慢性阻塞性肺疾病(COPD)的特点是有固定性气流阻塞。使用支气管扩张剂后的可逆性极低或不可逆，日常症状变化不大。肺功能通常有缓慢的进展和不可逆的变化，导致症状逐渐恶化。约 95%的慢性阻塞性肺疾病由吸烟引起，但也有其他原因，包括环境中的灰尘、化学物质和污染物。

COPD 患者表现为黏液腺增生、鳞状上皮化生和纤毛功能丧失。再加上肺泡壁破坏引起的慢性气道炎症、小气道纤维化、肺气肿，其临床表现为呼吸困难、喘鸣、咳痰、运动耐受性下降。在一段时间内，严重 COPD 患者可发展为慢性缺氧，导致肺动脉壁重构，肺血管阻力(pulmonary vascular resistance，PVR)增加和肺动脉高压。

COPD 是一种临床诊断，其特征在于可逆性极低(支气管扩张试验<10%)、肺活量测定和流速-容量曲线呈阻塞型(见图 6.2 和图 6.5)。FEV1 是评估 COPD 进展的首选指标。FEV1 可以表示为预测值的百分比，可以对阻塞的严重程度进行分级(表 6.3)。

但是，已知 FEV1 与呼吸困难程度和患者健康状况下降的相关性较弱。这促进了以 BMI、气流阻塞、呼吸困难和运动能力为评分变量的简单的 COPD 多维分级系统的发展(见表 6.4)。已证明该系统在预测 COPD 患者住院和死亡的风险方面优于 FEV1(Celli 等，2004)。

COPD 的治疗通常需要多学科合作，包括戒烟、患者教育、肺部康复、饮食和社会心理的支持。戒烟是减少与吸烟相关肺功能下降的唯一有用的干预措施。应鼓励患者在围术期戒烟，并辅以适当的尼古丁替代疗法。

表 6.3 COPD 严重程度的 GOLD 分级

COPD 阶段	严重程度	使用支气管扩张剂后的 FEV1/FVC	FEV1 预计值(%)
0	有 COPD 风险	>0.7	≥80%
Ⅰ	轻度 COPD	≤0.7	≥80%
Ⅱ	中度 COPD	≤0.7	50%~80%
Ⅲ	重度 COPD	≤0.7	30%~50%
Ⅳ	极重度 COPD	≤0.7	<30%

注:FEV1,第 1 秒用力呼气量;FVC,用力肺活量;GOLD,慢性阻塞性肺疾病全球倡议;COPD,慢性阻塞性肺疾病。

表 6.4 BODE 评分计算

BODE 得分要点*				
	0	1	2	3
FEV1(预计值的百分比)	≥65	50~64	36~49	≤35
6 分钟内步行距离(m)	≥350	250~349	150~249	≤149
呼吸困难量表得分	0~1	2	3	4
体重指数测量	>21	≤21	–	–

* 数值范围从 0(最佳)到 10(最差)。

注:BODE,体重指数、阻塞、呼吸困难、运动;FEV1,第 1 秒用力呼气量。

COPD 的药理治疗通常采用吸入疗法,包括支气管扩张剂和皮质类固醇,见图 6.10。口服类固醇较少用作维持治疗,更多用于治疗感染性和非感染性恶化。重度 COPD 患者需要吸氧来缓解运动时的症状,或进行长期氧疗(long-term oxygen therapy,LTOT)。LTOT 适用于 PaO_2<7.3kPa 或 PaO_2 为 7.3~8kPa,并伴有继发性红细胞增多症或肺动脉高压的呼吸衰竭患者。要求患者每天进行 15 小时 LTOT。在没有呼吸性酸中毒的无症状患者中,可以忽略由

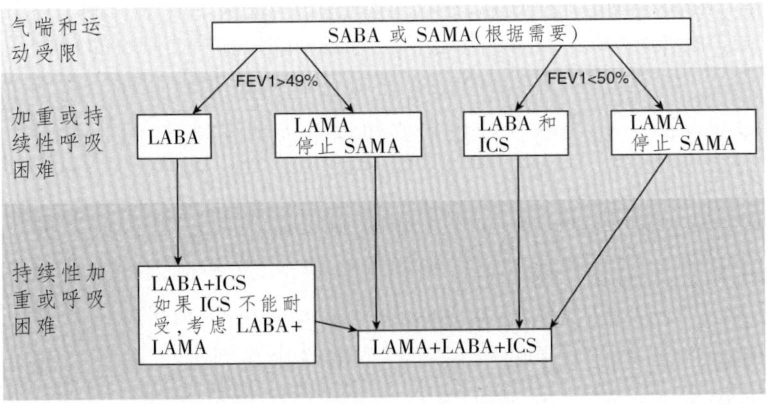

注:COPD,慢性阻塞性肺疾病;FEV1,第 1 秒用力呼气量;SABA,短效 β2 受体激动剂;SAMA,短效抗胆碱药物;LABA,长效吸入性 β 受体激动剂;LAMA,长效抗胆碱药物;ICS,吸入性皮质类固醇。

图 6.10 COPD 吸入疗法使用指南。[Adapted from NICE COPD guideline for the use of inhaled therapies (National Institute for Health and Clinical Excellence, 2010).]

氧疗引起的氧潴留的微小变化。

伴有严重的末梢气道塌陷的COPD患者，通常对手术的耐受性较差。因为机械通气需要增加充气压力，可能导致此类患者发生气压伤和气胸。充气压力增加导致胸膜腔内压增加，胸膜腔内压增加又导致静脉回心血量的减少，进而导致心排血量减少。对于长期吸烟并因此患有全身性血管病变的患者，脑、肠道、肝或肾脏(促使肾衰竭)中可能出现局部缺血。

一项回顾性队列研究表明，与没有COPD的患者相比，患有重度COPD的患者在腹部或胸部手术后发生严重术后肺部并发症的可能性是前者的6倍(Kroenke等，1993)。在另一项研究中，多元回归模型中术后肺部并发症的重要预测因素为65岁及以上(OR为1.8)、既往吸烟40年或以上(OR为1.9)、喉部最高高度不超过4cm(在呼气末从甲状软骨顶部到胸骨上切迹的距离，这是已知的COPD的准确征象)(Straus等，2000)。

因此，术前评估COPD患者时，不仅要获得病史和检查信息，而且要考虑吸烟史和粉尘环境暴露、吸烟现状、吸入治疗情况、吸入治疗方法、病情加重的频率等因素；还需要注意患者的BMI、呼吸困难(可使用Medical Research Council量表)和功能性运动的能力。结合肺活量测量、流速-容量曲线的数据、动脉血气(arterial blood gas，ABG)的 pO_2 和 pCO_2，以及超声心动图来指导临床医生评估术后肺部并发症的风险。

对患有重度COPD的患者(根据FEV1标准或BODE评分来定义)，在围术期进行支气管扩张剂的雾化治疗(沙丁胺醇和异丙托溴铵)和皮质类固醇的吸入治疗是有用的。如果患者正在进行LTOT，围术期需要继续该治疗。如果这类患者有呼吸性酸中毒的倾向，术后他们需要脱机至无创通气(通常是双相气道正压通气)。在这种情况下，患者可能需要在一个合适的临床环境中康复——无论是高依赖康复病房(high-dependency unit，HDU)还是重症监护室(intensive care unit，ICU)都需要提前预约。无论进入HDU还是ICU，都必须了解患者的基线 pO_2 和 pCO_2，以确定治疗目标。

为了降低术后肺不张和肺炎的可能性，化痰和呼吸功能锻炼对术后患者至关重要。

戒烟

2014年一篇包含了107项队列和病例对照研究的Meta分析中，术前吸烟与术后并发症风险增加相关，包括肺部并发症(RR为1.73，95%CI为1.35~2.23)(Grønkjær等，2014)。既往吸烟史大于20年者，术后肺部并发症发生率高于吸烟史小于20年者。

吸烟是伤口愈合不良的已知危险因素，并会增加术后伤口感染的风险。一项随机对照试验评估了戒烟对120名患者伤口相关并发症的影响，研究发现戒烟组并发症发生率显著降低(5%对31%，*P*=0.001)(Theadom和Cropley，2006)。此外，有人建议在术前4周戒烟可减少术后并发症，术前6~8周戒烟对伤口愈合有益(Lindstrom等，2008；Theadom和Cropley，2006)。

鼓励患者戒烟是具有挑战性的任务，目前还没有明确的方法来增强患者的依从性。很明显，尼古丁替代疗法通常是一种有效的辅助手段，需要配合监督式尼古丁戒断计划。尼古丁替代疗法最好根据个人情况制订计划。并没有哪种尼古丁替代疗法更有效之说。

有关COPD患者肺功能的更多信息可以通过更详细的检查获得，这些检查称为肺功能测试(pulmonary function tests，PFT)。对PFT结果的解释需要了解呼吸生理学。在下一部分中，我们将对此进行更仔细地介绍。

肺功能检查

肺功能检查(PFT)的适应证见表6.5。

肺功能检查通常是安全的,但存在特定的禁忌证(见表6.6)。肺功能检查通常依赖于患者主动呼吸,因此,若要获得可重复的最佳检查结果,需要在检查前提高患者的重视程度和检查时得到患者的良好配合。

为了防止发生晕厥时受伤和跌倒,检查时通常采用坐姿。建议患者在检查前2小时不要吃太多,至少检查前1小时不要吸烟,不要穿紧身衣服,因为这些情况可能会影响检查结果。不用取下义齿,除非其会影响患者在口腔周围形成有效的密封腔。应进行3次PFT,以确保结果的可重复性(小于200mL的变化)和准确性。首先进行动态检查(肺活量测定、流速-容量曲线、PEFR),然后检查肺容积和弥散能力。

表6.5 肺功能检查的适应证

症状/体证/检查提示有肺部疾病者,例如
a.咳嗽
b.喘鸣
c.呼吸困难
d.湿啰音
e.胸部X线检查异常
监测已知肺病患者的病情进展和对治疗的反应,例如
a.肺间质纤维化
b.慢性阻塞性肺疾病
c.哮喘
d.肺血管疾病
可能有呼吸系统并发症的患者,例如
a.结缔组织疾病
b.神经肌肉疾病
术前评估,例如
a.肺切除术
b.腹部手术
c.心胸外科
评估有肺部疾病风险的患者,例如
a.暴露于肺部有害物质,如射线、药物、环境或职业暴露
肺移植后的监测评估
a.急性排斥反应
b.感染
c.闭塞性细支气管炎

表6.6 肺功能检查的禁忌证

肺功能检查的禁忌证
过去1个月曾患心肌感染
近期做过胸-腹部手术
近期做过眼科手术
胸部或腹部动脉瘤
当前患有气胸

前面已经讨论过动态检查。静态肺容积可通过全身体积描记法(最常用)、氮气冲洗或氦气稀释来测量。进行体积描记时,患者坐在密闭的盒子里。让其吸入或呼出一口特定的气量[通常是功能残气量(functional residual capacity,FRC),即最大呼气后肺内所残存的气量]。然后患者对着有阻断阀门的呼吸管进行呼吸作用,各项测量开始。此项检查是基于Boyle定律。该定律指出,在恒定温度下,给定质量的气体体积与压力成反比。因此,患者胸部体积的增加导致患者所处的密闭盒子中的空气量减少,从而增加了盒子内压力。静态肺容积可以通过测量恒定容积盒中的压力变化或恒压盒中的容积变化来获得。

这样测得的容积叫作残气量(residual volume,RV),它是最大呼气后肺内剩余的空气量(图6.11)。在阻塞性肺疾病患者中,有明显的空气滞留,RV将增加。需要手术和机械通气的高RV患者在围术期需要进行高压通气。这可能导致气压伤、气胸和胸内高压所致的静脉

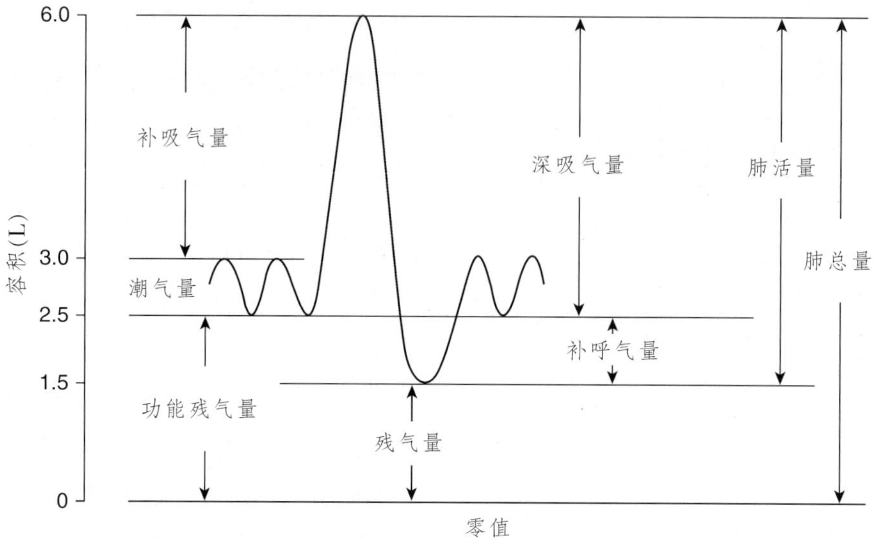

图 6.11 肺功能检查中肺容积的示意图。

回流减少。RV 也可以表示为肺总量的百分比(Total lung capacity, TLC,即最大吸气后肺部的总体积);数值超过 140%会显著增加这些并发症的风险(Wilde、Nair 和 Madden,2007)。

TLC 是 RV 和肺活量的总和(最大吸气和最大呼气之间肺内空气体积的差异)。因此,患有肺气肿等阻塞性障碍的患者,TLC 可能升高,而有胸壁异常和脊柱后凸等限制性障碍的患者,TLC 可能降低。

肺一氧化碳弥散量(diffusion capacity of carbon monoxide,DLCO),也称弥散因子,该指标的测量提供了肺泡毛细血管膜表面积和完整性的重要信息。使用一氧化碳是因为它是可溶的,可与血红蛋白结合,并且它的吸收仅受扩散限制。因此,DLCO 由肺泡膜的厚度、表面积以及肺血管床决定。经常根据患者的血红蛋白(DLCOc)校正该值。通过单次呼吸技术测量,快速吸入 10%的氦气和 0.3%的一氧化碳,保持 10 秒然后吐气,通过红外分析仪测量残余一氧化碳。比较吸入和吐出的一氧化碳浓度可以计算 DLCOc(Ranu、Wilde 和 Madden,2011)。

在肺气肿、肺纤维化或肺栓塞等情况下,肺泡膜表面积减少,DLCOc 减少。计算弥散系数(Transfer coefficient,KCO)。这是经肺泡体积校正得到 DLCOc。在行肺切除术患者中,由于其肺泡膜表面积减少约一半,DLCOc 会减少,但 KCO 是正常的。剩余的肺功能正常,肺泡毛细血管膜功能正常。这样一来,减少的 DLCO 与肺泡单位的损失相匹配。对肺部有异质性影响的肺部疾病,例如 COPD(上叶优势)、α1 抗胰蛋白酶肺气肿(下叶优势)、间质性肺病或肺水肿,DLCOc 将低于 KCO。对 DLCOc 孤立性减少而没有任何其他明显呼吸诱因的患者,应考虑肺栓塞,进行肺血管 CT 造影检查。

KCO 升高但 DLCOc 正常,可能提示肺外限制性缺陷,如胸壁疾病、呼吸肌无力和肥胖。最后,DLCOc 可能在肺出血、哮喘和左向右心脏分流中升高。表 6.7 中描述多种肺部疾病的肺功能测试情况。

对于因间质性肺疾病导致 DLCOc 减少的患者,机械通气和术后脱呼吸机都具有挑战性。肺顺应性下降可导致患者在通气时使用更大的通气压力,这可能引发包括气胸在内的围

表 6.7　不同肺疾病的肺功能情况

疾病	FEV1	FVC	FEV1/FVC	TLC	DLCO	KCO
COPD	↓↓	N	↓↓	↑	↓或 N	↓或 N
肥胖症	↓或 N	↓	↑或 N	↓	↓	↑
CWD	↓或 N	↓↓	↑或 N	↓↓	↓	↑
间质性肺疾病	↓或 N	↓		↓	↓↓	↓
支气管扩张	↓	N	↓	↓或 N	↓或 N	↓或 N

注：COPD，慢性阻塞性肺疾病；CWD，胸壁疾病；FEV1，第 1 秒用力呼气量；FVC，用力肺活量；TLC，肺总量；DLCO，肺一氧化碳弥散量；KCO，弥散系数。

术期并发症。接受冠状动脉旁路移植术等手术的患者易患炎症性急性呼吸窘迫综合征（Acute respiratory distress syndrome，ARDS），而处理 ARDS 本身就是项艰巨的工作。

如果术前发现疑似间质性肺疾病的患者，通常要在呼吸内科医生的指导下，进行相关检查，确保做出正式诊断。根据间质性肺疾病的潜在病因和严重程度，患者可能需要开始使用免疫抑制剂或抗炎药物，之后，再考虑为患者进行心胸外科手术。

术前肺功能检查的风险分级存在很大争议。文献表明，在大多数情况下，这些检查只是证实了疾病严重程度的临床表象，而对临床风险的评估几乎没有帮助。因此，人们对术前过多使用 PFT，以及因此产生的成本效益表示关注。美国医师学会（American College of Physicians）的指南建议，根据 2006 年的一项系统综述，临床医生不应常规使用术前肺活量测定来预测术后肺部并发症的风险（Qaseem 等，2006）。但是，这些建议的依据较为陈旧（1989 年和 1997 年），并侧重于腹部手术患者的肺活量测定，因此，这些结果可能并不一定适用于接受其他类型手术的患者。

在处理 PFT 时需要采取更加合理的方法。不需要在手术前进行常规的检查安排，也不应该将其作为拒绝手术的主要因素。但是，在哮喘或 COPD 患者中，当临床评估本身不足以优化患者治疗方案时，PFT 可能会帮助确定哪些患者将受益于更积极的术前管理。此外，当患者有过度的呼吸困难或术前运动能力较差时，在排除肺部疾病和识别心脏疾病、排除实际为肺动脉高压的心脏问题方面，PFT 可提供有用的依据。

肺动脉高压

有很多原因造成肺动脉高压（pulmonary hypertension，PH）。根据病因和机制，WHO 将 PH 分为 5 组（Simonneau 等，2013）。

- 第 1 组：动脉型肺动脉高压（Pulmonary arterial hypertension，PAH）。
- 第 2 组：由于左心疾病引起的 PH。
- 第 3 组：由于慢性肺病和（或）低氧血症引起的 PH。
- 第 4 组：慢性血栓栓塞性肺高血压（chronic thromboembolic pulmonary hypertension，CTEPH）。
- 第 5 组：由于不明确的多因素机制导致的 PH。

需要注意的是，动脉型肺动脉高压（PAH）是特指 PH 分组的第 1 组。肺动脉高压可以表示第 2 组至第 5 组中的任一组，同样也可以指代共同的 5 组。

肺动脉高压的定义为右心导管检查平均

肺动脉压>25mmHg,肺毛细血管(或左心房压)<15mmHg。肺动脉高压的症状和体征可能是非特异性的,因此难以识别。患者最初出现劳累性呼吸困难和疲劳。然后,该病呈进行性发展,患者最终会出现严重肺动脉高压伴明显右心室衰竭的体征和症状。

慢性呼吸道疾病可能导致肺动脉高压。经胸多普勒超声心动图是一种非常有用的无创工具,可用于筛查患有肺动脉高压的患者,这些患者的症状与其潜在的呼吸系统疾病严重程度不相称。右心导管检查是诊断该病的金标准,可通过测量平均肺动脉压>25mmHg 来确诊肺动脉高压。在经验丰富的医疗中心可以安全地进行此项检查,并提供肺血流动力学的额外信息,包括心排血量、肺血管阻力和通过测量平均肺毛细血管楔压得到的左心房平均压力的近似值。

无论肺动脉高血压潜在的病因是什么,肺动脉高压患者(包括轻度至中度肺动脉高压)术后的围术期并发症的风险都会增加(Price 等,2010)。当肺血管阻力(pulmonary vascular resistance,PVR)急剧和严重增加时,左心充盈减少,心排血量下降,进而导致全身性低血压和死亡风险时,患者也将面临发展为 PH 危象的风险。PAH 患者需要进行细致的术前检查和围术期管理。这些患者可能需要进行晚期血管扩张剂治疗,如磷酸二酯酶 V 抑制剂(西地那非)、内皮素受体拮抗剂(波生坦)或前列环素(Chapman 等,2009;Madden 等,2007)。如果患者在术前接受了基础口服治疗,而术后禁忌口服或不能口服,则有必要考虑进行静脉等效注射。患有 PH 的妊娠期女性,通常选择剖宫产手术。PH 治疗专家是高风险产科麻醉团队中的重要成员。

据文献研究显示,一项针对 145 名肺动脉高压手术患者的研究(不包括因左心疾病引起的肺动脉高压)描述了包括呼吸衰竭(n=41)、心律失常(n=17)、充血性心力衰竭(n=16)、肾功能不全(n=10)和败血症(n=10)在内的并发症(Ramakrishna 等,2005)。这些并发症的风险预测因素包括既往的肺栓塞病史、纽约心脏病协会(NYHA)功能分级≥2、中或高风险手术和麻醉的持续时间> 3 小时。另一项研究(Lai 等,2007)将 62 名肺动脉高压(任何病因)患者和相应对照组进行比较,其结果支持了上述发现。在肺动脉高压患者中,死亡率和发病率均显著较高(分别为 10%对 0,24%对 3%)。

睡眠呼吸障碍

据报道,在英国,COPD 影响了 5%的成人,而肥胖症影响了接近 25%的成人(Raluy-Collado 等,2015)。这些均是心血管疾病的危险因素,因此越来越多的这类患者接受手术治疗。睡眠呼吸障碍在这类患者中很常见,其特征是睡眠中断、白天嗜睡、注意力不集中和早晨头痛,通常这些症状在醒来后 30 分钟内消失。其伴侣通常可以帮助患者提供一个间接病史,但仍有很大一部分患者未确诊。

调查问卷有助于对严重睡眠呼吸障碍的可能性进行风险分级,比如 Epworth 睡眠量表和 STOP-Bang(Chervin 等,1997;Hallowell 等,2007)。详细信息请见第 18 章的表 18.4。动脉血气分析是识别呼吸衰竭最常见的一线检查之一,其定义为 PaO_2<8kPa 和 $PaCO_2$>6kPa。在清晨进行夜间发生的高碳酸血症检测最为敏感,但操作者应注意其局限性,即直至出现明显的呼吸衰竭前,白天 $PaCO_2$ 可能是正常的(Wagner,2015)。血清碳酸氢盐水平可升高至 30mmol/L 以上,以补偿 $PaCO_2$ 的增加。

如前所述,肺功能测试有助于确定呼吸衰竭的原因。典型的 COPD 患者表现为阻塞性肺功能,FEV1/FVC 比值<70%,并伴有长期吸烟史。肥胖患者表现为 BMI 升高,FEV1/FVC比值

正常或升高>70%。

体重指数(BMI)为 $30kg/m^2$ 及以上，提示临床医生应寻找与肥胖相关的睡眠呼吸障碍，$BMI>40kg/m^2$ 的患者中有一半出现阻塞性睡眠呼吸暂停(obstructive sleep apnoea，OSA)。夜间睡眠测试(包括血氧饱和度测量和经皮二氧化碳描记图)有助于区分睡眠呼吸障碍的主要类型。

1.阻塞性睡眠呼吸暂停：定义为每小时发生>10 次并伴有血氧饱和度较基线水平下降4%。

2.夜间低通气综合征：夜间血氧饱和度降低，并且二氧化碳水平逐渐升高(Iber、Chesson 和 Quan，2007)。

3.肥胖相关(定义为 $BMI >30kg/m^2$)、日间高碳酸血症($PaCO_2>6kPa$)和无其他原因的夜间低通气迹象(Piper 等，2011)。

有时可能需要更复杂的睡眠研究以区分睡眠呼吸障碍的模式，包括通过电感体积描记术和多导睡眠描记术来测量胸腹部运动(Iber 等，2007)。

OSA 与较高的术后并发症频率有关，如急性呼吸衰竭、心血管事件和重症监护入住率增加(Kaw 等，2012)。现已证明，术前识别睡眠呼吸障碍并有效治疗可以改善预后并减少术后重症监护的需要(Hallowell 等，2007)。

术中，为了防止麻醉引起的肺容量减少而采取的通气策略(如将呼气末正压增至 5cm H_2O 以上)和肺复张，这些措施可能会限制肺不张的进展(Clarke、Schuitemaker 和 Sleigh，1998)。采用低潮气量(理想体重，6~8mL/kg)肺保护性通气，可以最大限度地减少肺部气压伤并维持足够的静脉回流，从而全面改善血压。术中和术后使用这些策略可以增加患有重大血管病变共存危险因素患者的终末器官灌注，从而改善术后结局并缩短住院时间。应关注潜在的肺部生理学；肥胖相关呼吸系统疾病的患者可能需要较长的吸气时间才能达到足够的氧合，而 COPD 患者则需要更长的呼气时间以促进肺排空并避免动态性过度充气。阿片类等药物和镇静药可能会加剧通气功能不全，应谨慎使用。可以采取增加呼吸频率而不是潮气量的方式来减少高碳酸血症的可能性。

术后，拔管以后立即给予通气支持(如无创通气或持续正压通气)，可改善气体交换，降低再插管率。早期物理治疗可以协助排痰，同时可以改善患者预后(Westerdahl 等，2005)。

潜在的睡眠呼吸障碍患者的围术期管理是复杂的。许多患者可能在没有明确诊断的情况下进行外科手术。任何关于这些症状的细微迹象都应尽快转诊至呼吸内科，以便在可能的情况下进行术前检查。诊断为阻塞性睡眠呼吸暂停的患者应仔细筛查 PH，如发现异常，则需要在术前采取措施改善 PH。经过缜密的麻醉管理和风险降低策略可有助于改善术后结局。

肺癌

2015 年，肺癌是英国癌症死亡的重要原因(英国癌症研究组，2015)。通过肺叶切除术或肺切除术来切除原发性肺癌的手术方式仍然是早期疾病患者的首选治疗方案(英国胸科协会，2001)。临床医生经常面临的困难是既要考虑患者手术切除后的肺功能，又要考虑因潜在 COPD 和肺癌而受损的肺功能。肺切除术后呼吸功能受损状态与手术不良结局之间的相关性是公认的，这个问题在 1955 年首次被注意到(Gaensler 等，1955)。

英国胸科协会指南建议，在没有间质性肺疾病或由于呼吸短促导致的肺功能受损的情况下，FEV1>2.0L 的患者可以考虑行全肺切除术，FEV1>1.5L 的患者可以考虑行肺叶切除术。但是，术前很难得到可以评估外科手术风险的 FEV1 数值，低于该数值时手术风险增大

(Linden 等,2005)。

美国胸科医师学会和英国胸科协会均表示,所有考虑进行肺切除术的肺癌患者均应测量 FEV1 和 DLCO(Colice 等,2007)。由于女性和老年患者的绝对值较低,若 FEV1>80%预计值且 DLCO>80%预计值,通常就认为该患者适合进行切除手术(Eugene 等,1982)。

根据术前 FEV1 和 DLCO(均>80%预计值),尚未明确是否属于低风险类别的患者应再进行测试,以预测术后(predicted postoperative,PPO)的肺功能(Brunelli 等,2009)。这是通过要切除的肺段数量或通过定量肺灌注扫描来计算的。

对预测 PPO FEV1 或 PPO DLCO<60%预计值,但均>30%预计值的患者,应进行简单的运动试验(爬楼梯或穿梭步行试验)。如果 PPO FEV1 或 PPO DLCO 均<30%,应进行正式的心肺运动测试(cardiopulmonary exercise test,CPET)。

气道支架

气道支架也称支气管内支架或气管支气管假体,用于治疗各种大气道疾病。支架由几种不同的材料制成,包括硅胶、金属和混合型支架。气道支架有各种尺寸和形状。气道支架的选择通常基于临床医生的偏好。

使用气道支架有很多适应证,包括气管插管后声门下狭窄、良性气管/支气管狭窄、恶性气管/支气管阻塞、局部严重呼气性中央气道塌陷、吻合口狭窄或先前的心胸外科手术创口开裂,以及气管/支气管食管瘘。气道支架通常作为支气管镜的一部分插入;因此,气道支架植入术的禁忌证包括支气管镜检查、全身麻醉和(或)操作时镇静的禁忌证。由于气道支架有破裂的危险,在支气管内电灼术、激光治疗或氩离子束凝固术之前禁用气道支架。

大多数气道支架耐受性良好。最常见的并发症是局部炎症反应、支架再梗阻、黏膜撕裂、气胸和偶发的术后呼吸衰竭。分泌物潴留、后续感染、支架移位和破裂也有可能发生,并且从长远来看的确是可能存在的问题(Lemaire 等,2005;Zakaluzny 等,2003)。建议在植入支架后立即拍胸部 X 线片检查。任何装有气道支架的患者出现新的呼吸道症状时,应进行支气管镜检查,以确定气道支架的位置和通畅情况。

为了防止支架移位或损坏,对于有大气道支架的患者需要仔细规划其麻醉气道的管理。在术前评估中,麻醉医生需要明确支架植入的原因、位置和类型。在需要密封(如瘘管之类的)孔洞时,使用的覆盖支架如果移位将显著增加气道阻塞的风险。如果患者同时进行放射治疗,则可能增加气管插管的困难。

未覆盖的支架中,可能存在明显的肉芽组织过度生长,从而导致通气困难和气管插管困难。位于声带正下方的气管支架在气管插管期间比远端支架和支气管支架更容易发生移位。近期插入的支架比已经完全嵌入气道壁的支架更危险。在没有使用支气管镜检查的情况下,对装有气道支架的患者尝试气管插管的风险在于造成支气管阻塞、气管穿孔或裂开,以及损伤支架(Davis 等,2006)。

已装有大气道支架的患者最好使用声门上气道装置进行气道管理,因为其不需要进行气管插管。如果需要进行气管插管,应使用光纤技术在明确支架位置的基础上确保气管插管正确的定位在支架内或支架正上方。

总之,需要对已装且有大气道支架的患者进行气管插管时,最好在具有专业资质的医疗中心规划气道管理方案,以便在插管期间发生支架错位或气道损伤时重新定位、移除或重置支架。

小结

本章中,我们关注了可通过术前检查和优化的肺部疾病的治疗方案,以降低术后肺部相关并发症的风险。这些疾病包括哮喘、COPD、肺动脉高压和肺癌。我们还讨论了一些特殊情况,包括对装有气道支架的患者的管理方法。

临床检查对识别有围术期发病风险的患者很重要,如肺活量测定、流速-容量曲线、肺功能测试和运动试验。术后肺部并发症是围术期发病率和死亡率的重要原因。通过仔细的病史和体格检查、恰当的检查和即时征求专家意见,可以减少术后肺部并发症的发生,从而改善临床结局和患者预后。

同样要关注的重要信息是,在评估手术麻醉的患者时,选择手术治疗的益处需要和预估的术后肺部并发症的实际生存时间进行权衡。同时,要确保所提出的手术治疗方式可以治疗患者所呈现的症状,该症状与潜在的肺部疾病本身无关。通过这样的方式,我们可以改善患者的围术期体验并提高患者满意度。

（吴卓熙　译　张晓东　审校）

参考文献

Agnew N (2010) Preoperative cardiopulmonary exercise testing. *Continuing Education in Anaesthesia, Critical Care & Pain*, **10**(2): 33–7.

ATS/ACCP Statement on Cardiopulmonary Exercise Testing (2003) *AJRCCM*, **167**(2): 211–77.

British Thoracic Society. Society of Cardiothoracic Surgeons of Great Britain and Ireland Working Party (2001) BTS guidelines: guidelines on the selection of patients with lung cancer for surgery. *Thorax*, **56**(2): 89–108.

Brunelli A, Charloux A, Bolliger CT, et al. (2009) ERS/ESTS clinical guidelines on fitness for radical therapy in lung cancer patients (surgery and chemo-radiotherapy). *Eur Respir J*, **34**: 17.

Cancer Research UK, www.cancerresearchuk.org/health-professional/cancer-statistics/statistics-by-cancer-type/lung-cancer/mortality, accessed June 2015.

Celli BR et al. (2004) The body-mass index, airflow obstruction, dyspnea, and exercise capacity index in chronic obstructive pulmonary disease. *NEJM*, **350**: 1005–12.

Chapman TH, Wilde M, Sheth A, Madden BP (2009) Sildenafil therapy in secondary pulmonary hypertension: Is there benefit in prolonged use? *Vascul Pharmacol*, **51**(2–3): 90–5.

Chervin RD, Aldrich MS, Pickett R, Guilleminault C (1997) Comparison of the results of the Epworth Sleepiness Scale and the Multiple Sleep Latency Test. *Journal of Psychosomatic Research*, **42**(2): 145–55.

Clarke JP, Schuitemaker SM, Sleigh JW (1998) The effect of intra-operative ventilation strategies on perioperative atelectasis. *Anaesth Intensive Care*, **26**: 262–6.

Colice GL, Shafazand S, Griffin JP, et al. (2007) Physiologic evaluation of the patient with lung cancer being considered for resectional surgery: ACCP evidenced-based clinical practice guidelines (2nd edition). *Chest*, **132**: 161S.

Davis N, Madden BP, Sheath A, Crerar-Gilbert AJ (2006) Airway management of patients with tracheobronchial stents. *Br J Anaesth*, **96**: 132–5.

de Arenaza DP, Pepper J, Lees B, et al. (2010) Preoperative 6-minute walk test adds prognostic information to Euroscore in patients undergoing aortic valve replacement. *Heart*, Jan **96**(2): 113–17.

Eugene H, Brown SE, Light RW, et al. (1982) Maximum oxygen consumption: a physiologic guide to pulmonary resection. *Surg Forum*, **33**: 260.

Gaensler EA, Cugell DW, Lindgren I, et al. (1955) The role of pulmonary insufficiency in mortality and invalidism following surgery for pulmonary tuberculosis. *J Thorac Surg*, **29**: 163.

Grant SW, Hickey JL, Wisley NA, et al. (2015) Cardiopulmonary exercise testing and survival after elective abdominal aortic aneurysm repair. *British Journal of Anaesthesia*; Mar **114**(3): 430–6.

Grønkjær M, Eliasen M, Skov-Ettrup LS, et al. (2014) Preoperative smoking status and postoperative complications: a systematic review and meta-analysis. *Ann Surg*, **259**: 52.

Hall JC, Tarala RA, Hall JL, Mander J (1991) A multivariate analysis of the risk of pulmonary complications after laparotomy. *Chest*, **99**: 923.

Hallowell PT, Stellato TA, Petrozzi MC, et al. (2007) Eliminating respiratory intensive care unit stay after gastric bypass surgery. *Surgery*, **142**(4): 608–12.e1.

Iber C A-IS, Chesson AL, Quan SF (2007) *The AASM Manual for the Scoring of Sleep and Associated Events: Rules, Terminology and Technical Specifications*. Westchester, IL: American Academy of Sleep Medicine.

Kaw R, Chung F, Pasupuleti V, et al. (2012) Meta-analysis of the association between obstructive sleep apnoea and postoperative outcome. *British Journal of Anaesthesia*, **109**(6): 897–906.

Kroenke K, Lawrence VA, Theroux JF, et al. (1993) Postoperative complications after thoracic and major abdominal surgery in patients with and without obstructive lung disease. *Chest*, **104**: 1445.

Lai HC, Wang KY, et al. (2007) Severe pulmonary hypertension complicates postoperative outcome of non-cardiac surgery. *Br J Anaesth*, **99**: 184.

Lemaire A, Burfeind WR, Toloza E, et al. (2005) Outcomes of tracheobronchial stents in patients with malignant airway disease. *Ann Thorac Surg*, **80**: 434.

Linden PA, Bueno R, Colson YL, et al. (2005) Lung resection in patients with preoperative FEV1 < 35% predicted. *Chest*, **127**: 1984.

Lindstrom D, Sadr Azodi O, Wladis A, et al. (2008) Effects of a perioperative smoking cessation intervention on postoperative complications: a randomized trial. *Annals of Surgery*, **48**: 739–45.

Madden BP, Sheth A, Wilde M, Ong YE (2007) Does Sildenafil produce a sustained benefit in patients with pulmonary hypertension associated with parenchymal lung and cardiac disease? *Vascul Pharmacol*, **47**(2–3): 184–8.

Manku K, Bachetti P, Leung JM (2003) Prognostic significance of postoperative in-hospital complications in elderly patient. *Anesth Analg.*, Feb **96**(2): 583–9.

Murray P, Whiting P, Hutchinson SP, et al. (2007) Preoperative shuttle walking testing and outcome after oesphagogastrectomy, *British Journal of Anaesthesia*, **99**: 809–11.

National Heart, Blood, and Lung Institute Expert Panel Report 3 (EPR 3): Guidelines for the Diagnosis and Management of Asthma. (2007) NIH Publication no. 08–4051.

National Institute for Health and Clinical Excellence (2010) *Chronic Obstructive Pulmonary Disease: Management of Chronic Obstructive Pulmonary Disease in Adults in Primary and Secondary Care (Partial Update)* London: National Clinical Guideline Centre; www.nice.org.uk/CG101.

Nutt CL, Russell JC (2012) Use of the pre-operative shuttle walk test to predict morbidity and mortality after elective major colorectal surgery. *Anaesthesia*, Aug **67**(8): 839–49.

O'Donohue WJ, Jr. (1992) Postoperative pulmonary complications. When are preventive and therapeutic measures necessary? *Postgrad Med*, **91**: 167.

Older P, Hall R, Hadder R (1999) Cardiopulmonary exercise testing as a screening test for perioperative management of major surgery in the elderly. *Chest*, **116**: 355–62.

Older P, Smith R, Courtney P, Hone R (1993) Preoperative evaluation of cardiac failure and ischaemia in elderly patients by cardiopulmonary exercise testing. *Chest*, **104**: 701–4.

Piper AJ, Grunstein RR (2011) Obesity hypoventilation syndrome. *American Journal of Respiratory and Critical Care Medicine*, **183**(3): 292–8.

Price LC, Montani D, Jaïs X, et al. (2010) Noncardiothoracic nonobstetric surgery in mild-to-moderate pulmonary hypertension. *Eur Respir J*, **35**: 1294.

Qaseem A, Snow V, Fitterman N, et al. (2006) Risk assessment for and strategies to reduce perioperative pulmonary complications for patients undergoing noncardiothoracic surgery: a guideline from the American College of Physicians. *Ann Intern Med*, **144**: 575.

Raluy-Callado M, Lambrelli D, MacLachlan S, et al. (2015) Epidemiology, severity, and treatment of chronic obstructive pulmonary disease in the United Kingdom by GOLD 2013. *International Journal of Chronic Obstructive Pulmonary Disease*, **10**: 925–37.

Ramakrishna G, Sprung J, Ravi BS, et al. (2005) Impact of pulmonary hypertension on the outcomes of noncardiac surgery: predictors of perioperative morbidity and mortality. *J Am Coll Cardiol*, **45**: 1691.

Ranu H, Wilde M, Madden B (2011) Pulmonary function tests. *The Ulster Medical Journal*, **80**(2): 84–90.

Silvanus MT, Groeben H, Peters J (2004) Corticosteroids and inhaled salbutamol in patients with reversible airway obstruction markedly decrease the incidence of bronchospasm after tracheal intubation. *Anesthesiology*, **100**: 1052.

Simonneau G, Gatzoulis MA, Adatia I, et al. (2013) Updated clinical classification of pulmonary hypertension. *J Am Coll Cardiol*, **62**: D34.

Straus SE, McAlister FA, Sackett DL, Deeks JJ (2000) The accuracy of patient history, wheezing, and laryngeal measurements in diagnosing obstructive airway disease. CARE-COAD1 Group. Clinical Assessment of the Reliability of the Examination-Chronic Obstructive Airways Disease. *JAMA*, **283**: 1853.

Su FW, Beckman DB, Yarnold PA, Grammer LC (2004) Low incidence of complications in asthmatic patients treated with preoperative corticosteroids. *Allergy Asthma Proc*, **25**: 327.

Theadom A, Cropley M (2006) Effects of preoperative smoking cessation on the incidence and risk of intraoperative and postoperative complications in adult smokers: a systematic review. *Tobacco Control*, **15**: 352–8.

Wagner PD (2015) The physiological basis of pulmonary gas exchange: implications for clinical interpretation of arterial blood gases. *European Respiratory Journal*, **45**(1): 227–43.

Westerdahl E, Lindmark B, Eriksson T, et al. (2005) Deep-breathing exercises reduce atelectasis and improve pulmonary function after coronary artery bypass surgery. *Chest*, **128**(5): 3482–8.

Wilde M, Nair S, Madden B (2007) Pulmonary function tests – a review. *Care of the Critically Ill*, Dec **23**(6): 173–7.

Wyser C, Stulz P, Soler M, Tamm M, Muller-Brand J, Habicht J, et al. (1999) Prospective evaluation of an algorithm for the functional assessment of lung resection candidates. *Am J Respir Crit Care Med*, **159**(5 Pt 1): 1450–6.

Zakaluzny SA, Lane JD, Mair EA (2003) Complications of tracheobronchial airway stents. *Otolaryngol Head Neck Surgery*, **128**(4): 478–88.

第 7 章 困难气道的预估

Fauzia Mir, A. Agatha Crerar-Gilbert

要点

- 术前气道评估在麻醉管理中至关重要，可以显著降低麻醉相关的发病率和死亡率。
- 全面的气道评估可以提高患者的麻醉安全性，确保气道安全的唤醒技术也很重要。因此，应为患者建立一个明确的气道管理计划。
- 气道评估旨在确定患者是否有提示面罩通气困难或气管插管困难的特征，这两种特征都决定了以哪种麻醉方法进行气道管理。
- 有几项检查可有助于术前气道评估。在气道评估时应牢记其优点和局限性。
- 困难气道患者的拔管是一项重大挑战。参考困难气道协会(difficult airway society,DAS)的拔管处理流程有助于制订合适的拔管计划。

气道并发症是围术期发病率和死亡率的重要原因，围术期死亡率可达 1:48 000，围术期中每 176 000 个死亡病例，便有 1 例是因为气道并发症(Auroy 等，2009)。

虽然气道评估对于外科手术患者来说是必不可少的，也是所有麻醉医生的核心技能，但未预料的困难气管插管的主要原因仍是没有进行详尽的气道评估(L'Hermite 等，2009)。气道评估旨在识别困难气道、制订围术期策略、预测并减少意外困难气道的发生率。

制订困难气道的管理方案包括：确定合适的气道管理专业知识，选择适当的麻醉技术以及提前制订主要的和替代的气道管理方案。重要的是，需要辨识患者气道在麻醉下是否安全，是否需要进行清醒麻醉。此外，在已预料到的“不能插管、不能通气”的情况下，术前应评估颈部情况。一般来说，困难气道可能与患者解剖学特征或病理学上存在的特殊体征有关。

在麻醉术前评估中进行困难气道的筛查，发现 3 个潜在困难因素：患者难以进行面罩通气(mask ventilate，MV)、难以使用常规气管插管、在手术结束时拔管困难(Patel，2014)。在这三个阶段中的任何阶段，气道管理都可能面临困境(Broomhead，2010)。

在本章中，我们使用的术语“喉镜”，指的是使用标准 Macintosh 镜片的传统气管插管。尽管有许多“低技术含量”的光纤技术可用于已预料的困难气道，但这也取决于个人的专业知识和经验。麻醉医生在气道评估中的作用是识别标准 MV 和传统气管插管中的潜在困难，而具体使用何种替代技术进行气道管理需要视个人情况而定。

病史

口述或病历记录中有气道管理问题的患者都可以作为困难气道的重要信息。在择期手术或紧急情况下，既往的头颈部疾病和手术史，尤其是恶性肿瘤、根治性颈部清扫术、头颈部放射治疗和既往气管造口术都可能在制订气道管理策略方面具有重要意义。

病史和检查可发现与上气道压迫、发音困难和吞咽困难有关的呼吸困难。虽然上气道压迫极有可能提示潜在困难气道，但绝大多数具有严重气道病变的患者表现为完全无症状。

一般来说，困难气道可能与患者解剖学特征或病理学上存在的特殊体征有关。

在下文中，我们将讲述患者的临床评估，旨在预测困难面罩通气和困难气管插管。

面罩通气

据报道，困难面罩通气(MV)的发生率高达5%(Langeron 等，2000)，其中0.15%的病例完全无法用面罩通气(Kheterpal 等，2006)。虽然这种情况的发生率非常低，但后果可能是灾难性的。因此，必须认识到这0.15%的潜在可能性，并制订明确的应急计划。

以下是MV中的4个难度等级(Kheterpal 等，2006)。1级，MV容易进行；2级，在口腔通气道/辅助器、有或没有肌肉松弛剂的辅助下，可通过面罩进行良好通气；3级，给或不给肌肉松弛剂的情况下，通气困难(通气不充分、不稳定或需要两名医务人员协助)；4级，MV不能进行。可以通过许多临床因素来辨别3级和4级MV。

3级MV的预测特征是：体重指数(BMI)>30kg/m²、严重的限制性下颌突出、打鼾、有胡须、Mallampati 3级或4级、年龄>57岁。这些因素中存在2个或更多个，提示困难MV的可能性。

提示不能进行MV(4级)的因素是：颈部因辐射而发生变化、男性、阻塞性睡眠呼吸暂停、Mallampati 3级或4级、有胡须(De Hert等，2011；Kheterpal 等，2009)。

在临床实践中，可以使用助记符号MOANS来记住困难MV的预测因素。

- 面罩密封(下颌后缩、有胡须)。
- 肥胖或阻塞(打鼾史)。
- 年龄>55岁。
- 牙齿缺失(牙齿异常或突出)。
- 僵硬肺(如哮喘、肺纤维化)/僵硬胸廓(如桶状胸)。

有MOANS中2个或2个以上的特征即可预测为困难MV(敏感性为72%、特异性为73%)，并且需要辅助器具和其他措施才能使面罩密封通气，例如，使用口-鼻腔通气道或更好的体位。

基于上气道维持通畅的生理机制，组成了助记符号MOANS。首先，面部解剖特征(如下颌后缩、胡须等)可能影响面罩的密封性(MOANS中的M)，导致困难MV。老年无齿患者(MOANS中的A和N)，皮肤松弛和牙齿缺失会使面部结构丧失支撑力，从而导致面罩和面部软组织之间密封不充分和困难MV。

其次，肥胖患者(MOANS中的O)，特别是有阻塞性睡眠呼吸暂停(OSA)病史的患者，鼻咽空间的通畅性明显降低，而麻醉诱导后会进一步降低，导致上气道肌张力丧失和上气道塌陷。鼻咽空间的减少或丧失导致困难MV。

肺部病理学改变(MOANS中的S)，如COPD、吸烟相关的过量分泌物和高反应性气道容易在麻醉诱导时出现喉痉挛和支气管痉挛，这会增加MV的难度。既往的放射治疗史可能导致肺和胸腔组织硬化进而妨碍MV。头部和颈部组织也可能受到放疗的影响，限制了活动度，难以实现面罩的良好密封，致使气道开放不充分和困难 MV。

我们必须意识到，由于气道创伤、出血和水肿而反复尝试插管也可能导致困难 MV，并且可能会将情况由“不能插管、可以通气”转变为“不能插管、不能通气”。

困难气管插管

已知某些类型的患者在进行气管插管时发生困难的风险增加。这些患者包括妊娠期女性、患有 OSA 的肥胖患者、颈围超过 45cm 的患者和肢端肥大症患者（Calder，2001）。此外，耳鼻喉科患者、既往气道创伤患者、有“关节僵硬综合征”的糖尿病患者、颈部活动受限的颈部风湿病患者以及患有面部和颈部畸形的先天性综合征患者需要考虑是否存在难以进行气管插管的风险。

有许多床旁检查可用于气管插管困难的预测。表 7.1 中列举出了部分内容。

Mallampati 分级是最常用的气道评估检查。该检查评估舌头的大小、口咽通道及其相互之间的关系，提示 MV 和气管插管的潜在困难度。2 级和 3 级与气管插管缺乏一致的相关性，与之相比，已证明 Mallampati1 级和 4 级分别在预测气管插管的容易和困难方面更加可靠（Mallampati 等，1985）。

表 7.1　气道检查的床旁检查

检查	检查方法	试验结果
改良 Mallampati 分级（Samsoon 和 Young，1987）	患者取坐位，头部保持中立，口腔完全张开，伸出舌头，不发声。肥胖和糖尿病患者在颈部伸展的状态下进行检查（Mashour 等，2008）	Ⅰ级：可见软腭、咽腭弓、腭垂 Ⅱ级：可见软腭、咽腭弓、部分腭垂 Ⅲ级：仅见软腭、腭垂基底部 Ⅳ级：看不见软腭
甲颏间距	头部完全伸展、嘴闭合，从甲状软骨切迹上缘至下颌骨下缘的直线距离	正常值为 6.5cm
胸颏间距	头部完全伸展、嘴闭合，下颌骨髁突至胸骨上缘切迹间的距离	正常值为 12.5cm
切牙间距	嘴完全张开时上下切牙的中线距离；无齿患者为牙龈间距离	正常值为 4~4.5cm
下颌前突	患者的下切牙位于上切牙前方	A 级：患者能将下切牙置于上切牙前面 B 级：下切牙和上切牙是尖对尖的 C 级：患者无法做到 A 级和 B 级的动作
颈部延伸	在完全屈曲和完全伸展时测量患者头部和颈部之间的角度；鼻梁是一个合适的参考点	屈曲和伸展分为 3 个等级：>100°、80°~100°、<80°。
上唇咬合试验（Khan、Kashfi 和 Ebrahimkhani，2003）	患者用下切牙咬住上唇	Ⅰ级：下切牙可以咬住上唇，使上唇完全看不见 Ⅱ级：下切牙可以咬住上唇，露出部分上唇 Ⅲ级：下切牙不能咬住上唇

通过结合其他的床旁检查(如张口度、甲颏间距或胸颏间距),Mallampati 分级的预测价值将得到提升,使阳性预测值提高到 100%,阴性预测值提高到 93%(Iohom、Ronayne 和 Cunningham,2003)。

通过上下切牙间距测量张口度是另一个重要的床旁检查,因为插管需要 3cm 的切牙间距,插入声门上气道装置则需要至少 2cm 的间距。

颈部活动受限可能妨碍气管插管时颈部的充分伸展。有关节炎、既往放疗史和根治性颈部手术的患者,其颈部活动度减少。放疗可使皮肤、皮下组织和肌肉僵硬,阻碍气管插管时颈部的充分伸展,放疗导致的颈部软组织僵硬造成舌头难以移动到下颌下间隙,阻碍声门视野并使插管困难。

上唇咬合试验(upper lip bite test,ULBT)被认为也是困难气管插管的有用预测指标。在最初的研究中报道, 与 Mallampati 分级相比,Ⅲ级 ULBT 能更好地预测插管困难(Khan 等,2003;Tremblay,2008)。

困难气管插管受到多因素的影响,虽然没有单一的检查可以使用和完全依赖,但是综合各项因素可以高精度地预测困难气道。因此,多因素评分系统和数值预测器已经被开发出来。但是,这种系统的复杂性限制了其在临床实践中的使用,例如:Wilson 和 El-Ganzouri 评分。

在日常实践中通常使用助记符号 LEMON 来评估气道。

• 看(面部特征如牙齿突出、下巴后缩、牙齿松动和其他提示难以进行气管插管的解剖特征,如张口度减小)。

• 评估(上下切牙间距以及甲颏间距。参数和正常值见表 7.1)。

• Mallampati 分级。

• 上气道阻塞的体征和症状提示困难气道的可能性;可能需要 CT/MRI 或鼻内镜检查来明确阻塞的程度和性质 (见下文“辅助检查”)。

• 颈部活动度见表 7.1。

辅助检查

大多数情况下床旁气道检查是足够的,但对困难气道的阳性预测值较低(Nørskov 等,2015)。在一些情况下需要更准确地评估气道病变状况,此时可以使用术前辅助工具,例如鼻内镜、虚拟内镜技术或超声检查。内镜检查是很灵活的,可由麻醉医生术前在手术室或病房进行。这对于识别上气道病变(例如水肿和畸形解剖结构)是有用的,尤其是在麻醉下因声门周围病变导致的全气道梗阻。如果想要预判光纤插管能否确保气道安全、可行,可以在术前使用气道辅助检查。但有一点麻醉医生需要谨记于心,咽部组织张力确保清醒患者的气道通畅, 但在麻醉状态下, 咽部张力降低、塌陷,会阻塞气道。

进一步的研究表明,诸如 CT 扫描和 MRI 检查在一般人群的气道评估中几乎没有价值。这些检查是在清醒患者中进行的,因此结果取决于检查进行时的呼吸状态,这可能无法适用于全身麻醉状态下的患者,患者在麻醉下的气道图像会发生改变。

虽然这些方法在一般人群中价值有限,但对已知气道异常的患者可能特别有用,如既往做过头颈部手术、肿瘤或其他生长性、放射性、创伤或先天性综合征的患者。需要注意的是,既往因肿瘤生长或手术曾行气管插管的患者气道可能已经发生了显著变化,使再次插管比过去更加困难。因此,麻醉医生应该寻找以前在麻醉记录单中标记的困难问题,但不要因平稳的气道管理记录而消除疑虑。全面详细的气道检查和警惕意识对困难气道管理来说至关重要。

拔管

困难气道患者的拔管是一个多方案的过程,应该很好地规划和执行。最近,英国的一些研究数据表明,在拔管期间和术后恢复期间时常发生呼吸系统并发症。

NAP4 中报道的并发症中有 1/6 出现在拔管阶段,另外 1/6 出现在恢复期。这个数字提醒我们,在拔管时和拔管后早期,必须保持警惕。拔管后并发症的风险增加与手术类型(如喉部或头颈部游离皮瓣手术)、手术持续时间、术中患者的位置(如 Trendelenberg 卧位或俯卧位)和肥胖患者的手术相关。一些患者可能需要择期行气管切开术来预防拔管后的问题。

困难气道协会指南(2011)提供了一个大纲,指导潜在困难气道患者的拔管计划(图 7.1 至图 7.3)。

小结

尽管有很多困难气道的预测方法,但它们本身都不足以预测困难气道。需要将这些方法组合使用,并考虑临床影像和患者病史,以提供更准确的风险评估。气道管理计划应该包括预测困难 MV、困难气管插管和拔管策略,如果有需要,还应制订颈前通路方案。术前应制订详细的计划,确保患者能够安全进行麻醉,或者在清醒状态下保持气道安全。

总之,术前气道评估不是一定要给出困难气道的确切风险,而是要识别这种风险,以便在麻醉诱导前制订气道管理计划并调整计划,

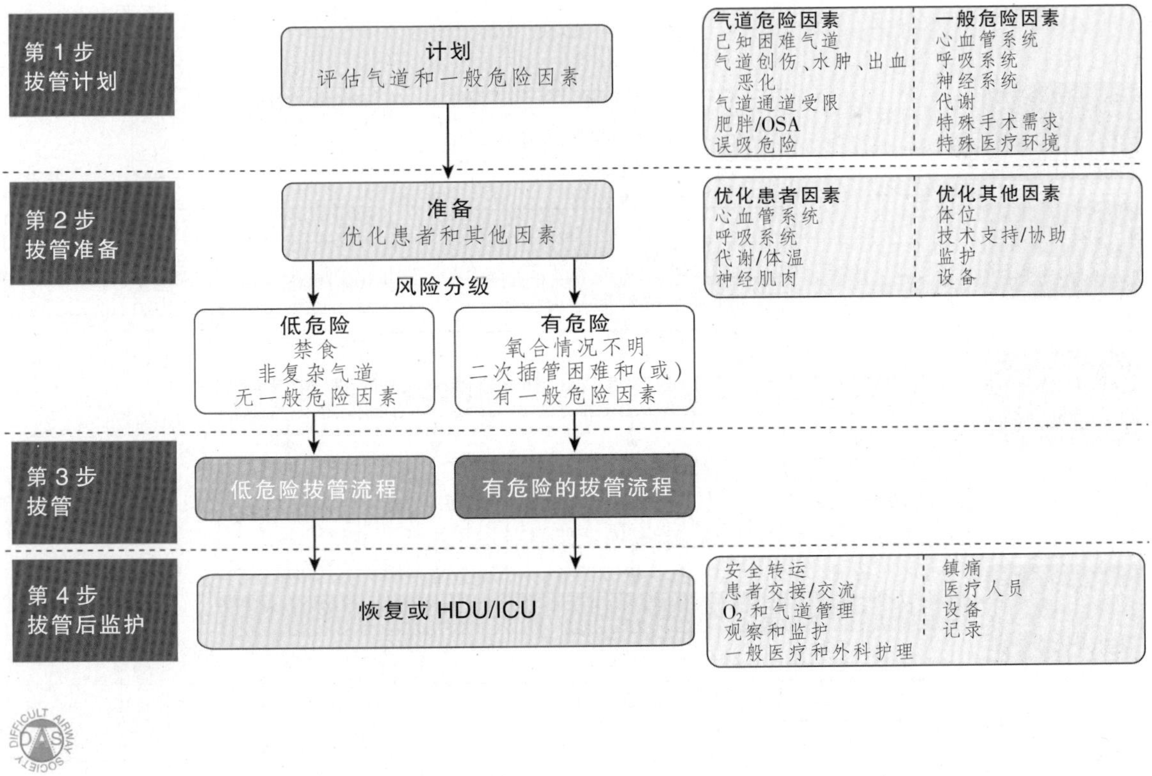

注:OSA,阻塞性睡眠呼吸暂停;HDU,高依赖康复病房;ICU,重症监护室。

图 7.1 拔管指南:基本流程。困难气道协会拔管流程(2011 年)。

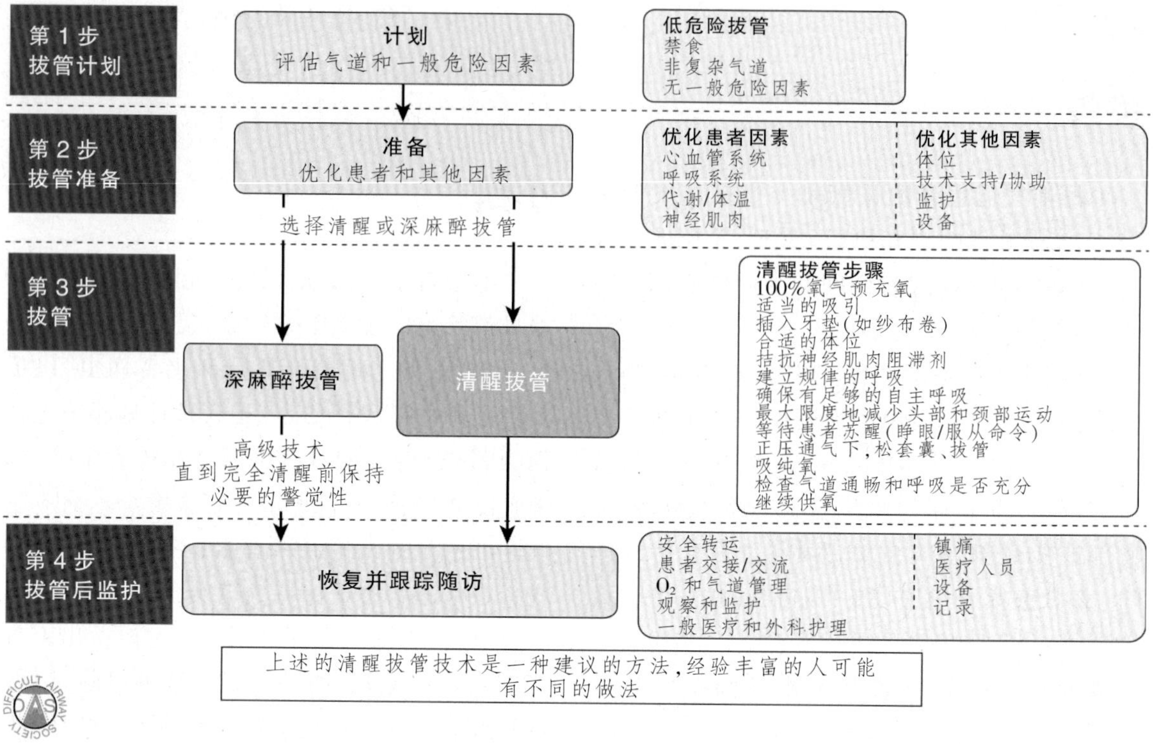

图 7.2 拔管指南:低危险流程。困难气道协会拔管流程(2011 年)。

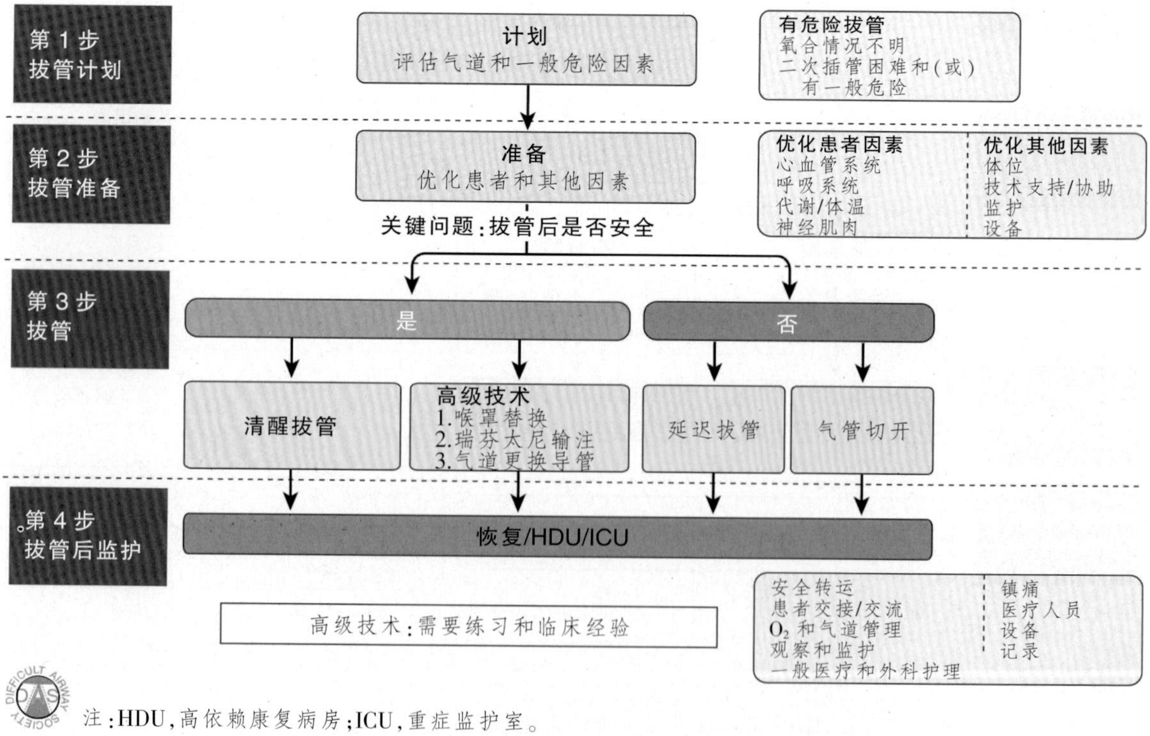

图 7.3 拔管指南:有危险流程。困难气道协会拔管流程(2011 年)。

将反复气管插管、气道和血流动力学并发症等意料之外的困难转变为可预计的困难气道。

（吴卓熙 译 张晓东 审校）

参考文献

Auroy, Y., Benhamou, D., Péquignot, F., Bovet, M., Jougla, E., & Lienhart, A. (2009). Mortality related to anaesthesia in France: analysis of deaths related to airway complications. *Anaesthesia*, **64**(4), 366–70.

Broomhead, R. H., Marks, R. J., & Ayton, P. (2010). Confirmation of the ability to ventilate by facemask before administration of neuromuscular blocker: a non-instrumental piece of information? *British Journal of Anaesthesia*, **104**, 313–17.

Calder, I. (2001). Acromegaly, the Mallampati, and difficult intubation. *Anesthesiology*, **94**(6), 1149–50.

Cortellazzi, P., Minati, L., Falcone, C., Lamperti, M., & Caldiroli, D. (2007). Predictive value of the El-Ganzouri multivariate risk index for difficult tracheal intubation: a comparison of Glidescope® videolaryngoscopy and conventional Macintosh laryngoscopy. *British Journal of Anaesthesia*, **99**(6), 906–11.

De Hert, S., Imberger, G., Carlisle, J., Diemunsch, P., Fritsch, G., Moppett, I., … Smith, A. (2011). Preoperative evaluation of the adult patient undergoing non-cardiac surgery: guidelines from the European Society of Anaesthesiology. *European Journal of Anaesthesiology*, **28**(10), 684–722.

Eberhart, L. H., Arndt, C., Aust, H.-J., Kranke, P., Zoremba, M., & Morin, A. (2010). A simplified risk score to predict difficult intubation: development and prospective evaluation in 3763 patients. *European Journal of Anaesthesiology*, **27**(11), 935–40.

El-Ganzouri, A. R., McCarthy, R. J., Tuman, K. J., Tanck, E. N., & Ivankovich, A. D. (1996). Preoperative airway assessment: predictive value of a multivariate risk index. *Anesthesia & Analgesia*, **82**(6), 1197–1204.

Hillman, D. R., Platt, P. R., & Eastwood, P. R. (2003). The upper airway during anaesthesia. *British Journal of Anaesthesia*, **91**, 31–9.

Iohom, G., Ronayne, M., & Cunningham, A. (2003). Prediction of difficult tracheal intubation. *European Journal of Anaesthesiology*, **20**(01), 31–6.

Khan, Z. H., Kashfi, A., & Ebrahimkhani, E. (2003). A comparison of the upper lip bite test (a simple new technique) with modified Mallampati classification in predicting difficulty in endotracheal intubation: a prospective blinded study. *Anesthesia & Analgesia*, **96**(2), 595–9.

Khan, Z. H., Mohammadi, M., Rasouli, M. R., Farrokhnia, F., & Khan, R. H. (2009). The diagnostic value of the upper lip bite test combined with sternomental distance, thyromental distance, and interincisor distance for prediction of easy laryngoscopy and intubation: a prospective study. *Anesthesia & Analgesia*, **109**(3), 822–4.

Kheterpal, S., Han, R., Tremper, K. K., Shanks, A., Tait, A. R., O'Reilly, M., & Ludwig, T. A. (2006). Incidence and predictors of difficult and impossible mask ventilation. *Anesthesiology*, **105**(5), 885–91.

Kheterpal, S., Martin, L., Shanks, A. M., & Tremper, K. K. (2009). Prediction and outcomes of impossible mask ventilation: a review of 50,000 anesthetics. *Anesthesiology*, **110**(4), 891–7.

L'Hermite, J., Nouvellon, E., Cuvillon, P., Fabbro-Peray, P., Langeron, O., & Ripart, J. (2009). The Simplified Predictive Intubation Difficulty Score: a new weighted score for difficult airway assessment. *European Journal of Anaesthesiology*, **26**(12), 1003–9.

Langeron, O., Masso, E., Huraux, C., Guggiari, M., Bianchi, A., Coriat, P., & Riou, B. (2000). Prediction of difficult mask ventilation. *Anesthesiology*, **92**(5), 1229–36.

Mallampati, S. R., Gatt, S. P., Gugino, L. D., Desai, S. P., Waraksa, B., Freiberger, D., & Liu, P. L. (1985). A clinical sign to predict difficult tracheal intubation: a prospective study. *Canadian Anaesthetists' Society Journal*, **32**(4), 429–34.

Mashour, G. A., Kheterpal, S., Vanaharam, V., Shanks, A., Wang, L. Y.-J., Sandberg, W. S., & Tremper, K. K. (2008). The extended Mallampati score and a diagnosis of diabetes mellitus are predictors of difficult laryngoscopy in the morbidly obese. *Anesthesia & Analgesia*, **107**(6), 1919–23.

Myneni, N., O'Leary, A. M., Sandison, M., & Roberts, K. (2010). Evaluation of the upper lip bite test in predicting difficult laryngoscopy. *Journal of Clinical Anesthesia*, **22**(3), 174–8.

Naguib, M., Scamman, F. L., O'Sullivan, C., Aker, J., Ross, A. F., Kosmach, S., & Ensor, J. E. (2006). Predictive performance of three multivariate difficult tracheal intubation models: a double-blind, case-controlled study. *Anesthesia & Analgesia*, **102**(3), 818–24.

Nørskow, A. K., Resenstock, C. V., Wetterslev, J., Astrup, G., Afshari, A., Lundstrøm, L. H. (2015). Diagnostic accuracy of anaesthesiologists' prediction of difficult airway management in daily clinical practice: a cohort study of 188 064 patients registered in the Danish Anaesthesia Database. *Anaesthesia*, **70**, 272–81.

Patel, A. I. (2014). Facemask ventilation before or after neuromuscular blocking drugs: where are we now? *Anaesthesia*, **69**(8), 811–15.

Samsoon, G., & Young, J. (1987). Difficult tracheal intubation: a retrospective study. *Anaesthesia*, **42**(5), 487–90.

Tremblay, M.-H., Williams, S., Robitaille, A., & Drolet, P. (2008). Poor visualization during direct laryngoscopy and high upper lip bite test score are predictors of difficult intubation with the GlideScope® Videolaryngoscope. *Anesthesia & Analgesia*, **106**(5), 1495–1500.

Xue, F. S., Cheng, Y., & Li, R. P. (2013) Facemask ventilation and neuromuscular blockade in anesthetized patients. *Anesthesiology*, **118**, 991–2.

第8章
肾脏疾病

Iain A. M. MacPhee

要点

- 随着年龄的增长，患慢性肾脏病(chronic kidney disease，CKD)的风险增加，其中肾小球滤过率(glomerular filtration rates，GFR)<60mL/(min·1.73m^2)的患者较为常见。近1/4的住院患者患有急性肾损伤(acute kidney injury，AKI)。
- 肾脏在调节身体内环境稳定中起核心作用，包括调节循环血容量、控制血压和血浆电解质组成等，因此，肾功能受损会对麻醉产生重大影响。
- 患有肾脏疾病的患者的高血压和其他心血管疾病的发病率会增加。应采用系统的方法来识别如冠状动脉疾病等风险，以期进行再血管化或行其他的优化干预措施。
- 无论患者是否存在低血容量，约1/3的老年患者的急性肾损伤由围术期低血压造成。术前应仔细地评估患者血容量状况，然后采取适当措施使患者血容量达到正常。
- 麻醉医生应熟悉电解质失衡、代谢性酸中毒的处理方法，以及经肾脏消除的药物的药代动力学。
- 肾脏疾病患者会经常发生贫血，导致围术期出血的风险增加。

引言

肾脏在维持身体内环境稳定中起核心作用，并且影响着麻醉实践的很多方面。肾脏在调节循环血容量、血压、血浆电解质组成以及作为内分泌器官调节贫血和钙稳态等方面具有重要作用。肾脏在清除包括尿素和多余的氢离子等代谢废物中起着关键作用。同样，很多药物通过肾脏直接排出或形成水溶性代谢物后经肾脏排出。

肾脏疾病概述

随着年龄的增长，患慢性肾脏病(CKD)的风险增加。肾小球滤过率<60mL/(min·1.73m^2)的CKD患者相对常见，它在英国的年龄标准化患病率为8.5%。可以在NICE临床指南182(www.nice.org.uk/Guide/cg182)中找到关于CKD筛查及管理的全面证据。终末期肾病(end-stage renal disease，ESRD)在英国并不常见，2013年的发病率为每百万人口109例。行肾脏替代治疗患者的发病率为每百万人口888例，其中52%接受了功能性肾移植，42%接受了血液透析，6%接受了腹膜透析。在2012—2013年，英国每百万人口中有209例的急性肾损伤(AKI)较为严重并且需要肾脏替代治疗

(Kohle 等,2015)，而更多患者的 AKI 程度较轻,通常占住院患者的 15%~20%。

肾脏疾病患者的评估

肾小球滤过率

正常的肾小球滤过率(GFR)为 90~120mL/(min·1.73m²)，从 30 岁起每年下降约 1mL/(min·1.73m²)。若需要测量精确 GFR,我们通常是测量静脉中示踪分子(如碘海醇或 Cr51 标记的 EDTA 等)的清除率。通常情况下无须精确测量 GFR,但是在评估活体肾捐赠者的潜在肾功能或者在使用治疗指数较窄和肾脏难以清除的化疗药物时，精确测量 GFR 是非常重要的。使用肌酐作为生物标志物来评估 GFR 的方法更加实用。最近引入的用于测量 GFR 的胱抑素 C(Cystatin-C),虽然测量 GFR 的效果优于肌酐，但是使用胱抑素 C 测量 GFR 的方法还未普及。已不再使用测量 24 小时内生肌酐清除率的方法测量 GFR,主要原因为患者不能及时收集尿液,从而导致准确度不高。对于放置膀胱导尿管的住院患者,通过实时监测内生肌酐清除率可计算出较为准确的 GFR。肌酐是骨骼肌的代谢副产物,其在血浆中的稳定状态依赖于按肌肉质量成比例的生成率和肾脏对其排泄率之间的平衡,肾脏对肌酐的排泄主要通过肾小球滤过,而肾小管分泌占少部分。肌肉量大的人与晚期肾功能受损的瘦弱患者的血清肌酐浓度可能相同。因此,无法确定血清肌酐的正常范围。一些药物(如甲氧苄啶)可以抑制肾小管分泌肌酐,导致血清肌酐浓度升高,但 GFR 无变化。GFR 与血清肌酐呈对数关系，在 GFR 降至正常值的 50%以下之前，血清肌酐浓度的升高幅度相对较小，但随着 GFR 的进一步下降，血清肌酐浓度的升高速度变快。以下公式是使用评估肌肉质量参数计算出的估计肾小球滤过率(eGFR)。Cockcroft-Gault 公式使用性别、年龄和体重参数，而使用更广泛的肾脏疾病饮食修订方案(modification of diet in renal disease,MDRD)和慢性肾脏病-流行病学(chronic kidney disease-epidemiology,CKD-EPI)合成公式使用标准实验室参数。按惯例,GFR 的描述单位是每 1.73m² 体表面积。便携式设备中广泛使用这些公式来计算 GFR。在解读 eGFR 时需要注意以下几点：广泛运用于实验室报告中的 MDRD 方程是从大多数 GFR<60mL/min 的 CKD 患者中推导出来的，因此，当 GFR>60mL/min 时,该公式变得不可靠。另外,检验报告中 GFR ≥60mL/(min·1.73m²) 时表明数值超过了估计范围,而不表示检验结果是正常的。最近引入的 CKD-EPI 公式在整个 GFR 范围中效能更好(Levey 等,2009)。但是这些公式尚未在急性肾损伤患者中得到验证。

CKD 和 AKI 均是按照 GFR 的降低程度进行分类的。改善全球肾脏病预后组织(KDIGO)(表 8.1)的分类在全球应用最为广泛。CKD5 期不完全等同终末期肾病。2013 年,在英国需要透析患者的估计 GFR(eGFR)的平均值为 8.5mL/(min·1.73m²)(www.renalreg.org)。无论 CKD 的病因是什么，随着 GFR 的下降，病情最终会逐渐发展。控制血压,特别是使用 ACEI 或血管紧张素-Ⅱ受体阻滞剂,可以减缓

表 8.1 慢性肾脏病 KDIGO 分期

GFR 分类	GFR[mL/(min·1.73m²)]
G1	>90
G2	60~89
G3a	45~59
G3b	30~44
G4	15~29
G5	<15

注:KDIGO,改善全球肾脏病预后组织;GFR,肾小球滤过率。

CKD 的进展。

AKI 也是根据血清肌酐浓度和尿量进行分类的(表 8.2)。

蛋白尿

少量蛋白质通常可通过肾小球滤过,并被肾小管分解。肾小管功能障碍可能导致少量蛋白尿,但一般来说,明显的蛋白尿提示肾小球疾病。尿液棒测试是半定量试验,只检测白蛋白。考虑到实用性问题,测量 24 小时尿蛋白的方法已经不再使用,取而代之的是测定尿中白蛋白或蛋白质与肌酐的比值,以纠正尿浓度的变化。目前 CKD 的 KDIGO 分类包括蛋白尿程度(改善全球肾脏病预后组织 CKD 工作组,2013),见表 8.3。

表 8.3 KDIGO 白蛋白尿类慢性肾病

ACR 分期	白蛋白/肌酐比值(mg/mmol)
A1	<3
A2	3~30
A3	>30

注:ACR,白蛋白肌酐比。

血流动力学

血容量

随着年龄的增长,AKI 对低血容量敏感性增加,既往这种情况在 CKD 患者中更为常见。在伴或不伴低血容量情况下,约 1/3 的老年 AKI 病例由围术期低血压引起。接受透析治疗的 ESRD 患者有一些值得保护的残余尿量,因为这可能对预防慢性体液超负荷有重要意义。糖尿病或骨髓瘤患者对低血容量特别敏感。术前应仔细评估血容量情况,然后采取适当措施补足血容量。ESRD 和有肺水肿体征的患者术前需要透析以清除过多体液。无尿患者的围术期管理具有挑战性,这些患者患心血管疾病的风险很高, 虽然低血容量不利于这类患者,但是避免患者体液负荷过量也同样重要。因为围术期很难把过多的体液排出。虽然监测中心静脉压有助于指导液体管理,但由于患者以前行透析治疗,使中心静脉置管很困难。其他监测工具(如脉搏波形分析或者经食管超声多普勒等)是更加先进的监测方法。血液透析患者术前胸部 X 线检查最好在透析后进行, 因为与患者血液透析前相比,患者血液透析后的肺循环血量更接近最佳血容量,而患者透析前的肺循环血量往往是超负荷的。

血压

肾脏在调节全身血压方面起核心作用。高

表 8.2 急性肾损伤的 KDIGO 分期(改善全球肾脏病预后组织 AKI 工作组,2012)

分期	血清肌酐	尿量
1	1.5~1.9 倍基础值 或≥27μmol/L(0.3mg/dL)	<0.5mL/(kg·h)持续 6~12h
2	2.0~2.9 倍基础值	<0.5mL/(kg·h)持续≥12h
3	3.0 倍基础值 或≥354μmol/L(4.0mg/dL) 或启动肾脏替代疗法 或患者<18 岁,eGFR<35mL/(min·1.73m²)	<0.3mL/(kg·h)持续 ≥24h 无尿 ≥12h

注:GFR,肾小球滤过率。

血压在肾脏疾病患者中很常见，这是因为肾脏疾病患者体内盐和水慢性潴留或肾脏缺血区产生肾素。接受血液透析治疗的患者通常会因透析前的液体过多而出现高血压，在透析结束后，由于液体排出而使血压正常。高血压是心血管疾病的一个关键危险因素，将在本章后面进行讨论。患者动脉血管硬化或者由于透析治疗的需要而造成的动静脉瘘，将使有创动脉监测变得困难。

CKD 患者的心血管疾病

心血管疾病概述

肾小球滤过率与患心血管疾病的风险呈负相关。在没有心肌梗死的情况下，心源性猝死是肾衰竭患者最常见的死亡原因。肾脏疾病患者心血管疾病复杂，这种患者通常存在动脉粥样硬化和非动脉粥样硬化改变，包括内皮功能障碍、动脉壁增厚和血管钙化导致动脉僵硬。在CKD患者中，电子束CT扫描发现发生冠状动脉钙化年龄较一般人群更小，并且钙化评分高于一般人群。一些非典型心血管疾病危险因素也是重要的，包括钙、磷酸盐和甲状旁腺激素异常，以及炎症、氧化应激、维生素D缺乏和贫血。最近，尿酸盐潴留也被认为是心血管疾病的危险因素。典型动脉粥样硬化疾病和传统的心血管危险因素的发病率也很高，特别是高血压和糖尿病。心力衰竭和心律失常是比闭塞性动脉疾病更常见的死亡原因。

心功能

一项关于透析患者超声心动图特征的经典研究发现，44%的患者有向心性左心室肥大(left ventricular hypertrophy，LVH)，30%的患者有心室容积扩张(Foley 等，1995)。LVH 可能由动脉硬化和高血压导致左心室后负荷过高所致，而心室容积扩张由慢性体液潴留(即心室前负荷增加)所致。贫血是LVH的另一个关键危险因素，用促红细胞生成素治疗贫血可能会改善LVH。应在透析之后行超声心动图检查，这是非常有必要的，因为当患者体内液体超负荷时，此时经超声心动图检查所得的心功能可能较患者真实的心功能低，而当患者血液透析后，其血容量达到最佳，此时患者的心功能较为真实，这是因为血液透析通过改善患者血容量而改善患者的心功能。心脏MRI结果与容积无关，同时也发现15%LVH患者的心脏存在收缩功能障碍。进一步观察到15%伴有收缩功能障碍患者的左心室扩张与冠状动脉疾病负荷过重相关(Mark 等，2006)。肾源性系统性硬化症是使用钆造影剂而出现的并发症，这一发现阻止了患有严重肾功能损害的患者继续行心脏MRI检查。心肌肥大使心肌毛细血管密度降低，这使患者即使没有动脉闭塞性疾病，也同样会导致缺血。心内传导阻滞易导致心律失常，心内传导阻滞在透析患者中的发生率比一般人群高出2~3倍。舒张功能障碍是由于动脉硬化导致舒张压降低，其本身就可能降低冠状动脉灌注并使心室舒张功能降低。心脏舒张功能障碍的患者对血容量变化特别敏感，例如，血液透析时低血压与过多的液体流失有关，以及肺水肿时与液体过多有关。目前尚不清楚尿毒症患者代谢改变所致尿毒症心肌病是否由这些因素共同导致。约20%的透析患者存在收缩功能障碍，约50%的透析患者存在舒张功能障碍。二尖瓣和主动脉瓣钙化在透析患者中的发生率是正常人的4倍，从而有可能导致瓣膜狭窄或反流。肾移植虽然不能使患者完全恢复正常，但可以使患者的大部分指标得到改善。

糖尿病是目前最常见导致肾脏疾病的病因之一，自主神经病变是糖尿病肾病的常见并发症。尿毒症本身容易引起自主神经病变。尿毒症性心包炎合并心包积液在临床上极少见，很少对该类患者行肾脏替代治疗。

肾脏疾病患者心血管危险因素的评估

患者在肾移植后的第一个月,约50%的死亡是由于心血管疾病。因此,隐匿性心脏病的检查和心血管风险评估是肾移植前评估的主要方面。用于肾移植患者的标准评估方法作为肾脏疾病患者心血管疾病的评估方法。但对等待肾移植的患者来说,以上方面通常不进行常规评估,这些不是肾脏疾病患者常规管理的一部分。在这一领域中,支持以上评估方法的证据很少,并且在临床实践中也存在很大分歧。

超声心动图检查可根据患者检查前记录的血容量状况来定量分析左心室功能,通常这些患者在最佳血容量时的心功能会更好。LVH和心脏瓣膜疾病很特殊,因为它们可使心脏瓣膜钙化,因此需要早期识别这两类疾病。

为了重建血管或定义风险,正在采用一种以风险为基础的方法来识别冠状动脉疾病(Atkinson等,2011)。对于年龄小于50岁、无糖尿病史、无心绞痛史、既往无心脏或脑血管事件或周围血管疾病、心电图正常或心电图改变符合孤立LVH的患者,无须进一步调查。对于风险较高的患者,有人主张在进行冠状动脉造影之前,采用心肌缺血功能测试的方法代替冠状动脉造影,以识别这些高危因素。尽管动态心电图能够提供一个整体的功能测试,但是它依旧达不到要求。6分钟步行试验在预测围术期低死亡率方面要优于Bruce方案。应根据当地的医疗水平和实用性来选择用负荷超声心动图试验还是核素显像试验。那些有明确可诱发缺血证据的患者依赖常规预后指征进行冠状动脉造影和再血管化(见心血管疾病章节)。所有患者在麻醉前均应行12导联心电图检查。

降低心血管疾病风险的措施

已证实β受体阻滞剂对血液透析患者的预后有好处,许多ESRD患者需要长期服用β受体阻滞剂。在围术期停用β受体阻滞剂是否有危害方面存在一些争议,但继续使用β受体阻滞剂可能是最安全的。请见第1章。

电解质异常

钾

人体血钾浓度被严格地控制在3.5~5.3mmol/L范围内,这主要是通过肾脏对钾的排泄来实现的。一般认为麻醉可接受的血钾浓度范围为3.5~5.5mmol/L。透析是无尿患者清除体内多余钾的唯一选择。血液透析后特别需要注意的是,血液透析后血钾浓度往往低于正常范围,但在透析后1~2小时内迅速反弹。这提醒我们在透析结束时,不要过早纠正透析后低钾血症。

高钾血症

高钾血症很常见,主要由于肾脏排泄减少或由于患者酸中毒而导致细胞内的钾离子转移到细胞外。去极化肌肉松弛剂,尤其是琥珀胆碱,通过释放细胞内钾来增加血钾,通常使血钾浓度增加0.5mmol/L。围术期高钾血症的其他原因包括血液重吸收和创伤组织,以及静脉输注含钾液体等。终末期肾病患者应避免输注哈特曼氏溶液。血钾<6.0mmol/L很少出问题,但大多数麻醉医生在患者血钾>5.5mmol/L时,便不愿为患者进行麻醉。高钾血症最严重的后果是心律失常,特别是心搏骤停和心室颤动。高钾血症典型的心电图特征是P波消失或低平,QRS波增宽,T波高尖。

高钾血症的围术期处理

如果心电图提示高钾血症,为了使心肌稳定及防止心律失常,应缓慢静脉滴注10%葡萄糖酸钙或氯化钙10mL(最快速度为2mL/min),必要时在30~60分钟后重复输注。胰岛素可以使钾离子从血浆进入细胞内,可以静脉输注10~20U的可溶性胰岛素与50%葡萄糖溶液50mL(或相当于20%的葡萄糖,这种情况较少导致静脉硬化)。如果高钾血症持续数个小时,可以重复输注上述溶液。这时应该每小时检查一次血糖。对于严重酸中毒患者,静脉输注碳酸氢钠溶液可使血浆中钾离子经细胞膜与氢离子交换而进入细胞内。β肾上腺素能激动剂可降低血钾浓度,但20%~40%患者仅有轻度降低(<0.5mmol/L)。使用控制通气的方式来防止呼吸性酸中毒对纠正高钾血症是有帮助的。口服离子交换树脂治疗高钾血症可能是无效的。肾功能受损患者由于自身不能调节血钾浓度而产生高钾血症,因此,肾功能受损是肾脏替代治疗的一个指征。对围术期高钾血症患者的术前准备如下:如果患者有明显的肾功能受损或为终末期肾病,最好选择透析治疗,而不选择药物控制血钾,这样是为了避免围术期出现难以控制的高钾血症。高钾血症是严重肾受损患者全身麻醉后的一个潜在严重问题。若术后血钾为>6.0mmol/L,应对患者进行透析治疗。对于终末期肾病患者来说,内科治疗高钾血症是不合适的。

低钾血症

低钾血症在肾脏疾病患者中不常见。但是,其可以使噻嗪类或襻利尿剂的治疗变得复杂,腹膜透析通常导致患者慢性轻度低血钾。肾小管失钾包括盐皮质激素过多、遗传性肾小管疾病(Bartter、Gittelman和Liddle综合征)、远端肾小管性酸中毒(1型)、慢性碱中毒和镁缺乏。腹泻可导致钾经胃肠道严重流失,尤其是分泌性腹泻和泻药滥用所致的腹泻。输尿管乙状结肠造口术是一种现在很少使用的手术,会导致大量的钾经胃肠道丢失。持续性呕吐是导致急性碱中毒最常见的原因。急性碱中毒时,血浆中的钾离子与细胞内的氢离子进行交换而进入细胞,导致低钾血症。体内大部分钾离子(>98%)存在于细胞内,血浆钾离子含量不能准确地反映体内钾离子总量。对于已确定的低钾血症患者,当其血浆钾浓度为3mmol/L时,则表明患者体内钾离子总量已缺少300mmol。

低钾血症的围术期处理

低钾血症容易导致快速性心律失常,并增强地高辛和延长心脏QT间期药物的致心律失常作用。当血浆钾<3mmol/L时,需要补钾。当患者服用致心律失常药物或者患者存在已知的心脏病,则当血浆浓度<3.5mmol/L时就应当补钾。口服补钾是最安全的方法,但对于紧急手术是不可行的。口服补钾的常用剂量为40~120mmol/d,最大剂量为300mmol/d。当患者有以下几种情况时:症状(心律失常、瘫痪、肝性脑病)、血浆钾浓度<2.5mmol/L、口服不耐受或由于其他因素不能口服补钾时,均需要经静脉补钾。一般经大静脉进行静脉补钾,其输注速度一般不超过20mmol/h(不超过200mmol/d)。若患者血浆钾浓度<2mmol/L并伴有心律失常,可给予40mmol K^+ 静脉输注,但输注时间应长于1小时。由于通过外周静脉输注高浓度含 K^+ 溶液有发生血栓性静脉炎的风险,因此最好是通过中心静脉输注。静脉血浆置换时应反复测量血浆或血清钾浓度,尤其是肾受损患者,与此同时应进行持续心电监护。

钠和水概述

血浆钠浓度异常通常是由于水的异常摄入或排泄,而钠潴留不是主要问题。要注意是由肾小管疾病引起的盐耗性肾病以及由于盐皮质激素缺乏或过量引起的低钠血症或高钠血症。血浆钠浓度快速变化可能会产生神经系统方面的问题，这是由于液体进入或离开神经元而导致渗透压变化。应避免24小时内血浆钠浓度向高或低两个方向的波动大于8mmol/L。

低钠血症

低钠血症的定义为血浆钠浓度<133mmol/L，但是血浆钠浓度在125mmol/L以上或血浆钠浓度在24小时内下降超过20mmol/L也很少出现问题。低钠血症的常见症状有：恶心、头痛、乏力、肌痉挛，重度缺钠时会出现神志不清、惊厥或昏迷。血浆钠浓度<120mmol/L或有症状的低钠血症患者不应行择期手术。

低钠血症通常是医源性的：使用利尿剂会导致低钠血症，其机制是利尿剂阻止钠的重吸收。一些药物（包括质子泵抑制剂、一些抗抑郁药物和卡马西平）都能促进肾脏保水。肾功能受损患者过量饮水可导致低钠血症。由于肾素血管紧张素系统的激活，严重心力衰竭或肝衰竭时的水潴留，实际上会导致体内钠含量过多的患者出现低钠血症。

指导管理的关键点是关注患者的尿钠浓度、尿渗透压和血浆渗透压。通常低钠血症患者的血浆渗透压也降低，若出现低钠血症，而血浆渗透压正常或升高，则表明存在葡萄糖、甘露醇、尿素或乙醇等渗透活性物质。治疗低钠血症需要对患者进行血容量评估。对于低血容量患者，应停用利尿剂，并适时使用止吐药。静脉输注0.9%氯化钠溶液可使血容量恢复正常。钠的需要量计算公式为：钠需要量(mmol)=0.6×体重(kg)×[血钠预期值(mmol/L)－血钠测得值(mmol/L)]。对于血容量正常的患者，应停止使用利尿剂，同时治疗甲状腺功能减退症或盐皮质激素缺乏症。水摄入量应限制在1L/d。若限制水摄入依然无效，则可选择地美环素进行治疗。对于高血容量患者，每天限制摄入1L的水通常是有效的。对于正常血容量或高血容量的低钠血症患者，可以考虑使用血管升压素受体拮抗剂托伐他坦来促进水的排出，而此时不会造成钠丢失。应为抽搐或其他危及生命的低钠血症患者预留高渗盐水，并在专家指导以及密切监测的情况下，为这种患者补充高渗盐水。

高钠血症

高钠血症的定义为血浆钠浓度>146mmol/L，但通常只有当血浆钠浓度>155mmol/L或在24小时内迅速升高(>20mmol/L)时才具有临床意义。血浆钠浓度>155mmol/L时，不应行择期手术。

高钠血症通常由失水或水摄入不足引起，而不是因为钠潴留。中枢性或肾性尿崩症以及高血糖引起的渗透性利尿均可导致过度失水。高钠血症的症状从轻度意识模糊到昏迷。

处理高钠血症首先要减少失水，包括服用止吐剂、停止使用利尿剂以及治疗腹泻。所需补水量的计算公式为：所需补水量(L)=体重(kg)×0.6×{[血钠测得值(mmol/L)－140]/140}。

在补足患者每天的持续丢失量以及生理需要量的前提下，每24小时还应补充上面所计算的所需补水量的1/3。最安全的补水方法是口服补水，如果不能进行口服补水，也可以鼻饲补水。如果需要静脉补液，可用5%的葡萄糖液。每天检查血清钠浓度，确保24小时变化不超过8mmol/L。

代谢性酸中毒

肾小球滤过率降低会导致肾脏排泄氢离子减少，从而导致代谢性酸中毒，同时由于呼吸代偿作用使得血浆HCO_3^-浓度降低。近端（2型）肾小管性酸中毒(renal tubular acidosis，RTA)由近端肾小管对HCO_3^-重吸收障碍所致，HCO_3^-就会大量丢失，这种情况在严重腹泻时也会发生。远端肾小管性酸中毒由远端肾小管内 HCO_3^-再生不足所致。1 型 RTA 由钾排泄增多而导致肾小管排泄氢离子减少所致，同时还导致低钾血症。4 型 RTA 是由慢性间质性肾脏病引起的低肾素血症性低醛固酮血症，在糖尿病患者中尤为常见，可引起酸中毒和高钾血症。RTA 患者的尿 pH 值≥5.4。一般是通过口服碳酸氢钠和枸橼酸钾等来治疗 RTA 患者。

计算阴离子间隙有助于阐明发生代谢性酸中毒的原因。血浆钠离子浓度与钾离子浓度之和比氯离子浓度与碳酸氢根离子浓度之和高 8~17mmol/L。阴离子间隙主要由未测定的阴离子造成。代谢性酸中毒的阴离子间隙正常是因为 HCO_3^-减少量与氯离子增加量相同。肾小球滤过率下降的患者由于氢离子清除障碍，导致阴离子间隙也是正常的。对于尿毒症患者来说，由于未测定的阴离子较多，包括乳酸、酮酸、乙醇、甲醇、乙二醇、水杨酸、硫酸盐以及磷酸盐，造成尿毒症患者的阴离子间隙增大。

代谢性酸中毒治疗的目标是将动脉血 pH 值提高到 7.2 左右，因为当 pH 值高于 7.20 时发生心律失常的可能性较低，心肌收缩力恢复较快。肾衰竭伴酸中毒和容量衰竭的患者，应补充 1.4%的碳酸氢钠溶液。若患者不能行补液治疗，则需要考虑透析治疗。

钙和磷

维生素 D 的合成需要在肾脏中进行 1-羟化作用，对于慢性肾损伤的患者，有发展为低钙血症的趋势。阿法骨化醇是一种治疗低钙血症的药物，但在治疗之后可能导致高钙血症。甲状旁腺激素(parathyroid hormone，PTH)分泌增加，使血浆钙维持在正常范围内，同时由于高钙血症使甲状旁腺失去正常的反馈调节作用，导致长期慢性刺激使甲状旁腺发生 3 级甲状旁腺功能亢进症。甲状旁腺激素可以使骨骼释放钙和磷，对于肾功能正常的人来说，当血磷升高时，磷经肾脏排泄增加，而有肾功能严重受损的患者则不会出现磷排泄增加。终末期肾病和明显的甲状旁腺功能亢进症患者在肾移植前常常出现明显的高磷血症，但在移植后由于肾脏对磷的排泄增加，患者可能发生危险的低磷血症。免疫抑制剂他克莫司也会增加肾脏的排磷作用。

对于严重肾受损的患者，肾脏对磷排出量不足以清除饮食中的磷以及在甲状旁腺素作用下从骨骼中释放的磷。成纤维细胞生长因子 23(fibroblast growth factor 23，FGF-23)是一种促磷排泄剂，在维持正常血浆磷浓度方面有一定的作用，其血浆浓度在 CKD 早期便开始升高。然而随着 CKD 患者病情的进展，FGF-23 的排磷效应会消失，高磷血症与血管钙化和硬化有关。血浆 FGF-23 浓度升高与心血管死亡率增加相关，这是肾脏对磷排泄减少的一个标志。减少血浆磷浓度的措施包括限制含磷酸盐食物的摄入以及就餐时服用磷酸盐胶黏剂。成本最低的磷酸盐胶黏剂是钙盐，但使用钙盐可能会导致高钙血症，进而钙和磷的升高将使血管钙化。

3 级甲状旁腺功能亢进症可通过甲状旁腺切除术或拟钙剂西那卡塞片来治疗。在进行甲状旁腺切除术前，患者需要服用阿法骨化醇，同时由于术后血清钙浓度往往急剧下降，患者术后需要大量口服钙剂或静脉补钙。

血液病

贫血和输血

在缺氧状态下肾髓质成纤维细胞产生的促红细胞生成素是红细胞生成的关键因素。促红细胞生成素缺乏所致的正细胞正色素性贫血是慢性肾脏病的常见特征。英国肾脏协会指南建议使用铁剂和重组促红细胞生成素治疗这种类型的贫血，其目标是使血红蛋白达到

100~120g/L。当血红蛋白达到80~100g/L时便可以为患者进行麻醉,但此时需要考虑围术期失血的风险。高血压是使用促红细胞生成素治疗贫血后出现的一个主要并发症。当为肾功能受损的患者输血时,需要考虑几个重要的问题。临床上为肾移植的患者输血可能会有产生人类白细胞抗原免疫反应的风险,尽管目前输注的去白细胞红细胞已经降低了这种风险,但是仍然要尽量避免输血。为患者输血不可避免地会导致血钾升高,肾功能正常的患者很容易清除这些多余的钾,但对于接受肾脏替代治疗的患者,则有发生高钾血症的风险。在条件允许的情况下,可以在透析期间给患者输血。如果条件不允许,输血后应监测血钾浓度。随着去白细胞红细胞使用得越来越多,目前巨细胞病毒(cytomegalovirus,CMV)的传播已罕见了,并且使用CMV筛查方法对肾移植患者进行CMV筛查的做法也越来越少。

尿毒症出血

终末期肾病患者血小板功能异常,同时贫血也使出血倾向加重。虽然透析可以降低出血倾向,但并不能完全解决这一问题。对于止血困难的患者,在50mL 0.9%生理盐水中加入去氨升压素0.3~0.4μg/kg(最大剂量为20μg),经静脉为患者输注30分钟以上,可以使这种患者的出血时间减少。这种效应可能是通过释放Ⅷ因子而产生的,并会在1小时内起效。这种情况下去氨升压素的使用剂量是治疗尿崩症所需剂量的10倍,所以不要因为使用了过多去氨升压素而惊慌。如果继续出血,6小时后重新给药仍然是有效的。共轭雌激素对止血有一定的效果。经典给药方案为0.6mg/kg静脉滴注30~40分钟,每天1次,连续给药5天。这种止血方案起效时间为6小时,5~7天产生最大效应,效应持续时间为14~21天。另一种选择是使用冷沉淀或新鲜冷冻血浆控制出血。

药代动力学

许多药物及其代谢产物依赖于尿液排出体外。对于每名肾功能正常的患者,药物负荷剂量通常是相同的,但维持剂量需要进行调整。酸中毒和低蛋白血症使结合蛋白的药物减少,从而使游离状态的药物增多。阿片类药物的葡萄糖醛酸代谢产物会在肾功能受损患者中有所残留,同时患者使用吗啡自控镇痛的时间比标准使用时间长,对于这种情况,芬太尼则是一种更安全的替代方法。在术后镇痛方面,经常遇到的问题是术后使用常规剂量的阿片类药物将对肾功能受损患者产生肾毒性。

襻利尿剂的利尿作用取决于肾小管的功能,因此在肾功能受损的情况下需要增加襻利尿剂的剂量。持续静脉输注襻利尿剂比间断推注更有效。氨基糖苷类和糖肽类化合物有肾毒性并经肾脏排泄,虽然两者不是肾功能受损患者的禁忌药,但仍需要谨慎使用。合理的给药方案是使用标准起始剂量,但需要在血药浓度达到有效浓度后再重复给药。最新数据表明肾功能受损患者的肝脏代谢药物的能力异常(Nolin等,2008),这就解释了为何肾功能受损患者对苯二氮䓬类药物具有的明显敏感性。严重肾功能受损患者对潘库溴铵、维库溴铵和罗库溴铵的清除率明显降低。

急性肾损伤:一般处理原则

病因学

导致急性肾损伤(AKI)最常见的原因是手术、出血、烧伤以及败血症引起的低血容量。引起AKI的病因有很多种,包括使用肾毒性药物或放射造影剂。使用氨基糖苷类药物通常会引起AKI,并导致尿潴留。一些非肾毒性的药物,比如血管紧张素转换酶抑制剂(ACEI)/血管紧张素Ⅱ受体阻滞剂(ARB)或非甾体抗炎药,它们破坏了肾脏在低血容量情况下维持自身灌注稳态的机制,从而导致 AKI。为了减少发生 AKI 的风险,围术期应停止使用这些药物。其他不太常见的原因包括由于横纹肌溶解症产生的肌红蛋白引起的肾小管阻塞,此时通常伴有创伤或严重溶血所致血红蛋白尿。急性间质性肾炎通常由某些药物或感染所致,但一般是特发性的。许多原发性和全身性疾病所致的肾小球肾炎都可以表现为 AKI。通常也应考虑尿路梗阻引起的 AKI。

检查

尿液棒测试与尿液镜检查同时对尿液红细胞和蛋白质进行检测有助于识别支持肾小球肾炎诊断的异形红细胞或红细胞管型,同时也可进行血清学检测来识别免疫介导的肾脏疾病,肾活检则作为下一步的检测方法。同时应进行血清钙检查和骨髓瘤筛查。尿液中没有红细胞和蛋白质的 AKI 可由间质性肾炎、肾毒性药物或血流动力学紊乱引起。肾脏超声可显示肾脏大小。如果超声显示肾脏很小,则可能是慢性肾脏病而非急性肾衰竭。肾积水表明存在尿路梗阻。

管理

AKI 患者的管理通常是优化血流动力学以及通过行肾脏替代疗法来为患者提供所需氧气。目前还没有有效的治疗方法可以促进 AKI 患者的康复。过去使用“肾脏剂量”的多巴胺对 AKI 患者没有任何作用,而利尿剂仅对一些能排出尿液的液体超负荷患者有价值。虽然这些药物有助于清除体内过多的盐和水,但它们不能促进肾脏恢复。目前膀胱导尿已经被过度使用了,因为每小时监测的尿量实际上很少有用处。通常给予患者质子泵抑制剂来预防胃溃疡。透析适应证为:危及生命或顽固性肺水肿,不可控的血浆钾离子升高,严重酸中毒(pH<7.2)。可参考的在线资源:www.londonaki.net。

造影剂肾病的预防

很少对肾功能受损的患者使用新型造影剂和最小剂量造影剂。一般来说,如果肾功能受损的患者需要使用造影剂,应采取预防措施将加速肾脏损害的风险降到最低。最有效的预防措施是避免低血容量,通常在输注造影剂前 3~12 小时和输注后 6~12 小时,以 1mL/(kg·h)的速度输注 0.9%生理盐水或 1.2%碳酸氢钠溶液。口服 N-乙酰半胱氨酸的疗效是否有益是不确定的。透析应按照患者平时透析安排进行,而不是在造影剂清除后立即进行,因为在造影剂清除后立即进行透析治疗对患者可能没有任何好处。

特殊肾脏疾病对麻醉的影响

对原发性肾脏疾病的详细讨论已经超出了本章的范围,但是仍有一些肾脏疾病会引起麻醉方面的特定问题。

肾病综合征

肾病综合征患者通常有大量蛋白尿,进而导致低蛋白血症和外周水肿,从而引出了一系列的问题。这类患者的人血白蛋白浓度通常是非常低的,这会影响与蛋白质结合药物的药代动力学。肾病综合征患者体内抗凝与促凝机制的平衡发生变化,使患者体内凝血机制处于促凝状态。当人血白蛋白浓度低于 20g/L 时,患者体内处于抗凝状态。较低血浆渗透压使患者出现严重水肿, 进而导致患者出现循环衰竭。静脉注射白蛋白溶液通常是无效的,因为这些白蛋白几乎立即经尿液排出体外。ACEI 和 ARB 可以降低肾小球内压力, 从而减少蛋白经尿液排出体外。肾脏病患者通常有高胆固醇血症,研究表明他汀类药物不仅能降低胆固醇水平,还能降低尿蛋白水平。

常染色体显性多囊肾病

这些患者往往有巨大的肾脏,有时也有明显肿大的肝脏,肿大的肝脏可导致膈肌出现明显的裂痕。多囊肾对周围组织产生压迫作用,多囊肾切除术是为肾移植提供空间、怀疑为恶性肿瘤、顽固性出血或感染性疾病而进行的。由于发炎的肾脏与周围组织广泛粘连,导致该手术操作非常困难。多囊肾的发病率和死亡率很高,尤其是透析患者。行多囊肾切除术时,肾上腺经常在手术中被切掉,因此,术后应警惕肾上腺皮质功能不全。最近的研究表明,抗利尿激素拮抗剂托伐普坦能够减缓囊肿生长速度和 GFR 下降速度,治疗后其常见并发症是低钠血症和血浆肝酶升高。

肾脏替代治疗

血液透析

大多数血液透析患者每周需要透析 3 次,每次 4~5 小时,目的是避免两次透析间患者全身液体增重超过 2kg。估计患者干体重是为了估计患者的正常血容量,从而指导透析时需要清除的液体量。如果在透析前没有对患者的实际体重进行校准, 那么这些患者在透析之后会出现血容量不足或过多。碳酸氢盐一般用来作为缓冲剂。在通常情况下,在手术前一天对患者进行透析是最理想的, 应避免在手术当天透析。对于急诊手术,应与肾科医生讨论患者术前是否需要透析。如果需要进行血液透析,手术至少应等到透析后 4~6 小时进行,以使液腔达到平衡。此时,用于血液透析的肝素要停止使用。

血液透析通路

动静脉瘘传递的杂音可能被误认为是心脏收缩期杂音。如果不能区分这两种杂音,则需要在关闭瘘管时进行听诊。动静脉瘘处应采用软包扎进行保护,同时避免在同侧手臂进行静脉插管和血压测量。如果用于透析的中心静脉导管在麻醉期间用于静脉补液通路,则应注意肝素帽封管。先前置入中心静脉透析套管会导致中心静脉阻塞或狭窄。建议在超声引导下置入中心静脉导管。对有严重肾脏受损但需要透析的患者,此时应避免用于透析的血管通路受损。特别要注意头静脉处不能进行静脉置管,非优势臂区也尽量不进行静脉置管。非动静脉瘘手臂的手背是静脉置管的首选部位。

腹膜透析

腹膜透析的原理是用不同浓度的葡萄糖溶液或艾考糊精乳酸缓冲液提供的渗透梯度来清除体内有害物。患者可以使用由机器控制的自动腹膜透析(automated peritoneal dialysis, APD)进行液体交换,或者在白天使用持续性非卧床腹膜透析(continuous ambulatory peritoneal dialysis,CAPD)进行多次手动液体交换。腹膜透析患者需要在手术前检查液体是否已经排出。腹部手术后应停止腹膜透析,直到伤口完全愈合。但是,如果在手术时腹膜没有被破坏,则可以在肾移植后立即使用低流量液体进行腹膜透析。

血液滤过

血液滤过是基于乳酸盐或碳酸氢盐缓冲液的连续性肾脏替代疗法。其适用于血流动力学不稳定的患者,主要因为这些患者不能耐受在血液透析期间血液和电解质成分的快速变化。血液滤过时,通常需要使用肝素抗凝。

肾移植

对于身体状况足以承受手术和长期的免疫抑制治疗的终末期肾病患者，肾移植是首选治疗方式。肾功能正常的肾移植患者需要常规使用皮质类固醇，通常是泼尼松龙，并且需要增加剂量以增加对麻醉和手术的承受能力。即使患者肾移植失败，患者仍需使用激素治疗。所有容量衰竭的CKD患者都极易发生AKI。许多移植中心在围术期通常对患者进行常规中心静脉压监测。由于这种患者中心静脉置管常常存在困难，因此，必须仔细考虑是否进行中心静脉置管，在作者所在的移植中心，不会常规监测中心静脉压。在理想情况下，患者离开手术室应使用0.9%生理盐水充分补液(通常为50mL/h)来偿还术中的每小时排尿量和非显性失水。避免患者在术后咳嗽是很重要的，因为咳嗽会导致血管吻合口的裂伤。术后在伤口处使用局部麻醉药可以减少对全身镇痛药的需求。

围术期给药时，没有证据表明甘露醇、低剂量多巴胺或利尿剂可以即刻提高移植肾功能恢复的速度或改善患者预后。应避免给予血管收缩剂来控制患者的低血压，因为肾脏中的血管收缩可导致急性肾小管坏死。通常在肾动脉吻合前给予大剂量的类固醇激素和诱导抗体，这些药物通常是他克莫司和霉酚酸酯等口服免疫抑制剂。大剂量类固醇激素偶尔会引起高血糖和渗透性利尿。抗胸腺细胞球蛋白和阿仑单抗等裂解淋巴细胞的诱导抗体，可引起细胞因子释放综合征和由此引起低血压。

全身麻醉下的肾活检

成人肾活检通常是在局部麻醉下进行的，但对于特别焦虑或配合能力差的患者，偶尔也会对其进行全身麻醉。肾活检的最佳体位是患者俯卧在手术台中间。肾活检在患者充分吸气使肾下极到达最低点并保持静止时最容易进行。肾脏科医生应在患者屏住呼吸时进行活检，此时操作容易实现。

小结

对肾脏病患者的评估应考虑肾脏在内环境稳态中的作用，如维持正常血容量、电解质平衡以及是否增加心血管疾病的发病率。麻醉医生需要了解肾脏疾病对药物消除的影响并制订合适的麻醉方案。围术期处理必须注重保护残余肾功能。围术期应该查明手术是否会加速肾脏病恶化。

（王开　译　杜智勇　审校）

参考文献

Atkinson P, Chiu DY, Sharma R et al. Predictive value of myocardial and coronary imaging in the long-term outcome of potential renal transplant recipients. *Int J Cardiol* 2011;**146**: 191–6.

Foley RN, Parfrey PS, Harnett JD et al. Clinical and echocardiographic disease in patients starting end-stage renal disease therapy. *Kidney Int* 1995;**47**: 186–92.

Kidney Disease: Improving Global Outcomes (KDIGO) AKI work group. KDIGO clinical practice guideline for acute kidney injury. *Kidney Int* Suppl 2012;**2**: 1–138.

Kidney Disease: Improving Global Outcomes (KDIGO) CKD work group. KDIGO 2012 clinical practice guideline for the evaluation and management of chronic kidney disease. *Kidney Int Suppl* 2013;**3**: 1–150.

Kolhe NV, Muirhead AW, Wilkes SR, Fluck RJ, Taal MW. *National Trends in Acute Kidney Injury Requiring Dialysis in England between 1998 and 2013*. Kidney Int. 2015.

Levey AS, Stevens LA, Schmid CH et al. A new equation to estimate glomerular filtration rate. *Ann Intern Med* 2009;**150**: 604–12.

Mark PB, Johnston N, Groenning BA et al. Redefinition of uremic cardiomyopathy by contrast-enhanced cardiac magnetic resonance imaging. *Kidney Int* 2006;**69**: 1839–45.

Nolin TD, Naud J, Leblond FA, Pichette V. Emerging evidence of the impact of kidney disease on drug metabolism and transport. *Clin Pharmacol Ther* 2008;**83**: 898–903.

第 9 章
神经疾病

Doris T. Doberenz, Nieves Dorronsoro, Marcela P. Vizcaychipi, Anthony Perreira

要点

- 在患有神经系统疾病的患者中，多学科治疗是术前准备和围术期护理的关键，神经病学治疗团队应始终参与。
- 患有认知功能障碍或痴呆症的患者可能需要在实施手术治疗、其他重要治疗和复苏决策之前评估心理水平。
- 对可能或已确诊的认知功能障碍或痴呆症患者进行心理能力的标准化测试可以评估术前心理水平。
- 脑卒中后，非紧急手术应推迟至少 6 个月，因为在脑卒中后的 6 个月内，围术期脑卒中的风险显著增加。若要进行紧急手术，需要考虑并告知患者这种风险。
- 颈动脉狭窄 70%的患者和近期有相关症状的患者应考虑行颈动脉内膜切除术(carotid endarterectomy, CEA)或支架植入术。除此之外，一般不常规建议在大手术之前进行颈动脉筛查和脑再血管化。针对个别案例的多学科会诊决议更为恰当。
- 在心房颤动(atrial fibrillation, AF)或单纯性心脏瓣膜病患者中，围术期应用肝素代替华法林不会降低脑卒中发生率，并会增加出血风险。
- 对于预防帕金森病、癫痫、重症肌无力的症状和严重并发症以及使用巴氯芬治疗痉挛的患者，常规药物维持或非肠道药物治疗可能起到至关重要的作用。
- 多发性硬化症患者体温小幅升高，即使只有 0.5℃，也可能导致神经传导恶化，引起轻瘫、通气不足、咳嗽乏力、感觉迟钝或视觉模糊等症状。
- 在慢性高脊髓损伤(高于 T6)的患者中，需要确定并避免因交感神经亢进而危及生命。虽然这些患者可能感觉不到低于感觉脊髓水平的疼痛，但在该区域进行手术时应该给予局部麻醉并评估术后谵妄和认知功能障碍发生的风险；或进行全身麻醉，以防止手术刺激诱发交感神经反射反应。
- 重大手术后，有明显神经系统疾病的患者应在重症监护病房接受治疗。

神经系统疾病患者术前评估及准备

神经系统疾病比较常见，常影响患者的生理、认知、情绪和心理社会功能。围术期准备和管理的重点是维护神经系统的重要功能，并将围术期神经系统功能恶化的风险降到最低。这种风险必须与患者、家属和护理人员进行讨论与评估。

关于生活质量的接受程度以及治疗和复苏的局限性,患者可发表自己的观点。老年患者既往有痴呆症或脑血管疾病,术后有谵妄的危险,需要与患者和护理人员讨论,并规划术后医疗资源。患有认知功能障碍的患者应在术前评估其知情同意的心理能力。他们可能需要一名具有授权资格的法定代表人来代表他们行事,或者需要一名独立民事行为能力者(independent mental capacity advocate,IMCA)的参与。术前评估患者神经系统疾病的功能状态、疾病的进展、药物使用情况以及是否需要临时或永久性护理是至关重要的。

对于这些患者,多学科的诊治是非常有必要的,除需要外科手术、麻醉、神经病学专业人员干预外,可能还需要老年医学、精神病学、物理治疗及其他医学或相关的专业人员的支持。

脑血管疾病

脑血管疾病(cerebrovascular disease,CVD)包括缺血性和出血性脑卒中,以及大脑和小脑动脉的粥样硬化性狭窄。CVD 在世界范围内是常见的神经系统疾病,特别是心血管疾病合并高血压治疗欠佳的患者(Hudson 和 Greene,2015;Probasco 等,2013)。

围术期脑卒中的定义为手术期间或术后 30 天内发生的脑卒中(Sacco 等,2013)。美国最近的数据显示,在接受非心脏和非神经外科手术的患者中,约 0.1%的患者会发生围术期脑卒中,导致 30 天死亡率会增加 8 倍(Mashour、Shanks 和 Kheterpal,2011)。围术期脑卒中还可能诱发潜在的毁灭性神经功能障碍。心脏手术与围术期脑卒中的发生密切相关,总体上发病率为 1%~5%,而复杂瓣膜手术的这一数值更高(Bucerius 等,2003;Li 等,2009)。大血管、颅脑和急诊手术也有较高的围术期脑卒中风险。导致围术期脑卒中风险较高的因素包括高龄、女性、既往脑卒中(尤其是近期脑卒中)、心脏疾病[如 AF、心室功能障碍、血管性疾病(脑和外周)]。其他危险因素包括糖尿病、慢性肺病和慢性肾病、感染和白细胞计数升高以及围术期停用抗凝药物(Bucerius 等,2003;Jorgensen 等,2014;Mashou 等 2011)。

最近一项大型观察性研究显示,术后脑卒中的发生率与之前脑卒中的时间密切相关(Jorgensen 等,2014)。对于任何先前的脑卒中,术后脑卒中的校正比值比为 16, 并且在脑卒中后的前 3 个月中,该比值高达 68。在对非心脏手术前 3 个月发生脑卒中的 862 名患者的研究发现,103 名患者术后再次发生脑卒中。对于术前 3~6 个月发生脑卒中的患者,再次发生脑卒中的风险增加了 24 倍,术前 12 个月以上发生脑卒中的患者风险增加了 8~10 倍。这意味着任何非紧急手术都应该在脑卒中后至少推迟 6 个月。但是,最近因同侧颈动脉狭窄 >70%(但不是全部或接近闭塞)导致脑卒中或短暂性缺血发作 (transient ischemic attack,TIA)的患者可以除外,因为他们可以从急诊颈动脉再血管化中获益。目前颈动脉内膜切除术(CEA)被认为是最安全的选择(Bonati 等,2012)。在理想情况下,患者应在症状出现后 2 周内接受 CEA,以预防术后脑卒中。症状出现 1 个月时,CEA 疗效可能微乎其微。一旦症状出现 3~6 个月时, 患者可能没有必要接受 CEA。颈动脉血管狭窄为 50%~70%的患者也可能在 2 周内的 CEA 中获益。一个简单的经验法则是,对于在过去 1 个月内出现临床症状且颈动脉狭窄>70%的患者, 应考虑进行再血管化以预防脑卒中。其他情况可以由神经血管多学科小组(neurovascular multidisciplinary team,MDT)讨论决定(Brott 等,2011)。

未经治疗的颈动脉狭窄患者在接受非颈动脉手术时围术期脑卒中的风险取决于手术

类型、单侧或双侧颈动脉疾病的严重程度、是否会导致脑卒中、TIA以及其他急性或慢性并发症。这些因素增加了围术期脑卒中风险，脑卒中不一定发生在受影响的颈动脉区域(Li等，2009)。

CEA或颈动脉支架植入术(carotid artery stenting，CAS)降低潜在脑卒中的风险必须与颈动脉介入治疗相关的脑卒中风险进行权衡。在最新的Meta分析中，CEA降低脑卒中的风险为4.5%，CAS为8%(Bonati等，2012)。因此，需要对一般脑卒中危险因素进行评估和优化管理，并对需要的患者进行治疗。在进行其他大手术之前，对有严重症状的颈动脉狭窄患者考虑进行CEA或CAS。如果其他临床方案的指导证据不可靠，可以联系一个血管MDT，利用其擅长的方法进行联合治疗。

目前，没有证据表明，在重大非心脏手术前筛查无症状患者颈动脉疾病和进行可能的干预措施是有益的(Kristensen等，2014)。

在择期心脏手术前，仅推荐对有症状的单侧或无症状的双侧颈动脉严重狭窄患者进行CEA或CAS治疗。2014年欧洲冠状动脉再血管化指南(Task Force等，2014)强调了严重颈动脉和冠状动脉疾病患者决策的复杂性。其认为，只有既往发生TIA或脑卒中并伴有症状和颈动脉严重狭窄(男性>50%，女性>70%)的患者，在冠状动脉搭桥术(coronary artery bypass grafts，CABG)前进行颈动脉再血管化，才可能降低术后脑卒中的概率和死亡率。如果颈动脉介入治疗的脑卒中风险可预测为<3%，同时患者预期寿命为5年以上，那么只有双侧严重颈动脉狭窄或对侧闭塞的男性无症状颈动脉狭窄患者在CABG前才应考虑进行颈动脉再血管化。应由包括神经科医生在内的多学科团队对患者进行个体评估。

在颈动脉严重狭窄的患者中，围术期脑卒中的个体风险，特别是心脏和大血管手术，也与侧支循环的血流量有关。这可以通过经颅多普勒(transcranial Doppler，TCD)超声检查大脑中动脉的血流量来评估。该检测可有助于评估择期手术中严重脑卒中风险以及颈动脉再血管化的益处。研究结果可指导手术及麻醉技术的选择，以降低脑卒中的风险(R. W. M. Keunen，2016)。

围术期缺血性脑卒中可发生在低血压和低灌注后。因此，脑卒中的预防措施包括将患者血压维持在正常范围内，避免围术期低血压。对于能改变大脑自动调节的因素，如慢性高血压和脑损伤，管理显得更加重要。

但是，围术期缺血性脑卒中的最常见原因是血栓栓塞，主要因AF引起。心脏血栓形成也可能继发于几乎任何一种心脏异常，特别是心肌梗死、室壁瘤和心力衰竭。心脏瓣膜置换术，尤其是机械二尖瓣和主动脉瓣膜，也会增加这种风险。静脉栓塞可能使房间隔缺损和卵圆孔未闭复杂化，占总心脏血栓的1/4。

在心房颤动患者中，伴有心力衰竭、高血压、75岁以上、糖尿病和既往脑卒中史，血栓栓塞性脑卒中的风险更高。

最普遍接受的量化这种风险的方法是CHA_2DS_2-VASc评分(见表9.1)，其已经取代了$CHADS_2$评分(Lip等，2010)。

HA_2DS_2-VASc评分也有助于识别围术期脑卒中风险较高的患者，减少其围术期非抗凝时间，这个决定必须仔细权衡患者预后和手术相关的出血风险。AF抗凝患者出血增加的危险因素有：高血压、肝肾功能异常、脑卒中史、出血史或出血倾向、不稳定的国际标准化比值(international normalised ratio，INR)、老年人、饮酒及阿司匹林等用药史，以及糖尿病和心力衰竭(Lip等，2011)。

阵发性心房颤动是最常见的围术期脑卒中的原因，目前的建议是围术期持续服用长期的抗心律失常药物和β受体阻滞剂。

表 9.1 CHA_2DS_2-VASc 评分(Lip 等,2010)

并发症	CHA_2DS_2-VASc 评分
充血性心力衰竭	1
高血压	1
年龄≥75 岁	2
糖尿病	1
脑卒中/TIA 史	2
血管疾病	1
性别类别(即女性)	1
最高分	9

注:CHA_2DS_2-VASc,C,充血性心力衰竭;H,高血压;A,年龄≥75 岁;D,糖尿病;S,脑卒中/TIA 病史;V,血管疾病;S,性别类别(即女性);TIA,短暂性脑缺血发作。

但是,不建议在非心脏手术前使用 β 受体阻滞剂。POISE 试验涉及超过 8000 名具有心脏危险因素、进行择期非心脏手术未用 β 受体阻滞剂的患者,从围术期开始使用美托洛尔 β 受体阻滞剂使术后脑卒中发生率加倍,从 0.5%增加到 1%。尽管术后心肌梗死显著减少(4.2%对 5.7%),但 30 天死亡率总体上也从 2.3%上升到 3.1%(Devereaux 等,2008)。

目前的证据表明,围术期继续服用他汀类药物可降低包括心房颤动在内的心血管疾病的发病率,所以围术期应继续服用。此外,在心脏和血管手术之前开始给予他汀类药物可能是有益的,理想情况是至少术前使用 2 周(de Waal,Buise 和 Van Zundert,2015;Kristensen 等,2014)。

血栓栓塞性脑卒中风险患者的抗血小板药物和抗凝治疗

抗血小板药物

在冠状动脉和颈动脉手术中,早期持续使用小剂量阿司匹林已被证明可降低围术期脑卒中的风险(Mangano,2002;Schoenefeld 等,2012)。

脑卒中风险极高的患者,如颈动脉狭窄拟行 CEA 手术的患者,持续使用阿司匹林和另一种抗血小板药物(如氯吡格雷)至手术前一天,可能会降低脑卒中风险。手术当天不应服用抗血小板药物,以免出现严重出血时输注血小板的活性受到这些药物抑制。这类药物对患者自身血小板的抗血小板作用将持续存在。

POISE2 试验表明,心血管危险因素患者接受非心脏和非颈动脉手术中,围术期持续服用阿司匹林,并不会降低心血管发病率或死亡率,反而会导致更高的出血风险。参加这项试验的患者被细分为既往长期服用阿司匹林的患者和未服用阿司匹林的患者,然后将他们随机分组,一组为术前服用阿司匹林 200mg/d,一组为术后服用阿司匹林 100mg/d 或服用安慰剂 30 天,在之前未服用阿司匹林的亚组中,阿司匹林可减少围术期脑卒中(Devereaux 等,2014)。这就意味着,对于缺血性脑卒中高危患者,75mg/d 的较低剂量阿司匹林治疗应持续至术前一天,并在手术后尽早重新开始。

华法林

对于小型的牙科手术、白内障摘除术和内镜检查,华法林抗凝可能不需要中断,有证据表明,即使是在关节置换术等大手术中,栓塞风险非常高的患者也可以继续使用华法林,只需要调整华法林的剂量,将 INR 控制至 1.5~2,围术期显著出血的风险仅为 2%~10%(Larson、Zumberg 和 Kitchens,2005)。但是,一般来说,为了降低重大择期手术出血的风险,术前 5 天停用华法林,术前检查 INR,以确保正常凝血功能(Baron、Kamath 和 McBane,2013)。

在评估是否应在停用华法林期间提供肝素“桥接”时,必须根据具体情况衡量围术期脑卒中风险与出血风险。目前的证据表明,在心房颤动患者中,“桥接”可能不会使围术期脑卒中发生率相对降低，但会增加出血风险。2009—2014年，美国和加拿大的108个医学中心进行了随机双盲BRIDGE试验，该试验囊括1884名慢性或阵发性心房颤动或心房扑动患者，伴或不伴有心脏瓣膜疾病和其他明显的脑卒中危险因素。与使用安慰剂(0.4%)患者相比，接受低分子量肝素"桥接"(0.3%)的患者，择期手术后脑卒中、TIA和全身动脉栓塞发生率无明显差异。但接受低分子肝素"桥接"治疗的患者中有3.2%发生严重的术后出血，安慰剂组为1.3%。值得注意的是，有机械心脏瓣膜和(或)脑卒中或TIA的患者在术前12周被排除在本试验之外(Douketis等2015)。对12 278名心房颤动或机械心脏瓣膜患者的观察性试验的系统性回顾也未能显示脑卒中或全身动脉栓塞的任何差异，但肝素"桥接"出血的发生率较高(Siegal等，2012)。基于这一证据，肝素"桥接"可能仅适用于血栓栓塞性脑卒中或全身性栓塞风险显著增加的患者或手术，如心房颤动和CHA_2DS_2-VASc评分高的患者和心脏瓣膜疾病或者置换的患者。应考虑这些患者围术期出血的高风险，包括考虑椎管内麻醉时，应与外科医生和患者进行讨论。

肝素"桥接"可以进行如下使用。

• 皮下注射治疗剂量的低分子肝素，如依诺肝素1mg/kg或达尔替帕林100IU/kg每日2次，从术前3~4天至术前12~24小时。

• 术前6小时静脉滴注普通肝素将活化凝血酶原时间比(activated prothrombin time ratio，APTTR)滴定至2~3，对于肌酐清除率低于30mL/min或因其他手术因素而有较高出血风险的患者，这种方法更安全。

一旦止血彻底完成，低分子肝素或普通肝素可在术后12~24小时重新使用，华法林可在术后12~72小时使用，具体应用取决于与手术和患者相关的出血危险因素。一旦INR达到正常，应该立刻停止使用肝素。

直接口服抗凝血药

新型直接口服抗血凝药(direct oral anticoagulants，DOAC)，如Xa因子抑制剂利伐沙班、阿哌沙班和凝血酶抑制剂达比加群，现在被推荐用于非瓣膜性心房颤动的脑卒中预防。研究试验和Meta分析表明，这类药物导致颅内出血的风险低于维生素K拮抗剂(Chatterjee等，2013)，且另一个优势是比华法林起效更快和作用时间更长(12~24小时)。

出血风险较低的择期手术前24小时停止使用DOAC，出血风险较高的择期大手术前48小时停止使用DOAC(Heidbuchel等，2013；Lai等，2014)，肾功能不全患者可能需要更长的停药时间，尤其是使用达比加群。因为会导致生物利用度降低，所以不建议服用DOAC患者在围术期使用肝素"桥接"，除非存在高脑卒中风险和不可预知的手术延迟或胃肠道病理学改变。达比加群的生物利用度基础较低，通过胃肠病理和(或)手术和合用质子泵抑制剂会进一步降低生物利用度。因此，对于任何不能服用和不能吸收口服达比加群的动脉血栓栓塞高危患者，必须考虑使用注射肝素。肌酐清除率低于30mL/min并进行透析的患者禁止用DOAC治疗。

在行紧急手术前，必须确定最后一次服用DOAC的时间和患者的肾功能。Ⅳ因子和凝血酶原复合物(50单位/kg)可逆转DOAC抗凝作用。然而，活化的浓缩剂具有显著的促进血栓形成风险，血液学专家建议在非常情况下使用是有帮助的。达比加群可通过血液透析和血液过滤去除。

抗体可以结合和逆转DOAC，如艾达司珠单抗可以拮抗达比加群酯，可改变患者出血和急诊手术的管理。

痴呆症和认知障碍

痴呆症是一种进行性、退行性变的认知障碍,随着人口老龄化而变得越来越普遍。认知障碍可以是从认知表现的微小变化到明显痴呆表现,这在老年人群中普遍存在。在接受手术的老年人群中,认知障碍和痴呆症常常被诊断,而术前这些患者的麻醉和手术风险并未得到充分的重视。

认知障碍和痴呆症与虚弱和多器官并发症的存在密切相关。痴呆症是围术期并发症最明显的前兆(Hudson 和 Greene,2015;Probasco 等,2013)。

近年来的一些研究和综述表明,麻醉和(或)手术可能是导致痴呆症的危险因素,但关于术后认知功能障碍的风险与麻醉方式和(或)麻醉技术尚无必然相关性(Bilotta、Qeva 和 Matot,2016;Docherty 和 Shenkin,2016)。

痴呆症的定义和诊断

痴呆症的定义:在学习和记忆、语言、复杂注意力、感知运动功能或社会认知等一个或多个认知领域,认知能力较先前水平存在显著下降。认知缺陷妨碍日常生活的独立性,这些患者在疾病治疗安排和财务管理等日常活动中需要帮助。这种情况不只是在精神错乱的情况下可能发生,其他精神障碍(如抑郁症或精神分裂症)的患者也可能出现。

主要的痴呆症综合征如下。

- **阿尔茨海默病**(Alzheimer's disease,AD):是最常见的痴呆症类型,占痴呆症的70%,该疾病的典型病理异常之一是蛋白质片段–淀粉样蛋白(斑块)的沉积和细胞内蛋白质的缠结。早期症状为短期记忆障碍,然后逐渐发展为迷失方向、思维混乱、判断力受损、行为改变、冷漠、抑郁、说话困难、吞咽困难和行走困难。
- **血管性痴呆**:以前称为多发梗塞性痴呆症或脑卒中后痴呆症,这种类型占痴呆症的20%~30%,其初期症状为判断力受损和无法计划、完成一项任务所需步骤。
- **路易体痴呆**:即皮质中蛋白质α–突触核蛋白的异常聚集,患者往往会出现AD常见的记忆丧失和决策障碍,一些早期症状还包括睡眠障碍、幻觉、肌肉僵硬或其他帕金森病特征。
- **帕金森病**(Parkinson's disease,PD):PD可进展为类似路易体痴呆或阿尔茨海默病的症状。
- **额颞叶痴呆**(Fronto-temporal dementia,FTD):包括行为变异型FTD、原发性进行性失语、Pick病和进行性核上性麻痹等痴呆。典型的症状包括性格和行为的改变,语言表达障碍。
- **其他原因**:包括酒精中毒、维生素缺乏、艾滋病毒感染、亨廷顿舞蹈病、慢性创伤性脑损伤和朊病毒病。个别患者可能同时合并多种类型的痴呆症(如阿尔茨海默病和血管性痴呆)。

术后认知功能障碍和谵妄

除了患有痴呆症的患者外,还有很多患者存在术后认知功能障碍的风险,即使他们在日常生活中可能仅表现出轻微的症状。术后相对较常见的并发症是术后认知功能障碍(postoperative cognitive dysfunction,POCD)和谵妄。POCD是麻醉后最受人关注的神经系统并发症。其是一种轻微的认知障碍,与谵妄和痴呆症不同,其特征是在记忆、注意力和信息处理方面存在轻微的障碍,目前还没有正式的诊断标准来描述这种疾病,通常是短暂性的,但一些患者可能会出现长期功能障碍,也可能会成为永久性的。POCD在60岁以上的患者中尤为普遍。此外,患有 POCD 或术后谵妄的患者在以后的生活中认知能力下降、患痴呆症的风险更高。

谵妄是在当前疾病的基础上发生的一种急性精神混乱状态。它可以影响 15%的住院患者,特别是老年人。患者迷失方向,往往不确定周围发生的事情,他们表现为难遵守指令,易受到惊吓,焦虑,易怒,不安和焦躁。这种症状常常随着时间的推移而变化,通常在晚上更严重,治疗的根本是对症处理。有潜在痴呆症的患者可能有更严重或更长时间的谵妄综合征。在谵妄发作后发展为痴呆症的风险增加,POCD 或术后谵妄患者的死亡率明显高于对照组。在优化患者手术准备时,评估和规划预防 POCD 或谵妄的策略需要作为术前评估准备的一部分(美国老年医学会老年人术后谵妄专家小组,2015;Guenther、Riedel 和 Radtke,2016)。

危险因素及发病机制

麻醉、手术和危重疾病导致 POCD 的神经心理学发病机制尚不完全清楚,但它可能是多种因素引起的。危险因素与术后谵妄相似,见表 9.2。

认知障碍的麻醉前评估

术后认知相关并发症很常见,但难以预测。在术前使用评估工具评估患者基础认知状态,以便在术后乃至更久以后进行比较是非常有必要的。基础认知状态对于识别术后谵妄和认知功能障碍以及制订术后出院计划是非常有用的,通过亲属或护理人员评估患者认知功能是非常有益的。

常见的症状和体征包括如下。

- 短期记忆受损;
- 推理受损;
- 未能管理复杂的任务(如家庭、财务);
- 迷失方向或空间能力(如独自外出时迷路);
- 语言困难(如无法找到单词);
- 行为改变(抑郁、激动、攻击性)。

表 9.2　围术期功能障碍和谵妄相关的主要危险因素

患者相关的危险因素	医院相关的危险因素
高龄(>60 岁)	增加麻醉持续时间(>90 分钟)
基础认知功能	麻醉深度
较低教育水平	手术类型
视觉和听觉障碍	二次手术
酒精或药物戒断	术后感染
缺乏睡眠	呼吸道并发症
神经退行性疾病	缺氧
帕金森病	味觉障碍
糖尿病	疼痛
	使用血管活性药物
	使用苯二氮䓬类药物

其他疾病如甲状腺功能减退症、维生素 B_{12} 缺乏症和抑郁症也可能出现类似症状,应在诊断痴呆症之前加以排除。

认知测试:对于疑似或确诊为痴呆症的患者,下文展示的流程图(图 9.1)有助于区分患者的术前和术后状态,并有助于获得进一步的专家指导意见。

可以常规使用各种量表代替全面的神经精神病学测试,这些测试不是诊断性的,通过测试评估目前认知状态,并与之前确定的认知缺陷进行比较。

简易智能精神状态检查量表(mini-mental state examination,MMSE):是使用最广泛的量表,它通过对一系列领域的认知表现进行评估,总分为 30 分,25 分以上为正常,21~24 分为轻度,10~20 分为中度,10 分以下为严重认知缺陷。但是,该检查不适用于理解障碍或语言困难的患者,MMSE 对轻度认知障碍也不敏感,特别是在受过高等教育的人群

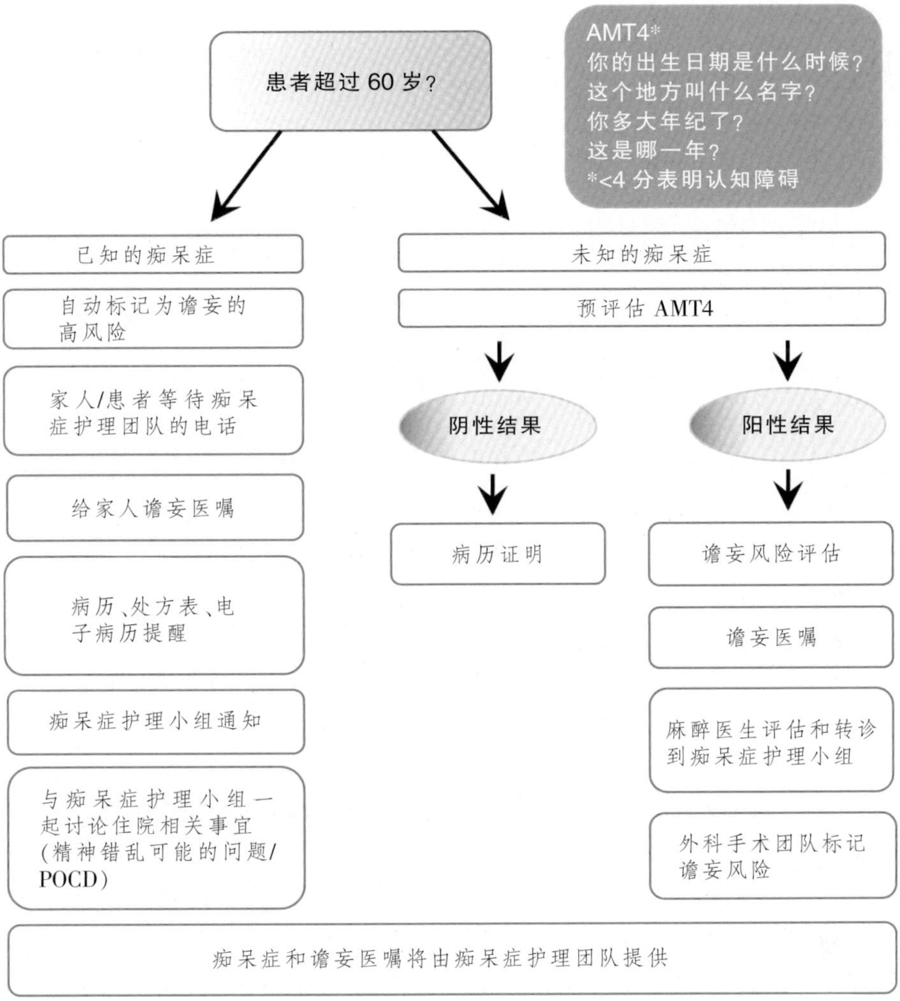

注:AMT,简易的心理测试;POCD,术后认知功能障碍。

图 9.1 识别可能存在认知障碍患者的预评估流程图。

中。MMSE在2000年版权转让给一家公司之前是免费使用的。2011年MMSE开始实施版权保护。这使得必须通过其他替代筛查工具来评估认知障碍。

蒙特利尔认知评估(montreal cognitive assessment,MoCA):是一个30分的量表,对轻度认知障碍的敏感性高于MMSE。其包括时钟绘图测试和5个方面的回忆测试,被证实可用于多种语言和视力障碍患者。18~26分之间的分数表明轻度认知障碍,18分以下的分数表明可能患有痴呆症。它可以在www.mocatest.org上查询。

在术前评估中确认有认知障碍或痴呆症的患者,最好转诊至记忆门诊进行专家评估和管理。此外,可以开展多学科评估及支持帮助,以提高患者自理能力和生活质量。如果手术比较紧急,评估则不必在择期手术前进行,可以在出院前安排。

谵妄风险评估

应对所有怀疑或确认有认知功能障碍的患者进行评估,表9.3给出了一个简单的筛选

表 9.3 围术期谵妄风险评估工具

围术期谵妄风险评估		
患者是否患有痴呆症?是的=高风险		
患者是否曾在医院出现过神志不清的情况?是的=高风险		
如以上问题的答案为否,请核对以下各项		
问题	是	不是
患者是否超过 70 岁		
患者是否在评估前或全科医生诊断有认知障碍的迹象		
患者是否正在服用 3 种或 3 种以上的药物		
患者的视力和听力是否有问题		
患者是否患有慢性疾病(如糖尿病)		
患者是否有酒精或药物滥用史		
患者是否有脱水的迹象		
择期手术是否需要住一段时间的重症监护病房		
风险评分		
得分为 2 分或 2 分以上者患谵妄的风险较大		

该量表目前正在英国伦敦帝国理工学院 NHS 信托医疗服务中心使用。允许引用。

工具。

围术期的麻醉计划

麻醉计划应旨在通过避免或尽量减少那些会增加谵妄和 POCD 危险的药物和麻醉技术的使用,从而提供最佳的围术期身体条件。

预防策略应包括以下内容(美国老年医学会老年人术后谵妄专家小组,2015 年;Guenthe 等,2016;Siddiqi 等,2016)。

• 痴呆症患者多为老年人, 体弱多病,可能合并其他医学和精神疾病,如慢性阻塞性肺病(COPD)、糖尿病、高血压、心脏病、抑郁症等,这些情况需要评估和优化管理。

• 应评估营养和水电解质状态,并在可能的情况下,进行术前优化。

• 常规药物治疗方案需要调整并详细检查其是否存在副作用。例如,患者可能服用中枢作用的乙酰胆碱酯酶抑制剂多奈哌齐或卡巴拉汀作为 AD 的早期轻度至中度阶段的治疗。这些药物具有全身副交感神经拟胆碱能副作用,如心动过缓、流涎增加、支气管分泌物增加和支气管痉挛。它们还会刺激胃分泌物及肠道蠕动,并可能引起恶心、呕吐和腹泻。抗精神病药物利培酮被批准用于治疗与痴呆症相关的严重攻击行为,其副作用包括僵硬和帕金森症状。

• 如果怀疑过量饮酒,应该量化和记录正常消费量。急性停止饮用可导致震颤性谵妄,这些患者也有患 Wernicke 脑病的风险, 这些风险可以通过服用低剂量的氯氮卓和大剂量肠外维生素 B 和维生素 C 来预防和控制(Pabrinex™)。

• 有关手术和其他相关细节的信息应用非专业的术语,以供患者和护理人员阅读。

• 应调整围术期医院环境,允许患者床边放个人物品和照片,也允许患者的家人、朋友或普通护理人员在病房以及麻醉和复苏室陪伴患者。

• 应通过提供良好的照明和助听器来优化患者与环境的接触。

• 应确保维持昼夜常规，以维持正常的睡眠模式，并尽量减少依赖药物的“夜间镇静”。

• 应该提供可重复培训策略，如可见的日历、时钟、路标、信笺板或有患者容易反复遗忘信息的图片。

• 应仔细考虑手术的类型、技术难度和手术时长，如开腹手术与腹腔镜手术的利弊；缩短手术时间可能会有好处。

• 不应或极少使用苯二氮䓬类药物、长效阿片类药物和具有精神药物或运动障碍副作用的止吐药，如甲氧氯普胺或氟哌啶醇。

• 监测麻醉深度可能是有益的(Chan 等，2013)。

• 在大手术期间和术后重症监护病房中维持患者正常血压和最佳氧供。应评估术前贫血并进行治疗，严重失血需要充分补充纠正。

• 应尽可能采用多模式镇痛计划，包括局部麻醉和区域神经阻滞，尽早让急性疼痛管理小组参与。

• 应警惕并及早治疗导致谵妄的并发症，如疼痛、感染、电解质紊乱、脱水、尿潴留和便秘等。

• 小剂量、滴定剂量的氟哌啶醇可用于严重躁动和谵妄。但是，路易体痴呆或 PD 和痴呆症患者在服用多巴胺能类神经抑制剂如氟哌利多、氟哌啶醇和止吐药物甲氧氯普胺后，出现帕金森症状甚至神经松弛剂性恶性综合征的风险很高。

心智能力评估及知情同意

第 19 章“慢性疼痛、成瘾和神经精神疾病”和第 23 章“法律方面的相关问题”详细讨论了有关问题。

帕金森病

帕金森病(PD)是最常见的运动障碍，影响 1%~3%的老年患者。该疾病的典型特征包括静息性震颤(通常是不对称的)、自发性运动减弱 (运动迟缓)、“齿轮” 肌肉僵硬和步态障碍。累及面部、口咽和喉部肌肉可能影响说话、吞咽、呕吐和咳嗽。

PD 的主要病理生理学是黑质到基底神经节的多巴胺分泌减少，其也与纹状体 NMDA 受体接受大脑皮层释放谷氨酸激活增加有关(Wright、Goodnight 和 McEvoy，2009)。PD 还可影响胆碱能、去甲肾上腺素能和 5-羟色胺能的传递，从而导致中枢嗅觉、皮质、脑干和脊髓以及周围自主神经的退化。在更晚期阶段，这种自主神经功能障碍可能会影响心血管、胃肠系统、膀胱和体温调节。大多数 PD 患者在其病程晚期发展为痴呆症(Hudson 和 Greene，2015；Nicholson、Pereira 和 Hall，2002；Probasco 等，2013)。

PD 的治疗原则是药物治疗，较少见的放置高频深部脑刺激(deep brain stimulation，DBS)。药物治疗主要作用机制通过左旋多巴、多巴胺激动剂和(或)单胺氧化酶(monoamine oxidase，MAO)B 或儿茶酚-O-甲基转移酶(catechol-O-methyltransferase，COMT) 抑制剂降低多巴胺代谢来增加大脑多巴胺活性。高频 DBS 主要作用于丘脑下核或苍白球。

术前评估和准备

术前评估和准备应重点关注以下与该病及其治疗相关的潜在问题(Brennan 和 Genever，2010；Mariscal 等，2012；Nicholson 等，2002)。

• 僵硬会影响张口、下颌和颈部活动，导致气道管理困难。

• 呕吐、吞咽、咳嗽和食管胃自主神经功能障碍增加了支气管、肺吸入性疾病的风险。

• 气道和胸壁肌肉僵硬可能导致阻塞性和(或)限制性呼吸功能障碍。

• 恶化的运动迟缓或失运动症可能与围术期压力和服用抗帕金森病药物障碍相关。

• 在全身麻醉和椎管内麻醉下，自主神经功能障碍可引发严重的低血压，可导致自主神经功能障碍的其他重要的围术期问题及并发症包括唾液过多、食管动力障碍、胃潴留、膀胱功能障碍、体温调节功能受损。

• 认知功能障碍可能影响沟通和交流，增加术后谵妄和认知功能恶化的风险。

• 围术期焦虑和抑郁可加重。

• 围术期预防和治疗恶心和呕吐的抗多巴胺能药物，如甲氧氯普胺、吩噻嗪类（氯丙嗪）和丁酰苯类（氟哌啶醇）。氟哌啶醇不能用于 PD 患者，因为其会加重帕金森病的症状。多潘立酮是一种外周作用的多巴胺拮抗剂，偶尔用于治疗左旋多巴引起的恶心和呕吐，可视为围术期止吐或促动力剂。

最重要的是，在住院期间和围术期，患者的常规治疗和护理方案应尽可能与往常一样。左旋多巴和其他抗帕金森药物应根据患者的日常服用时间表来给药，不得为了方便医院病房的“药物管理”而更改。部分患者在规定时间内额外服用左旋多巴以控制症状，这必须与患者或他们的护理人员一起探讨，并纳入他们在医院接受的药物治疗。部分患者可能需要插入肠饲管以确保在围术期（包括长时间手术期间）不间断给药。延迟或停止使用所有类型的多巴胺能药物可导致帕金森高热，类似于抗精神病药恶性综合征。除发烧外，表现为严重震颤、肌肉僵直、喉痉挛、通气障碍、横纹肌溶解、谵妄、自主神经功能紊乱，在晚期严重PD和服用高剂量左旋多巴的患者中更为常见。

PD 患者术前准备应与神经病学团队和专业护士密切合作。将 PD 患者安排第一台手术有助于围术期药物管理和术后神经病学团队的早期参与（Brennan 和 Genever，2010）。

在围术期，尤其是大手术后，PD 对多系统都有影响，这需要护理团队更加关注和支持。

帕金森病的围术期影响和特殊药物的管理

左旋多巴和联合药物

通过肠内给予左旋多巴与外周脱羧酶抑制剂（例如卡比多巴或苄丝肼），提供多巴胺补充剂。这个组合可阻止左旋多巴向多巴胺的外周代谢，减少血脑屏障内第四脑室腹侧极后区域多巴胺能刺激引起的恶心和呕吐。

左旋多巴的消除半衰期很短。抑制它会导致帕金森症状恶化或增加帕金森高热的风险。患者的左旋多巴正常用药可以持续用到术前，并在术后尽快恢复。在长时间的手术中，应通过胃管在手术中继续定期给予左旋多巴的常规用量。因此，即使没有手术类型的要求，也必须插入肠饲管，便于药物服用。当左旋多巴与卡比多巴或苄丝肼的缓释剂型变为分散剂型时，由于生物利用度的增加，需要减少 30%的剂量（Brennan 和 Genever，2010）。

多巴胺激动剂

麦角多巴胺激动剂溴隐亭、卡麦角林和培高利特与肺、腹膜后和心脏纤维化有关，而心脏纤维化可导致主动脉和（或）二尖瓣反流。因此，过去或现在的治疗方案涉及这些药物的患者需要仔细评估肺、心脏、腹部和肾脏的功能。这些副作用在很大程度上导致这类药物被非麦角多巴胺能激动剂所替代，如普拉克索、罗平尼咯和罗替戈汀。

罗替戈汀的皮肤贴剂可应用每日 1 次。

所有多巴胺能激动剂的副作用包括镇静、幻觉、认知障碍和冲动控制障碍。

左旋多巴和多巴胺能激动剂可引起恶心、呕吐、直立性低血压和运动障碍。

单胺氧化酶抑制剂（司来吉兰、雷沙吉兰）

这类药物通过减少其分解来增加多巴胺

的利用率,并且可以通过减少多巴胺的氧化代谢而延缓疾病的进展。它们还会降低血清素的代谢，这就导致选择性5-羟色胺再摄取抑制(selective serotonin reuptake inhibiting,SSRI)抗抑郁药和其他具有5-羟色胺能作用的药物(如哌替啶、芬太尼和曲马多)同时服用可能导致5-羟色胺综合征的风险。一些研究者建议在择期手术前3周停用这些药物。但是,由于单胺氧化酶抑制剂(Monoamine Oxidase Inhibitors,MAOI)的停用可能导致PD的恶化,更好的方案可能是继续使用MAOI药物,并避免使用任何具有5-羟色胺能作用的围术期药物。MAOI还可能影响肝功能,特别是肝病患者。

儿茶酚-O-甲基转移酶抑制剂(恩他卡朋、托卡朋)

卡比多巴或苄丝肼对外周组织脱羧化抑制导致多巴胺主要由脑儿茶酚O-甲基转移酶(Catechol-O-Methyltransferase,COMT)代谢，COMT抑制剂可增加左旋多巴的大脑利用率及其作用时间，可能导致多巴胺副作用增加，如恶心、呕吐和运动障碍。服用这些药时可能需要减少左旋多巴的剂量。据报道,托卡朋具有致命的肝毒性,服用该药需要密切监测患者的肝功能。Stalevo™是一种将左旋多巴与卡比多巴和COMT抑制剂恩他卡朋结合的药物。

金刚烷胺

金刚烷胺是直接多巴胺激动剂,也可能是NMDA拮抗剂。在晚期帕金森病中,其很少用于减少运动障碍。突然停止使用可能导致戒断症状恶化,建议持续使用。

抗胆碱能药物

中枢作用的抗胆碱能药(如三己苯二酚和苯托品)治疗可减少帕金森病震颤,但在目前的临床中很少使用。它们可能与青光眼恶化、尿潴留、中枢抗胆碱能综合征和认知障碍有关。这些副作用在围术期可能会加剧,在择期手术前停用这些药物可能更安全。

帕金森病患者使用的其他药物对围术期的影响

患有幻觉和精神病或痴呆症的路易体的PD患者因为需要避免使用抗多巴胺能药物吩噻嗪和丁酰苯,通常用非典型抗精神病药物氯氮平和喹硫平治疗。应避免围术期突然停用氯氮平,避免诱发严重的运动障碍和精神病的失代偿。此外,如果停用氯氮平超过48小时,必须从低剂量重新开始并缓慢增加。另外,必须记住氯氮平的副作用还包括诱发严重的胃肠道功能低下,导致胃潴留、肠梗阻、便秘、粪便嵌塞和中毒性巨结肠,围术期发生这种风险的可能性更大。氯氮平极少见的副作用可能与严重的心肌病或粒细胞缺乏症相关,常规监测白细胞和中性粒细胞计数是有必要的。

PD患者快速眼动睡眠行为障碍可采用低剂量氯硝西泮治疗，围术期不应突然停药,以免出现苯二氮䓬类药物戒断综合征。

帕金森病围术期非肠道药物治疗

如果围术期肠内给予抗帕金森药物并发胃肠功能异常,可使用罗替戈汀皮肤贴剂作为一种临时的单一治疗替代方案。罗替戈汀皮肤贴剂(Neupro™)可每日1次给药,剂量范围为2~24mg。8mg罗替戈汀约相当于300mg左旋多巴。另一种替代方案是皮下注射或输注短效多巴胺激动剂阿扑吗啡,后者具有强烈的催吐作用,应同时给予常规的止吐药物,如昂丹司琼或多潘立酮(Brennan和Genever,2010;Mariscal等,2012;Nicholson等,2002)。

图9.2提供了从肠内到肠外抗帕金森病治疗精确剂量转换的详细信息。

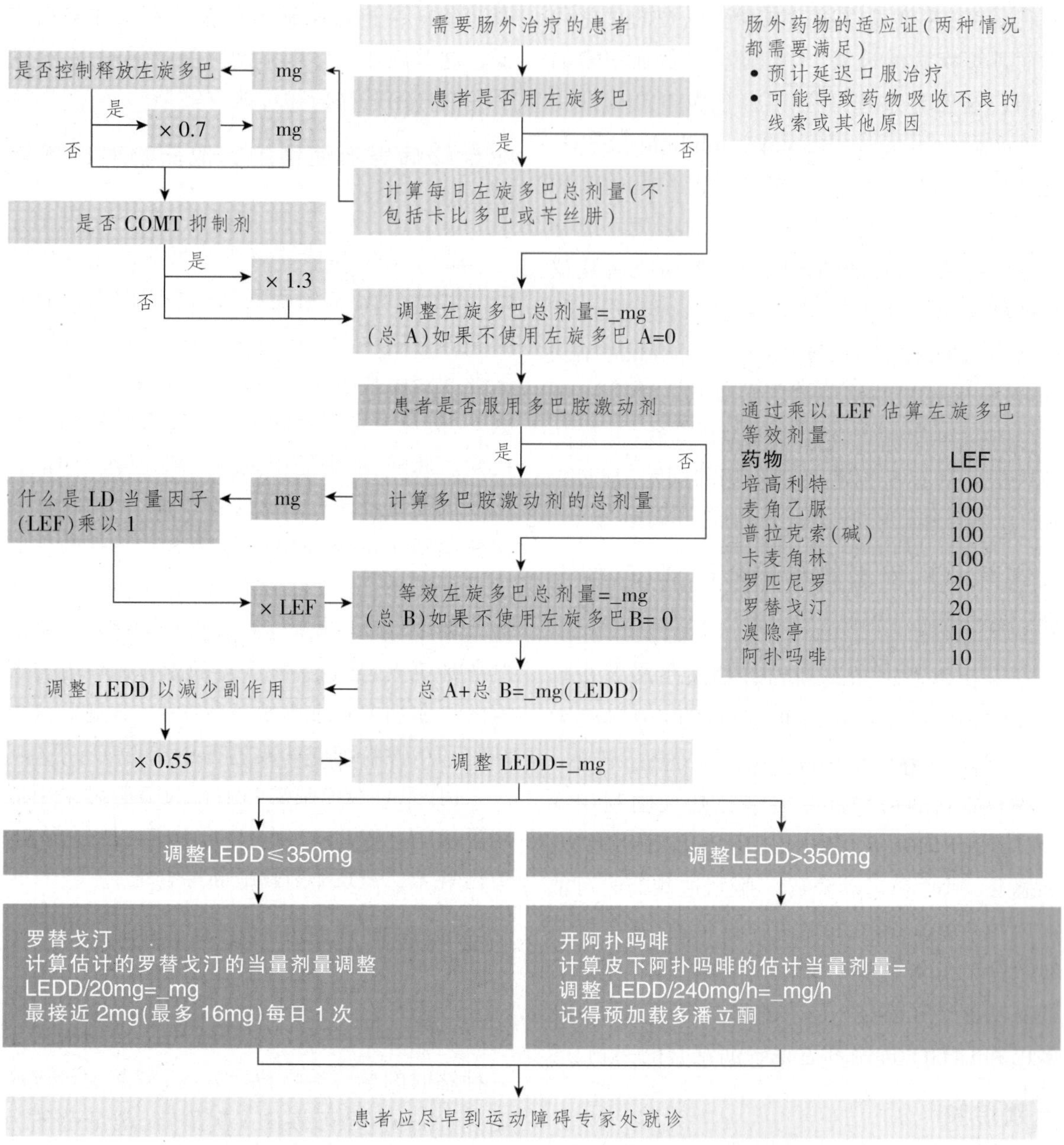

注:COMT,儿茶酚-O-甲基转移酶;LD,左旋多巴;LEF,左旋多巴等效因子;LEDD,左旋多巴当量日剂量。

图 9.2 预估帕金森病药物肠外剂量的流程图。

NMDA 拮抗剂

氯胺酮

据报道,低剂量 NMDA 拮抗剂(N-methyl D-aspartate Antagonists)氯胺酮(10mg 增量,最高达 0.1mg/kg)可消除围术期的震颤、运动障碍和构音障碍(Wright 等,2009)。因此,氯胺酮有助于作为替代围术期左旋多巴服用障碍患者进行引流管放置、区域阻滞或气道管理等操作时的“桥接”疗法。低剂量氯胺酮的镇痛作用可能带来额外的益处,并且可以减少阿片类药物的用量。阿片类药物也可能会加剧PD患者的僵硬症状，导致恶心、呕吐、胃潴留和便秘。

但是，如果要测试DBS对帕金森病运动的反应，围术期就不应使用氯胺酮。

深部脑刺激患者的麻醉和手术问题

深部脑刺激(deep brain stimulation，DBS)导线与通常在锁骨下区域胸壁皮下植入的发生器相连。与DBS相关的麻醉问题与心脏起搏器在磁共振成像(MRI)、外科透热疗法、电灼、除颤和心脏复律方面类似(Dobbs、Hoyle 和 Rowe，2009)。

• MRI。尽管已经发表了一系列DBS患者安全MRI病例，但MRI产生的电磁场可导致DBS导线的加热或移位，同时损害周围的脑组织。其还可以诱导刺激、重置导线或使其失效。美敦力等制造商拥有详细的互联网资源，可为DBS患者提供安全的MRI扫描建议。

• 透热疗法。单极透热疗法可以抑制、重新编程或损坏DBS导线，最好的选择是使用双极透热疗法。最安全的方法是由专家使用外部手持设备在术前暂时停用DBS系统，尤其是在无法避免单极透热的情况下。如果在紧急手术中无法做到这一点，那么透热疗法通路的电极片应尽可能远离埋藏在颈部、耳后即脑部皮下的刺激器和导线。单极透热疗法应采用最低电压和功率。

• 除颤和心脏复律

除颤器电极板需要放置在尽可能远离胸壁DBS发生器的位置，并且垂直于而不是平行于导联通路。谨慎使用最低的适当能量水平。

在除颤和心脏复律之后，必须尽快检查并重新激活DBS系统。

癫痫

癫痫是一种脑部疾病，表现为反复无缘无故的癫痫发作。其可能继发于大脑的结构异常、各种代谢障碍、颅内感染或特发于某种原因。其是所有年龄组中最常见的神经系统疾病，患病率为0.5%~2%(Carter 和 Adapa，2015；Hudson 和 Greene，2015；Perks、Cheema 和 Mohanraj，2012；Probasco 等，2013)。

癫痫发作可以按以下方式分类。

• 广义：影响大脑半球，通常是强直性阵挛性和意识丧失。

• 病灶：影响大脑半球的一部分。

–意识中断：复杂的病灶。

–没有意识丧失：简单的病灶。

复杂的部分性癫痫发作和非惊厥状态有时可能难以识别，尤其是老年患者，他们可能表现为急性意识混乱或精神状态的改变，而不是典型的癫痫特征。如果没有发现其他明显的意识改变或精神状态急性变化的原因，则应排除这些情况，并考虑进行神经学科的会诊和脑电图检查(Beyenburg、Elger 和 Reuber，2007)。

近期发作或控制欠佳的癫痫患者在择期手术前需要仔细地进行全身和神经系统检查，该评估应包括诊断或排除出血性或缺血性脑卒中(35岁以上成年人最常见的癫痫病因)、脑肿瘤、脑膜炎(感染性或自身免疫性)、低血糖和严重低钠血症，以及药物毒性和戒断(酒精和苯二氮䓬类药物)。

术前评估和准备

癫痫患者的麻醉前评估必须包括详细的病史，亲人和护理人员的参与非常重要，要确定和记录的重要细节包括如下。

• 癫痫发作的类型和频率；

• 已知诱发癫痫发作的因素，如睡眠严重不足或月经；

• 气味的性质和其他相关现象；

• 上一次癫痫发作的时间；

• 抗癫痫药物的剂量和给药间隔，以及回

顾抗癫痫药物的副作用及其可能与麻醉药和镇痛药相互作用；

- 饮酒等；
- 如果最近癫痫发作频率增加或有药物毒性迹象，应检测抗惊厥药物的血药浓度（如苯妥英钠、丙戊酸钠）。
- 查看最近的脑成像和脑电图报告也有帮助。
- 如果患者采用生酮饮食来控制药物治疗难以控制的癫痫，需要确定这种饮食的确切配方以及如何在围术期保持最佳饮食。这些患者应避免术前饮用碳水化合物饮料和围术期输注葡萄糖，除了术前常规血生化结果筛查外，最好检查患者的血糖和酮水平。

非癫痫发作可能与真正的癫痫发作同时存在，可能需要加以鉴别。患有非癫痫发作性障碍的患者可能有多家医院和重症监护入院史，以及其他医疗和心理问题病史，他们也可能被诊断为抗惊厥治疗恶化。非癫痫发作往往比癫痫发作持续时间更长，通常超过90秒，头部和肢体运动不同步，没有发绀，闭上眼睛不愿睁开。在围术期区分非癫痫发作和癫痫发作是很重要的，这样可以避免镇静和抗惊厥药的副作用（Reuber、Enright 和 Goulding，2000）。

围术期管理包括避免诱发癫痫发作的因素，如睡眠剥夺、缺氧、低血糖、低钠血症、低钙血症、低镁血症或正常生酮饮食的患者的饮食改变。在可能的情况下，手术前和手术后通过肠饲管继续服用抗惊厥药物，这是神经病学团队治疗的最佳计划。术后胃潴留、肠梗阻的患者必须考虑肠外抗癫痫药物治疗。可用于胃肠外给药的抗癫痫药包括：地西泮、劳拉西泮、苯妥英钠、苯巴比妥、丙戊酸钠、左乙拉西坦和拉科酰胺。

慎重的做法是在围术期通过直肠紧急给予安定或口服咪达唑仑和（或）静脉注射苯二氮䓬类药物。

如果癫痫发作，一线治疗通常使用苯二氮䓬类药物，如静脉注射劳拉西泮 2~4mg。但用药前必须排除缺氧、低血压、低血糖、低钠血症、低碳酸血症、碱中毒、低血钙和感染等可逆原因，必要时进行适当治疗。

重要的是，要将癫痫发作与异常运动（如肌阵挛）以及与麻醉或镇痛药物（如丙泊酚、依托咪酯或芬太尼）相关的僵硬或术后颤抖区分开。

常见的抗癫痫药物及其与麻醉和围术期护理的关系

抗癫痫治疗可能诱发脑部副作用，特别是镇静和认知能力下降，一些抗惊厥药物通过耐药性和酶诱导影响麻醉药物的需求，一些抗癫痫药物可能通过升高肝酶和恶病质影响麻醉药物的需求。

下面总结一些与常用抗惊厥药物有关的特殊问题。

- **巴比妥类药物和卡马西平**。酶诱导可能导致这些药物和其他相同酶代谢的药物的代谢增加及血浆水平降低。这些药物包括镇静剂、β 受体阻滞剂、钙通道阻滞剂、胺碘酮、华法林和一些抗生素。
- **苯妥英钠**。酶诱导及其对高蛋白结合的依赖可能导致其他药物血液浓度变化。苯妥英钠具有可饱和的清除动力学，每天服用剂量超过 500mg 的成人患者，每增加 1 次剂量，其毒性血浆浓度水平可能呈线性上升。在药代动力学中，苯妥英钠个体间的差异很大。该药物的严重副作用包括心律失常、传导阻滞、肝功能障碍、恶病质（如巨幼红细胞性贫血、白细胞减少症）、共济失调、镇静和昏迷。围术期血液白蛋白水平的变化可能导致游离药物增加、诱发中毒。校正的苯妥英钠水平可以使用以下公式计算：

校正苯妥英钠水平=测量苯妥英钠水平/

(0.2×人血白蛋白+0.1)

如果肌酐清除率<20mL/min,则校正苯妥英钠水平=测量苯妥英钠水平/(0.1×人血白蛋白+0.1)

血清苯妥英钠:μg/mL

人血白蛋白:g/dL

苯妥英钠制剂是强碱性的,需要静脉注射到大的外周静脉或中心静脉,以避免组织坏死。给药速度必须慢,每次不超过50mg/min,同时监测心电图,防止发生心律失常。

如果通过胃管给予每天1次的苯妥英钠剂量,则需要在给药前2小时和给药后2小时停止连续管饲。

- **丙戊酸钠**。该药物可抑制肝酶,并与蛋白质高度结合。这些特性导致其他药物的血液浓度水平发生变化,增加发生严重的副作用的可能性,包括肝功能障碍、特异性暴发性肝衰竭伴高氨血症和脑病、血小板减少症、血小板和凝血功能障碍。

- **左乙拉西坦**。该药已成为最广泛使用的新型抗癫痫药物之一。与大多数抗癫痫药物相比,它具有更少的副作用和相互作用,被肝脏代谢最少,不会诱导肝酶,超过95%以上的消除是经过肾脏的,因此,肾衰竭患者必须调整剂量[对于肌酐清除率低于30mL/min和(或)透析的患者,单次或两次分剂量的最大剂量为1000mg/d]。

围术期药物和癫痫

大多数静脉麻醉药[包括氯胺酮(作为NMDA/谷氨酸拮抗剂)]具有抗惊厥作用,特别是在高剂量时。

安氟烷和七氟烷,特别是在高浓度和过度通气的情况下,可引起癫痫样脑电图活动和癫痫发作。地氟烷、异氟烷和一氧化二氮是抗惊厥药。

大多数阿片类药物与癫痫发作和脑电图活动增强有关,即使是在正常剂量下,与给药途径无关。特别是阿芬太尼和瑞芬太尼,可用于增强皮质癫痫发作活动并增加电惊厥疗法或癫痫手术中的癫痫发作持续时间。哌替啶和曲马多的代谢物在肾衰竭时可大量积累,引起癫痫发作,肾功能不全患者应避免使用。

癫痫的外科治疗

旨在减少脑内癫痫样活动的手术可能对药物难以治疗的癫痫患者有益,这些患者可以考虑通过皮质功能定位并切除癫痫病灶,将癫痫源性神经回路中断,或很少选择更激进的手术(如胼胝体切除术或大脑半球切除术)。颈迷走神经刺激可以提高癫痫发作的阈值,是一种有助于控制癫痫发作的微创手术。

颈迷走神经刺激

迷走神经刺激器有一个位于锁骨下胸壁的脉冲发生器和一个带有两个电极的双极导线,两个电极放置在迷走神经的左颈路径附近。神经刺激器通常放置在左侧锁骨中线下方皮下组织内。MRI检查需要遵守刺激器制造商指定的特殊预防措施和方法。

皮质定位与切除术

这种手术在专科中心进行,其描述超出了本章的范围。读者可以参考最近关于该主题的专家评论(Chui 等,2013;Chui,Venkatraghavan和 Manninen,2013)。

多发性硬化

多发性硬化(multiple sclerosis,MS)是一种相对常见的中枢神经系统(central nervous system,CNS)的炎症性疾病,且女性居多。其可能导致中青年残疾,影响着全世界数百万人,主要发病人群在北半球和南半球的温带地区。MS的病程可以是复发缓解或进行性的。疾病的严重程度可从轻微到完全残疾。

多发性硬化的特点是自身免疫性炎症，导致中枢神经系统脱髓鞘斑块病变形成。这些病变损害不同部位和不同阶段白质的形成。也与血脑屏障渗透性增强有关，不积极诊治可以导致胶质瘢痕和神经元轴突或整个神经元的缺失。

目前还没有明确的实验指标来确诊 MS，最低的诊断标准是先后显示 2 个或 2 个以上脱髓鞘事件。诊断 MS 的检查包括增强 MRI、诱发电位和脑脊液鞘内免疫球蛋白检查。通常，MRI 上出现的异常区域比临床多发性硬化的症状和体征明显得多。MS 患者有可能无主观症状的神经体征，也可能只有一侧肢体有症状，但诊断它必须同时有两种体征。在极少数情况下，我们会将脑部 MRI 扫描中的大面积 MS 炎症和肿胀与肿瘤混淆。

脱髓鞘轴突可以导致完全传导阻滞。除非轴突被少突胶质细胞髓鞘再生，否则传导将保持非常缓慢。

当环境或体温升高、全身炎症、运动、代谢紊乱和压力增加时，就会出现可变传导阻滞和所谓的假复发。影响皮质球束、皮质脊髓束、脑干或自主神经核的 MS，可导致说话困难、吞咽困难、咳嗽和呼吸衰竭。自主神经功能障碍（如心血管不稳定、胃肠道和膀胱功能障碍）也可能导致尿频、尿急、尿失禁或潴留。

MS 患者的疼痛和疼痛性肌肉痉挛发生率为 30%~50%。

MS 与影响记忆和执行功能的认知障碍相关，并且很大比例的 MS 患者也患有抑郁症（Hauser 和 Goodin，2012）。

药物治疗多发性硬化的围术期意义

类固醇

急性发作或复发的多发性硬化可用大剂量类固醇治疗。泼尼松龙的剂量通常为500mg/d，一般为 5 天。

对于在过去 3~12 个月期间服用相当于 5mg/d 以上泼尼松龙超过一周的类固醇的患者，建议在围术期补充负荷剂量类固醇。

一个围术期补充类固醇的方案如下。

- 小手术：手术当天上午口服 1.5~2 倍常规剂量的类固醇，次日服用常规剂量。
- 大手术：手术当天早晨口服 2 倍剂量的类固醇且围术期静脉滴注氢化可的松（诱导时 100mg，维持 200mg/d 或每 6 小时 50mg），每天减少 25%，直到再次服用常规剂量的类固醇。

改善病情的免疫调节药物

可供使用改善病情的药物有很多。它们可以减少 MS 复发的频率及其进展，并且治疗中应用得越来越普遍。常规用于改善 MS 病情的药物包括干扰素 β1a 和 β1b、格拉替雷、芬戈莫德、特立氟胺、富马酸二甲酯、那他珠单抗和阿仑单抗。这些药物最重要的副作用包括淋巴细胞数量和功能的改变，免疫抑制和感染风险增加，有些还可能影响肝功能。芬戈莫德可引起心动过缓和 I 度传导阻滞，主要发生在治疗开始时。干扰素可引起流感样症状，患者可考虑服用非甾体抗炎药改善症状。

重度多发性硬化有时应用细胞抑制剂（如硫唑嘌呤、甲氨蝶呤、环磷酰胺和米托蒽醌）治疗，存在严重免疫抑制风险的患者在围术期禁止使用这类药物，必须使用时应征求专家的意见来指导用药。围术期需要排除的一个严重副作用是米托蒽醌累积效应导致的心脏毒性（Hauser 和 Goodin，2012）。

麻醉前评估与准备

在术前评估和准备期间，神经科医生、社区医疗团队以及家庭或专业护理人员的意见非常有用。

围术期 MS 患者需要考虑的要点包括如下。

- 应评估和记录疾病的发作、持续时间和

病程(复发或进展)、与恶化/复发相关的因素以及累及中枢神经系统的部位。

• 必须评估患者的呼吸功能和可能受MS损害的保护性气道反射。

• 评估自主神经功能障碍的症状和体征,特别是心血管、胃肠和膀胱功能障碍,以及评估其治疗方法。

• 评估患者的功能状态和独立性对于康复计划和出院至关重要。

• 肺炎或尿道感染等感染,特别是与发热相关的感染,可导致神经传导减慢。感染通常与多发性硬化的复发有关,需要及时治疗。

• 围术期必须监测体温并保持在正常范围内。仅仅0.5℃的小幅上升就可能导致神经传导退化和麻痹(可能包括控制气道和呼吸的肌肉)、感觉减退或视觉症状的恶化。

• MS可导致短暂的神经性疼痛发作、感觉异常、构音障碍或共济失调、面部或肢体痉挛、面部肌肉强直性或不完全性强直痉挛收缩。这些痉挛可能与癫痫发作类似,它们可由运动或过度通气引起。麻醉医生应研究这些症状并确定是否存在诱发因素,以便在围术期尽量减少这些诱因。

• 应告知患者围术期中手术应激、全身或局部麻醉可能会加重现有或隐匿的中枢神经系统病变。

• 对于MS引起的轻瘫患者禁用琥珀胆碱,其可能导致缝隙连接处乙酰胆碱受体大规模去极化而引起高钾血症。

• 这些患者对非去极化神经肌肉阻滞剂的敏感性可以降低,这是因为缝隙连接处存在的额外的乙酰胆碱受体感受器,或由于肌肉萎缩或应用缓解痉挛的药物(巴氯芬),所以围术期应实施精准有效的肌肉松弛剂监测。

多发性硬化的蛛网膜下隙和硬膜外麻醉(Perlas和Chan,2005)

• 在考虑对多发性硬化患者进行任何椎管内阻滞治疗之前,谨慎的做法是站在临床和法医学的角度记录神经系统的基本症状和体征。

• 蛛网膜下隙麻醉可导致阻滞的敏感性和持续时间增加。这是因为局部麻醉药物对脱髓鞘脊髓神经元的直接作用以及由此可能产生神经毒性作用。

• 在有症状和无症状的MS患者中,局部麻醉药物神经毒性阈值降低可能与血脑屏障通透性增加有关。

• 交感神经阻滞引起的代偿性自主神经机制可能受损,应考虑在椎管内麻醉前和麻醉期间进行有创血压监测,并准备可能需要的血管活性药物。

• 在关于产科椎管内麻醉风险的术前讨论中,需要告知患者,MS在怀孕期间可能不太严重,但在产后的前3个月内复发很常见。因此,椎管内镇痛或麻醉不一定会导致神经系统症状的恶化。最好是在计划实施麻醉或分娩镇痛前,应该讨论这些问题并签署知情同意书。最近一个大型病例研究表明硬膜外分娩镇痛或剖宫产和MS复发没有任何关联(Pasto等,2012)。

• 对于多发性硬化患者,在泌尿外科和产科手术中使用蛛网膜下隙麻醉后很少有并发症的报道。此类患者建议使用小剂量的局部麻醉药。蛛网膜下隙麻醉的另一个优点是可以缓解MS患者潜在的疼痛性痉挛。

慢性高位脊髓损伤

颈椎和胸椎的损伤相对少见,往往影响年轻患者,他们可能遭受严重的相关损伤,需要全面评估。高位脊髓损伤可导致四肢瘫痪,影响呼吸和咳嗽,并导致其他复杂的生理变化。急性脊髓损伤不在麻醉术前访视门诊的范围内,但慢性损伤患者可能因需要择期手术必须进行评估。

在这类患者中,脊髓损伤水平以下的身体和自主神经通路在失去脊髓上控制后变得过度活跃。这导致肌肉膜上的乙酰胆碱受体异常和交感神经反射亢进,也称为自主神经反射亢进,从而引起肌肉痉挛(Petsas 和 Drake,2015)。

术前评估和准备

高位脊髓损伤患者的术前评估应侧重于以下问题。

• 明确脊髓损伤日期,明确并记录脊柱和其他相关损伤的确切性质,如创伤性脑损伤或胸部创伤。

• 必须明确用于缓解脊髓损伤后遗症的药物,例如痉挛治疗(巴氯芬、替扎尼定),并制订围术期管理计划(下一部分将详细讨论)。

• 考虑到颈椎不稳定或手术固定的可能性,需要制订困难气道管理计划。视频喉镜可以帮助气管插管时减少颈部运动 (例如 Airtraq®、Glidescope®、C-Mac®),但在某些情况下可能要行纤维支气管镜引导下清醒气管插管。

• 在急性脊髓损伤后超过 48 小时使用琥珀胆碱来辅助气管插管是禁忌的,因为去神经支配肌肉上的乙酰胆碱受体激活将会引起高钾血症和心搏骤停,对于因呼吸功能不全和咳嗽无力而无法清除气道的患者,应考虑行气管切开。

• 呼吸:C3 至 C5 以上的脊髓损伤, 由于膈神经丧失功能导致呼吸衰竭和呼吸机依赖。低颈部和高胸部脊髓损伤阻断肋间肌的神经支配,但横膈膜运动功能没有丧失。这些损伤使得吸气高度依赖于横膈膜的向下运动,由于肋间和腹部肌肉的去神经支配而无法扩张,在横膈膜下降的过程中, 腹壁被动地向外移动,尽管没有气道阻塞,但这种运动可以反常地类似"跷跷板"呼吸模式。重要的是,膈肌运动保留但肋间神经麻痹的患者更愿意选择仰卧呼吸,而不是直立呼吸,因仰卧位限制了横膈膜的被动下降。横膈膜在直立位置时被动向下运动越多, 其主动向下收缩的起始点就越低,带来更大的无效腔量。这有助于确立患者术前最有利的呼吸姿势,并确保在计划拔管时或拔管后立即在恢复室采用这一姿势。

• 用力肺活量(forced vital capacity,FVC)低于 15mL/kg 理想体重(如 70kg 约 1L)的患者围术期极有可能需要机械通气。

• 心血管疾病。需要评估和记录患者的心率、节律和血压,以及体位变化对血压的影响。

在 T6 以上(很少到 T10)脊髓损伤数周至数月后,交感神经反射亢进(自主神经功能紊乱)可能导致危及生命的高血压和心动过缓。脊髓损伤水平以下的身体或内脏刺激在没有脊髓控制的情况下可触发脊髓内交感神经反射。这种反射刺激包括膀胱或直肠扩张、压疮、手术刺激或分娩收缩。在脊髓病变水平以下反射性的交感神经亢进引起大量血管收缩,导致严重的动脉高压,该反应激活压力感受器反射,导致严重的心动过缓,在某些情况下甚至导致心搏骤停。作为术前评估和准备的一部分,需要尽可能识别和避免交感反射亢进的诱发因素。在临床诊疗中,这些患者通常是感觉不到低于感觉脊髓水平的疼痛。尽管如此,仍应谨慎地为患者提供局部和(或)全身麻醉,以防止手术诱发的交感神经反射亢进。

慢性神经系统疾病痉挛治疗的意义

在很多神经系统疾病(如 MS 和脑瘫)中可能遇到由于上运动神经元损伤引起的痉挛。脑卒中、创伤性脑脊髓损伤也会引起痉挛。

治疗痉挛最常用的全身药物如下。

• GABA A 激动剂,如氯硝西泮和地西泮。

• GABA B 激动剂,如巴氯芬。

• 加巴喷丁。

• α-2 肾上腺素能激动剂,如可乐定和替扎尼定。

• 丹曲林，一种兰尼碱受体拮抗剂，可抑制钙质从肌浆网中释放出来。

一些患者将同时接受这些治疗，这可能会增加副作用的风险以及与麻醉药物、镇痛药物或神经肌肉阻滞剂相互作用的风险，从而导致镇静、肌肉松弛、低血压和心动过缓增加。

巴氯芬

巴氯芬是脊髓中的GABA B受体激动剂，可减少兴奋性神经递质和P物质。它可以通过口服或鞘内泵给药。如果围术期肾功能异常改变，用药则要谨慎，因为其消除主要依赖肾功能。副作用包括肌肉无力、疲劳、共济失调和镇静。当其与苯二氮䓬类药物和其他镇静药物、麻醉药物和阿片类镇痛药物联合使用时，这些症状会加重。有病例报告显示，使用巴氯芬的患者出现麻醉苏醒延迟。当机体对药物的耐受性增加时，需要增加巴氯芬的剂量。突然停药或鞘内泵功能障碍可导致潜在的危及生命的停药反应，包括严重痉挛、癫痫发作、幻觉、体温过高和自主神经功能障碍。

对于使用鞘内巴氯芬泵和导管的患者，最好避免蛛网膜下隙或硬膜外麻醉，椎管内麻醉穿刺技术会损伤鞘内导管并破坏巴氯芬的输送。如果考虑到这些技术问题，例如产科麻醉，则需要审慎地规划麻醉过程。有关巴氯芬输送系统的详细信息，特别是需要确认导管进入椎管的位置和尖端位置的详细信息。皮下泵的位置和导管必须沿着其路径进行检查，以排除任何感染的迹象，可能需要进行神经外科复查。有病例报告蛛网膜下隙麻醉是通过植入的巴氯芬泵的侧口实施的。但是，由于巴氯芬导管的尖端可能高达T6，可能导致麻醉阻滞平面过高的危险。此外，巴氯芬将作为局部麻醉药物同时从鞘内导管内注射。在注药之前需要确定每剂巴氯芬的确切剂量和潜在的后果。

鞘内的巴氯芬导管通常是通过旁正中入路植入，这在考虑硬膜外麻醉时是有意义的。硬膜外穿刺和导管植入在对侧的旁正中或中线入路，至少在巴氯芬导管的硬膜入口点上方或下方一到两个椎体水平，并适合手术期间所需要的阻滞平面。有几个病例报告详细描述了硬膜外麻醉在骨科和产科鞘内注射巴氯芬患者的应用(Badve 等，2011；Lynch，2013)。

替扎尼定(Zanaflex™)和可乐定

这些药物是中枢性α2去甲肾上腺素能激动剂，可引起突触前去甲肾上腺素分泌减少和交感神经阻滞。它们具有镇静和镇痛作用，可引起心动过缓和低血压。

重症肌无力

重症肌无力(myasthenia gravis，MG)是一种自身免疫性疾病，其患病率约为1/1000。在大多数MG患者中，自身抗体阻断并破坏骨骼肌中神经肌肉终板的突触后烟碱乙酰胆碱受体。乙酰胆碱受体数量减少导致神经肌肉传递障碍。只有当乙酰胆碱受体数量减少到30%时，才会出现症状性无力。约2/3的MG病例与胸腺增生(85%)或胸腺瘤(15%)有关。

在大多数MG患者的血液中可检测到乙酰胆碱受体的IgG抗体，并且具有诊断价值，它们可以通过胎盘，导致约1/5的肌无力母亲所生婴儿出现短暂的新生儿MG。少数临床MG患者具有肌肉特异性酪氨酸激酶的自身抗体。

MG的特征在于虚弱无力，活动后症状加重并且随着休息而改善。它可以影响特定的肌肉群(如眼睛、面部)或所有骨骼肌。面部、口咽、喉和呼吸肌的受累可导致吞咽困难、咳嗽和呼吸无力。应激、感染和不遵守治疗可能会加重病情(Hirsch，2007；Hudson 和 Greene，2015；Probasco 等，2013)。

重症肌无力的治疗原则

乙酰胆碱酯酶抑制剂通过增加神经肌肉连接处的乙酰胆碱水平发挥治疗作用。通过口服溴吡斯的明治疗 MG，最大剂量为每小时 120mg。如果不能进行胃内给药或需要快速起效,可以按照比例为 1mg 对应 30mg 的肠内剂量静脉注射溴吡斯的明。新斯的明的应用范围更广,以 0.5mg 静脉推注或 1~2.5mg 肌内注射或每隔 2~4 小时皮下注射并控制每日总剂量为 5~20mg，其可以达到快速起效并持续 1~2 小时的效果。

过量的乙酰胆碱酯酶抑制剂可导致胆碱能危象，伴有毒蕈碱和烟碱胆碱能刺激的症状,如过度唾液分泌、支气管黏液分泌增加、支气管痉挛、心动过缓、呕吐、腹泻、流汗、肌肉痉挛、肌束震颤和麻痹。肌束震颤和拟副交感神经的症状可能是轻微的或不存在的,使得胆碱能危象难以与肌无力危象的严重虚弱和延髓相关的呼吸功能障碍区分开来。

类固醇可能在某些 MG 病例中起到免疫抑制作用。如果治疗时间过长,可能导致肾上腺功能受到抑制,需要在围术期静脉补充氢化可的松，例如麻醉诱导时给予 100mg，然后 200mg 超过 24 小时静脉输注或分 4 次剂量补充,每天减少 25%,直到胃肠功能完全恢复,可以重新开始口服常规剂量的皮质类固醇(另见第 17 章)。

静脉注射免疫球蛋白或血浆置换可有效用于其他治疗方式无效的急性重度 MG,严重者可在术前考虑使用,例如胸腺切除术前。

对于 MG 及相关胸腺瘤患者,胸腺切除术可改善中期、长期的肌无力症状。

术前评估和准备

MG 患者可进行胸腺切除术或其他非相关手术。

在术前麻醉访视室,需要对该疾病的以下方面进行评估。

- MG 的发病、持续时间和病程。
- 有任何危象史,包括治疗以及是否需要插管和通气。
- 目前的运动耐量。
- 既往麻醉药物及麻醉对患者 MG 的影响,特别是术后是否需要辅助通气。
- 患者的治疗细节,包括乙酰胆碱酯酶抑制剂(溴吡斯的明、新斯的明)和类固醇的确切剂量和时间。
- 确定受影响的肌肉群，特别是涉及面部、口咽和喉部(吞咽、咳嗽和发声)肌肉的情况。咳嗽及吞咽无力可引起吸入性呼吸道感染。
- 呼吸肌受累可能意味着需要进行呼吸功能测试。肺活量(vital capacity,VC)低于 20mL/kg(如果患者能够正确执行测试)表明需要进行术后通气。动脉血气可有助于确定 PaO_2、$PaCO_2$、pH 值和碳酸氢盐浓度,以诊断是否有慢性代偿性Ⅱ型呼吸衰竭。建议行胸部 X 线检查并诊断是否存在基底肺不张。心电图和超声心动图可有助于评估慢性呼吸衰竭患者的右心室功能。
- 需要对可能与 MG 相关的其他自身免疫性疾病及其围术期影响进行评估，这些疾病包括:甲状腺功能减退或亢进(约 15%的 MG 患者)、恶性贫血、类风湿性关节炎、系统性红斑狼疮、皮肌炎、多肌炎、天疱疮和溃疡性结肠炎等。
- MG 的长期药物治疗需要在围术期维持,需要通过肠内饲管或胃肠外给予溴吡斯的明、新斯的明和氢化可的松。
- 维持正常的生理和内稳态，包括体温、酸碱平衡和离子化血钙水平,有助于维持神经肌肉阻滞剂(neuromuscular blockers,NMB)和其他药物的神经肌肉传递和代谢。
- 需要考虑局部麻醉与全身麻醉以及两者联合的风险和益处。
- 避免或审慎地使用干扰神经肌肉传导

的药物是至关重要的。其中最重要的药物列在表 9.4 中。

全身麻醉的注意事项

• 如果计划使用 NMB 药物，一些研究者建议减少或省略术前最后一次使用乙酰胆碱酯酶抑制剂的剂量。理论上,这可能有助于改善乙酰胆碱的缺乏和副交感神经胆碱能亢进引起 NMB 抵抗的风险,但是,这需要与暂时加剧的风险相权衡。

• 气管插管优于声门上气道,特别是吞咽和咳嗽受到 MG 影响的患者。

• 如果使用挥发性麻醉药物、NMB 和(或)任何可能损害神经肌肉传导的药物,则建议使用一种能精确检测 4 个成串刺激的神经刺激器来监测神经肌肉传导功能(表 9.4)。

• 用于快速诱导插管的神经肌肉阻滞剂可以由高剂量的琥珀胆碱提供(因为 MG 患者神经肌肉终板的数量减少导致对去极化 NMB 相对耐药)。也可选用罗库溴铵,使用后立即用舒更葡萄钠逆转,这也是一个可以考虑的替代方案。

表 9.4 可能影响重症肌无力和 Lambert-Eaton 肌无力综合征神经肌肉传导的麻醉药物及围术期护理相关药物 (Hudson 和 Greene,2015;Probasco 等,2013)

非去极化 NMB,如阿曲库铵、罗库溴铵
镇静剂和抗惊厥药:苯二氮䓬类、巴比妥类、苯妥英钠、加巴喷丁
局部麻醉剂
抗生素:氨基糖苷类、β-内酰胺类、大环内酯类、喹诺酮类、克林霉素、万古霉素、多黏菌素
镁(天然钙拮抗剂)
钙拮抗剂
β 受体阻滞剂

注:NMB,神经肌肉阻滞剂。

• 如果手术需要放松肌肉,建议使用小剂量非去极化的 NMB。避免使用新斯的明逆转是降低胆碱能危象的首选方法。患者可能需要持续麻醉,直到 NMB 药物完全分解或消除。应避免或纠正可能损害 NMB 分解的低温、酸中毒和碱中毒。

• 如果不需要放松肌肉,静脉注射异丙酚和瑞芬太尼维持全身麻醉,对大多数患者的神经肌肉传导的直接影响微乎其微。

区域麻醉的考虑因素

• 当进行区域麻醉和局部麻醉时,应尽可能使用低剂量的酰胺类局部麻醉药物,以免吸收后产生高血药浓度,这可能使 MG 恶化。使用超声定位待阻断的神经可有助于使用局部麻醉药物所需的最低剂量。

• 与高剂量局部麻醉药物相关的高位蛛网膜下隙阻滞或胸段硬膜外阻滞可加重肋间和腹部肌肉的无力。

• 膈神经阻滞是肌间沟臂丛神经阻滞的一种副作用,可导致肋间肌功能较弱的患者呼吸功能失代偿。

Lambert-Eaton 肌无力综合征

Lambert-Eaton 肌无力综合征(myasthenic syndrome,LEMS)是一种自身免疫性疾病,影响神经肌肉接头的突触前电压门控钙通道，促使乙酰胆碱释放到突触间隙受损,导致肌肉无力。

男性和女性的发病率相等。约 50%的病例中,其与恶性肿瘤相关,通常为小细胞肺癌(small-cell carcinoma of the lung,SCLC)。LEMS 的临床表现通常是近端肢体无力和腱反射减弱。虽然眼球和延髓肌肉通常不受影响,但呼吸肌无力可导致呼吸衰竭。自主神经功能障碍也是常见的,往往导致口干、勃起功能障碍、胃肠道蠕动减弱和直立性低血压。

Lambert-Eaton 肌无力综合征的治疗原则

通过手术、放疗或化疗来治疗潜在的恶性肿瘤仍然是首选方式,并且可以达到临床改善或缓解的效果。LEMS 中肌肉无力的明确治疗是用氨基吡啶或免疫抑制。氨基吡啶(包括 3,4-二氨基吡啶)是通过阻断钾通道并延长突触前动作电位的持续时间,增加突触处神经递质的释放。乙酰胆碱酯酶抑制剂治疗 LEMS 不如治疗 MG 有效,通常不用作单一疗法。单用泼尼松龙或与硫唑嘌呤联合应用可有助于免疫抑制,静脉注射免疫球蛋白已被证明对治疗耐药患者有益。

关于 LEMS 有很多麻醉方面的考虑,其中大多数与 MG 相似。但是,LEMS 患者对去极化和非去极化神经肌肉阻滞剂的敏感性均增加,而 MG 患者对琥珀胆碱表现出相对耐药性,对非去极化神经肌肉阻滞剂的敏感性增加。

小结

本章重点介绍神经系统疾病的生理和某些情况下对认知的影响。需要评估基础心理能力,预测术后谵妄和认知功能障碍的风险,并将其告知患者以及家人或护理人员。在某些情况下,心理能力评估应用于手术知情同意。

在很多情况下,神经系统疾病的病程因个体患者而异,因此,需要根据患者自身病情进行适当的评估和围术期准备。这再次强调术前多学科团队协作支持神经科治疗的重要性。

(彭滔滔 译 景胜 审校)

参考文献

American Geriatrics Society Expert Panel on Postoperative Delirium in Older Adults. 2015. American Geriatrics Society abstracted clinical practice guideline for postoperative delirium in older adults. *J Am Geriatr Soc*, **63**, 142–50.

Authors/Task Force, M., Windecker, S., Kolh, P., Alfonso, F., Collet, J. P., Cremer, J., Falk, V., Filippatos, G., Hamm, C., Head, S. J., Juni, P., Kappetein, A. P., Kastrati, A., Knuuti, J., Landmesser, U., Laufer, G., Neumann, F. J., Richter, D. J., Schauerte, P., Sousa Uva, M., Stefanini, G. G., Taggart, D. P., Torracca, L., Valgimigli, M., Wijns, W. and Witkowski, A. 2014. 2014 ESC/EACTS guidelines on myocardial revascularization: the task force on myocardial revascularization of the European Society of Cardiology (ESC) and the European Association for Cardio-Thoracic Surgery (EACTS). Developed with the special contribution of the European Association of Percutaneous Cardiovascular Interventions (EAPCI). *Eur Heart J*, **35**, 2541–619.

Badve, M., Shah, T., Jones-ivy, S. and Vallejo, M. C. 2011. Ultrasound guided epidural analgesia for labor in a patient with an intrathecal baclofen pump. *Int J Obstet Anesth*, **20**, 370–2.

Baron, T. H., Kamath, P. S. and McBane, R. D. 2013. Management of antithrombotic therapy in patients undergoing invasive procedures. *N Engl J Med*, **368**, 2113–24.

Beyenburg, S., Elger, C. E. and Reuber, M. 2007. Acute confusion or altered mental state: consider non-convulsive status epilepticus. *Gerontology*, **53**,79–78.

Bilotta, F., Qeva, E. and Matot, I. 2016. Anesthesia and cognitive disorders: a systematic review of the clinical evidence. *Expert Rev Neurother*, **16**, 1311–20.

Bonati, L. H., Lyrer, P., Ederle, J., Featherstone, R. and Brown, M. M. 2012. Percutaneous transluminal balloon angioplasty and stenting for carotid artery stenosis. *Cochrane Database Syst Rev*, CD000515.

Brennan, K. A. and Genever, R. W. 2010. Managing Parkinson's disease during surgery. *BMJ*, **341**, c5718.

Brott, T. G., Halperin, J. L., Abbara, S., Bacharach, J. M., Barr, J. D., Bush, R. L., Cates, C. U., Creager, M. A., Fowler, S. B., Friday, G., Hertzberg, V. S., McIff, E. B., Moore, W. S., Panagos, P. D., Riles, T. S., Rosenwasser, R. H. and Taylor, A. J. 2011. 2011 ASA/ACCF/AHA/AANN/AANS/ACR/ASNR/CNS/SAIP/SCAI/SIR/SNIS/SVM/SVS guideline on the management of patients with extracranial carotid and vertebral artery disease: executive summary: a report of the American College of Cardiology Foundation/American Heart Association Task Force on Practice Guidelines, and the American Stroke Association, American Association of Neuroscience Nurses, American Association of Neurological Surgeons, American College of Radiology, American Society of Neuroradiology, Congress of Neurological Surgeons, Society of Atherosclerosis Imaging and Prevention, Society for Cardiovascular Angiography and Interventions, Society of Interventional Radiology, Society of Neuro-interventional Surgery, Society for Vascular Medicine, and Society for Vascular Surgery. *J Am Coll Cardiol*, **57**, 1002–44.

Bucerius, J., Gummert, J. F., Borger, M. A., Walther, T., Doll, N., Onnasch, J. F., Metz, S., Falk, V. and Mohr, F. W. 2003. Stroke after cardiac surgery: a risk factor analysis of 16,184 consecutive adult patients. *Ann Thorac Surg*, **75**, 472–8.

Carter, E. L. and Adapa, R. M. 2015. Adult epilepsy and anaesthesia. *BJA Education*, **15**, 111–17.

Chan, M. T., Cheng, B. C., Lee, T. M., Gin, T. and Group, C. T. 2013. BIS-guided anesthesia decreases postoperative delirium and cognitive decline. *J Neurosurg Anesthesiol*, **25**, 33–42.

Chatterjee, S., Sardar, P., Biondi-Zoccai, G. and Kumbhani, D. J. 2013. New oral anticoagulants and the risk of intracranial hemorrhage: traditional and Bayesian meta-analysis and mixed treatment comparison of randomized trials of new oral anticoagulants in atrial fibrillation. *JAMA Neurol*, **70**, 1486–90.

Chui, J., Manninen, P., Valiante, T. and Venkatraghavan, L. 2013a. The anesthetic considerations of intraoperative electrocorticography during epilepsy surgery. *Anesth Analg*, **117**, 479–86.

Chui, J., Venkatraghavan, L. and Manninen, P. 2013b. Presurgical evaluation of patients with epilepsy: the role of the anesthesiologist. *Anesth Analg*, **116**, 881–8.

De Waal, B. A., Buise, M. P. and Van Zundert, A. A. 2015. Perioperative statin therapy in patients at high risk for cardiovascular morbidity undergoing surgery: a review. *Br J Anaesth*, **114**, 44–52.

Devereaux, P. J., Mrkobrada, M., Sessler, D. I., Leslie, K., Alonso-Coello, P., Kurz, A., Villar, J. C., Sigamani, A., Biccard, B. M., Meyhoff, C. S., Parlow, J. L., Guyatt, G., Robinson, A., Garg, A. X., Rodseth, R. N., Botto, F., Lurati Buse, G., Xavier, D., Chan, M. T., Tiboni, M., Cook, D., Kumar, P. A., Forget, P., Malaga, G., Fleischmann, E., Amir, M., Eikelboom, J., Mizera, R., Torres, D., Wang, C. Y., Vanhelder, T., Paniagua, P., Berwanger, O., Srinathan, S., Graham, M., Pasin, L., Le Manach, Y., Gao, P., Pogue, J., Whitlock, R., Lamy, A., Kearon, C., Baigent, C., Chow, C., Pettit, S., Chrolavicius, S. and Yusuf, S. 2014. Aspirin in patients undergoing noncardiac surgery. *N Engl J Med*, **370**, 1494–503.

Devereaux, P. J., Yang, H., Yusuf, S., Guyatt, G., Leslie, K., Villar, J. C., Xavier, D., Chrolavicius, S., Greenspan, L., Pogue, J., Pais, P., Liu, L., Xu, S., Malaga, G., Avezum, A., Chan, M., Montori, V. M., Jacka, M. and Choi, P. 2008. Effects of extended-release metoprolol succinate in patients undergoing non-cardiac surgery (POISE trial): a randomised controlled trial. *Lancet*, **371**, 1839–47.

Dobbs, P., Hoyle, J. and Rowe, J. 2009. Anaesthesia and deep brain stimulation. *Continuing Education in Anaesthesia, Critical Care & Pain*, **9**, 157–61.

Docherty, A. B. and Shenkin, S. D. 2016. Cognitive decline after surgery and anaesthesia: correlation does not mean causation. *Anaesthesia*, **71**, 1131–5.

Douketis, J. D., Spyropoulos, A. C., Kaatz, S., Becker, R. C., Caprini, J. A., Dunn, A. S., Garcia, D. A., Jacobson, A., Jaffer, A. K., Kong, D. F., Schulman, S., Turpie, A. G., Hasselblad, V. and Ortel, T. L. 2015. Perioperative bridging anticoagulation in patients with atrial fibrillation. *N Engl J Med*, **373**, 823–33.

Guenther, U., Riedel, L. and Radtke, F. M. 2016. Patients prone for postoperative delirium: preoperative assessment, perioperative prophylaxis, postoperative treatment. *Curr Opin Anaesthesiol*, **29**, 384–90.

Hauser, S. L. and Goodin, D. S. 2012. Multiple sclerosis and other demyelinating diseases. In Longo, D. L., Fauci, A. S., Kasper, K. L., Hauser, S. L., Jameson, J. L. and Loscalzo, J. (eds.) *Harrison's Principles of Internal Medicine*. 12th ed. New York: McGraw-Hill Medical.

Heidbuchel, H., Verhamme, P., Alings, M., Antz, M., Hacke, W., Oldgren, J., Sinnaeve, P., Camm, A. J. and Kirchhoff, P. 2013. EHRA practical guide on the use of new oral anticoagulants in patients with non-valvular atrial fibrillation: executive summary. *Eur Heart J*, **34**, 2094–106.

Hirsch, N. P. 2007. Neuromuscular junction in health and disease. *Br J Anaesth*, **99**, 132–8.

Hudson, K. A. and Greene, J. G. 2015. Perioperative consultation for patients with preexisting neurologic disorders. *Semin Neurol*, **35**, 690–8.

Jorgensen, M. E., Torp-Pedersen, C., Gislason, G. H., Jensen, P. F., Berger, S. M., Christiansen, C. B., Overgaard, C., Schmiegelow, M. D. and Andersson, C. 2014. Time elapsed after ischemic stroke and risk of adverse cardiovascular events and mortality following elective noncardiac surgery. *JAMA*, **312**, 269–77.

Kristensen, S. D., Knuuti, J., Saraste, A., Anker, S., Botker, H. E., Hert, S. D., Ford, I., Gonzalez-Juanatey, J. R., Gorenek, B., Heyndrickx, G. R., Hoeft, A., Huber, K., Iung, B., Kjeldsen, K. P., Longrois, D., Luscher, T. F., Pierard, L., Pocock, S., Price, S., Roffi, M., Sirenes, P. A., Sousa-Uva, M., Voudris, V. and Funck-Brentano, C. 2014. 2014 ESC/ESA guidelines on non-cardiac surgery: cardiovascular assessment and management: the joint task force on non-cardiac surgery: cardiovascular assessment and management of the European Society of Cardiology (ESC) and the European Society of Anaesthesiology (ESA). *Eur Heart J*, **35**, 2383–431.

Lai, A., Davidson, N., Galloway, S. W. and Thachil, J. 2014. Perioperative management of patients on new oral anticoagulants. *Br J Surg*, **101**, 742–9.

Larson, B. J., Zumberg, M. S. and Kitchens, C. S. 2005. A feasibility study of continuing dose-reduced warfarin for invasive procedures in patients with high thromboembolic risk. *Chest*, **127**, 922–7.

Li, Y., Walicki, D., Mathiesen, C., Jenny, D., Li, Q., Isayev, Y., Reed, J. F., III, and Castaldo, J. E. 2009. Strokes after cardiac surgery and relationship to carotid stenosis. *Arch Neurol*, **66**, 1091–6.

Lip, G. Y., Frison, L., Halperin, J. L. and Lane, D. A. 2011. Comparative validation of a novel risk score for predicting bleeding risk in anticoagulated patients with atrial fibrillation: the HAS-BLED (Hypertension, Abnormal Renal/Liver Function, Stroke, Bleeding History or Predisposition, Labile INR, Elderly, Drugs/Alcohol Concomitantly) score. *J Am Coll Cardiol*, **57**, 173–80.

Lip, G. Y., Nieuwlaat, R., Pisters, R., Lane, D. A. and Crijns, H. J. 2010. Refining clinical risk stratification for predicting stroke and thromboembolism in atrial fibrillation using a novel risk factor-based approach: the Euro Heart Survey on Atrial Fibrillation. *Chest*, **137**, 263–72.

Lynch, L. 2013. *Intrathecal Drug Delivery Systems*.

Continuing Education in Anaesthesia, Critical Care & Pain.

Mangano, D. T. 2002. Aspirin and mortality from coronary bypass surgery. *N Engl J Med*, **347**, 1309–17.

Mariscal, A., Medrano, I. H., Canovas, A. A., Lobo, E., Loinaz, C., Vela, L., Espiga, P. G. and Castrillo, J. C. 2012. [Perioperative management of Parkinson's disease]. *Neurologia*, **27**, 46–50.

Mashour, G. A., Shanks, A. M. and Kheterpal, S. 2011. Perioperative stroke and associated mortality after noncardiac, nonneurologic surgery. *Anesthesiology*, **114**, 1289–96.

Nicholson, G., Periera, A. C. and Hall, G. M. 2002. Parkinson's disease and anaesthesia. *Br J Anaesth*, **89**, 904–16.

Pasto, L., Portaccio, E., Ghezzi, A., Hakiki, B., Giannini, M., Razzolini, L., Piscolla, E., De Giglio, L., Pozzilli, C., Paolicelli, D., Trojano, M., Marrosu, M. G., Patti, F., La Mantia, L., Mancardi, G. L., Solaro, C., Totaro, R., Tola, M. R., Di Tommaso, V., Lugaresi, A., Moiola, L., Martinelli, V., Comi, G. and Amato, M. P. 2012. Epidural analgesia and cesarean delivery in multiple sclerosis post-partum relapses: the Italian cohort study. *BMC Neurol*, 12, 165.

Perks, A., Cheema, S. and Mohanraj, R. 2012. Anaesthesia and epilepsy. *Br J Anaesth*, **108**, 562–71.

Perlas, A. and Chan, V. W. 2005. Neuraxial anesthesia and multiple sclerosis. *Can J Anaesth*, **52**, 454–8.

Petsas, A. and Drake, J. 2015. Perioperative management for patients with a chronic spinal cord injury. *BJA Education*, **15**, 123–30.

Probasco, J., Sahin, B., Tran, T., Chung, T. H., Rosenthal, L. S., Mari, Z. and Levy, M. 2013. The preoperative neurological evaluation. *Neurohospitalist*, **3**, 209–20.

Reuber, M., Enright, S. M. and Goulding, P. J. 2000. Postoperative pseudostatus: not everything that shakes is epilepsy. *Anaesthesia*, **55**, 74–8.

Sacco, R. L., Kasner, S. E., Broderick, J. P., Caplan, L. R., Connors, J. J., Culebras, A., Elkind, M. S., George, M. G., Hamdan, A. D., Higashida, R. T., Hoh, B. L., Janis, L. S., Kase, C. S., Kleindorfer, D. O., Lee, J. M., Moseley, M. E., Peterson, E. D., Turan, T. N., Valderrama, A. L. and Vinters, H. V. 2013. An updated definition of stroke for the 21st century: a statement for healthcare professionals from the American Heart Association/American Stroke Association. *Stroke*, **44**, 2064–89.

Sanders, R. D., Jorgensen, M. E. and Mashour, G. A. 2015. Perioperative stroke: a question of timing? *Br J Anaesth*, **115**, 11–13.

Schoenefeld, E., Donas, K., Radicke, A., Osada, N., Austermann, M. and Torsello, G. 2012. Perioperative use of aspirin for patients undergoing carotid endarterectomy. *Vasa*, **41**, 282–7.

Siddiqi, N., Harrison, J. K., Clegg, A., Teale, E. A., Young, J., Taylor, J. and Simpkins, S. A. 2016. Interventions for preventing delirium in hospitalised non-ICU patients. *Cochrane Database Syst Rev*, **3**, CD005563.

Siegal, D., Yudin, J., Kaatz, S., Douketis, J. D., Lim, W. and Spyropoulos, A. C. 2012. Periprocedural heparin bridging in patients receiving vitamin K antagonists: systematic review and meta-analysis of bleeding and thromboembolic rates. *Circulation*, **126**, 1630–9.

Wright, J. J., Goodnight, P. D. and McEvoy, M. D. 2009. The utility of ketamine for the preoperative management of a patient with Parkinson's disease. *Anesth Analg*, **108**, 980–2.

第 10 章
肝胆疾病

Anish Gupta, Charl Jooste

要点

- 肝脏疾病在发达国家中越来越普遍。许多患者可能仅仅出现肝功能血液检查轻度异常，但其在围术期可能发生失代偿的风险。
- 严重肝脏疾病患者的手术风险将显著升高。Child-Turcotte-Pugh 评分系统有助于将患者区分为高风险和低风险人群。
- 接受非择期手术，高龄，合并中、重度心肺疾病及营养不良的患者手术麻醉风险将会增加。
- 详细的病史采集和全面的体格检查，对识别肝脏疾病引起的多系统特征性变化很重要。这些改变可以在术前得到优化处理。同时，合并肝脏疾病相关综合征的患者更易发生围术期相关的并发症。
- 在免疫功能相对不稳定的患者中，严格的无菌操作和谨慎的抗生素选择将降低感染的风险。
- 患有严重慢性肝脏疾病患者处于不稳定的生理平衡状态之中。术前的负荷实验可以识别出那些生理状态较好患者，尽管这些患者最终都能够在专科肝脏疾病中心得到最好的管理。

肝脏疾病的发病率正在不断上升，现已被确认为英国第五大死亡原因。在英国，2012 年因肝脏疾病而死亡的人数为 10 948 人。在世界范围内，造成肝脏疾病的主要原因仍然是乙型和丙型肝炎，但在发达国家，非酒精性脂肪肝(non-alcoholic fatty liver disease，NAFLD)和酒精性肝病则是主要原因。

行择期手术的患者可能合并稳定的慢性肝病、胆汁淤积，或是处于肝移植术后。慢性肝病包括炎症持续 24 周以上的慢性肝炎和肝硬化，由乙型和丙型肝炎、酒精或非酒精性脂肪肝、药物及自身免疫和代谢相关的疾病引起。任何病因引起的慢性活动性肝炎都可能发展为肝硬化，其特征是纤维化和肝结节再生。肝硬化患者起初症状可能不明显，但最终将会发展为门静脉高压或肝功能不全，即失代偿性肝硬化。

黄疸患者可能存在肝细胞损伤或胆汁淤积。长期胆道梗阻可进展为继发性胆汁肝硬化。胆汁酸盐不能到达肠道，导致脂肪吸收不良，脂漏和脂溶性维生素 A、D、E、K 的缺乏，从而导致凝血因子Ⅱ、Ⅷ、Ⅸ和Ⅹ缺乏。

这类患者的手术风险等级与疾病的严重程度相关，因此，必须对肝功能、合并疾病和机体的耐受性进行全面的评估。麻醉和手术可能会加重肝功能不全，在某些情况下易发生暴发性肝衰竭。暴发性肝病患者风险极高，应转专科病房进行治疗。

风险分级

在合并肝脏疾病的手术患者中，发病率和死亡率大大增加。1999 年，Pronovost 发现在主动脉手术中轻度肝病患者的优势比(OR)为 4:6。如果对在移植中心以外的手术适应证存在任何疑问，应尽早与肝胆专科中心进行讨论。

1973 年，Pugh 修改了 Child 和 Turcotte 最初的风险分级，虽然存在部分主观性，但这种分级在对肝功能障碍进展分期方面是有用的(表 10.1)。此后，该评分系统被证实可用于一般外科手术，Child-Pugh A 级(5~6 分)的患者 90 天死亡率大约为 2%，Child-Pugh B 级(7~9 分)的患者 90 天死亡率达到 22%，Child-Pugh C 级(10~15 分)的患者 90 天死亡率高达55%。

终末期肝病模型(model for end-stage liver disease，MELD)评分系统是 Kamath 在 2001 年最初用于预测经颈静脉肝内门体分流术(trans-jugular intrahepatic portosystemic shunt，TIPS)后患者的存活率。该评分系统已被证明在预测等待接受肝移植患者的生存率及非移植手术的预后方面都是有用的。联合血浆钠的水平(MELD-Na)会增加其辨别能力。MELD 评分为 20~24 分和≥25 分的患者，90 天死亡率分别为 21%和 50%。

$$\text{MELD}=[3.78\times\log_e(\text{血浆胆红素浓度})]+[11.2\times\log_e(\text{INR})]+[9.57\times\log_e(\text{血浆肌酐浓度})]+6.43$$

其他预后不佳的预测因素包括正在接受紧急手术、高龄、合并心肺疾病及营养不良。在临床医疗工作中，经过细致的围术期评估，Child-Pugh A 级的患者手术安全性较高。然而，Child-Pugh B 级和 C 级的患者发生围术期并发症的风险很高。因此，这类患者若需要手术，应考虑转诊到移植病房进行进一步治疗。

慢性肝病的预后

肝硬化在血流动力学上表现为高动力循环状态，全身血管阻力(systemic vascular resistance，SVR)低、心排血量高和中心循环量成比例减少。然而，在一些患者中，这种状态可以掩盖肝硬化性心肌病的程度，其特点是收缩和舒张功能障碍、电生理异常，以及心脏压力增加时 β 肾上腺素受体反应迟钝。

门静脉高压(门静脉至下腔静脉压力差>12mmHg)由肝纤维化引起，随之增加肝血管阻力。这导致了门体吻合术后侧支血管的形成，逐渐增加发生腹水、肝性脑病、脾大和自发性细菌性腹膜炎的风险。

冠状动脉疾病的发病率与一般人群发病率相当。有症状的患者需要进行心脏筛查。在

表 10.1 Pugh 慢性肝病评分系统(1973)

	分数分级		
评分	1	2	3
肝性脑病程度	无	轻度(1~2 级)	严重(3~4 级)
腹水	无	少量	中等
血清胆红素(μmol/L)	<34	34~51	>51
血清白蛋白(g/L)	>35	28~35	<28
INR	<1.7	1.7~2.3	>2.3

注：INR，国际标准化比值。

肝硬化患者中，左心室工作负荷可能因 SVR 低而降低，在手术应激时可暴露冠状动脉疾病。

低氧血症可能是由肺内分流、通气/血流比例失调、肝源性胸腔积液和肺炎引起。

肾衰竭的原因有很多，包括患者相对低血容量、内源性肾病、毒素和高胆红素血症、利尿剂治疗不当和肝肾综合征。

肝脏合成功能障碍易导致潜在的凝血功能异常，然而，由于自身抗凝血剂（蛋白质 C/S 和抗凝血酶Ⅲ）产生的降低，这些患者能够在不稳定的平衡状态下保持止血。

肝脏对免疫系统的重要性不言而喻。患有慢性肝病的患者易受到感染，包括真菌感染。

肝病相关的综合征

高动力循环状态伴随着高心排血量、持续门静脉高压形成的侧支循环，以及由肝脏合成或代谢的血管活性物质分泌的不均衡，导致肺血管系统的流量和压力特征性的变化。2014 年，Aldenkortt 等提出肝病发展的两个终点分别是肝肺综合征（hepatopulmonary syndrome，HPS）和门脉性肺动脉高压（portopulmonary hypertension，PPHTN）。肾脏也特别容易受到肝硬化相关的低灌注影响而形成肝肾综合征。上述 3 种综合征均显著提高围术期的风险。

肝肺综合征

大约 20%的肝硬化患者存在肝肺综合征。低氧血症是其重要特征，这是由毛细血管前和毛细血管后肺内血管扩张引起通气/血流比降低。另外，还存在不常见的动静脉短路引起的解剖分流。超声造影或 ^{99m}Tc 聚集白蛋白显像可以明确诊断。目前，药物疗效不容乐观。肝移植是严重 HPS 患者唯一的选择。严重低氧血症（PaO_2<6.5kPa）和高水平的血液分流（分流率>20%）将导致死亡率升高。

门静脉性肺动脉高压

多达 20%等待移植的患者存在肺血管阻力（pulmonary vascular resistance，PVR）正常的高血流相关性肺动脉高压。门静脉性肺动脉高血压（PPHTN）表现为肺动脉高压伴有高 PVR [>240dyn·s·cm^{-5}(1dyn=10^{-5}N)，其比例小于4%]。其病因是复杂的，但其特点是高动力、高流量循环状态，中心循环容量超负荷和非栓塞性肺血管收缩。除心排血量高外，该综合征的病理改变与原发性肺动脉高压的改变一致。

与 HPS 相比，PPHTN 对原发性肺动脉高压的药物有一定的反应。围术期平均肺动脉压（mean pulmonary artery pressure，MPAP）、PVR、经肺动脉压梯度（trans-pulmonary pressure gradient，TPG）越高，患者死亡风险越大，这往往是由于急性右心室失代偿造成的。如果 MPAP>35mmHg 或 PVR>250dyn·s·cm^{-5}，死亡率可达 40%。如果 MPAP>50mmHg，死亡率则接近 100%。

肝肾综合征

肝肾综合征（hepatorenal syndrome，HRS）是一小部分急性肾损伤（acute kidney injury，AKI）肝硬化患者出现可逆性肾功能不全的原因（表 10.2）。包括两种亚型：1 型是在短暂时间内导致急性肾功能恶化；2 型是数周内发生的渐进式改变。这预示着肝硬化血流动力学功能障碍的晚期阶段。2007 年，Salerno 报道了 HRS 的预后很差，在所有肾衰竭的原因中存活率最低。

病史采集

大多数慢性肝病患者将会在相应的肝病服务机构备案。推荐与专家团队沟通以达到最优化的治疗。患者可能表现为无症状或仅仅主

表 10.2 肝肾综合征诊断标准

肝肾综合征诊断标准
存在肝硬化和腹水
血清肌酐>133μmol/L(1.5mg/L)
停用利尿剂和白蛋白替代（每天 1g/kg 或最大 100g/d)2 天后，血清肌酐无改善(<133μmol/L)
无休克
无肾毒性药物使用
无肾实质性疾病

表 10.3 慢性肝病的特征性表现

慢性肝病的特征性表现
黄疸
蜘蛛痣
巩膜黄染
手掌红斑
男性乳房发育
腹水
肝性脑病
扑翼样震颤

诉呼吸短促、疲劳、运动耐量降低、易产生瘀伤或出血、早期静脉曲张、意识模糊、反流和食欲不振。虽然生化检查结果可能没有明显异常，但这些患者在手术后容易出现肝功能失代偿。自发性细菌性腹膜炎的病史至关重要，因为该类患者的存活率特别差。因此，应该积极治疗感染。

胆汁淤积的常见特征包括黄疸和瘙痒，深色尿液和陶土样便。高热和寒战提示胆管炎发作。腹痛可能与肝内和梗阻性黄疸有关。体重减轻可能表明存在潜在的恶性肿瘤。

体格检查

慢性肝病患者在检查中可能很少出现症状。应寻找慢性肝病的特征性表现(表 10.3)，如找出 SVR 降低的高心排血量状态的证据。

门静脉高压会导致腹水、食管静脉曲张、自发性细菌性腹膜炎、肝性脑病和脾大。腹水通过抬升横膈减少肺容积，这会增加误吸、术后呼吸衰竭及肾衰竭的风险。食管静脉曲张具有灾难性出血的危险，术前应进行检查和控制。脾功能亢进将导致血小板减少。

肝性脑病预后较差，可能由感染、药物、生化、代谢紊乱、缺氧、出血、便秘或脱水引起。针对 Wernicke 脑病的证据（眼肌麻痹，共济失调，意识障碍)应进行神经系统评估(表 10.4)。

肝肺综合征患者从平卧位向直立位变化时，除了发绀和杵状指外，还可发现直立性低氧血症(低氧饱和度)和端坐呼吸(气短)。肝性胸腔积液(渗出液；80%发生在右侧)发生在5%~10%的肝硬化患者中。

特殊检查

实验室检查能够提供关于肝脏合成和代谢功能，以及肝细胞损伤方面的信息。术前可能需要进一步的检查以充分评估肝病患者的肝功能情况。

床旁检查

动脉血气分析将发现低氧血症，并帮助确认氧治疗是否有效，并有助于区分轻度 HPS 和合并动静脉短路的严重 HPS 患者。肺功能检查

表 10.4 肝性脑病的分级

分级	
1	警觉伴有轻度意识障碍，注意力不集中
2	嗜睡，无精打采，方位感缺失，但能保持理智
3	极度嗜睡，思维混乱，语言不连贯，扑翼样震颤，情绪激动，易怒
4	昏迷，无应答

主要用于明确阻塞性和限制性肺功能障碍。

实验室检查

肝细胞损伤试验

谷草转氨酶(aspartate aminotransferase, AST)/谷丙转氨酶(alanine aminotransferase, ALT):数值升高提示轻度肝损伤。AST位于肝、心肌和骨骼细胞的细胞质和线粒体中,ALT仅位于肝细胞质中。AST/ALT比值可为肝损害的病因学提供线索。AST在非肝病情况(如心肌梗死)下可能升高。

碱性磷酸酶:当肝细胞运输功能受损时升高(如胆道梗阻),其也来自胎盘、骨骼和肠道。

谷氨酰转肽酶(GGT):在酒精性肝病和胆道损伤的情况下升高。

乳酸脱氢酶:存在器官非特异性,但会在中毒性和缺血性肝损伤中升高。

代谢试验

胆红素:肝脏负责将结合胆红素转变为水溶性胆红素从而利于排泄。结合胆红素升高提示肝实质疾病、胆道梗阻、胆管炎;非结合高胆红素血症提示溶血、遗传性缺陷(如Crigler-Najjar综合征)。

氨:肝脏是氨通过尿素循环解毒的唯一途径。当80%的肝功能受到损害时,门体系统分流(毒素绕过肝脏代谢)加重,动脉的氨水平将升高。高氨血症导致神经损伤和肝性脑病。

合成功能

白蛋白:提示功能良好的标记物,但受分布变化、血浆体积变化、降解等因素影响;因此,在肝损伤的急性期,所谓21天的半衰期并不准确。

凝血标志物:具有较短的半衰期,可用作急性肝损伤的合成功能障碍的标志物。最适合用于测定凝血酶原时间(凝血因子Ⅱ、Ⅴ、Ⅶ和Ⅹ)。即使体外试验明显异常,也可因抗凝蛋白C、抗凝蛋白S和抗凝血酶Ⅲ的合成减少,从而使抗凝血/凝血功能相对平衡。

其他的检查

全血细胞计数:贫血、血小板减少和白细胞计数升高。

肾功能检查和电解质检查。

乙型和丙型肝炎病毒标记物:检测感染状况和传播风险。

吲哚菁绿(Indocyanine green, ICG)清除-代谢的动态测定:依赖于肝血流。

放射性检查

胸片:肝性胸腔积液,扩张型心肌病。

心脏功能检查

在这类患者中,特别是在比较严重的肝硬化患者中,对于心脏功能检查的最佳方法还没有达成共识。心电图QT间隔延长在肝硬化中很常见,可以通过β受体阻滞剂来纠正。使用超声心动图可用于评估解剖异常,静息时心脏收缩/舒张功能,评估右心室压力,但使用多巴酚丁胺负荷下的超声心动图、心肌灌注扫描或是心肺运动测试进行动态评估须谨慎。确诊为缺血的患者应接受冠状动脉造影检查和再血管化治疗。

肝硬化性心肌病在临床上可能被SVR降低所掩盖。对于这种心肌病的检测方法,目前尚无金标准,因此,在围术期应注意避免SVR的大幅增加,这可能会显著增加左心室负荷并诱发心力衰竭。

心肺运动实验(cardiopulmonary exercise testing, CPET)可能是评估运动耐力和提供与心脏、呼吸或代谢等病理改变相关的诊断线索最可靠的方法。虽然许多研究表明某些CPET参数与生存率之间存在直接联系,但其预测结果的质量和阈值存在较大差别。因此,不应作为手术的绝对禁忌证。在肝硬化患者中，如果在检测前将腹水排干（改善肺功能残气量）、停止吸烟，应用β受体阻滞剂（普萘洛尔常用于控制门静脉高压，停药可能不安全）和纠正贫血，则可以获得更准确的CPET指标。然而，请记住，尽管这些因素会改善CPET指标，但其本身是肝硬化严重程度和生理风险的标志，意味着围术期发生风险概率很大。

6分钟步行试验或穿梭步行测试已被确认为判断健康程度的标志，可用于没有条件进行CPET检查的机构。然而，这项测试不能区分心脏、呼吸或代谢对运动的限制。

超声心动图可以显示右心衰竭和肺动脉收缩压升高的肺动脉高压。应当进行更多的右心导管研究，以明确肺动脉高压（可能排除手术原因）的严重程度，区分正常PVR与真正的PPHTN的高输出量性肝硬化状态，如左心衰竭（表10.5）。

优化管理

应与肝病专家共同处理门静脉高压的并发症。如果没有肝性脑病，则可以行经皮（或外科）门体分流术。然而，这也会带来巨大的风险。

使用利尿剂控制腹水的患者应检查电解质并调整剂量，以纠正低钠血症或高钾血症。虽然轻度腹水不需要引流，但严重腹水（影响通气、肾功能）的患者可以从引流中获益。谨慎的白蛋白容量替代治疗可以限制心源性呼吸困难的发展。肝肾综合征可随着地塞米松和白蛋白的使用而改善。同样，如果胸腔积液阻碍通气功能，应进行引流。

必须改善并存疾病，重点是心脏、呼吸、肾脏和代谢疾病。如果凝血试验明显异常，应考虑进行血栓造影。对胆汁淤积的患者，术前5天应补充维生素K。

肌肉减少症的患者预后较差，需要优化饮食，如增加碳水化合物、减少蛋白质与盐的摄入，增加锻炼，减少肌肉消耗和改善营养状况，建议向营养师咨询。

通过鼓励戒烟来改善通气和促进伤口愈合，并减少感染的风险。同时，强调戒酒，并考虑提供专门的药物及戒酒相关指导，也可考虑使用维生素B_1进行替代治疗。

肝移植后患者

一般来说，肝移植后的患者会在相应的移植机构受到良好的照护。然而，这些患者可能会在别的地方接受其他手术。评估移植后的肝功能和患者的运动耐受性是至关重要的。免疫治疗方案通常需要关注肾毒性，判断是否会加速心脏疾病，必要时进行心脏筛查。

应当继续应用既定的免疫抑制方案，必要时，在出现任何新的器官功能障碍时，与肝移植专家进行进一步讨论。长期慢性免疫抑制常导致罕见的耐药菌，这种情况下需要将患者隔离并采取特殊措施。此外患者对新感染源十分敏感。因此，除了使用抗生素预防外，必须始终坚持严格的无菌操作。近期服用类固醇的患者

表10.5 肺动脉压升高的肝硬化患者的血流动力学模式

血流动力学模式	mPAP	PVR	mPAOP	CO
高动力性状态	↑	↓	↓	↑
左心功能不全	↑	↑	↑	↓
门脉性肺动脉高压	↑	↑	↓	↓

注：mPAP，平均肺动脉压力；PVR，肺血管阻力；mPAOP，平均肺动脉阻塞压力；CO，心排血量；↑，增加；↓，减少。

需要使用氢化可的松。

如果患者没有败血症或血小板/凝血功能障碍的迹象，则可以使用神经阻滞或区域阻滞技术。

围术期管理计划

在围术期，患者按照制订的计划进入加护病房或重症监护病房，可以从中获益。围术期内随时需要肾支持治疗，医生应当做好准备，这一点尤为重要。

手术室工作人员应掌握感染性肝炎患者的情况，并采取额外保护（护目镜、双层手套），以降低感染风险。

应考虑采用有创监测（动脉和中心静脉通路）和心排血量指导的液体治疗。动脉血气分析有助于发现低血糖，且高乳酸血症将重点提示肝功能障碍——可能继发于低灌注。大多数患者可以通过适当的容量负荷治疗来维持足够的灌注。

由于输血存在风险，所以要求有密切的凝血功能监测。最好通过血栓弹力图来实现，并得到实验室结果（INR、纤维蛋白原和FBC）和临床图片（伤口边缘血栓形成和失血）的支持。应准备好血液回收。建议尽早与血液科医生和血库沟通，以确保有可用的血制品，包括凝血酶原浓缩物、纤维蛋白原浓缩物和重组因子Ⅷ。

小结

肝病患者围术期风险明显上升。这与围术期肝功能进一步失代偿、肝损伤、重症监护和住院时间延长、输血、易发感染、神经阻滞的风险/获益，以及围术期肾支持治疗息息相关。虽然优化管理能够降低这些风险，但必须承认这类患者仍然存在较高的风险。

（余泓甫 译　鲁开智 审校）

参考文献

Aldenkortt F., Aldenkortt M., Caviezel L., et al. (2014). Portopulmonary hypertension and hepatopulmonary syndrome. *World J Gastroenterology*, **20**, 8072–81.

Kamath P. S., Wiesner R. H., Malinchoc M., et al. (2001). A model to predict survival in patients with end-stage liver disease. *Hepatology*, **33**, 464–70.

Pronovost P., Dorman T., Sadovnikoff N., et al. (1999). The association between preoperative patient characteristics and both clinical and economical outcomes after abdominal aortic surgery. *J Cardiothorac Vasc Anesth*, **13**, 549–54.

Pugh R., Murray-Lyo I. (1973). Transection of the oesophagus in bleeding oesophageal varices. *Br J Surg*, **60**, 646–52.

Salerno F., Gerbes A., Gines P., et al. (2007). Diagnosis, prevention and treatment of hepatorenal syndrome in cirrhosis. *Gut*, **56**, 1310–18.

第 11 章
神经肌肉疾病

Enjarn Lin, Stuart Hastings

要点

- 神经肌肉疾病是影响运动终板连接前/后两部分和神经肌肉连接本身的一组多种疾病的总称。
- 合并神经肌肉疾病患者,其围术期发病率和死亡率增加。
- 通过了解这类患者的病史，从而进行详细的术前评估至关重要。
- 去神经支配、肌萎缩、骨骼肌无力和骨骼畸形是许多神经肌肉疾病的共同特征。明显的延髓和呼吸肌功能障碍可能与此有关。
- 许多神经肌肉疾病与心功能不全有关。然而，临床上功能障碍的发生程度可能是无法预测的。
- 神经肌肉阻滞剂的使用必须谨慎,同时,使用可能延长神经肌肉信号传递的药物也应当警惕。考虑到可能会发生恶性高热和高钾血症危象，一般应避免使用琥珀胆碱。
- 大多数恶性高热易感患者表现为鱼尼丁受体基因的突变。但是,应当认识到,与其他肌病相关的基因突变也可能会增加恶性高热的易感性。
- 区域麻醉技术可以安全用于神经肌肉疾病患者,应予以考虑。

神经肌肉疾病

引言

神经肌肉疾病是影响运动终板连接前/后两部分和神经肌肉连接（neuromuscular junction,NMJ)本身的一组多种疾病的总称。根据病因，可进一步分为家族遗传性和后天获得性(见表 11.1)。关键问题在于,在神经肌肉疾病的病程中,可能存在危及生命的情况,且对现有治疗措施反应有限。对于围术期因素是否影响此类疾病的临床表现,以及其是否对手术和麻醉产生影响,目前尚未明确。因此,对于这些相对罕见和多变的疾病,麻醉具有特殊的意义,对围术期的医生来说也是一个巨大的挑战。

分类

神经肌肉疾病的受累部位可以指导围术期出现的相关问题。总的来说,患有影响上、下和外周运动神经元结构或功能疾病的患者表现出进行性神经元变性,从而导致骨骼肌的去神经支配,引起肌萎缩和肌无力(Schmitt 和 Muenster,2009)。这些患者可能合并呼吸肌无力、自主神经系统不稳定和心功能不全。神经肌肉接头处的传递功能障碍可能由免疫、毒素

表 11.1 神经肌肉疾病

家族遗传性	后天获得性
接头前疾病(周围神经病变)	接头前疾病
• 腓骨肌萎缩症 • Friedrich 型共济失调 • 脊髓性肌萎缩症	• 运动神经元病 • 多发性硬化 • 吉兰-巴雷综合征 • 周围神经病变,如糖尿病
接头处疾病	接头处疾病
• 先天性重症肌无力	• 重症肌无力 • Eaton-Lambert 综合征
接头后疾病	接头后疾病
• 肌营养不良 -Duchenne 型 -Becker 型 • 肌强直 -强直性肌营养不良 -先天性肌强直 • 高钾性、低钾性周期性瘫痪 • 代谢性/线粒体疾病 • 恶性高热易感性	• 炎症性肌病 • 危重病性多发性神经肌肉疾病

或遗传所致。神经肌肉接头疾病的特点是肌无力和肌疲劳。加重神经肌肉阻滞的因素较多,如体温过低、低钾血症、低磷血症和多种药物,都可加重呼吸肌无力(Hirsch,2007)。神经肌肉接头后疾病是一类异质性肌肉疾病,归为广义上的肌病,其临床特征和预后差异显著。神经肌肉接头后疾病可能由肌细胞结构异常、线粒体功能障碍或离子通道功能异常引起(Schmitt 和 Muenster, 2009)。肌无力和肌疲劳是此类患者的主要临床表现, 但也可特征性地表现为肌强直(延迟放松)和挛缩。呼吸系统损害、原发性心功能障碍合并心律失常、传导异常和心肌病与神经肌肉接头后疾病有关。此外,肌病患者特别容易发生危及生命的并发症,包括恶性高热、横纹肌溶解综合征和严重的高钾血症(Racca 等,2013)。由于 NMJ 受体的上调, 任何导致肌肉明显去神经支配的疾病都可能对某些药物过敏,应考虑到这一点。

神经肌肉接头前疾病

Friedrich 型共济失调

Friedrich 型共济失调是一种常染色体隐性遗传的神经退行性疾病,是欧洲人群中最常见的遗传性共济失调,发病率约为 1/50 000 (Dürr 等,1996)。这种疾病是由位于 9 号染色体上的 frataxin 基因异常所致。除神经系统表现外,心脏和内分泌器官受累的报道也很常见(Weidemann 等,2015)。临床表现包括涉及四肢的脊髓共济失调、小脑构音障碍、下肢反射减弱至缺失、感觉丧失和锥体征及延髓症状。上述症状的发作通常在 20 岁之前, 并且病情进展迅速。在大多数患者中发现有骨骼畸形、心肌病、葡萄糖耐量降低及糖尿病风险增加的现象(Dürr 等,1996)。重要的是,Friedrich 型共济失调与进行性肥厚型心肌病相关,其特征为心脏电生理异常,伴心肌纤维化并最终发展为心力衰竭(Weidemann 等,2015)。因此,麻醉关注重点包括心脏的受累程度、膈肌的受累程度、发生呼吸衰竭的风险、延髓功能障碍程度及发生误吸的风险。去神经支配也是其特征之一,应避免使用去极化类肌松药。

腓骨肌萎缩症

腓骨肌萎缩症(Charcot-Marie-Tooth disease,CMT) 曾被认为是一种特殊的实质性疾病,现在已知这是一种具有遗传异质性和临床变异性的外周神经系统疾病,其特征是慢性外周神经肌肉的去神经支配。目前该病可分为包括常染色体隐性遗传、常染色体显性遗传和 X 连锁遗传在内的 9 种遗传亚型(Jani-Acsadi等,

2015)。CMT 是最常见的遗传性神经系统疾病之一。在北美,约 2500 人中就有 1 人患有这种疾病(Ekins 等,2015)。CMT 是由许多在髓鞘化细胞和神经元轴突中表达的关键基因突变引起的。通常情况下,患者出现由腓神经支配的远端进行性加重的肌无力和肌萎缩,随后出现手部无力和萎缩、感觉丧失,以及需要通过手术进行矫正的特征性足部畸形(弓形足)。根据电生理研究,CMT 可分为两种主要亚型:CMT 1 型,一种为神经传导速度减慢,病理表现为原发性肥厚性脱髓鞘神经病;CMT 2 型,为神经传导速度正常或轻度减慢,病理表现为原发性轴索变性(Jani-Acsadi 等,2015)。包括脊柱侧弯的骨骼畸形,可能增加全身麻醉后发生呼吸系统损害的风险,局部麻醉是否会加重轴突病变尚存在争议。然而,有研究报道称,在 CMT 患者中使用神经阻滞和区域麻醉技术是安全的(McSwain,Doty 和 Wilson,2014)。

脊髓性肌萎缩症

脊髓性肌萎缩症(spinal muscular atrophy,SMA) 是一组多样的遗传性神经肌肉疾病,发病率为 1/11 000(Prior 等,2010),是婴儿死亡的最常见遗传因素 (Arnold,Kassar 和 Kissel,2014)。该疾病最常见的类型是由 SMN 1 纯合子基因的缺失或突变(Prior 等,2010),导致的脊髓前角运动神经元功能障碍和丧失。其特征性临床表现通常包括对称性近端肌无力和肌萎缩。发病年龄越早,症状越严重,并最终因延髓功能障碍和呼吸肌无力而死亡。而成人可能仅表现出轻微的近端肌无力且预期寿命不受影响(Arnold 等,2014)。该病麻醉时主要涉及的问题是与去极化类肌松药相关的高钾血症,以及在骨骼肌明显去神经支配的情况下,表现出对非去极化类肌松药敏感性增强。

运动神经元病

运动神经元疾病 (motor neurone disease,MND)是一种接头前的神经退行性疾病,较为罕见,在各种流行病学研究中发病率为 5/100 000~7/100 000(Worms,2001)。该病在成年期发病,并引起肢体、延髓和呼吸肌的进行性衰退。通常在 5 年内因呼吸衰竭而死亡 (Wood-Allum 和 Shaw,2010)。一般认为 MND 分为 3 种类型:同时累及上、下运动神经元的肌萎缩侧索硬化(amyotrophic lateral sclerosis,ALS),主要累及下运动神经元的进行性肌萎缩(progressive muscular atrophy,PMA)和主要累及上运动神经元的原发性侧索硬化(primary lateral sclerosis,PLS)(Wood-Allum 和 Shaw,2010)。ALS 是目前最常见的类型,由于累及脑干和多个脊髓区域,从而导致同时累及上、下运动神经元所产生的特征性混合性疾病。患者可表现为从肢体、延髓发病,或更罕见的,最初从躯干或呼吸系统受累。在 10%的病例中,ALS 与额颞叶痴呆有关(Wood-Allum 和 Shaw,2010)。肌肉去神经支配最终导致肌萎缩、肌无力、肌束震颤和接头外膜乙酰胆碱受体的增加。根据是否存在感觉丧失这一点,可区分运动神经元疾病与多发性硬化及其他多发性神经病。有趣的是,在所有类型的 MND 中,颅内神经和骨盆底肌肉都不受影响(Wood-Allum 和 Shaw,2010)。高钾血症可能与使用去极化神经肌肉阻滞剂有关,而使用非去极化神经肌肉阻滞剂可导致长时间阻滞。呼吸肌无力、延髓功能障碍和骨骼畸形,使麻醉后呼吸系统损害的风险加剧。

多发性硬化

多发性硬化(multiple sclerosis,MS)是一种中枢神经系统慢性炎症脱髓鞘和瘢痕形成的疾病,常累及脑和脊髓周围。MS 的特点在于有脱髓鞘和髓鞘再生的变化过程。然而,随着时间的推移,病理变化将主导疾病的进程和致残(Compston 和 Coles,2008)。MS 的患病率视国家或特定人群而定, 每 10 万人中有 2~150 人患病,并且在温带地区最高(Alshekhlee 等,

2009）。MS 的病因很复杂，被认为是由具有遗传易感性的个体被环境因素诱发而引起的。主要在成年早期出现症状，平均年龄为 30 岁，常见于女性。初始临床表现可发生在感觉、运动或自主神经系统的任何组成部分，伴视觉障碍、感觉障碍、肢体无力/共济失调，以及肠道和膀胱功能障碍。人们根据疾病的病史确定了 3 种主要类型：复发缓解型 MS（包括近 90%的受累患者，最常见）、原发进展型 MS 和继发进展型 MS（Compston 和 Coles，2008）。

由于多发性硬化的特异性临床症状很少，因此临床诊断比较困难。但是，已发布的诊断标准有助于诊断。临床表现结合中枢神经系统 MRI 显示出的特征性白质斑块，以及 CSF 电泳显示的单克隆条带是诊断的主要依据（Schmitt 和 Muenster，2009）。核磁共振序列成像可以指导疾病的治疗，并证明了白质斑块出现的部位和时间，95%以上的患者出现白质斑块符合诊断（Compston 和 Coles，2008）。

使用静脉注射或挥发性药物进行全身麻醉对多发性硬化患者来说是安全的，但局部麻醉药物的使用仍存在争议。最初的病例报道显示，局部麻醉可能会对脱髓鞘轴突产生毒性并加重其症状。然而，有大量的病例研究表明，脊髓和硬膜外麻醉均可安全地用于 MS 患者（Lirk，Birmingham 和 Hogan，2011）。

吉兰-巴雷综合征

吉兰-巴雷综合征（Guillain-Barré Syndrome，GBS）是一种罕见的由免疫介导的多发性神经病变，在西方人群中发病率为 1/50 000（Chiò 等，2003）。其特点在于急性进行性弛缓性肌麻痹，导致肢体对称性肌无力和相应的反射减退，反射减退约在第四周达到最严重的程度。另外，还包括感觉异常或麻木在内的感觉症状，同样开始于远端，且具有对称性（Van den Berg 等，2014）。GBS 被认为是一种感染后发生的疾病，其中免疫反应产生抗体，能与神经膜上存在的神经节苷脂发生交叉反应，导致神经炎症和退行性变化。大量患者会在 GBS 发病前有呼吸道或胃肠道感染史。常见的相关微生物包括空肠弯曲菌、巨细胞病毒、EB 病毒、肺炎支原体、流感嗜血杆菌和甲型流感病毒（Van den Berg 等，2014）。

临床上存在不同的 GBS 亚型，包括最常见的急性炎症性脱髓鞘性多发神经病（acute inflammatory demyelinating polyneuropathy，AIDP）、急性运动轴索性神经病（acute motor axonal neuropathy，AMAN）、急性运动感觉轴索性神经病（AMSAN），以及较少见的 Miller-Fisher 综合征（MFS），其共同特征是眼肌麻痹、共济失调和反射障碍。尽管已证明静脉注射免疫球蛋白和血浆置换是治疗 GBS 的有效方法，但支持治疗仍占主要地位（Van den Berg 等，2014）。然而，经过治疗仍有 2/3 的患者在最虚弱的时候表现为无法独立行走，其中 25%的患者出现呼吸功能不全，需要呼吸支持。在严重受累的情况下，有 20%的患者在出现症状 6 个月后仍然无法行走。总体来说，从完全恢复到遗留后遗症（包括持续性无力和慢性疼痛），GBS 的临床病程、严重程度和结局是高度变化的（Van den Berg 等，2014）。

GBS 合并呼吸肌无力的患者术后发生呼吸衰竭和需要长期通气的风险显著增加。去神经支配是其特征之一，应避免去极化神经肌肉阻滞剂的使用。更重要的是，要考虑到在没有手术或麻醉的围术期间 GBS 会发生恶化。GBS 患者可能对阿片类药物和非去极化神经肌肉阻滞剂的敏感性增加。避免全身麻醉和气管插管可能会有益处。尽管也可能出现局麻药敏感性增加的情况，但神经阻滞和区域麻醉技术被认为是安全的（McSwain 等，2014）。

神经肌肉接头疾病

重症肌无力

重症肌无力(myasthenia gravis,MG)是一种神经肌肉接头处的自身免疫性疾病,其临床特征是仅限于骨骼肌的间歇性及显著性肌无力。其显著特点是,肌肉运动导致肌无力的加重。它是一种全身性疾病,最初常表现为局部无力,尤其是眼部肌肉,会导致复视和上睑下垂。肌无力危象是除了肢体肌无力外,重症肌无力患者因延髓无力和呼吸肌无力而出现危及生命的肌无力加重的现象(Sieb,2014)。

重症肌无力是最常见的神经肌肉接头疾病(neuromuscular junction,NMJ),其发病率约为15/100 000(Alshekhlee等,2009)。发病率曲线在本质上是双峰相的，常见于年轻女性,而老年患者的性别比例则发生逆转(Spillane,Beeson和Kullmann,2010)。重症肌无力被认为是由T细胞介导的,具有针对神经肌肉连接突触后自身抗体有关的疾病。通常,自身抗体针对烟碱性乙酰胆碱受体进行拮抗,尽管MG也可以由针对NMJ的其他组分的自身抗体引起(Ha和Richman,2015)。胸腺常因免疫活性增加而增大,在与抗乙酰胆碱受体抗体相关的早发性MG的发病机制中起重要作用。在10%的MG病例中可检测到胸腺瘤的存在(Spillane等,2010)。

MG的治疗取决于疾病的严重程度、发病年龄、抗体特异性和胸腺病理情况(Sieb,2014)。治疗的目的是通过改善抗乙酰胆碱酯酶药(如溴吡斯的明)在神经肌肉中的传递情况来缓解症状,并通过免疫抑制和(或)胸腺切除术防止疾病的进展。通过血浆置换、免疫吸附或静脉注射免疫球蛋白(IVIG)去除致病性自身抗体,可处理其急性加重(Spillane等,2014)。然而,几乎没有证据表明这些策略可以用于围术期以减少麻醉相关的并发症(Racca等,2013)。

肌无力综合征(Lambert–Eaton综合征)

Lambert–Eaton肌无力综合征(LEMS)是一种自身免疫性疾病,影响神经肌肉接头的突触前P型或Q型电压门控钙通道，导致乙酰胆碱向突触间隙释放受损,从而引起肌无力的发生 (Ha和Richman,2015)。LEMS远没有MG常见,通常于中老年阶段开始发病,男性和女性的患病情况没有差异。在大约50%的病例中,它与恶性肿瘤有关,这类肿瘤通常是肺小细胞癌(small–cell carcinoma of the lung,SCLC)(Spillane等,2010)。LEMS的临床表现通常为近端肢体无力和腱反射减少。虽然眼部和延髓肌肉一般不受影响,但呼吸肌无力可导致呼吸衰竭。自主神经功能障碍很常见,常引起口干、勃起功能障碍、胃肠道蠕动减慢和直立性低血压(Hirsch,2007)。

通过手术、放疗或化疗来治疗潜在的恶性肿瘤仍然是优先考虑的治疗方式,从而达到改善或缓解临床症状的目的(Hirsch,2007)。现有的LEMS肌无力的治疗方法是使用氨基吡啶或免疫抑制剂。包括3,4–二氨基吡啶在内的氨基吡啶,能阻断钾通道,延长突触前动作电位持续时间,增加突触神经递质的释放。抗乙酰胆碱酯酶药的疗效不如MG,通常不作为单一疗法使用。单独使用泼尼松龙或与硫唑嘌呤联合进行免疫抑制治疗可能有益,IVIG已被证明可用于治疗耐药患者(Spillane等,2010)。

关于神经肌肉接头疾病,如重症肌无力和肌无力综合征,在麻醉方面,有许多需要考虑的因素。对于肌无力患者,肌松药使用是一个值得关注的问题。MG患者表现出对琥珀胆碱的相对耐药性,但对非去极化神经肌肉阻滞剂的敏感性增加。相反,据报道LEMS患者对去极化和非去极化神经肌肉阻滞剂的敏感性均有所增加(Hirsch,2007)。如果要使用非去极化神经肌肉阻滞剂，则应进行神经肌肉监测并滴定药物剂量至有效水平。此外，应避免使用抗胆碱酯酶药，因为其可能造成不可预测的影响，可能引起去极化神经肌肉阻滞的时间延长，也可能导致胆碱能危象的发生。全身麻醉被认为是安全的，但是，挥发性麻醉药以剂量依赖的方式损害神经肌肉的传导，因此，发生术后呼吸抑制的风险仍然很高。神经阻滞和区域麻醉也被认为是安全的，可以避免全身麻醉和肌松药的使用（Schmitt 和 Muenster，2009）。重要的是，有许多药物可能通过抑制神经肌肉的传导而加重肌无力（表 11.2）。

神经肌肉接头后疾病

肌营养不良

肌营养不良是一组以进行性肌无力为特征的遗传性疾病，主要表现为肌纤维变性/再生、纤维化和典型的脂肪浸润。该症状是由编码糖蛋白的关键基因中的一些相关突变引起的，这些糖蛋白将心肌细胞锚定并稳定在细胞外基质上。肌营养不良包括 Duchenne 型肌营养不良(DMD)和 Becker 型肌营养不良(BMD)，是由 dystrophin 基因突变引起的，也是肌营养不良最常见的原因(Bushby 等，2010)。随着基因诊断技术的不断进步，目前能诊断 40 多种遗传性肌营养不良（Flanigan，2014），表 11.3 对这些疾病进行了详细的回顾（表 11.3）。可以说，肌营养不良是一组具有不同病史、临床特征和围术期注意事项的异质性神经肌肉接头后疾病。

DMD 是一种典型且最常见的儿童神经肌肉疾病，其特征是在儿童早期发生进行性骨骼肌无力，患者通常在 10 岁时只能坐轮椅活动。在这类患者中，进行性呼吸功能不全伴用力肺活量下降和脊柱侧弯十分常见。扩张型心肌病的发生与 DMD 有关，且发病率随着患者年龄的增长而增加(Flanigan，2014)。重要的是，许多患者的脊柱侧弯和下肢畸形的矫形需要通过外科进行干预。皮质类固醇是目前唯一可用于减缓 DMD 患者肌力和功能下降的药物(Bushby 等，2010)。

关于 DMD 患者的麻醉管理仍存在争议。从以往的经验来看，使用去极化肌松药和挥发性麻醉药与 DMD 和 BMD 患者发生恶性高热(malignant hyperthermia，MH)综合征有关。近年来，随着对肌营养不良的科学认识不断加深，人们认识到这些病例本质上更可能代表一种由麻醉诱导引起的横纹肌溶解综合征(anaesthesia-induced rhabdomyolysis，AIR)，而不是真正的恶性高热(Hayes，Veyckemans 和 Bissonnette，2008)。使用这两种药物中的任意一种，均与高钾血症、高热、心动过速和横纹肌溶解综合征伴 CK 水平升高等高代谢综合征有关。然而，与 MH 相反，丹曲林治疗却没有效果(Hayes 等，2008)。因此，由于存在高钾引起心脏停搏或严重横纹肌溶解的危险。在营养不良症中，应避免使用琥珀胆碱和挥发性麻醉药(Schmitt 和 Muenster，2009)。Racca 及同事在最近一篇关于麻醉与神经肌肉疾病的综述中进一步阐明，尽管只有少数特定的肌肉疾病才真正易感 MH(见本章前面部分)，但在这些接头后疾病中，肌肉的异质性存在发生 MH 或

表 11.2 可能延长神经肌肉传导的药物

抗生素	氨基糖苷类(庆大霉素、妥布霉素)
	氟喹诺酮类(环丙沙星、诺氟沙星)
	大环内酯类、四环素、青霉素
喹诺酮类	奎宁、奎尼丁、氯喹
β 受体阻滞剂	普萘洛尔、阿替洛尔
钙通道阻滞剂	维拉帕米
抗癫痫药	苯妥英钠、巴比妥类、卡马西平、加巴喷丁

表 11.3 肌营养不良

类型	临床表现
假肥大型肌营养不良(DMD 和 BMD)(Flanigan,2014)	DMD 的特征表现 • 儿童期出现进行性近端肌肉萎缩和无力 • 3~5 岁出现典型的蹒跚步态和小腿肌肉的假性肥大 • 通常在 20 岁之前坐轮椅,表现为挛缩、明显的脊柱侧弯、肺功能受限,以及相关的心肌病(50%伴有扩张型心肌病) • 呼吸衰竭或心力衰竭导致的早期死亡 • 最常见和典型的肌营养不良发生率为 1:3500 • 由编码肌营养不良蛋白的基因突变引起,肌营养不良蛋白是一种关键的细胞质蛋白,参与维持细胞完整性 • 生成不足或营养不良导致肌细胞退化/再生、纤维化和脂肪浸润,导致肌无力 BMD 特征表现 • 病程进展缓慢 • 青少年时期的首发症状和预期寿命几乎是正常的;然而,成年患者可能会发展为严重的扩张型心肌病 • 发生率为 1:30 000 诊断 • 临床诊断伴有肌酸激酶升高(男性或女性) • 免疫组织化学检查显示肌营养不良蛋白减少或缺失 • X 染色体上 DMD 基因的遗传检测 遗传 • 已经识别出 5000 多种营养不良蛋白突变 • X 染色体上最大的人类基因
肢带型肌营养不良(LGMD)(Mitsuhashi 和 Kang,2012)	肌营养不良的特征表现 • 进行性近端肌无力和消瘦(肩胛和骨盆束带) • 肌酸激酶水平升高 • 肌变性/再生 • 根据特定的亚型,LGMD 影响 1/123 000~1/14 500 的人群 • 儿童到成年发病 • 首先受影响的是近端骨骼肌,但随着疾病的进展,更多的远端肌肉会变得无力 • 由于细胞膜上 DSC 异常,影响肌细胞的结构完整性 • DSC 异常导致肌肉快速分解,导致肌细胞缺失和肌无力 诊断 • 主要是肩部和臀部肌肉无力 • CK 水平升高 • 肌肉活检有营养不良的变化 • 针对特定缺失或减少的蛋白进行组织化学分析,可以缩小候选基因的范围 遗传 • 已知有 20 种 LGMD 形式的多个基因 • 常染色体显性和隐性遗传导致 DSC 异常

(待续)

表 11.3(续)

类型	临床表现
Emery-Dreifuss 型肌营养不良(EDMD)(Parmar 和 Parmar,2012)	EDMD 的特征表现 • 肌无力和进行性关节挛缩,通常表现为严重的心脏受累,伴有心脏传导异常和心肌病 • 罕见的 MD,发病率为 1:100 000 诊断 • 收缩(肘部)伴缓慢进行性肌营养不良 • 与心肌病和心传导缺陷相关 遗传 • X 连锁隐性遗传为主,常染色体显性和隐性遗传少见
面肩肱型肌营养不良(FSHD)(Van der Maarel 等,2012)	FSHD 特征表现 • 面部、肩部、上臂、下肢肌肉无力进展缓慢,肩胛骨明显隆起 • 典型的发病年龄为 20 岁左右 • 听力受损和视网膜变化可能是相关的 诊断 • 临床和基因测试 • 肌肉活检可能无法显示特定的变化 遗传 • 常染色体显性遗传
眼咽肌型肌营养不良(OPMD)(Banerjee 等,2013)	OPMD 的特征表现 • 迟发性上睑下垂,吞咽困难,上肢和下肢无力 • 症状出现在 50~60 岁,进展缓慢 诊断 • 临床诊断,经基因检测证实 • 肌电图或肌肉活检有助于排除线粒体疾病或早期 MND 遗传 • 主要为常染色体显性遗传,同时存在常染色体隐性遗传
先天性肌营养不良(CMD)(Gilbreath,Castro 和 Iannaccone,2014)	CMD(一组临床和遗传上具有异质性的肌肉疾病)的特征表现 • 从婴儿期到儿童期表现为缓慢进展的全身肌无力 • 关节畸形及寿命缩短 • 与大脑畸形有关 诊断 • 难以通过临床检查、CK、肌电图、肌肉活检和基因检测诊断排除 遗传 • 多基因遗传 • 某些形式具有关联肌营养不良蛋白-糖蛋白复合物

注:DMD,Duchenne 型肌营养不良;BMD,Becker 型肌营养不良;CK,肌酐激酶;MND,运动神经元疾病。

AIR 的风险，应避免去极化肌松药和挥发性麻醉药的使用(Racca 等，2013)。

肌强直

肌强直是指主动用力收缩后肌肉松弛的异常延迟。患者在一开始运动时即表现为肌肉僵硬。肌强直可分为营养不良型和非营养不良型。肌萎缩和肌无力可见于包括强直性肌营养不良在内的营养不良型肌强直。与之相反，非营养不良型肌强直是一组包括先天性肌强直和家族性周期性瘫痪在内的遗传性骨骼肌通道病。与肌无力相反，肌强直的主要症状是受刺激后会发生长时间的肌肉收缩。

强直性肌营养不良

目前认为强直性肌营养不良(myotonic dystrophy 或 dystrophica myotonica，DM)有两个不同的亚型：DM 1 型和 DM 2 型。这两种情况都具有常染色体遗传和动作电位刺激后钠通道延迟失活的特点，但其遗传基础有所不同(Veyckemans 和 Scholtes，2013)。DM 1 型本质上更为严重，于儿童期开始发病，在英国每 100 000 个新生儿中就有 2.4~5.5 例发病(White 和 Bass，2003)。另一方面，DM 2 型只在成人中发病。虽然肌强直是其特征性表现，比如在握手后不能松弛，但强直性肌营养不良是一种多系统疾病，多个系统的症状均在不同程度上有所体现，包括肌强直伴肌肉萎缩、心脏异常(传导异常、心肌病、结构畸形)、呼吸系统异常(限制性肺疾病和阻塞性睡眠呼吸暂停)、胃肠功能障碍、延髓功能障碍、内分泌功能障碍、眼部异常和智力障碍(Veyckemans 和 Scholtes，2013)。然而，心功能不全总是发生在 DM 1 型中。

强直性肌营养不良患者的麻醉需要考虑很多因素。虽然寒冷不会直接诱导 DM 1 型的肌强直发作，但围术期的寒战和机械、电刺激可能会诱发肌强直。加大肌松药的剂量并不能缓解肌强直，因为这种异常本质上是接头后障碍所引起的(Veyckemans 和 Scholtes，2013)。充分的麻醉前评估对于评估心肺、内分泌系统和延髓损害的程度至关重要。DM 患者对镇静药和镇痛药十分敏感，应谨慎使用，以避免呼吸系统受损。存在肌强直挛缩和咬肌痉挛的风险，应避免使用去极化神经肌肉阻滞剂。患者的敏感性增加，非去极化神经肌肉阻滞剂也应谨慎使用。患者对乙酰胆碱的敏感性也有所增加，抗胆碱酯酶反转也可能导致挛缩(Bandschapp 和 Iaizzo，2013)。

先天性肌强直

先天性肌强直是由于 7 号染色体上编码骨骼肌氯离子通道的基因突变所致，是一种常染色体显性或隐性遗传的特异性遗传病(Lossin 和 George，2008)。异常的氯离子通道使氯离子的通透性降低，导致肌膜过度兴奋，引起典型的肌强直、肌肉僵硬现象，有时甚至会引起广泛的肌肉肥大。虽然没有典型的肌无力症状，但可能发生延髓功能障碍，导致出现吞咽困难和发生误吸的危险。与营养不良型肌强直不同，心肌病与此疾病无关(Bandschapp 和 Iaizzo，2013)。

围术期的注意事项与肌强直类似。有证据表明，如美西律等钠通道阻滞剂，可用于预防和阻断强直性肌挛缩(Matthews 和 Hanna，2014)。重要的是，这些包括强直性肌营养不良和先天性肌强直在内的神经肌肉接头后疾病，与恶性高热的易感性无关(Parness，Bandschapp 和 Girard，2009)。

家族性周期性瘫痪

高钾性周期性瘫痪

高钾性周期性瘫痪(hyperkalaemic periodic paralysis，HyperPP)是一种罕见的常染色体疾病，其特点为伴随血清钾水平升高而出现的发作性松弛无力。HyperPP 的发病率约为 1/100 000，它是由 17 号染色体上的突变所致，这一突变导致钠通道功能障碍，引起病理性内向钠电流增加(Lehmann-Horn，Jurkat-Rott 和 Rüdel，2002)。该疾病的诱发因素包括体温过低、应激，以及与饥饿(或禁食)有关的低血糖。肌无力发作通常从四肢开始，并逐渐累及面部肌肉(包括舌)。但幸运的是，不会累及呼吸肌。在发作期间，有临床证据显示患者可能会发生肌强直(Bandschapp 和 Iaizzo，2013)。

在围术期，管理禁食时间以防止低血糖是非常重要的。禁食前可考虑进行碳水化合物储备。保持体温正常和血钾正常是临床优先关注的事项，并应进行持续的心电图监测。应避免使用去极化肌松药，因为它可能会引起肌强直和咬肌痉挛，同时诱发的高钾血症可能会导致肌无力发作持续数天。与其他肌强直状态类似，HyperPP 可能对非去极化药物敏感，抗胆碱酯酶也可能引发肌强直(Bandschapp 和 Iaizzo，2013)。

低钾性周期性瘫痪

低钾性周期性瘫痪(hypokalaemic periodic paralysis，HypoPP)是一种罕见的常染色体显性遗传的骨骼肌疾病，以伴有低钾血症的发作性肌无力为特征。HypoPP 的发病率与 HyperPP 相似，约为 1/100 000(Lehmann-Horn 等，2002)。它是由 1 号染色体上的二氢吡啶受体基因突变引起的骨骼肌钙离子通道功能障碍所致。受累患者通常在 10~20 岁时出现以影响近端肌群为主的不对称性肌麻痹，但不影响膈神经和脑神经(Bandschapp 和 Iaizzo，2013)。有病例报道，在给予麻醉的情况下，HypoPP 患者会出现类似恶性高热的高代谢状态。虽然二氢吡啶受体基因的突变与恶性高热有关，但几乎没有证据表明，导致 HypoPP 的突变会增加恶性高热的易感性(Bandschapp 和 Iaizzo，2013；Parness 等，2009)。HypoPP 的围术期处理类似于其他肌强直和 HyperPP。但为了避免高代谢情况的发生，使用不易诱发恶性高热的麻醉药物可能是明智的。

恶性高热易感性和先天性肌病

恶性高热(malignant hyperthermia，MH)最早于 20 世纪 60 年代被发现，是一种潜在的致命性药物不良反应，可由挥发性麻醉药物和琥珀胆碱所诱发(Hopkins，2011)。研究表明，大多数 MH 易感患者的骨骼肌钙异常调节具有常染色体显性遗传的特点。据估计，易患 MH 的遗传变异率高达 1:2000(Brady 等，2009)。

在生理和生化水平方面，MH 易感个体具有异常的静息性骨骼钙稳态，并且一旦被触发，细胞质内钙离子就会不受控制地急剧增加，导致高代谢状态。典型暴发性 MH 反应的特点是高碳酸血症、骨骼肌强直、心动过速、高热、酸中毒和横纹肌溶解综合征。如果不能迅速进行识别和接受治疗，很快会导致死亡(Hopkins，2011)。

大多数患者(50%~70%)表现为鱼尼丁受体基因(RYR1)突变，自确定第一个 MH 敏感位点以来，RYR1 中的单核苷酸变异数量已增加到近 400 个(Fiszer 等，2015)。此外，在 MH 易感患者中还发现其他 5 个位点，包括编码电压门控二氢吡啶受体主要亚基的 CACNA1S 基因(Fiszer 等，2015；Stowel，2014)。然而，基因型与临床表型之间似乎存在显著的差异(Snoeck 等，2015)。这说明在易感基因位点有相似点突变的 MH 患者，临床表现可能有所不同。

诊断 MH 的金标准是体外挛缩试验(in vitro contracture test，IVCT)，通过骨骼肌活检，将其暴露于浓度递增的咖啡因或氟烷中，并记录反应情况(欧洲恶性高热小组，1984)。IVCT 高度敏感但缺乏特异性，虽然除了 IVCT 之外还可以使用基于 DNA 的诊断试验，但必须谨慎对待其结果。MH 在 RYR1 的变异数量和潜在涉及的其他基因方面均具有显著的异质性。

此外，基于DNA的MH易感性诊断只能在具有功能特征性突变的家族中进行(Stowell，2014)。

骨骼肌RYR1基因突变已成为遗传性神经肌肉疾病的常见原因,恶性高热易感性就是其中一个例子。许多先天性肌病与RYR1基因突变有关。常染色体显性遗传病包括中心核肌病、King-Denborough综合征、劳力型横纹肌溶解综合征和迟发性轴性肌病。与RYR1相关的常染色体隐性遗传肌病，包括多微粒体疾病、中央核肌病和先天性纤维类型失衡(Snoeck等,2015)。患有这些疾病的患者应被认为是MH易感患者,并应避免使用易诱发作用的麻醉药物。

关于MH易感患者管理的详细讨论超出了本章的范围。然而,需要注意,诱发MH唯一被证实的麻醉诱因是挥发性麻醉药和去极化肌松药琥珀胆碱(Wappler,2010)。此外,丹曲林是一种具有肌松药特性的药物,而且是目前临床上唯一可用于治疗MH的特异性药物,从根本上将这种麻醉并发症的死亡率从70%~80%降低到10%以下(Wappler,2010)。应在围术期对这些患者采取具体的护理措施,以确保术后安全。对于已知或疑似有MH易感性的患者,进行术前访视是必要的。应努力收集关于患者及家属既往麻醉暴露的所有可用信息。应审查以前进行的IVCT以确认诊断，并应认真解释麻醉过程各个方面的内容,包括避免使用诱发作用的药物、完善的监测及丹曲林的可用性以缓解患者的焦虑。麻醉工作站应通过以下方式来清除诱发药物的污染,用流量为10L/min的新鲜气体清洗机器和回路至少10分钟(Wappler,2010)。实际上,这些公布的指南与老式麻醉机有关，可能不适用于现代麻醉机。建议咨询制造商以确认合适的清洁程序。理想情况下,如果临床条件允许,应给患者提供区域麻醉或神经阻滞,甚至在局部麻醉下进行手术。需要全身麻醉的MH易感性患者应给予无诱发麻醉药。现代临床麻醉学提供了丰富的麻醉药选择,使无诱发麻醉药成为可能。丹曲林应用足量才可成功治疗MH危象。所有围术期工作人员都应了解患者的MH易感性,以及制订术后监护或转院计划。

线粒体肌病

线粒体肌病是由线粒体结构和功能异常引起的一组多样性和异质性疾病,其特点是在其他器官系统中累及神经系统和骨骼系统(Shipton和Prosser,2004)。据估计,发病率为每10万人中有10~15例发病 (Chinnery和Turnbull,2001)，其中包括Kearns-Sayre综合征、进行性外眼肌麻痹、Pearson综合征、肌阵挛癫痫伴破碎红纤维综合征(myoclonic epilepsy with ragged-red fibres,MERRF)、线粒体脑肌病伴高乳酸血症和卒中样发作(mitochondrial encephalomyopathy,lactic acidosis and stroke-like episodes,MELAS)、氨基糖苷类耳聋 (aminoglycoside-induced deafness,AID)、神经病、共济失调和色素性视网膜炎(neuropathy, ataxia and retinitis pigmentosa, NARP)、Leigh综合征和Leber遗传性视神经病(DiMauro和Schon,2003)。由于发病年龄对神经肌肉系统的影响各不相同,因此许多患者需要进行肌肉活检，以进一步确认肌无力的情况。重要的是,这些疾病中,有许多患者容易发生乳酸酸中毒，而Kearns-Sayre综合征或MELAS的患者则可能伴有心脏传导异常和心肌病(Shipton和Prosser,2004)。

麻醉前评估和术前准备

术前评估

完善的麻醉前评估对神经肌肉疾病患者至关重要，并为改善其预后结局提供最佳机会。神经肌肉疾病患者在年龄范围和残疾程度方面代表了一个不同的群体。准确诊断病情至关重要。值得庆幸的是，大多数患者或其家人都能够对他们的病情提供重要的信息。需要谨记的是，与患者的主治医生交流，可能是获得有关患者疾病最佳信息的重要来源。此外，我们更需要详细而全面的病史来评估疾病的稳定性，或者病情是否确实存在显著的进展。

仔细的检查应从患者进入访视室时的步态评估开始，与患者握手时可能会发现患者的肌无力或肌强直的线索。应用语言模式评估延髓功能障碍的程度。临床检查应侧重于骨骼异常的检查，包括脊柱侧弯，这些症状可能会损害呼吸功能，造成神经阻滞麻醉困难，甚至难以进行面罩通气和插管。为了评估心脏或呼吸系统的受累程度，进行有针对性的心肺检查是必要的。但是，即使是接受多个低风险手术的患者，也应评估疾病最终对其心肺功能进一步的影响。

Racca 及同事最近发表了针对神经肌肉疾病患者围术期管理的建议，并为这些患者的护理提供合理的方案(Racca 等，2013)。简单的血液检查，如全血检查，以及肾功能、电解质(尤其是钾水平)和肌酐激酶水平检查，可能有助于基线水平的建立和评估当前的疾病活动程度。建议进行肺功能检查以评估当前的肺功能和生理储备。尽管肺功能不全的情况会因疾病状态和病程而不同，但吸气肌无力通常在最初便会引起限制性肺功能障碍。当患者存在脊柱侧弯时，这种情况更严重。呼吸肌无力导致咳痰困难，易引起肺不张和呼吸衰竭。阻塞性睡眠呼吸暂停和睡眠呼吸障碍在神经肌肉疾病患者中也更为常见，如 Duchenne 肌营养不良患者，需要通过夜间血氧测定和多导睡眠图进行进一步研究(Birnkrant 等，2007)。在 Duchenne 肌营养不良患者中，用力肺活量(forced vital capacity，FVC) < 50%和 FVC < 30%者分别存在中度和重度呼吸衰竭的风险。已有研究证实，这些患者可以从使用无创通气的术前训练中受益 (Bushby 等，2010)。此外，咳嗽功能严重受损的患者可能受益于机械式咳嗽设备，如机械吸-呼(mechanical insufflator-exsufflator，MI-E) 装置(Marchant 和 Fox，2002)。虽然这些干预措施最适用于 Duchenne 型肌营养不良患者，但对其他神经肌肉疾病患者可能也有益处。

多数神经肌肉疾病与心功能不全(自主神经不稳定、传导异常，甚至心肌病)有关；然而，其临床功能障碍的发生程度可能无法预测(表 11.4)。大部分患者应行 12 导联心电图检查，并考虑对原发性肌肉疾病患者行超声心动图检查(Racca 等，2013)。

术前访视为优化神经肌肉疾病患者的护理提供重要机会。在手术期间，物理治疗师和职业治疗师等合适的专职医疗人员参与其中非常重要。营养状态对于肌肉力量、伤口愈合和呼吸功能的改善至关重要。因此，营养师也

表 11.4 神经肌肉疾病中的心功能不全

疾病	心脏受累情况
吉兰-巴雷综合征	自主神经紊乱
Friedrich 型共济失调	肥厚型心肌病
肌营养不良	
肌萎缩	扩张型心肌病(常见)；心律失常，传导异常(少见)
肢带型肌营养不良	心律失常，传导异常(常见)；扩张型心肌病(少见)
Emery-Dreifuss 肌营养不良	心律失常，传导异常(常见)；扩张型心肌病
肌病	
先天性肌病	心律失常，传导异常(常见)；扩张型心肌病
线粒体肌病	心律失常，传导异常(常见)；扩张型心肌病
周期性瘫痪	急性发作时心律失常

需要参与。禁食期应谨慎进行治疗，因为许多患者在生理应激期间的能量需求和乳酸产生增加，尤其是代谢/线粒体肌病患者(Shipton 和 Prosser，2004)。

患有神经肌肉疾病的患者可能需要服用多种药物来控制和缓解症状。应对药物治疗进行优化，一般情况下，应尽可能继续用药，并采取措施确保术后继续用药。长期服用 5mg 以上泼尼松龙的患者，其下丘脑垂体轴可能会受到一定程度的抑制，如果此类患者接受中等风险以上的手术，则应考虑补充类固醇。值得注意的是，肌无力患者不需要服用抗胆碱酯酶药物。由于与神经肌肉阻滞药物的潜在相互作用，手术当天应停止使用抗胆碱酯酶，并考虑静脉注射新斯的明，直至患者能够恢复口服治疗。

最后，术前访视参与者由所有主要利益相关者组成，为患者和家属、主治医生、手术团队、专职医疗人员，以及重症监护专家提供一个相互交流的机会，让他们就风险和收益进行坦率的讨论，以确保取得最佳结果。

术中及术后计划

由于神经肌肉疾病与麻醉药物的相互作用，患者在围术期可能会出现危及生命的并发症，这仍然是一个值得关注的问题。术前访视是一个重要的机会，可以考虑安全进行手术所需的麻醉药物，并考虑到麻醉药物可能在疾病过程中产生的潜在相互作用。

对于需要全身麻醉的患者，一般应避免或慎用去极化神经肌肉松弛剂。神经肌肉疾病导致肌肉失神经支配，使用琥珀胆碱可能会引起钾过量释放，因此应避免使用。重症肌无力可能是由于神经肌肉接头处乙酰胆碱受体减少而对琥珀胆碱产生抵抗的一个特例。尽管如此，仍必须谨慎使用琥珀胆碱。事实上，现代麻醉，特别是在发达国家，通过使用作用时间短、高效的阿片类药物(如瑞芬太尼)，可以完全避免去极化神经肌肉阻滞剂的应用。

对于有恶性高热病史或被认为是恶性高热易感的患者，如由于其他鱼尼丁受体基因突变(包括中央核心病、中央核肌病、多微核病和 King-Denborough 综合征)而引起的肌病，必须使用非诱发作用的麻醉药物。同样，在肌营养不良、Duchenne 肌营养不良和 Becker 肌营养不良中也应考虑非诱发作用的麻醉药物，当此类患者接触琥珀胆碱或卤化麻醉剂时，会发生与麻醉有关的横纹肌溶解。

在体外研究中，硫喷妥钠和异丙酚可以抑制线粒体功能；然而，并没有强有力的临床证据表明应避免其在线粒体功能障碍患者中的使用(Driessen，2008)。此外，体温调节很重要，因为在神经肌肉疾病患者中，体温过高和过低都会产生有害的影响。肌强直、神经肌肉阻滞、横纹肌溶解综合征、心律失常和出血都可能因体温调节不良而加重。自主神经功能不稳定在某些神经肌肉疾病中很常见，尤其是那些累及周围神经的疾病。中等至高等风险手术可能需要插入中心静脉导管，以便输注血管活性药物来对抗自主神经功能障碍。

尽管神经阻滞和区域麻醉技术在一般人群中是否能获得更好的术后效果存在争议，但这些技术避免了全身麻醉和肌松药的使用，并可能改善神经疾病患者的术后疼痛管理，减少术后呼吸系统并发症的发生。然而，也有神经肌肉疾病患者在一定程度上不愿意采用这些技术。患有 CMT 和 GBS 等原发性神经疾病的患者可能对局部麻醉药、针刺创伤，甚至局部麻醉的神经毒性特别敏感 (Hebl，Horlocerand 和 Schroeder，2006)。神经肌肉接头疾病或接头后疾病患者可能存在明显的去神经支配，因此可能发生不可预测或显著延长的阻滞情况(Racca 等，2013)。毋庸置疑，对于伴有许多神经系统疾病的脊柱侧弯患者来说，神经阻滞技术的应用可能极其困难，甚至无法实现。

McSwain 及同事最近发表了一篇综述，关于合并神经系统疾病的患者的使用局部麻醉技术（McSwain 等，2014）。作者认为神经阻滞和区域阻滞技术可以安全地用于神经肌肉疾病患者，而 Racca 及同事在对神经肌肉疾病患者围术期管理的综述中也认为，应尽可能考虑局部麻醉（Racca 等，2013）。然而，必须指出的是，这些建议是基于相对较少的个案报告和案例系列研究提出的。应基于每位患者的自身优势进行考虑，并充分讨论其风险和益处。记录患者当前的神经系统状态非常重要，且有必要进行保守治疗。超声引导可能有助于神经及其解剖变异的识别，同时可以减少局部麻醉药量（McSwain 等，2014；Racca 等，2013）。

对于接受中高风险手术的神经肌肉疾病患者，必须考虑到其术后通气的风险很高。应指出，在神经阻滞和局部麻醉的情况下，充分的镇痛至关重要。因为神经肌肉疾病患者可能会出现快速功能失调，所以进行早期锻炼是管理的基础（Bushby 等，2010）。然而，对于神经肌肉疾病患者，尤其是在上肢和肩部阻滞的情况下，必须非常小心地避免呼吸抑制，以及膈肌阻滞的风险。在强直性肌营养不良患者中，阿片类药物的运用必须进行仔细的滴定，因为这些患者往往表现出阿片类药物高敏感性，甚至可能诱发痉挛。对于 FVC<30%且呼吸衰竭高风险患者，进行无创通气可能是短期考虑的一个方法。同样，术后延迟拔管可能对通气不足的患者有益（Birnkrant 等，2007）。对于咳嗽有障碍的患者，MI-E 装置可能有用（Racca 等，2013）。不言而喻，高风险手术只能在具有足够临床经验，能够满足护理这些复杂患者所需条件的辅助专科中心进行。表 11.5 概述了神经肌肉疾病的麻醉注意事项。

表 11.5 神经肌肉疾病的麻醉注意事项

神经肌肉疾病	区域麻醉	吸入麻醉	琥珀胆碱	非去极化肌松药
接头前疾病	安全	安全	禁忌	减量或避免
脊髓性肌萎缩				
运动神经元病				
多发性硬化				
周围神经病变				
接头处疾病	安全	安全		减量或避免
重症肌无力			抵抗	
Lambert-Eaton 肌无力综合征			敏感	
接头后疾病	安全	禁忌	禁忌	减量或避免
营养不良性疾病				
其他肌营养不良				
强直性肌营养不良				
先天性肌强直				
肌肉疾病				

小结

神经肌肉疾病是一组相对罕见的异质性疾病。它们可以影响神经肌肉系统从脊髓前角细胞到神经肌肉连接和肌肉本身的任何组成部分。对于麻醉医生来说，神经肌肉疾病的手术患者是一个极具挑战的群体。许多患者可能涉及包括心肺功能受损在内的多个系统损害，他们需要术前优化和多学科护理。神经肌肉疾病具有特殊的麻醉意义，可使患者面临围术期危及生命的并发症，如恶性高热、高钾血症和横纹肌溶解综合征，可能是因为该疾病存在与肌松剂相关的特异性反应，以及对阿片类药物和镇静药的敏感性增加。理解潜在疾病发生的进程，以及麻醉如何影响疾病的进程，对成功地护理这些患者至关重要。

（支鸿羽 译　鲁开智 审校）

参考文献

Alshekhlee, A. et al., 2009. Incidence and mortality rates of myasthenia gravis and myasthenic crisis in US hospitals. *Neurology*, **72**(18), 1548–54.

Arnold, W. D., Kassar, D. & Kissel, J. T., 2014. Spinal muscular atrophy: diagnosis and management in a new therapeutic era. *Muscle & Nerve*, **51**(2), 157–67.

Bandschapp, O. & Iaizzo, P. A., 2013. Pathophysiologic and anesthetic considerations for patients with myotonia congenita or periodic paralyses. *Paediatric Anaesthesia*, **23**(9), 824–33.

Banerjee, A. et al., 2013. PABPN1: molecular function and muscle disease. *The FEBS Journal*, **280**(17), 4230–50.

Birnkrant, D. J. et al., 2007. American College of Chest Physicians consensus statement on the respiratory and related management of patients with Duchenne muscular dystrophy undergoing anesthesia or sedation. *Chest*, **132**(6), 1977–86.

Brady, J. E. et al., 2009. Prevalence of malignant hyperthermia due to anesthesia in New York State, 2001–2005. *Anesthesia and Analgesia*, **109**(4), 1162–6.

Bushby, K. et al., 2010. Diagnosis and management of Duchenne muscular dystrophy, part 1: diagnosis, and pharmacological and psychosocial management. *The Lancet*.

Chinnery, P. F. & Turnbull, D. M., 2001. Epidemiology and treatment of mitochondrial disorders. *American Journal of Medical Genetics*, **106**(1), 94–101.

Chiò, A. et al., 2003. Guillain-Barré syndrome: a prospective, population-based incidence and outcome survey. *Neurology*, **60**(7), 1146–50.

Compston, A. & Coles, A., 2008. Multiple sclerosis. *Lancet*, **372**(9648), 1502–17.

DiMauro, S. & Schon, E. A., 2003. Mitochondrial respiratory-chain diseases. *New England Journal of Medicine*, **348**(26), 2656–68.

Driessen, J. J., 2008. Neuromuscular and mitochondrial disorders: what is relevant to the anaesthesiologist? *Current Opinion in Anaesthesiology*, **21**(3), 350–5.

Dürr, A. et al., 1996. Clinical and genetic abnormalities in patients with Friedreich's ataxia. *New England Journal of Medicine*, **335**(16), 1169–75.

Ekins, S. et al., 2015. A brief review of recent Charcot-Marie-Tooth research and priorities. *F1000Research*.

Fiszer, D. et al., 2015. Next-generation sequencing of RYR1 and CACNA1S in malignant hyperthermia and exertional heat illness. *Anesthesiology*.

Flanigan, K. M., 2014. Duchenne and Becker muscular dystrophies. *Neurologic Clinics*, **32**(3), 671–88– viii.

Gilbreath, H. R., Castro, D. & Iannaccone, S. T., 2014. Congenital myopathies and muscular dystrophies. *Neurologic Clinics*.

Ha, J. C. & Richman, D. P., 2015. Myasthenia gravis and related disorders: pathology and molecular pathogenesis. *Biochimica et biophysica acta*, **1852**(4), 651–7.

Hayes, J., Veyckemans, F. & Bissonnette, B., 2008. Duchenne muscular dystrophy: an old anesthesia problem revisited. *Paediatric Anaesthesia*, **18**(2), 100–6.

Hebl, J. R., Horlocker, T. T. & Schroeder, D. R., 2006. Neuraxial anesthesia and analgesia in patients with preexisting central nervous system disorders. *Anesthesia and Analgesia*, **103**(1), 223–8– table of contents.

Hirsch, N. P., 2007. Neuromuscular junction in health and disease. *British Journal of Anaesthesia*, **99**(1), 132–8.

Hopkins, P. M., 2011. Malignant hyperthermia: pharmacology of triggering. *British Journal of Anaesthesia*, **107**(1), 48–56.

Jani-Acsadi, A. et al., 2015. Pediatric Charcot-Marie-Tooth Disease. *Pediatric Clinics of North America*, **62**(3), 767–86.

Lehmann-Horn, F., Jurkat-Rott, K. & Rüdel, R., 2002. Periodic paralysis: understanding channelopathies. *Current Neurology and Neuroscience Reports*, **2**(1), 61–9.

Lirk, P., Birmingham, B. & Hogan, Q., 2011. Regional anesthesia in patients with preexisting neuropathy. *International Anesthesiology Clinics*, **49**(4), 144–65.

Lossin, C. & George, A. L., 2008. Myotonia congenita. *Advances in Genetics*, **63**, 25–55.

Marchant, W. A. & Fox, R., 2002. Postoperative use of a cough-assist device in avoiding prolonged intubation. *British Journal of Anaesthesia*, **89**(4), 644–7.

Matthews, E. & Hanna, M. G., 2014. Repurposing of sodium channel antagonists as potential new anti-myotonic drugs. *Experimental Neurology*, **261**, 812–15.

McSwain, J. R., Doty, J. W. & Wilson, S. H., 2014. Regional anesthesia in patients with pre-existing neurologic disease. *Current Opinion in Anaesthesiology*, **27**(5), 538–43.

Mitsuhashi, S. & Kang, P. B., 2012. Update on the genetics of limb girdle muscular dystrophy. *Seminars in Pediatric Neurology*, **19**(4), 211–18.

Parmar, M. S. & Parmar, K. S., 2012. Emery-Dreifuss humeroperoneal muscular dystrophy: cardiac manifestations. *The Canadian Journal of Cardiology*, **28**(4), 516.e1–3.

Parness, J., Bandschapp, O. & Girard, T., 2009. The myotonias and susceptibility to malignant hyperthermia. *Anesthesia and Analgesia*, **109**(4), 1054–64.

Prior, T. W. et al., 2010. Newborn and carrier screening for spinal muscular atrophy. *American Journal of Medical Genetics. Part A*, **152A**(7), 1608–16.

Racca, F. et al., 2013. Recommendations for anesthesia and perioperative management of patients with neuromuscular disorders. *Minerva Anestesiologica*, **79** (4), 419–33.

Schmitt, H. J. & Muenster, T., 2009. Anesthesia in patients with neuromuscular disorders. *Minerva Anestesiologica*, **75** (11), 632–7.

Shipton, E. A. & Prosser, D. O., 2004. Mitochondrial myopathies and anaesthesia. *European Journal of Anaesthesiology*, **21**(3), 173–8.

Sieb, J. P., 2014. Myasthenia gravis: an update for the clinician. *Clinical & Experimental Immunology*, **175**(3), 408–18.

Snoeck, M. et al., 2015. RYR1-related myopathies: a wide spectrum of phenotypes throughout life. *European Journal of Neurology: The Official Journal of the European Federation of Neurological Societies*, pp.n/a–n/a.

Spillane, J. et al., 2014. Myasthenia gravis – treatment of acute severe exacerbations in the intensive care unit results in a favourable long-term prognosis. *European Journal of Neurology: The Official Journal of the European Federation of Neurological Societies*, **21**(1), 171–3.

Spillane, J., Beeson, D. J. & Kullmann, D. M., 2010. Myasthenia and related disorders of the neuromuscular junction. *Journal of Neurology, Neurosurgery & Psychiatry*, **81**(8), 850–7.

Stowell, K. M., 2014. DNA testing for malignant hyperthermia: the reality and the dream. *Anesthesia and Analgesia*, **118**(2), 397–406.

The European Malignant Hyperpyrexia Group, 1984. A protocol for the investigation of malignant hyperpyrexia (MH) susceptibility. The European Malignant Hyperpyrexia Group. *British Journal of Anaesthesia*, **56**(11), 1267–9.

Van den Berg, B. et al., 2014. Guillain-Barré syndrome: pathogenesis, diagnosis, treatment and prognosis. *Nature Reviews. Neurology*, **10**(8), 469–82.

Van der Maarel, S. M. et al., 2012. Facioscapulohumeral muscular dystrophy: consequences of chromatin relaxation. *Current Opinion in Neurology*, **25**(5), 614–20.

Veyckemans, F. & Scholtes, J.-L., 2013. Myotonic dystrophies type 1 and 2: anesthetic care. *Paediatric Anaesthesia*, **23**(9), 794–803.

Wappler, F., 2010. Anesthesia for patients with a history of malignant hyperthermia. *Current Opinion in Anaesthesiology*, **23**(3), 417–22.

Weidemann, F. et al., 2015. The cardiomyopathy in Friedreich's ataxia – New biomarker for staging cardiac involvement. *International Journal of Cardiology*, **194**, 50–7.

White, R. J. & Bass, S. P., 2003. Myotonic dystrophy and paediatric anaesthesia. *Paediatric Anaesthesia*, **13**(2), 94–102.

Wood-Allum, C. & Shaw, P. J., 2010. Motor neurone disease: a practical update on diagnosis and management. *Clinical Medicine (London, England)*, **10**(3), 252–8.

Worms, P. M., 2001. The epidemiology of motor neuron diseases: a review of recent studies. *Journal of the Neurological Sciences*, **191**(1–2), 3–9.

第 12 章 结缔组织病

Enjarn Lin, Stuart Hastings

要点

- 结缔组织病包括许多自身免疫性疾病，疾病的表现与进程是多种多样的。
- 结缔组织病会增加围术期并发症的发病率及死亡率。
- 治疗策略旨在减轻症状并减缓疾病进展，同时减少治疗引起的并发症。常见的治疗药物包括皮质类固醇，以及生物或非生物的疾病修饰剂。
- 结缔组织病临床影响广泛，多系统受累及治疗引起的并发症是麻醉医生面临的重大挑战。心血管系统与呼吸系统同时受累时需要与相关科室合作进行评估与管理。
- 对风湿性关节炎和强直性脊柱炎患者应进行详细的气道评估及合理的检查，以制订管理方案。
- 由于缺乏共识以及围术期管理指南，因此对结缔组织病患者应采取个性化的管理方法。
- 免疫抑制是器官移植成功的关键，但要平衡抑制不足和抑制过度十分困难。排异反应和器官功能障碍是免疫抑制不足的标志，而免疫抑制过度时短期会出现感染，长期存在则会导致癌症。
- 多数癌症患者很少出现生理紊乱，而一些患者可能由于疾病进展或抗肿瘤药物治疗而导致多系统受累。肿瘤治疗方法的快速发展及新型药物的使用使得麻醉学相关知识相对滞后。

引言

结缔组织疾病的广泛影响给围术期医生带来了重大挑战。多系统受累、治疗引起的器官功能障碍及心血管疾病风险的增加，使得对这类患者需要多学科合作来制订围术期管理方案。由于缺乏共识和治疗指南的指导，对于这类患者的围术期管理具有挑战性。

类风湿性关节炎

背景

类风湿性关节炎 (rheumatoid arthritis, RA)是一种慢性多系统炎性疾病，以侵蚀性、对称性多关节病变为特征。据估计，全世界的发病率为 1%，女性的发病率是男性的 3 倍 (Fombon 和 Thompson，2006；Samant，Shoukrey 和 Griffiths，2011)。这种自身免疫性疾病的发病机制是多因素的，包括环境和遗传因素，其中最重要的是人类白细胞抗原（human leukocyte antigen，HLA）的主要组织相容性（major histocompatibility，MHC）基因。疾病的进展有相当大个体差异及差异程度（McInnes 和 Schett，2011）。

滑膜炎导致周围关节疼痛、肿胀和破坏，20%~50%的患者出现脊柱和核心关节受累。关节外表现多变且累及广泛，涉及眼、皮肤、呼吸、心血管、肾、神经和血液系统。类风湿因子（rheumatoid factor，RF）和抗瓜氨酸肽抗体（anti-citrullinated peptide antibody，ACPA）阳性患者，以及吸烟患者的系统性疾病患病风险增加（McInnes 和 Schett，2011）。RA 诊断是基于2010年美国风湿病学会（anti-citrullinated peptide antibody，ACR）和欧洲抗风湿病联盟（European league against rheumatism，EULAR）制订的标准（www.rheumatology.org/Portals/0/Files/2010%20Rheumatoid%20Arthritis%20Classification_EXCERPT%202010.pdf）：至少有一个关节有滑膜炎，且滑膜炎不能用其他疾病来解释，评分>6/10 的患者可明确诊断 RA（表 12.1）。

早诊断、早治疗以阻止疾病进展是治疗 RA 的基石。使用改变病情抗风湿药物（disease-modifying anti-rheumatic drug，DMARD）治疗可减少关节侵犯并减少急性发作频率，并可降低死亡率（Samanta 等，2011）。接下来详细描述这些药物，非甾体抗炎药（non-steroidal anti-inflammatory drug，NSAID）和皮质类固醇用于缓解症状和控制疾病急性发作。手术可用于疼痛治疗或者改善关节功能和完整性。

围术期管理

由于各个系统受累的严重程度不同，因此类风湿性关节炎患者的术前评估尤其具有挑战性。评估基本原则：描述疾病的严重程度，包括全身性表现、受累的严重程度，以及治疗引发的副作用。针对最可能影响术前治疗的关键

表 12.1 美国风湿病学会和欧洲抗风湿病联盟的类风湿关节炎分类标准

标准	分值
A：关节受累	
1 个大关节	0
2~10 个大关节	1
1~3 个小关节（+/-大关节受累）	2
4~10 个小关节（+/-大关节受累）	3
>10 个关节（至少 1 个小关节）	5
B：血清学（至少有一个符合）	
RF 阴性且 ACPA 阴性	0
RF 弱阳性或 ACPA 弱阳性	2
RF 强阳性或 ACPA 强阳性	3
C：急性期反应	
CRP 正常且 ESR 正常	0
CRP 正常或 ESR 正常	1
D：病程时长	
<6 周	0
>6 周	1

注：RF，类风湿因子；ACPA，抗瓜氨酸肽抗体；CRP，C 反应蛋白；ESR，红细胞沉降率。

系统作为切入点进行检查。

气道

颈椎

在麻醉过程中，颈椎疾病可能会影响患者的气道管理和体位摆放。类风湿关节炎患者的颈椎可能有异常高度活动性和不稳定性，或合并脊柱炎会导致颈椎无活动性。术前必须以可能出现的气道安全问题、严重神经损伤或术后呼吸系统并发症作为评估重点。幸运的是，脊髓病、四肢瘫痪和猝死很少发生（Samanta 等，2011）。

寰枢椎半脱位和寰枢下区半脱位是颈椎最常见的受累形式。文献报道寰枢椎受累的发生率不明确，约为 61%，寰枢下区受累发生率

为 9%~43.6%(Krause 和 Matteson,2014)。多发生于合并症较多且致残程度高的老年血清阳性患者、长期或控制不良的患者、皮质类固醇治疗和类风湿结节患者(Bissar 等,2013)。

寰枢椎半脱位最常见的是上侧 (80%)或后侧(5%)(Samanta 等,2011)。由于横韧带减少和颈部屈曲加重导致 C1 椎体向前移位,这些患者常可进行气管插管。而 C1 后移位继发于齿状栓钉侵蚀,由颈部伸展引起,气管插管可加重症状(Fombon 和 Thompson,2006)。严重神经损伤可能是由脊髓直接受压和(或)椎动脉血流受损导致的脊髓灌注受损造成的。寰枢下区半脱位发生在 C2 椎体以下,较寰枢椎少见。

对颈椎病的临床检查要格外谨慎,以防漏诊,因为症状与疾病的流行和严重程度相关性差,并且可能与其他疾病的表现相重合。脊髓病、枕部或颈部疼痛和神经根症状是其危险信号,但是需要注意,多达 50%的患者可能无症状。尽管如此,无论颈椎不稳定程度如何,麻醉管理都要按原方案进行(Samanta 等,2011)。若要进行影像学检查则须考虑到这些检查对进一步治疗可能造成的影响及结果的有效性,而这些结果可能并不能改变管理方案。

颈椎中立及屈伸位的平片检查可用于筛查,在临床症状明确的情况下,如果平片异常或未发现异常,则需要 MRI 来明确疾病的严重程度或明确诊断,病情严重的需要结合风湿病学和外科进行综合治疗。

治疗时要小心谨慎,避免使处于稳定期的病情恶化,甚至死亡。在临床工作中应尝试确定患者颈部活动范围,尽量避免出现过度活动。在气管插管时应尽量减少颈椎活动,可以考虑采用可视喉镜或纤维喉镜等方法。使用警示牌来提醒医务人员注意颈椎疾病患者,如使用软颈圈,也可能有帮助。推荐在没有前颅移位时使用支撑颈椎的体位(Samanta 等,2011)。在麻醉过程中必须注意维持充足的脊髓灌注,但是,使用特定的脊髓监测装置没有明显的益处。

颞下颌关节

当颈椎疾病累及颞下颌关节时可能会出现气管插管时张口减少和咬合困难。张口减少会影响使用普通喉镜,增加插管难度。医源性下颌半脱位可能是下颌的过度操作造成的,在气管插管时必须小心,避免超出正常的运动范围。

环杓关节

多达 80%的患者的环杓关节会发生类风湿性关节炎,但与颈椎疾病一样,患者可能无症状或呈间歇性发作。临床表现有嘶哑、喉咙痛、喘鸣、吞咽困难和持续的喉部异物感。环杓关节的受累造成气道的相对狭窄,患者可能因气管插管而发生关节脱位、糜烂和水肿等医源性损伤(Samanta 等,2011),最常表现为呼吸窘迫或致命性气道梗阻,甚至需要在术后行气管切开。耳鼻喉科医生在术前以鼻内镜检查的形式进行临床评估,并结合影像学检查,制订出适当的评估方案。

出现环杓关节功能障碍时,可能需要改变气道管理方案以避免其恶化。这就可能使用到区域性技术,使用小一号的导管进行无创性插管方法,或不行气管插管。但是,有病例报道使用喉罩等装置会加重喉部风湿性疾病(Miyanohara 等,2006)。在气管拔管时应格外注意,须有麻醉医生和相关设备以确保能够迅速重建气道。应进行长期密切观察,以确保能够及时识别并处理术后致命性呼吸道梗阻,严重的病例可能需要行预防性气管切开。

心血管系统

类风湿性关节炎患者患心血管疾病的风

险增加,包括缺血性心脏病、心力衰竭和心律失常。病变累及心血管系统会导致死亡率升高。动脉粥样硬化加重的原因包括血管弹性改变、脂质动力学紊乱、慢性血栓形成倾向和治疗诱发的胰岛素抵抗(Samanta 等,2011)。对于这类患者,完善的术前评估至关重要,进行准确分级并降低发生严重不良心脏事件的风险,并且应及时合理地调整麻醉方案和治疗药物,而这点很容易被忽视。

类风湿关节炎患者发生缺血性心脏病时不会产生典型的心绞痛症状,隐性缺血和心肌梗死的发生率要高出 10%~50%(Dala,Ibrahim 和 Taha,2012),并且可能主要表现为心源性猝死。因此,评估这些患者时应非常谨慎,需要根据美国心脏协会(AHA)/美国心脏病学会(ACC)对接受非心脏手术的心脏病患者的指南进行,同时要考虑到大部分患者均要接受术前检查,而对活动受限的患者进行活动耐受评估的效用有限(Fleisher 等,2014)。

心力衰竭是由微血管炎引起的,表现为心肌炎和(或)心包炎(Yancy 等,2013)。与一般人群相比,射血分数正常的收缩期功能障碍和心力衰竭在类风湿关节炎患者中更为常见(Bhatia 等,2006)。最常见的受累瓣膜是二尖瓣,其次是主动脉。瓣膜功能不全较为常见,且可能导致心力衰竭。

心律失常与缺血、类风湿结节引起的传导异常、淀粉样变或心力衰竭有关。右束支传导阻滞见于 30%的继发性房间隔淋巴结浸润患者(Seferovic,2006),而交感神经系统张力增高则常常引起快速性心律失常和 QT 间期延长(Voskuyl,2006)。

类风湿性关节炎可全面累及心血管系统,这些患者术前发生心脏事件的风险较高,应予以谨慎评估、合理降低风险及术后密切监测。

呼吸系统

疾病本身或使用的治疗药物都可能使呼吸系统受累,且与心血管系统类似,常造成广泛累及。RA 相关间质性肺疾病(rheumatoid arthritis-associated interstitial lung disease,RA-ILD)是一种多种表现、多种病因的疾病,类似于特发性间质性肺炎(idiopathic interstitial pneumonias,IIP)。治疗药物尤其是甲氨蝶呤,所产生的副作用可能会加重肺部损伤。最常见的表现是限制性通气功能障碍,这可能是疾病累及导致胸壁顺应性降低或呼吸肌功能障碍的综合结果(Fombon 和 Thompson,2006),肺功能检查可见气体交换障碍(DLCO 降低)。

术前评估包括明确呼吸系统受限程度,尤其在呼吸功能下降或复发感染的情况下。对于呼吸功能临界状态和呼吸储备能力很差的患者,应避免全身麻醉并减少阿片类药物的使用,并予以充分镇痛,还应及时清除分泌物,以使其迅速恢复术前的功能状态。术后应避免过量输液,并予以胸部物理治疗、预防血栓栓塞,以及进行术后监测,以便在病情恶化时进行早期干预。

肾脏系统

由于疾病自身的原因,治疗相关性肾脏损害比疾病引起的肾脏功能障碍更为常见,常见药物有非甾体抗炎药、金霉素、环孢霉素和甲氨蝶呤。术前肾脏保护策略包括维持足够的肾脏灌注和血容量,避免使用肾毒性药物。

血液系统

贫血是一种常见的疾病,有多种病因。NSAID 引发的慢性胃炎可引起的缺铁性贫血,在其基础上还可能并发慢性疾病所致的正细胞正色素性贫血,而吸收障碍和营养不良则可

导致维生素 B_{12} 缺乏。术前应考虑补充铁剂和促红细胞生成素。

类风湿关节炎可诱发血栓前状态，常见D–二聚体和纤维蛋白原的升高（Samanta 等，2011）。围术期血栓栓塞的风险是相当大的，在行动受限时风险也会增高。予以合理的药物预防血栓，以及完善的麻醉技术都可以加快患者术后活动能力的恢复，并早日进行物理治疗。

药物治疗

类风湿性关节炎的药物治疗旨在减少炎症，维持生活质量和功能，并防止关节的进一步破坏。主要治疗药物为改善病情抗风湿药物(DMARD)，同时结合非甾体抗炎药(NSAID)及常规的生物类的抗风湿药物。皮质类固醇不再是主流药物，而是在必要时，在最短的时间内以最低有效剂量控制疾病暴发。

非甾体抗炎药

NSAID 通过作用于前列腺素合成酶的环氧化酶活性，阻止花生四烯酸转化为前列腺素、前列环素和凝血酶。药物可能非选择性地作用于 COX–1 和 COX–2，也可能是特异性的作用于诱导型 COX–2。COX–1 的产物对胃肠道有保护作用，并参与正常的止血过程和肾脏稳态，而 COX–2 的产物出现在炎症部位。表 12.2 列出了这些药物的半衰期。

患者需要注意这些药物的副作用，包括消化性溃疡、肾脏损害、电解质紊乱(高钾血症和低钠血症)、液体潴留和肝功能障碍。术前应对这些可能受影响的器官进行评估，术中应谨慎使用肾毒性药物。术后尤其是在手术应激和使用皮质类固醇时，应及时使用胃保护剂。

表 12.2 非甾体抗炎药半衰期

非甾体抗炎药(NSAID)	半衰期(h)
布洛芬	1.6~1.9
萘普生	12~15
双氯芬酸	2
吲哚美辛	4.5
塞来昔布	11
美洛昔康	15~20

皮质类固醇

虽然不再是一线药物，但患者开始抗风湿治疗时仍可使用皮质类固醇，且可用于控制急性发作或当疾病恶化时。在术前期间应增加剂量，以覆盖停止使用抗风湿药物的阶段。术前主要关注的是在应激时下丘脑–垂体–肾上腺轴抑制，以及随后的内源性皮质醇缺失。其他副作用包括免疫反应障碍、类固醇引起的葡萄糖耐受不良、高血压、液体潴留和真皮萎缩。术前评估应以血压和血糖的控制为重点，并根据需要联合相关科室会诊。术中应保持严格无菌操作，并预防性使用抗生素。同时注意体位，在使用无创袖带及胶布时，都要防止皮肤撕裂。

抗风湿药物

传统抗风湿药物

传统的抗风湿药物是类风湿性关节炎的主要治疗方法，其作用机制各有不同，有针对细胞免疫功能的，也有干扰细胞因子的。包括抗疟疾药和免疫抑制剂两类。

甲氨蝶呤是治疗类风湿性关节炎的基本药物之一，是一种竞争性二氢叶酸还原酶抑制剂，通过减少快速分裂细胞中嘌呤和嘧啶的供应而干扰 DNA 合成。其半衰期与剂量相关，为 3~15 小时。其副作用包括骨髓抑制、肾损害、肝损害、肝硬化和肺毒性，应采用全血细胞计数、尿素、肌酐、电解质等生化指标进行评价，并进行肝功能检查以及时监测，肺损害需要结合病史和临床检查来评估。

羟氯喹、来氟米特和柳氮磺胺吡啶是其他可应用的抗风湿药物。类风湿性关节炎较少使用的药物包括环磷酰胺、硫唑嘌呤、环孢素和霉酚酸酯，其作用机制、半衰期及副作用见表 12.3，术前应筛查并处理这些并发症。

有些药物可能与麻醉药物相互作用，特别是肌松药，应考虑改变剂量或使用替代方法。

生物抗风湿药物可分为肿瘤坏死因子（tumour necrosis factor，TNF）抑制剂或非肿瘤坏死因子抑制剂。非肿瘤坏死因子抑制剂影响 IL-1、IL-6 对 T 细胞和 B 细胞活性的影响，其概述见表 12.4，这些药物的主要副作用是增加感染的风险。

围术期用药的管理药物

对于非甾体抗炎药的抗血小板作用，术前停药 3 个半衰期为宜，若参与药物代谢和清除的器官受损，则患者停药时间应延长。特异性 COX-2 抑制剂虽然不会增加出血风险，但可能会影响伤口愈合和肾功能，因此也应谨慎使用。这些药物可能引起交感神经系统的激活，而疼痛引发的炎症应激可能会增加心血管事件的风险。

表 12.3　常规抗风湿药物

药物	作用机制	半衰期	副作用
羟氯喹	树突细胞 Toll 样受体抑制剂	1~2 个月	心脏毒性（心肌病） 延长 QT 间期 神经病 骨骼肌病 眼毒性
来氟米特	抑制嘧啶的合成从而阻止 DNA 的合成，减少淋巴细胞的增殖	14~18 天	肝脏毒性
柳氮磺胺吡啶	免疫调节机制尚不完全清楚	8 小时	骨髓抑制 白细胞减少 Steven-Johnson 综合征
环磷酰胺	通过形成链间交联来阻止 DNA 合成	3~12 小时	骨髓抑制 心脏毒性 液体潴留和低钠血症 肺毒性 拟胆碱酯酶抑制 出血性膀胱炎
硫唑嘌呤	通过酶抑制阻止 DNA 合成	3~5 小时	骨髓抑制 肝毒性 可能会降低非去极化肌松药效果
环孢素	钙调神经磷酸酶抑制剂干扰 T 细胞的产生	8 小时	肾毒性 高血压 肝功能障碍 骨髓抑制
霉酚酸酯	抑制核苷的合成和淋巴细胞的产生	12~17 小时	胃肠道紊乱 中性粒细胞减少

表 12.4 生物抗风湿药物

药物	作用机制	半衰期
英夫利昔	TNF-α 单克隆抗体	10 天
阿达木单抗	TNF-α 单克隆抗体	10~20 天
依那西普	TNF-α 受体拮抗剂	3.5~5.5 天
赛妥珠单抗	TNF-α 单克隆抗体抗原结合片段	14 天
高利单抗	TNF-α 单克隆抗体	7~20 天
阿那白滞素(Anakinra)	IL-1 受体拮抗剂	4~6 小时
阿巴西普	T 细胞抑制剂	13 天
托珠单抗	IL-6 受体拮抗剂	11~13 天
利妥昔单抗	B 细胞抑制剂	18~22 小时 B 细胞作用长达 6 个月

注:TNF,肿瘤坏死因子;IL,白细胞介素。

对于长期使用皮质类固醇的患者,术前主要考虑应激状态下下丘脑-垂体-肾上腺轴的抑制及内源性皮质醇缺失的问题。对于每天服用>5mg 泼尼松的患者,应在接受大中型手术时常规予以补充皮质醇。而这并非基于循证医学,可能会导致皮质类固醇过量,发生伤口感染和高血糖。但是,在 24~48 小时内将剂量迅速减少至基线水平,也应十分谨慎。

常规抗风湿药和生物抗风湿药的强大免疫抑制作用给术前带来了巨大的挑战,是否停止给药需要平衡围术期疾病发生风险与术后感染风险。感染会增加发病率甚至死亡率,并且延长住院时间,而疾病的暴发会影响患者恢复至发病前的状态。

国际风湿病机构指出,RA 缺乏循证依据,没有统一的指南。Goodman 最新发表的综述指出,甲氨蝶呤是目前研究最充分的药物,有证据表明,在术前继续使用甲氨蝶呤较为安全(Goodman,2015)。对于羟氯喹、氮硫嘌呤和磺胺嘧啶等药物,可靠数据较少,小样本的研究尚未证明继续使用药物和围术期感染有关,因此,推荐继续使用,对于其引起肾功能障碍和白细胞减少的倾向,需要加强监测。而目前关于术前是否继续使用来氟米特的数据是矛盾的,因此,术前停用更为合理。

术前使用 TNF 抑制剂的患者手术部位感染的风险增加(Goodman,2015)。目前就停用与继续使用 TNF 的最佳时间没有确切的数据,Goodman 推荐延长给药时间至 1.5 倍。妥珠单抗可能会影响伤口愈合并导致感染,而且可能掩盖感染的临床表现。对于这些患者,术前停药需要谨慎(Momohara 等,2013)。同样,利妥昔单抗在围术期可以继续使用,但要注意感染情况,如果是择期手术,建议待体内 B 细胞补充正常后进行(Goodman,2015)。

阿那白滞素和阿巴西普关于术前管理文献很少,因此,术前停用较为合理。

在确保伤口完全愈合时,可以继续使用这些药物,许多临床医生建议,可以在拆除异物(如缝合线)时进行。也需要请相关科室会诊,在多学科合作下制订方案。

系统性红斑狼疮

背景

系统性红斑狼疮(systemic lupus erythematosus,SLE）是一种慢性自身免疫性结缔组织疾病，可累及多个器官且严重程度各不相同。多系统受累,以及该病内在的复杂性使得这类患者的术前管理较为困难。SLE 患者主要为女性(9:1)(Ben-Menachem,2010),10 年生存率约为 70%(Pons-Estel 等,2010),每 10 万人有 20~50 人患有此病(Tsokos,2011)。发病机制是多因素的,包括炎症因素和免疫因素。

病理机制和诊断

该病的表现是由多种因素共同决定的,会对特定细胞成分产生自身免疫。各种因素在 SLE 发病机制中相互作用，产生免疫失调状态,对自身抗原失去免疫耐受,产生异质性自身抗体群。抗核抗体(anti-nuclear antibodies,ANA)及针对细胞膜和细胞质成分的抗体最为常见。病程包括疾病暴发期和缓解期。

遗传易感性主要与多种基因变异有关,其中免疫应答相关基因为主要因素,主要的组织相容性复合体也起一定作用,吸烟、紫外线照射和 EB 病毒等环境因素都有参与。此外,SLE 患者的免疫细胞和细胞因子也出现异常,数量和功能均可发生异常。抗原呈递的功能失调、免疫反应的过度放大及免疫细胞和成分的寿命延长只是其中的一部分因素(Ben-Menachem,2010;Tsokos,2011),还包括自反应 T 细胞和 B 细胞产生自身抗体、免疫复合物和细胞因子,最终导致炎症和免疫介导的器官损伤(Cozzani 等,2014)。

SLE 的诊断是根据临床症状、体征和免疫学检查。系统性红斑狼疮国际协作组(Systemic Lupus International Collaborating Clinics,SLICC）制订了诊断标准（Petri 等,2012)(表 12.5)。

必须同时符合 17 项诊断标准中的 4 项才能做出诊断。虽然血清学可作为诊断依据,但尚无单独的标志物作为诊断、预后或治疗指标。抗平滑肌抗体和抗双链 DNA(anti-dsDNA)对于 SLE 诊断具有高度特异性，后者也与肾脏和中枢神经系统受累和疾病暴发有关,特别是同时伴有补体水平低下时(Ben Menachem,2010;Cozzani 等,2014)。

SLE 的药物治疗以减少炎症、控制疾病进展及器官的损伤为目的,以疾病的严重程度和主要受累器官为基础。抗炎药、抗疟疾药、皮质类固醇和免疫抑制剂均有使用。疾病活动性可通过系统性红斑狼疮疾病活动指数(systemic lupus erythematosus disease activity index,SLEDAI)来监测。补体和抗体水平的生化水平可用于监测疾病活动性,并且在围术期也可使用。

围术期管理

SLE 的多样性、异质性,以及多种药物治疗使得很难对患者实行标准化管理。了解器官受累的范围和程度，熟悉潜在的治疗副作用,并进行全面、系统的评估,将有助于制订个体化的管理方案。

气道

气道受累是 SLE 少见但潜在的严重并发症。术前最大的问题是可能有声带麻痹、声门下狭窄和气道广泛性水肿等表现。在行气管插管时,应考虑使用小一号的导管,术后立即严格监测对早期发现气道水肿至关重要。如果条件允许，也可以使用声门上气道来控制呼吸,以预防术后气道梗阻。

与类风湿关节炎相类似,SLE 也可能出现寰枢椎不稳定,但是关于发生率和严重程度的报道较少。应特别注意颈部疼痛或上肢感觉异常的患者,警惕是否发生寰枢椎不稳定,尤其是病程长的患者。

心血管系统

SLE 可以累及心血管系统的各个部分，

表 12.5 系统性红斑狼疮国际协作组诊断标准

SLICC 标准	
17 项标准中满足 4 项(至少 1 项临床和 1 项免疫学累积表现,或经活检证实的 SLE)	
临床标准	
急性皮肤红斑狼疮	狼疮疹,中毒性表皮坏死溶解变异或亚急性皮肤狼疮
慢性皮肤红斑狼疮	典型的环形皮疹或环形狼疮合并有扁平苔藓
非瘢痕性脱发	非弥漫性变薄或头发脆弱
口腔或鼻腔溃疡	
关节病	2 个或 2 个以上关节的滑膜炎
	2 个或 2 个以上关节的压痛伴晨僵
浆膜炎	
肾功能障碍	尿蛋白-肌酐比值升高或红细胞管型增多
神经障碍	癫痫发作、精神错乱、单核神经炎,多发性或急性精神错乱状态
溶血性贫血	
白细胞或淋巴细胞减少	
血小板减少	
免疫学标准	
ANA	超出参考范围
抗-dsDNA 抗体	超出参考范围
抗-Sm 抗体	Sm 核抗原抗体
抗磷脂抗体	狼疮抗凝血药阳性或假阳性血浆迅速恢复或抗心磷脂滴度高
低补体	低 C3、C4,或 CH50
直接抗人球蛋白试验	阳性

注:SLICC,系统性红斑狼疮国际协作组;SLE,系统性红斑狼疮;ANA,抗核抗体;DNA,脱氧核糖核酸。

SLE 患者的心脏受累率高达 50%(Tincani, 2006)。动脉粥样硬化疾病是患有 SLE 5 年以上患者最常见的死亡原因 (Sinicato,da Silva Cardoso 和 Appenzeller,2013),也是引起发作的主要原因,但是较少引起结构受累。

SLE 是动脉粥样硬化的独立危险因素。SLE 患者动脉粥样硬化的可能性是对照组的 4~8 倍,导致心肌梗死风险增加 9~50 倍(Sinicato 等,2013;Tincani,2006)。重要的是,近 40%的成人患者表现为灌注异常的亚临床疾病状态(Zeller 和 Appenzeller,2008)。SLE 患者传统危险因素的增加并不能充分解释疾病进展的加速,还发现一些其他危险因素,特别是肾脏疾病和皮质类固醇的使用(Zeller 和 Appenzeller,2008)。心血管疾病风险的升高、疾病进展速度的加快和亚临床症状提示医生应关注这些患者。考虑到术前有发生急性心血管事件的倾向,应扩大评估范围,以明确疾病的诊断、程度及相关的危险因素。缺乏传统的危险因素并不能排除 SLE 患者的冠状动脉疾病。在术中,特别是怀疑有冠状动脉疾病和心室功能受损并存时,应考虑采用有创监测。

心肌炎是 SLE 患者的常见病,在轻度病例中可能没有临床症状。该病有心律失常、心室功能障碍,以及心肌病和心力衰竭的倾向。因此,应直接询问患者心包炎和心力衰竭的症状，包括在休息、夜间和运动时呼吸困难的表现，是否有端坐呼吸、心律失常、踝关节肿胀和运活动耐受性下降的情况。超声心动图可以显示全心或区域室壁运动异常。心功能的检测对SLE患者的长期预后具有重要意义。对于没有冠脉疾病的全心衰竭患者，采用免疫抑制剂积极治疗可改善心脏功能并逆转疾病过程（Gottenberg 等，2004）。

疣状心内膜炎（Libman-Sack 综合征）是SLE患者非感染性心脏瓣膜病变，发生于10%的SLE患者，病程较长、抗心磷脂抗体和抗磷脂综合征为高危因素（Moyssakis 等，2007）。主要的功能障碍表现为反流，二尖瓣最常受累（Moyssakis 等，2007）。针对瓣膜功能障碍、心力衰竭和杂音的症状体征应通过超声心动图进行准确量化。这些病变相关的功能障碍一般是轻微的，很少需要手术（4%~6%）（Tincani，2006）。但这些患者可能有易患细菌性心内膜炎的倾向，应考虑预防性使用抗生素。心包炎症可导致心包炎伴或不伴心包积液。1/4 SLE患者在疾病的某个阶段会有心包炎的症状发作，常发生于疾病的最初阶段或疾病暴发期间（Tincani，2006）。心包炎会导致出现胸骨后或胸骨下的体位性胸痛、呼吸困难、心动过速和发热。而所引发的心包积液通常不会引起血流动力学改变，通常仅在影像学上被识别。

SLE引起的心律失常很少是恶性的。最常见的心律失常是窦性心动过速、心房颤动和心房异位起搏（Seferovic，2006），可能存在传导阻滞，但完全性心脏传导阻滞少见。重要的是，心律失常或传导阻滞可能继发于活动性心肌炎或冠状动脉疾病。因此，术前应利用心电图来筛查原发性心律失常和继发性心肌病变。

当怀疑或确诊SLE患者存在心脏疾病时，必须使用有创血流动力学监测，综合考虑手术和麻醉因素对患者的影响。对于有严重心肌功能障碍或缺血危险的患者，可能需要在高依赖康复病房（high-dependency unit，HDU）中进行术后监测。

呼吸系统

SLE有多种肺部表现，可影响呼吸系统的各个部分，可能是疾病固有或继发性的表现，可为主要表现。

胸膜受累最为常见，多达1/2的SLE患者会出现胸腔积液。发热、咳嗽、气促伴胸膜炎是该病的主要表现。胸腔积液以少量为主，大量积液少见。胸腔积液常继发于严重疾病，包括心力衰竭、感染、恶性肿瘤和肺栓塞。

实质受累包括间质性肺病和狼疮性肺炎，但较为罕见，且预后较差。在最严重的情况下，两者都导致缺氧和弥散能力受损，与肺弥散和肺容量损害有关（Pego-Reigosa，Medeiros 和 Isenberg，2009）。术前处理这些患者尤其具有挑战性，需要多学科的参与。避免机械通气、合理的液体管理和胸部物理治疗可能是有效的。

血管受累包括血栓栓塞性疾病、肺动脉高压和弥漫性肺泡出血（diffuse alveolar haemorrhage，DAH）。抗磷脂抗体可显著增加血栓栓塞事件的风险，疾病活动性增加可增加深静脉血栓形成风险（Pego-Reigosa 等，2009）。慢性肺栓塞可引起继发性肺动脉高压。患者进行抗凝二级预防，术前可能还需要桥联抗凝，特别是当拟行的麻醉方式有区域或神经阻滞时，必须关注这一点。DAH是SLE的一种严重并发症，以新发呼吸困难、出血和咯血为特征（Ben-Menachem，2010），死亡率高达50%（Pego-Reigosa 等，2009）。

肺动脉高压（pulmonary artery hypertension，PAH）可产生呼吸困难、疲劳、咳嗽和周围水肿等非特异性症状。因此，医生应对这些症状十分警惕，麻醉医生应积极关注是否有心力衰竭的表现。PAH患者围术期风险较高。因此，术前应改善右心功能，酌情实施肺血管舒张治疗，术中应避免右心室缺血和肺血管阻力波动，并在HDU进行术后监测。

膈肌受累会出现“肺减缩综合征”和限制性通气障碍，表现为休息和活动时呼吸困难。但与实质疾病不同，其预后较好，且有合适的类固醇及免疫抑制剂治疗。

虽然麻醉医生一般不会直接参与这些肺部疾病的治疗，但需要了解这些疾病的特点。术前应对疾病的严重性进行定量评估并与多学科合作以制订最优方案。通过临床表现和辅助检查相结合的方式来评估严重程度，其中最有价值的可能是根据临床体征和症状进行影像学和肺功能检查。SLE 患者术后发生呼吸困难和缺氧时应注意排除这些疾病，发生咯血是极其严重的。

肾脏系统

狼疮肾炎是系统性红斑狼疮的一种严重并发症，会进一步增加 SLE 患者的死亡率。持续性蛋白尿、慢性肾功能损害和终末期肾病可直接由 SLE 引起或是由治疗产生的并发症导致。超过 1/2 的 SLE 患者会发展成狼疮肾炎，并且经常在病程早期出现。其发病机制是多因素的，被认为与免疫复合物沉积、血管受累和炎症介质有关(Ben-Menachem，2010)。诊断要依据肾活检结果，但血清肌酐与活检结果相关性较差。因此，将所有 SLE 患者都视为有肾脏损害的风险，并直接进行相应的围术期处理较为稳妥(Ben-Menachem，2010)。肾功能实验室检查和实际的肾脏损害程度不对等，因此肾功能检查可能仅作为肾功能障碍恶化趋势的判断依据。尿液分析是比较敏感的，可应用于评估无症状性肾病的肾脏情况。术前应特别注意避免使用肾毒性药物、合理的液体处理和维持肾灌注。

神经系统

与其他系统一样，SLE 也常累及神经系统。SLE 相关神经精神综合征可表现为癫痫发作、精神障碍，以及包括谵妄和脑血管疾病在内的认知障碍等(Muscal 和 Brey，2010)。将这些表现全部归因于 SLE，往往会使人忽略其他继发因素的存在，因此也应注意排除诊断。

血液系统

所有的血细胞和凝血因子均可能受累，可直接继发于 SLE，或可继发于药物治疗所致的并发症。术前贫血、白细胞减少、血小板减少和抗磷脂综合征(antiphospholipid syndrom，APS)的表现最具临床意义。

50%的 SLE 患者有贫血 (Janoudi 和 Bardisi，2012)。最常见的原因是慢性病性贫血(anaemia of chronic disease，ACD)，缺铁性贫血(iron defificiency anaemia，IDA)，继发于慢性肾功能不全的贫血和自身免疫性溶血性贫血(autoimmune haemolytic anaemia，AIHA)的表现。ACD 是由 SLE 抑制红细胞生成的慢性炎症状态导致，而肾脏疾病也会导致红细胞生成素合成不足。IDA 通常可继发于消炎药物(非甾体抗炎药和类固醇) 或月经过多引起的胃肠道隐性丢失。AIHA 是一种较为罕见的贫血，常见于一些严重疾病(Janoudi 和 Bardisi，2012)。

SLE 患者贫血的术前处理复杂，需要专家参与指导。为了更好地进行治疗，必须明确其根本病因。其治疗的主要目标是在预计相应失血量的情况下控制最佳的血红蛋白水平、优化携氧能力和器官组织氧供，并减少自体输血的可能性。

白细胞减少可反映疾病的活动性，可见于 20%~80% 的 SLE 患者 (Janoudi 和 Bardisi，2012)。其表现为中性粒细胞减少症、淋巴细胞减少症，或两者兼有。体液和细胞免疫、药物治疗和骨髓功能障碍是潜在的致病因素。白细胞减少使 SLE 患者更易发生感染，在术前访视时，其可作为是否处理潜在的疾病活动和进行相应的治疗调整的一个指标。术中进行有创操作时应遵循严格无菌要求。这类患者须预防性使用抗生素，尤其是当 SLE 累及免疫功能，且激素等药物治疗常使其加重时。

血小板减少是免疫介导的血小板破坏、消耗增加或生成障碍的结果，常由药物治疗导致(Janoudi 和 Bardisi，2012)。在诊断 SLE 之前就可能出现血小板减少。当出现血小板减少合并发热时，需要考虑血小板减少性紫癜(thrombocytopenic purpura，TTP)。在抗磷脂综合征(antiphospholipid syndrome，APS)中也可出现血小板减少。术前血小板减少症的治疗要根据其发病机制及距离手术的时间来决定。主要使用类固醇治疗，其他免疫抑制剂的使用取决于其治疗效果和患者对副作用的耐受性(Janoudi 和 Bardisi，2012)，而有些患者可能需要进行脾切除术。如果需要立即手术，可能需要自体血小板输注，且需要血液科医生的帮助。在这类患者中，麻醉选择应谨慎行区域阻滞或神经阻滞，并且治疗要依据即时的血液结果。

SLE 患者可能会患有抗磷脂综合征(anti-phospholipid syndrome，APS)，这也是继发于自身免疫障碍。抗磷脂抗体 (anti-phospholipid antibodies，aPL)通过狼疮抗凝血剂、血小板减少和不良妊娠导致 APTT 延长假阳性。这些患者易发生静脉血栓甚至动脉血栓，常表现为深静脉血栓(deep vein thromboses，DVT)，多发生在下肢，可导致脑血管或冠状动脉栓塞(Ben-Menachem，2010)。发生静脉或动脉栓塞事件的患者可能需要长期抗凝治疗。这种血栓形成前状态在术前需要重点关注，可能需要桥联抗凝等一系列合理的措施来预防静脉淤积和 DVT 的形成。术中应采用药物预防、减少阿片类药物用量，以及支持术后早期活动的麻醉技术。应在可行的情况下尽快重新开始抗凝治疗，特别是对已证实发生血栓事件的患者。如果这种 APTT 延长假阳性的病因与狼疮抗凝物(lupus anticoagulant，LAC)等抑制剂有关，那么在这类患者中 APTT 延长并不是神经阻滞或区域阻滞的禁忌证。这些患者若术前出现急性呼吸急促，临床医生应高度怀疑发生肺栓塞的可能。

消化系统

SLE 可能累及消化系统的所有部分，大多数是治疗药物或感染所致 (Tian 和 Zhang，2010)。近 1/2 的 SLE 患者会发生口腔溃疡，最常见的为无痛性溃疡。溃疡可能会累及咽部，导致水肿和瘀血(Sultan，Ioannou 和 Isenberg，1999)。有研究认为溃疡的发生与疾病活动性无关(Ben-Menachem，2010)。在气道操作或监测时必须谨慎，以避免接触性出血。

虽然压力测量研究经常发现有食管运动障碍，但是并不会增加 SLE 患者胃食管反流疾病发生的风险(Ben-Menachem，2010)。因此，如果没有发生反流病例的报道，SLE 患者可以安全地进行常规诱导，而不需要快速诱导插管。

食管溃疡并不常见，但偶尔可发生穿孔。胃溃疡可能继发于抗感染治疗，发病率约为 20%(Sultan 等，1999)。长期服用类固醇的患者，其溃疡穿孔的症状可能被掩盖。食管溃疡可能影响食管内检查，如有疑问应请消化科会诊。所有 SLE 患者开始或长期服用非甾体抗炎药，均应联合服用胃保护剂。

SLE 患者出现急性腹痛的发病率高达 50%，其病因诊断较为困难，且需要及时处理(Ben-Menachem，2010)。有多种非 SLE 和 SLE 相关的病因都可能是主要原因，不同的研究的结果也相互矛盾。其中，认为 SLE 相关性原因中最常见的是狼疮肠系膜血管炎(lupus mesenteric vasculitis，LMV)导致肠道缺血(Ben-Menachem，2010)，较为罕见的是，假性肠梗阻、胰腺炎、结石性胆囊炎和蛋白丢失性肠病，以及治疗相关的原因,如腹膜炎感染和消化性溃疡疾病,都可能是病因。非 SLE 病因必须考虑普通外科疾病，事实上更有可能是流行性病因。未能明确诊断急性腹痛的非 SLE 性病因可能会延误治疗。

SLE 患者易出现肝脏受累,25%~50%的患者在病程中会出现肝功能紊乱(Bessone,Poles 和 Roma,2014)。一般认为 SLE 本身并不会对肝组织有特殊损害,但会导致无症状性高转氨酶血症,肝功能紊乱也可能是继发于大多数用于控制疾病症状或抑制免疫反应的治疗药物。严重的肝损伤一般被认为是原发性的,而不是继发于 SLE。在无临床症状的围术期筛查中,发现轻微肝功能异常无临床意义。

SLE 患者继发胰腺炎是一种罕见的并发症,但很可能是致命的,一般在疾病活动性高时发生(Tian 和 Zhang,2010)。若同时发生中枢神经系统和心脏受累,死亡率会增加。

药物治疗

SLE 的药物治疗的主要目的是控制症状和改善疾病病情,根据需要对器官并发症进行针对性治疗。因此,治疗方式依赖于疾病的严重程度、器官的受累程度和观察到的疗效。控制症状的药物包括非甾体抗炎药、抗疟药或阿司匹林,与细胞毒性药物和免疫抑制剂联合使用以控制疾病进展。有多种可行的免疫抑制方案,其中药物包括皮质类固醇、硫唑嘌呤、甲氨蝶呤、环磷酰胺和麦考酚酸酯(MMF)。每种药物都需要考虑其副作用,包括末端器官损伤和与常用麻醉剂的药理相互作用的可能性(表 12.6)。SLE 治疗中使用的药物应持续到手术开始前,以确保患者的舒适性并降低疾病暴发的可能性,但麦考酚酸酯是个例外。虽然目前相关证据是相互矛盾的，但考虑到 MMF 可能是术后伤口感染和裂开的一个因素,因此,在重大胃肠手术或创面较大的手术中,术前先停用 2 个半衰期(T1/2=18 小时),待创面愈合良好后再次使用较为合理(Goodman,2015)。如前所述,这些药物有可能与一些麻醉药物发生药理学相互作用,因此可能需要对治疗方案进行调整。

小结

SLE 的复杂性和多变性、表现多样、器官累及不可预测的这些特性,意味着必须系统性地对每位患者进行个体化评估,以制订全面的治疗方案。必须关注患者可能有多个系统受累,以及产生的器官功能障碍,同时要关注治疗药物对患者产生的疗效及副作用,才能保障患者得到充分的治疗。

强直性脊柱炎

背景

强直性脊柱炎(ankylosing spondylitis,AS)是一种血清炎症反应呈阴性的慢性、疼痛性脊柱炎。这个名字来源于希腊语词根“ankylosis”,意思是“关节僵硬”,以及“spondylos”,意思是“脊椎骨”。病程一般逐渐进展,但也可能无法预测,有不同的加速和静止期。疾病最先累及脊柱和骶髂关节,从炎症开始,最终导致脊柱融合。近端和远端关节,手指和指间关节也可能受累。与其他血清阴性脊椎病一样,关节外表现可能影响心血管系统、呼吸系统、胃肠道、皮肤、眼睛和血液系统。

AS 的发病率为 0.1%~1%，最常见的症状出现在 20~30 岁，男性患者约为女性患者的 3 倍(Sieper 等,2002)。其发病机制复杂,由免疫机制、细胞因子、遗传和环境因素相互作用,与 HLA-B27 和 TNF-α 和 IL-10 都密切相关(Sieper 等,2002)。90%~95%的 AS 患者具有 HLA-B27 等位基因(Woodward 和 Kam,2009)。这些因素导致炎性软骨下浸润，继而软骨替代

表 12.6 系统性红斑狼疮的药物治疗和围术期的影响

药物	末端器官影响	围术期影响
NSAID	消化性溃疡或穿孔	进行 VTE 预防时注意出血
	肾功能损害	避免同时服用的其他肾毒性药物
	血小板功能障碍(非选择性的)	对脑室功能受损患者进行合理的液体管理
	电解质紊乱	术前肾、肝功能评估及全血计数
	(高钾血症和低钠血症)	需要同时使用胃保护剂
	肝脏功能障碍	
	支气管痉挛	
抗疟药	心脏毒性(心肌病)	彻底评估心功能的损害
	延长 QT 间期	筛查 ECG 传导异常
	神经病变	避免使用延长 QT 间期的药物
	骨骼肌病	
	眼毒性	
皮质类固醇	高血压	术前血压评估及管理
	类固醇诱导葡萄糖耐受不良	术前血糖控制
	近端肌病	关注血压
	真皮萎缩	严格的无菌程序,适当使用抗生素
	免疫系统受损	对具有下丘脑-垂体-肾上腺轴抑制风险的患者,考虑补充类固醇
细胞毒性/免疫抑制剂		
环磷酰胺	骨髓抑制	检查全血细胞计数以排除骨髓功能障碍
	心脏毒性	电解质评估
	液体潴留和低钠血症	彻底评估心功能受损情况
	肺毒性	意识到琥珀胆碱使用 10 天内可能有残余效应
	假胆碱酯酶抑制	彻底评估肺功能受损情况
	出血性膀胱炎	
硫唑嘌呤	骨髓抑制	肝功能检查以排除明显的肝功能障碍
	肝毒性	改变神经肌肉阻滞的可能
	可减少非去极化肌松剂功效	药物动力学
麦考酚酸酯	胃肠道紊乱	全血细胞计数检查以排除骨髓功能障碍
	中性粒细胞减少	
甲氨蝶呤	骨髓抑制剂	全血细胞计数检查以排除骨髓功能障碍
	肾功能损害	终末器官功能的临床及生化评估
	肝功能损害和肝硬化	彻底评估肺功能受损情况
	肺毒性	

注:NSAID,非甾体抗炎药;VTE,静脉血栓栓塞;ECG,心电图。

组织导致骨化,最终形成相邻关节融合。

目前 AS 存在许多不同的诊断标准，每个标准都包含各种临床表现和影像学检查及对治疗的反应,但没有一个标准被广泛认可。没有任何一个单一的实验室结果可作为诊断性指标,急性期反应物升高的幅度也与疾病活动性无关(Sieper 等,2002)。

药物治疗的目的是控制症状和控制疾病进展。主要使用的是非甾体抗炎药和 TNF-α 抑制剂，不再推荐使用皮质类固醇(Woodward 和 Kam,2009)。

围术期管理

与其他结缔组织病一样，由于疾病表现、进展和治疗的多样性,需要对 AS 患者采取个性化的治疗方法。要做到全面评估,必须对关节和关节外表现,以及治疗相关的副作用进行系统评估。

气道

颈椎进行性强直可导致严重的颈椎屈曲畸形,常规气道管理几乎无法实现,当累及颞下颌关节时,情况就更复杂了。颈椎融合易发生骨折移位和严重神经损伤 (Sciubba 等,2007),同时存在寰枕关节不稳定或椎管狭窄。颈椎前骨赘可造成声门下狭窄,导致气管插管障碍。

在全麻使行气管插管及摆放体位时要特别小心，应保证在最小创伤下完成气管插管。由于盲插技术会明显增加创伤,因此不推荐使用。使用清醒插管技术有一个额外的优势,即以患者运动反应的形式进行实时神经监测,直到患者失去意识(Woodward 和 Kam,2009)。对于任何困难气道,必须在理想的条件下拔管,即必须在有相应设备和专业人员的环境中进行,以便在紧急情况下可以立即安全地重建气道。

如果手术允许,即使难度较大,也应尽量采用神经阻滞或区域阻滞麻醉,避免使用气管插管全麻。这些患者发生硬膜外血肿的风险增加,其他并发症包括髓内注射引起的局部麻醉药毒性和麻醉平面过高,甚至全脊髓麻醉(Woodward 和 Kam,2009)。当然,在实施区域或神经阻滞时也应做好气管插管的准备。术后应积极监测,以及时发现硬膜外血肿等危及生命的并发症。

心血管系统

心血管系统受累的概率随病程的进展而增加,多达 3.5%的患者在 15 年后累及心血管系统,在 30 年后累及率增加到 10%(Momeni,Taylor 和 Tehrani,2011)。然而,可能在诊断 AS 之前已有瓣膜受累,可能由主动脉病变、瓣膜反流、传导障碍和心肌病直接导致。

病理过程为主动脉根部内膜炎、继发性成纤维细胞过度活跃、结构扩张、瓣膜增厚、传导系统受累、小血管闭塞性内膜炎(Momeni 等,2011)。主动脉瓣功能不全,如果不及时治疗,可导致心室扩张和心力衰竭。术前对主动脉瓣受累的评估在临床上可能较为困难,特别当患者出现心功能不全时更难判断。如果存在临床怀疑有主动脉瓣受累,应使用超声心动图进行定量检查。瓣膜反流一般对麻醉耐受较好,但是,如果在术前发现这种异常,应采取必要的连续监测和治疗措施。

传导阻滞通常早于瓣膜受累,主要表现为房室传导延迟(一度房室传导阻滞),也可表现为 QRS 波群的增宽和完全性束支阻滞(Forsblad-d'Elia 等,2013)。这就要求 AS 患者术前必须有心电图结果。

AS 患者原发性心肌功能障碍继发于心肌顺应性下降和舒张功能障碍，一般为轻度的,总体发病率约为 10%(Sveälv 等,2015)，但须排除主动脉瓣功能不全所致长期容量过载导致的心室损害。

慢性炎症状态与非甾体抗炎药的使用和运动受限使得 AS 患者患缺血性心脏病的风险升高(Szabo 等,2011),这类患者应谨慎进行术前评估。术中的有创监测需要持续到术后一段时间，同时应积极地对存在的危险因素进行纠正。

呼吸系统

AS 也可累及患者胸廓和肺实质，使患者死亡率增加。肺尖纤维化已是一种公认的疾病并发症，此外通过高分辨率 CT 还可发现肺间质疾病。这可能导致气体交换障碍,合并了胸壁运动受限所致的限制性通气障碍。

自发性气胸是 AS 患者的一种罕见的并发症,多见于伴有肺尖纤维化的吸烟患者。若术中突发通气困难,或术后出现呼吸窘迫,应考虑鉴别此病。

胸椎融合会导致驼背,并累及肋旁、胸锁骨、胸骨内膜和髋关节,将导致明显的胸壁运动受限和限制性通气障碍,而这些患者的通气将越来越依赖于膈肌运动。肺功能检查表现为明显的限制性通气障碍,包括功能余气量和肺活量降低(Woodward 和 Kam,2009)。因此,患者呼吸储备能力大大减少,并出现困难气道的倾向,缺氧耐受力将明显下降。应避免因腹内压升高或膈神经阻滞引起膈肌麻痹导致的膈肌运动障碍。腹腔手术和腹部包扎可能产生严重的疼痛,需要进行术后镇痛(如椎管阻滞),以尽量减少对呼吸运动的影响。在 HDU 监护的患者,可能需要无创通气。促进尽早恢复自主呼吸,可降低术后呼吸道感染的风险,胸部物理治疗和早期活动也十分有效。

阻塞性睡眠呼吸暂停综合征(obstructive sleep apnoea,OSA)在 AS 患者中发生率大约是正常人的 3 倍(Momeni 等,2011)。患者应定期使用 STOPBANG 等调查问卷进行筛查，并根据提示进行正式的睡眠检查。确诊的 OSA 患者应根据其严重程度进行治疗管理,并应根据需要持续或间断使用无创通气。

骨骼肌肉系统

脊柱软骨下组织和周围关节炎症伴骨化是该病的标志,最终将导致严重的畸形和功能障碍。近 50%的患者易发生与神经系统并发症相关的脊柱骨折,从感觉异常到运动障碍都可能出现(Woodward 和 Kam,2009)。为防止医源性损伤,麻醉和瘫痪患者在摆放体位时应特别小心,尽量避免导致神经压迫和潜在的神经失用的体位。

AS 患者可接受颈椎相关手术，以达到减压或稳定的目的。此时术中可使用神经监测来减少神经损伤等风险。运动诱发电位(motor evoked potentials,MEP)监测运动束,体感诱发电位(somatosensory evoked potentials,SSEP)监测脊柱背侧，这种监测需要经验丰富的人员。麻醉时必须避免使用肌肉松弛剂和挥发性药物。

药物治疗

NSAID 和 TNF-α 拮抗剂是治疗该病的主要药物。这些药物在术前的作用已经在类风湿关节炎和系统性红斑狼疮的章节中讨论过。

小结

这种血清学阴性脊柱关节病的进展和预后各不相同,因此,术前治疗必须根据每位患者病情制订个体化方案。只有经过详细的评估才能明确患者脊柱受累的程度、关节外表现和与治疗相关的器官功能障碍。

硬皮病

背景

硬皮病(scleroderma)是由结缔组织成分过度聚集而形成的一组非均质性疾病的总称(Balbir–Gurman 和 Braun–Moscovici,2012)。这是一种进行性多系统结缔组织疾病,以过度纤维化、血管异常和免疫功能障碍为特征,伴有多细胞抗原的发展 (Gabrielli,Avvedimento 和 Krieg,2009)。任何器官都有可能受累,并可能发生严重的功能障碍。

发病群体主要为女性,年龄为 30~50 岁,全球患病率为每年每百万人中 4~489 例(Gabrielli 等,2009)。硬皮病是一种异质性疾病,很难分为不同的亚群,但硬皮病可分为局限性硬皮病和系统性硬皮病,后者包括弥漫性和局限性皮肤系统性硬化。表 12.7 中描述了这种分类和其他类型。CREST 的首字母缩写分别代表:钙质沉着(calcinosis)、雷诺现象(Raynaud's phenomena)、食管功能障碍(esophageal dysmotility)、指端硬化(sclerodactyly)和毛细血管扩张(telangiectasia),由于其适用范围有限,因此不再用其来描述患者病情,也不能准确地表示广泛器官损害的可能性。

人们对于该病的病因尚未完全清楚,可能与遗传因素有关,该病具有家族聚集性。人类白细胞抗原(HLA DR1,2,3,5 和 HLA DQA2)、抗着丝粒抗体和抗核苷酸抗体也与该病相关。自身抗体可用于该病诊断, 并与其活性相关, 但是这些因素在发病过程中的作用尚不确定(Gabrielli 等,2009)。

系统性硬化(systemic sclerosis,SSc)的特征是结缔组织中胶原蛋白和相关蛋白的过度分泌,导致交联紊乱。这是由微血管损伤和内皮细胞紊乱,单核细胞浸润和细胞因子参与的炎症。血管损伤可能累及所有器官系统,但所累及的器官是不确定且不可预测的。器官累及程度是主要的预后决定因素,患者寿命有可能接近正常预期。60%的死亡率与肺或心脏受累有关(Gabrielli 等,2009;Launay 和 Hachulla,2002)。

表 12.7 硬皮病的分类

分类	特点
局限性皮肤系统性硬化(lcSSc)	病理纤维化过程局限于手、手臂和面部
弥漫性皮肤系统性硬化(dcSSc)	弥漫性皮肤累及一个或多个内脏器官
系统性硬皮病	罕见 累及除了皮肤以外的其他全身器官
环境因素诱发的硬皮病	表现与系统性硬化相似 归因于环境因素
重叠综合征	系统性硬化合并有其他风湿性疾病

系统性硬化的治疗

系统性硬化的主要治疗方法是通过使用皮质类固醇、甲氨蝶呤、环磷酰胺和硫唑嘌呤等药物进行免疫抑制治疗。高血压的治疗应将血管紧张素转换酶抑制剂作为一线药物,而雷诺病的治疗主要使用钙通道阻滞剂。患者应避免尼古丁摄入、寒冷、压力和拟交感神经血管收缩剂的使用,以防止血管收缩危象(Balbir–Gurman 和 Braun–Moscovici,2012)。间质性肺疾病或肺动脉高压患者的治疗较为复杂,需要给予专科三级护理, 对于严重的肺动脉高压, 尽管使用内皮素受体拮抗剂、前列环素类似物和西地那非等磷酸二酯酶抑制剂进行治疗,但其预后常常较差。

胃肠反流疾病和消化功能障碍患者常使用质子泵抑制剂和促动力剂。周围血管收缩可采用交感神经切除术,但是,在严重的情况下,清创和截肢可能是唯一的解决办法 (Balbir–

Gurman 和 Braun-Moscovici,2012)。

围术期管理

系统性硬化的广泛器官受累和表现的多样性,意味着它可以影响围术期管理的各个方面,因此需要对气道和主要器官系统的治疗方法及其潜在副作用进行系统评估。与前面讨论的结缔组织情况类似,器官受累的异质性意味着并没有统一的指导原则。围术期管理,包括麻醉技术的选择,都应制订个体化的方案。

气道

皮肤纤维化会严重影响气道管理。由于软组织萎缩而导致的小口畸形,可能与下颌骨吸收和颞下颌关节纤维化有关(Smoak,1982)。颈后部皮肤增厚会限制颈部的伸展,而颈前皮肤屈曲挛缩可能会缩短下巴到胸部的距离,从而导致导管无法进入气管 (Dempsey,Rowell 和 McRobert,2011)。口腔毛细血管扩张使得易发生创伤,并可出现弥漫性出血。传统喉镜可能无法使用,应当考虑使用清醒的、无麻醉技术,如气管切开术。在局部使用血管收缩剂可能有助于减少气管插管时的接触性出血, 但是,必须平衡药物的全身血管作用。

呼吸系统

高达 80%的硬皮病患者会发生肺部感染,导致围术期死亡率升高 (Highland 和 Silver,2005)。最显著的表现为间质性肺疾病(interstitial lung disease,ILD)和肺血管疾病。

SSc 相关的间质性肺疾病会引起呼吸困难和干咳。影像学检查常表现为双肺下叶非特异性毛玻璃样改变(Herzog 等,2014)。肺功能检查显示,肺活量降低,弥散能力受损,FEV1/FVC 比值保持不变。据报道的中位生存期为 5~8 年(Herzog 等,2014)。食管功能障碍的显微镜下穿刺可能导致间质病变。由于皮肤纤维化、膈肌抬高和肋间肌疲劳导致胸壁运动受限,进一步影响了胸壁运动。

10%~40%的患者的肺动脉高压是隐性的,且导致预后较差(Dempsey 等,2011;Zhong 等,2012)。劳力性呼吸困难可能难以与肺实质病因区分,直到右心心力衰竭症状出现。这类患者在麻醉过程中可能发生严重心力衰竭,必须使用超声心动图进行筛查。

目前已有大量报道表明,对于肺功能障碍的患者可以使用局部麻醉技术,同时对于肺动脉高压的患者,还需要进行抗凝治疗。当出现相应临床表现时,需要在术前进行严格的肺功能检查。使用有创血流动力学监测可迅速发现并纠正低血压。然而,对于有血管疾病的患者,应考虑在大血管近端进行穿刺置管,以避免缺血加剧。动脉血气测量也有助于机械通气的管理。对于有气压损伤风险的患者,应当使用肺保护性通气。如果肺动脉高压明显,则需要避免出现高碳酸血症。术后应考虑拔管无创通气,同时进行胸部物理治疗,避免过量静脉输液。

消化系统

硬皮病最常累及消化系统,且各个部分均可能受累。1/2 的患者可能没有临床症状(Dempsey 等,2011)。慢性胃食管反流导致食管狭窄,使得食管下段运动缓慢,胃轻瘫则进一步增加了食物运输时间, 可能会出现呕吐,这些可能与自主神经系统功能障碍有关。隐匿性毛细血管扩张出血和吸收不良可导致贫血,同时,营养物质吸收障碍也会造成电解质紊乱。

询问病史时,应关注患者是否有吞咽困难、反流和早期饱腹感的症状,应根据需要给予质子泵抑制剂,对于有症状的患者应考虑防止胃酸误吸。若计划喉镜下插管,建议使用环状软骨按压下快速诱导插管，但是，由于食管纤维化，食管保护可能不足(Kanter 和 Barash，1998)。如果准备使用需要放置到食管的设备来进行血流动力学监测，应当保持谨慎。

心血管系统

患者也可出现原发或继发性的心脏功能障碍，出现心肌纤维化，导致心律失常、传导障碍和收缩或舒张功能障碍引起的心力衰竭。同时，心肌损伤多见于骨骼肌受累的患者，肺动脉高压会导致右心心力衰竭，心包损伤多由疾病直接累及，但其临床表现不明显(Dempsey 等，2011)。

硬皮病主要表现为雷诺病，其血管反应性与寒冷、振动或压力相关。局部缺血可能会造成指端溃疡。在进行椎管内和全身麻醉时可明显观察到，收缩的血管舒张，随后发生低血压(Smoak，1982)。过度使用血管收缩剂可能导致上肢血管收缩危象，首选的抢救方法是预补液和液体复苏(Dempsey 等，2011)。

心脏疾病的临床检查较为困难，特别是对于活动受限的患者，但是无论对于术前检查还是对长期治疗的管理，心脏功能的检查，例如，心电图和超声心动图检查都是非常必要的。

心脏疾病患者需要完善的静脉通路和监测。然而，对于硬皮病患者，普通监测方式较难进行，皮肤结构的改变使其很难建立静脉通路，肢体远端慢性缺血使得氧饱和度测量变得困难。进行颈内静脉穿刺置管需要谨慎，因为一旦损伤颈动脉后可因为紧绷的皮肤压迫而阻塞气道。桡动脉动脉穿刺置管可引起雷诺现象的加重和缺血(Dempsey 等，2011)。任何时候都应积极保持体温。但是为了防止脱水，应避免体温过高。

肾脏系统

硬皮病会影响肾血管，造成肾小球功能障碍和慢性蛋白尿(Gabrielli 等，2009)。急性肾衰竭、高血压和蛋白尿构成“硬皮病肾危象”。此外，高血压还可能会发展为恶性高血压(Dempsey 等，2011)。

与所有肾损害患者一样，必须在术前检查电解质及肾衰竭并发症，包括尿潴留和尿毒症并发症的情况。术中需要采取肾保护措施，如维持适当的血容量、肾灌注压和避免使用肾毒性药物。

骨骼肌肉系统和皮肤病

患者可出现肌肉萎缩伴随着近端无力和肌炎(Gabrielli 等，2009)，如果使用皮质类固醇治疗，这种情况可能会加重。患者在拔管后易出现明显的呼吸肌疲劳，可能导致呼吸衰竭。患者需要充分拮抗神经肌肉阻滞，延长在 HDU 观察的时间，同时使用无创通气，减少阿片类药物的使用，甚至需要延长机械通气的时间。

对于眼睛的保护是至关重要的，因为皮肤纤维化可能继发眼闭合不全，同时角膜损失易发生干燥性角膜结膜炎(Dempsey 等，2011)。在麻醉过程应当给以充分的肌松治疗，以防出现严重神经损伤，并且在麻醉前应掌握患者活动的极限范围。

神经系统

硬皮病中有相当一部分患者有亚临床疾病，包括慢性神经性疼痛、周围神经病变和感觉障碍。自主神经病变越来越受到重视，可导致血管舒缩障碍、胃肠蠕动失调和无汗症。

孕妇患者

虽然关于硬皮病患者不孕率增加的推测仍然存在，但有强有力的证据表明，硬皮病与流产、死胎、早产和围生期死亡率的增加有关。此外，50%的患者因为怀孕而导致病情进展加速(Lidar 和 Langevitz,2012)。患有 SSc 的孕妇为高危人群,应转入三级产科病房,并在多学科会诊下管理。多系统累及、dcSSc、心肌病、肺动脉高压、严重的间质性肺病、吸收障碍或肾功能不全的患者,母体和胎儿死亡风险很大(Miniati 等,2008;Steen,2007)。硬皮病肾危象似乎与妊娠有关,可能难以与子痫前期鉴别(Lidar 和 Langevitz,2012)。我们提倡早期硬膜外镇痛,然而,由于阴道收缩的关系,这种方法可能禁用于分娩,择期剖宫产与椎管内麻醉可能是一个更安全的方式(Steen,2007)。

局部麻醉技巧

局部麻醉对于患有系统性硬化的患者是非常有益的,可避免使用气管插管机械通气、阿片类药物、促进周围血管扩张和肢体远端灌注,同时可以做到完善的术后镇痛。神经阻滞要实现长时间感觉阻滞可能在技术上较为困难。目前有许多的机制假设,包括组织灌注的损失、局部组织 pH,以及表皮间隔压力的改变(Dempsey 等,2011)。在采用局部麻醉的情况下,需要对术后进行严格的监护。超声对周围神经阻滞的作用及其对镇痛时间的影响尚未在本组人群中进行研究。

硬皮病患者椎管内麻醉效果良好。考虑到阻滞时间有限和可能出现高平面阻滞导致紧急插管,故建议采用连续给药方式。脊椎麻醉、腰硬膜外联合麻醉和连续硬膜外麻醉,这些方法均有成功执行的案例(Bailey,Wolmarans 和 Rhodes,1999;Dempsey 等,2011)。

小结

硬皮病是一种复杂的多系统疾病,发病率很高,是围术期的一大挑战。需要多学科的探讨和管理,对于严重器官功能障碍患者或孕妇患者,应考虑专科三级护理。

(白雪红 译　易斌 审校)

参考文献

Bailey, A. R., Wolmarans, M. & Rhodes, S., 1999. Spinal anaesthesia for caesarean section in a patient with systemic sclerosis. *Anaesthesia*, **54**(4), 355–8.

Balbir-Gurman, A. & Braun-Moscovici, Y., 2012. Scleroderma – new aspects in pathogenesis and treatment. *Best Practice & Research. Clinical Rheumatology*, **26**(1), 13–24.

Ben-Menachem, E., 2010. Review article: systemic lupus erythematosus: a review for anesthesiologists. *Anesthesia and Analgesia*, **111**(3), 665–76.

Bessone, F., Poles, N. & Roma, M. G., 2014. Challenge of liver disease in systemic lupus erythematosus: clues for diagnosis and hints for pathogenesis. *World Journal of Hepatology*, **6**(6), 394–409.

Bhatia, G. S. et al., 2006. Left ventricular systolic dysfunction in rheumatoid disease: an unrecognized burden? *Journal of the American College of Cardiology*, **47**(6), 1169–74.

Bissar, L. et al., 2013. Perioperative management of patients with rheumatic diseases. *The Open Rheumatology Journal*, 7, 42–50.

Cozzani, E. et al., 2014. Serology of lupus erythematosus: correlation between immunopathological features and clinical aspects. *Autoimmune Diseases*, **2014**(3), 1–13.

Dala, A. G., Ibrahim, W. A. & Taha, A., Alsheikh, N. M., 2012. Is silent ischemic heart disease evident in rheumatoid arthritis patients? *Life Science*, **9**(3), 927–34.

Dempsey, Z. S., Rowell, S. & McRobert, R., 2011. The role of regional and neuroaxial anesthesia in patients with systemic sclerosis. *Local and Regional Anesthesia*, **4**, 47–56.

Fleisher, L. A. et al., 2014. 2014 ACC/AHA guideline on perioperative cardiovascular evaluation and management of patients undergoing noncardiac surgery: a report of the American College of Cardiology/American Heart Association Task Force on Practice Guidelines. *Circulation*, **130**(24), e278 333.

Fombon, F. N. & Thompson, J. P., 2006. Anaesthesia for the adult patient with rheumatoid arthritis. *Continuing Education in Anaesthesia, Critical Care & Pain*, **6**(6), 235–9.

Forsblad-d'Elia, H. et al., 2013. Cardiac conduction system abnormalities in ankylosing spondylitis: a cross-sectional study. *BMC Musculoskeletal Disorders*, **14**, 237.

Gabrielli, A., Avvedimento, E. V. & Krieg, T., 2009. Scleroderma. *New England Journal of Medicine*, **360**(19), 1989–2003.

Goodman, S. M., 2015. Rheumatoid arthritis: perioperative management of biologics and DMARDs. *Seminars in Arthritis and Rheumatism*, **44**(6), 627–32.

Gottenberg, J.-E. et al., 2004. Specific cardiomyopathy in lupus patients: report of three cases. *Joint, Bone, Spine: Revue du Rhumatisme*, **71**(1), 66–9.

Herzog, E. L. et al., 2014. Review: interstitial lung disease associated with systemic sclerosis and idiopathic pulmonary fibrosis: how similar and distinct? *Arthritis & Rheumatology (Hoboken, N.J.)*, **66**(8), 1967–78.

Highland, K. B. & Silver, R. M., 2005. New developments in scleroderma interstitial lung disease. *Current Opinion in Rheumatology*, **17**(6), 737–45.

Janoudi, N. & Bardisi, E. S., 2012. *Haematological Manifestations in Systemic Lupus Erythematosus*,

Kanter, G. J. & Barash, P. G., 1998. Undiagnosed scleroderma in a patient with a difficult airway. *The Yale Journal of Biology and Medicine*, **71**(1), 31–3.

Krause, M. L. & Matteson, E. L., 2014. Perioperative management of the patient with rheumatoid arthritis. *World Journal of Orthopedics*, **5**(3), 283–91.

Launay, D. & Hachulla, E., 2002. [Cardiac and pulmonary involvement in scleroderma]. *La Revue du praticien*, **52**(17), 1901–7.

Lidar, M. & Langevitz, P., 2012. Pregnancy issues in scleroderma. *Autoimmunity Reviews*, **11**(6–7), A515–19.

McInnes, I. B. & Schett, G., 2011. The pathogenesis of rheumatoid arthritis. *New England Journal of Medicine*, **365**(23), 2205–19.

Miniati, I. et al., 2008. Pregnancy in systemic sclerosis. *Rheumatology*, **47** Suppl. 3, 16–18.

Miyanohara, T. et al., 2006. Aggravation of laryngeal rheumatoid arthritis after use of a laryngeal mask airway. *Journal of Clinical Rheumatology: Practical Reports on Rheumatic & Musculoskeletal Diseases*, **12**(3), 142–4.

Momeni, M., Taylor, N. & Tehrani, M., 2011. Cardiopulmonary manifestations of ankylosing spondylitis. *International Journal of Rheumatology*, **2011**(5), 1–6.

Momohara, S. et al., 2013. Analysis of perioperative clinical features and complications after orthopaedic surgery in rheumatoid arthritis patients treated with tocilizumab in a real-world setting: results from the multicentre Tocilizumab in perioperative period (TOPP) study. *Modern Rheumatology/ The Japan Rheumatism Association*, **23**(3), 440–9.

Moyssakis, I. et al., 2007. Libman-Sacks endocarditis in systemic lupus erythematosus: prevalence, associations, and evolution. *The American Journal of Medicine*, **120**(7), 636–42.

Muscal, E. & Brey, R. L., 2010. Neurologic manifestations of systemic lupus erythematosus in children and adults. *Neurologic Clinics*, **28**(1), 61–73.

Pego-Reigosa, J. M., Medeiros, D. A. & Isenberg, D. A., 2009. Respiratory manifestations of systemic lupus erythematosus: old and new concepts. *Best Practice & Research. Clinical Rheumatology*, **23**(4), 469–80.

Petri, M. et al., 2012. Derivation and validation of the Systemic Lupus International Collaborating Clinics classification criteria for systemic lupus erythematosus. *Arthritis and Rheumatism*, **64**(8), 2677–86.

Pons-Estel, G. J. et al., 2010. Understanding the epidemiology and progression of systemic lupus erythematosus. *Seminars in Arthritis and Rheumatism*, **39** (4), 257–68.

Samanta, R., Shoukrey, K. & Griffiths, R., 2011. Rheumatoid arthritis and anaesthesia. *Anaesthesia*, **66**(12), 1146–59.

Sciubba, D. M. et al., 2007. Perioperative challenges in the surgical management of ankylosing spondylitis. *Neurosurgical FOCUS*, **24**(1), E10.

Seferovic, P. M., 2006. Cardiac arrhythmias and conduction disturbances in autoimmune rheumatic diseases. *Rheumatology*, **45**\(Supplement 4), iv39–iv42.

Sieper, J. et al., 2002. Ankylosing spondylitis: an overview. *Annals of the Rheumatic Diseases*, **61** Suppl. 3, iii8–18.

Sinicato, N. A., da Silva Cardoso, P. A. & Appenzeller, S., 2013. Risk factors in cardiovascular disease in systemic lupus erythematosus. *Current Cardiology Reviews*, **9**(1), 15–19.

Smoak, L. R., 1982. Anesthesia considerations for the patient with progressive systemic sclerosis (scleroderma). *AANA Journal*, **50**(6), 548–54.

Steen, V. D., 2007. Pregnancy in scleroderma. *Rheumatic Diseases Clinics of North America*, **33**(2), 345–58– vii.

Sultan, S. M., Ioannou, Y. & Isenberg, D. A., 1999. A review of gastrointestinal manifestations of systemic lupus erythematosus. *Rheumatology (Oxford, England)*, **38**(10), 917–32.

Sveälv, B. G. et al., 2015. Prevalence of diastolic dysfunction in patients with ankylosing spondylitis: a cross-sectional study. *Scandinavian Journal of Rheumatology*, **44**(2), 111–17.

Szabo, S. M. et al., 2011. Increased risk of cardiovascular and cerebrovascular diseases in individuals with ankylosing spondylitis: a population-based study. *Arthritis and Rheumatism*, **63**(11), 3294–304.

Tian, X.-P. & Zhang, X., 2010. Gastrointestinal involvement in systemic lupus erythematosus: insight into pathogenesis, diagnosis and treatment. *World Journal of Gastroenterology*, **16**(24), 2971–7.

Tincani, A., 2006. Heart involvement in systemic lupus erythematosus, anti-phospholipid syndrome and neonatal lupus. *Rheumatology*, **45**\(Supplement 4), iv8–iv13.

Tsokos, G. C., 2011. Systemic lupus erythematosus. *New England Journal of Medicine*, **365**(22), 2110–21.

Voskuyl, A. E., 2006. The heart and cardiovascular manifestations in rheumatoid arthritis. *Rheumatology*, **45** Suppl. 4, iv4–7.

Woodward, L. J. & Kam, P. C. A., 2009. Ankylosing spondylitis: recent developments and anaesthetic implications. *Anaesthesia*, **64**(5), 540–8.

Yancy, C. W. et al., 2013. 2013 ACCF/AHA guideline for the management of heart failure: a report of the American College of Cardiology Foundation/American Heart Association Task Force on Practice Guidelines. *JAC*, **62**(16), e147–e239.

Zeller, C. B. & Appenzeller, S., 2008. Cardiovascular disease in systemic lupus erythematosus: the role of traditional and lupus related risk factors. *Current Cardiology Reviews*, **4**(2), 116–22.

Zhong, H. J. et al., 2012. Anesthetic management of a scleroderma patient undergoing tricuspid valve replacement under cardiopulmonary bypass.

第 13 章 免疫功能低下

Enjarn Lin, Stuart Hastings

要点

- 免疫功能低下的患者可能存在多系统疾病，并且其围术期发病率和死亡率的风险增加。
- 对免疫功能低下的患者进行围术期管理，需要掌握免疫系统和药理学相关知识。
- 遗传性和获得性免疫系统缺陷导致疾病的原因有三种，分别为免疫反应不足、错误免疫应答和免疫反应过激。
- 人类免疫缺陷病毒感染和获得性免疫缺陷综合征(human immunodeficiency virus infection/acquired immune deficiency syndrome，HIV/AIDS)仍然是一个全球性的健康问题。抗反转录病毒疗法显著改善了 HIV 感染相关的发病率和死亡率。在围术期中，麻醉医生必须正确认识抗反转录病毒疗法的并发症和抗反转录病毒药物对麻醉产生的潜在影响。
- 免疫抑制对于器官移植成功与否至关重要，但是保持免疫平衡是很困难的。出现排异反应和器官功能障碍意味着免疫抑制不足，而免疫缺陷的短期和长期不良后果分别是感染和癌症。
- 许多癌症患者几乎不会出现明显症状，而另一些癌症患者则可能由于疾病进程或抗肿瘤药物的使用而存在广泛的多系统疾病。肿瘤治疗药物和治疗方式的快速更新使得麻醉关于肿瘤的认识和文献资料更新滞后。

引言

围术期管理需要了解免疫功能低下患者的免疫系统，并需要了解用于治疗潜在疾病的药物疗法。本章将讨论癌症患者、感染人类免疫缺陷病毒的患者和实体器官移植受者的围术期管理。

免疫系统

免疫系统是一个复杂的、分层的生物防御系统。随着时间的推移不断发展，可以保护动物免受微生物、外源或非自身抗原，过敏原甚至癌症的侵袭。简单来说，免疫系统可以分为先天性免疫系统和适应性免疫系统。先天性免疫系统提供即时但非特异性的免疫应答，适应性免疫系统仅存在于高级生命形式，可形成针对特异性病原体和抗原免疫应答的免疫记忆。先天性免疫系统和适应性免疫系统都具有细胞免疫和体液免疫。先天性免疫反应的细胞免疫包括中性粒细胞、巨噬细胞、单核细胞和自然杀伤细胞。体液免疫包括补体系统的18种蛋白质,急性期蛋白质和接触激活途径的蛋白质。适应性免疫的体液成分主要由抗体或免疫球蛋白组成,包括由B淋巴细胞产生的5种蛋白质亚型,即IgM、IgA、IgG、IgD和IgE。T淋巴细胞包括杀伤T细胞和辅助T细胞,其在适应性免疫的细胞免疫中占主导地位,在识别诸如外来细胞、病原体和癌细胞等“非我”靶标中起重要作用。经免疫系统激活的细胞释放各种细胞因子,导致免疫系统的生物放大效应和协同反应。免疫系统中的先天性或获得性缺陷可能因免疫反应不足、错误免疫应答或过度免疫反应导致疾病。对于所有这些疾病的详细讨论超出了本章的范围, 但将其简要列于表13.1和表13.2中(Littlewood,2008)。

表13.1　先天性免疫缺陷疾病

种类	表现
吞噬细胞缺陷	慢性肉芽肿病, 白细胞黏附缺陷,Schwachman综合征,Che'diak-Higashi综合征,高免疫球蛋白血症E综合征,白细胞葡萄糖-6磷酸脱氢酶缺乏,髓过氧化物酶缺乏,IL-12缺乏
补体异常	C1-酯酶抑制剂缺乏,C3缺乏,C6缺乏,C7缺乏,C8缺乏
T细胞异常	DiGeorge异常,慢性黏膜皮肤念珠菌病,X连锁淋巴组织增生综合征
T细胞和B细胞结合的免疫缺陷	共济失调-毛细血管扩张症,严重联合免疫缺陷病,Wiskott-Aldrich综合征,X连锁淋巴组织增生综合征
抗体缺陷(B细胞异常)	X连锁的丙种球蛋白血症,常见的变异性免疫缺陷,IgA缺乏,IgG亚类缺乏

注:IL,白细胞介素;Ig,免疫球蛋白。

表13.2　获得性免疫缺陷疾病

种类	表现
内分泌疾病	糖尿病
胃肠道疾病	肝功能衰竭,肝炎,肠淋巴管扩张,蛋白丢失性肠病
血液系统疾病	再生障碍性贫血,癌症,移植物抗宿主病,镰状细胞病
医源性所致疾病	抗惊厥药(引起IgA缺乏),全身麻醉,免疫抑制剂(如抗胸腺细胞球蛋白,化疗药物,皮质类固醇),放射治疗,脾切除术
传染病	巨细胞病毒,EB病毒,HIV感染,麻疹,水痘
营养性疾病	营养不良,酗酒
生理性疾病	生理性免疫缺陷,妊娠
肾性疾病	肾病综合征,肾衰竭和尿毒症
风湿性疾病	类风湿性关节炎,系统性红斑狼疮
其他	烧伤,染色体异常(如唐氏综合征),先天性无脾,危重症和慢性疾病,组织细胞增生症,结节病

注:Ig,免疫球蛋白;HIV,人类免疫缺陷病毒。

人类免疫缺陷病毒

引言

人类免疫缺陷病毒(HIV)感染和获得性免疫缺陷综合征(AIDS)导致的一系列疾病仍然是影响全球性健康的问题。它是一种全球性流行病，据估计全世界有超过 3500 万人感染艾滋病毒(Anon,2015)。在医疗保健制度更健全的西方国家,抗反转录病毒疗法(antiretroviral therapy,ART)有效改善了与 HIV 感染相关的发病率和死亡率(Antiretroviral Therapy Cohort Collaboration,2008;Nieuwkerk 等,2007)。随着生存质量的提高,据估计,多达 1/4 的艾滋病病毒感染者在患病期间需要接受手术(Eichler,Eiden 和 Kessler,2000)。

病理生理学及其自然属性历史

HIV 是反转录病毒科中慢病毒属的含包膜 RNA 反转录病毒。它主要通过反转录酶实现与宿主 DNA 整合进而感染包括 CD4 T 细胞、巨噬细胞和树突细胞在内的免疫系统成员(Cohen 等,2011)。HIV 感染的特征包括潜伏期长、慢性感染、持续性病毒血症和 CD4 T 细胞的破坏和消耗(Alimonti,Ball 和 Fowke,2003)。随着细胞免疫受损,宿主对微生物和癌症细胞变得易感(Evron 等,2004)。在 ART 出现之前,感染艾滋病毒后 10 年内，与艾滋病有关的疾病会不断发展,包括出现机会性感染,如肺孢子菌肺炎(pneumocystic carinii pneumonia,PCP)和一些罕见癌症,如卡波西肉瘤(Cohen 等,2011)。然而,通过现代 ART,艾滋病毒或艾滋病的临床特点已发生巨大变化。HIV 感染累及的多系统临床后遗症(表 13.3)现在已经不太常见，相反,ART 引起的临床后果则变得更加突出(参见“抗反转录病毒药物”)。

表 13.3　人类免疫缺陷病毒 / 获得性免疫缺陷综合征的临床表现

神经系统	脑膜脑炎
	周围神经病变
	肌病
	痴呆
心血管系统	心肌炎/心肌病
	心包积液
呼吸系统	严重的肺炎(包括 PCP、结核)
消化系统	食管炎、吞咽困难、吞咽痛、GORD(与念珠菌、巨细胞病毒和疱疹有关)
	肝炎
	胆汁淤滞和胆管炎
泌尿生殖系统	肾病综合征
血液系统	贫血或骨髓抑制全血细胞减少
	淋巴瘤

注:PCP,肺孢子菌肺炎;GORD,胃食管反流病。

诊断

可以使用血清学测试、病毒培养、病毒RNA 或前病毒 DNA 检测来进行 HIV 诊断(Cohen 等,2011)。HIV 糖蛋白(p24 核心蛋白)的特异性抗体可以在 HIV 感染后 3 周内检测到,而病毒 RNA 和前病毒 DNA 的聚合酶链反应扩增也有助于 HIV 感染早期检测。确定病毒载量和 CD4 计数对于确定疾病阶段和监测抗反转录病毒治疗非常重要。成功的 ART 治疗旨在将病毒载量抑制到检测不到的水平(Antiretroviral Therapy Cohort Collaboration,2008)。

抗反转录病毒药物

根据药物在反转录病毒周期中作用靶标的不同,现代 ART 抗病毒药物分为 5 类(表 13.4),分别是反转录酶抑制剂、蛋白酶抑制剂、进入/融合抑制剂和整合酶抑制剂，其中反转

表 13.4　人类免疫缺陷病毒抗病毒药物的分类

类型	药物
反转录酶抑制剂	齐多夫定(AZT)
核苷反转录酶抑制剂	拉米夫定(3TC)
非核苷酸反转录酶抑制剂(NNRTI)	阿巴卡韦
	克为滋(阿巴卡韦/拉米夫定)
	三协唯 (阿巴卡韦/拉米夫定/齐多夫定)
	地达诺新(DDI)
	恩曲他滨(FTC)
	替诺福韦
	特鲁瓦达(替诺福韦/恩曲他滨)
	奈韦拉平
	依法韦仑
	依曲韦林
	利匹韦林
蛋白酶抑制剂	茚地那韦
	沙奎那韦
	洛匹那韦/利托那韦
	福沙那韦
	阿扎那韦
	替拉那韦
	达芦那韦
	利托那韦
进入/融合抑制剂	恩夫韦地
	马拉韦罗
整合酶抑制剂	雷特格韦
	埃替拉韦
	度鲁特韦
复方制剂	立普妥(替诺福韦/恩曲他滨/依法韦仑)
	Eviplera(替诺福韦/恩曲他滨/利匹韦林)

注:Eviplera 尚无统一中文译名。

录反抑制剂又可分为核苷/核苷酸和非核苷反转录酶抑制剂两类(nucleoside/nucleotide and non-nucleoside reverse transcriptase inhibitors, NRTI 和 NNRTI)。这 5 类抗病毒药物通常组合使用,并且该治疗被称为高效抗反转录病毒疗法(highly active antiretroviral therapy, HAART)(Anon, 2015)。联合治疗可以增加疗效同时降低病毒抗药性的风险。最近,还引入了许多固定剂量组合。

现代治疗方案通常将两种 NRTI 与一种 NNRTI、一种蛋白酶抑制剂或一种整合酶抑制剂组合使用(Anon, 2015)。

反转录酶抑制剂

NRTI 是核苷或核苷酸类似物通过充当病毒 DNA 的竞争性底物来抑制病毒反转录。RNA 反转录为 DNA 是反转录病毒所特有的,因此反转录酶是病毒抑制的选择性靶标。尽管反转录酶抑制剂具有选择性,但仍存在许多副作用,包括已有的 HIV 相关性周围神经病变的恶化(Deeks, Lewin 和 Havlir, 2013)。

NNRTI 通过直接非竞争性结合病毒反转录酶来抑制病毒复制。限制 NNRTI 使用的原因主要是当将 NNRTI 作为单一药剂时病毒能快速发挥出抗药性。其他副作用包括皮疹和 Stevens-Johnson 综合征。NNRTI 可引起细胞色素 P450(CYP3A4)酶诱导,并可降低镇静药物(如咪达唑仑、芬太尼)的作用(Evron 等, 2004)。

蛋白酶抑制剂

HIV 蛋白酶是病毒成熟的关键步骤,蛋白酶抑制剂通过阻断 HIV 蛋白酶进而使得病毒颗粒功能失调同时也失去感染性。尽管新一代药物似乎具有更大的功效,也降低了病毒抵抗风险,但病毒对蛋白酶抑制剂的抵抗依然是一个特点(Wensing, Van Maarseveen 和 Nijhuis, 2010)。蛋白酶抑制剂的副作用包括胃肠道紊乱、高血糖、高脂血症、脂肪代谢障碍、肝酶升高、外周神经病变和梗阻性尿路病(Evron 等, 2004)。蛋白酶抑制剂可引起细胞色素 P450(CYP3A4)的竞争性抑制,因此可能会需要增加镇静药物的剂量，包括芬太尼(Olkkola，Palkama 和 Neuvonen，1999 年)。

进入/融合抑制剂

进入/融合抑制剂是一类相对较新的抗病毒药物，其干扰 HIV 与宿主细胞的结合、融合或进入。包括针对 CCR5 的马拉韦罗等药剂，这类药物以人类辅助 T 细胞上的共同受体为靶标并阻断病毒结合(Pugach 等，2008)。恩夫韦肽与 HIV 本身的 gp41 蛋白相结合，并阻止病毒进入细胞(Flexner 和 Saag，2013)。

整合酶抑制剂

整合酶抑制剂是获得批准的最新一类用于 HIV 治疗的抗病毒药物。其通过阻断病毒整合酶，使病毒 DNA 不能整合到宿主 DNA 中。作为一种新药，其功效和耐受性都具有可观的前景，并逐渐成为 HAART 的关键组成部分(Blanco 等，2015)。

围术期影响

与 HIV 感染有关的死亡风险文献尚无定论。对于接受大手术的患者，如果患者没有明显的免疫缺陷，则单纯的 HIV 感染似乎不是预后不良的一个独立风险因素。然而，低 CD4+计数、HIV 感染和潜在的机会性感染往往提示更糟糕的围术期结果(Horberg 等，2006)。在最近的一项研究中，通过对 1000 多例接受手术治疗的 HIV/AIDS 患者进行多变量分析，得出如下结论：急诊手术、高龄患者、CD4+细胞计数<50/mL、血红蛋白水平<120g/L 的贫血、手术前 90 天内白细胞计数>11g/L，均为术后 30 天死亡率增加的预测因子(Wiseman 等，2012)。

术前评估和高效抗反转录病毒治疗的影响

准备手术的 HIV 患者，他们的疾病严重程度可能从无症状到严重症状。术前评估应遵循既定围术期指南。但是，应特别注意评估 HIV 感染的严重程度与 HAART 有关并发症的严重程度。尽管无症状患者的麻醉风险极小，但晚期患者仍然存在多系统疾病，谨慎评估是非常必要的。向主治医生咨询是术前评估的重要环节，并要对患者的一些重要管理决策交换意见。

ART 使 HIV 感染从一种不可避免早期死亡的疾病变成一种可以控制的慢性疾病。然而，联合抗病毒治疗存在一些长期的并发症，这些长期并发症需要在围术期中得以鉴别。其被广泛归类为线粒体功能障碍、代谢异常、骨髓抑制、过敏反应和免疫重建炎症综合征(Hannaman 和 Ertl，2013)。

HAART 可引起线粒体有关功能障碍，进而可能导致不同程度的乳酸酸中毒、肝毒性、胰腺炎、外周血神经病、心肌病、肌病、多发性肌炎、周围神经病和脂肪萎缩。代谢异常包括葡萄糖耐受不良、胰岛素抵抗、血脂异常、骨质减少和骨质疏松症。更重要的是，脂肪代谢异常会导致由于脂肪分布不均所引起的体态改变。有时会出现面部、四肢和臀部脂肪减少，但腹部、乳房，特别是颈椎后部和上背部脂肪堆积，进而显得驼背。骨髓抑制可能导致贫血甚至全血细胞减少，而过敏反应的严重程度有差异，可能从皮疹或皮肤不全到威胁生命的 Stevens-Johnson 综合征。而免疫重建炎症综合征是指接受 HAART 后，一系列 CD4+淋巴细胞快速而急剧增加，进而引起显著的局部和系统炎症反应导致严重的自主免疫失调(Hoffman 和 Currier，2007)。

术前评估应包括详细的心血管系统评估，因为心脏功能障碍是 HIV 感染或 HAART 治疗的潜在并发症。心肌炎和心肌病与急性 HIV 感染和机会性感染有关，特别是在接受 HAART 的机会更小的发展中国家和地区。在 HIV 感染的患者中冠状动脉疾病增加，而且冠状动脉疾病是一个重要死亡原因。有许多因素促进了这一风险增加，既包括HIV感染本身又与HAART相关的血脂异常相关（Pham和Torres，2015）。术前心血管随访应按既定策略进行，并且可能需要进行术前压力测试和超声心动图检查。

HIV感染增加细菌性肺炎和机会性感染的风险，进而增加慢性肺部疾病的风险。可能需要进行胸部X线成像和肺功能检查。还有证据表明术后肺部并发症在HIV感染患者中更为常见（Horberg等，2006）。HIV感染者可能因为HAART或合并乙型、丙型肝炎感染而有肝功能障碍。

肾脏功能障碍在HIV感染人群中更为普遍，无论是否接受麻醉和手术，必须考虑受肾脏功能障碍影响的药物清除率。

接受HAART的患者葡萄糖耐量降低且高血糖的风险增加，这也是围术期要重点关注的地方。血糖控制不稳定的患者应该转诊给内分泌专家。对于要接受大手术的患者，常规基础评估应包括完整血液、电解质、肾功能、肝功能检查，以及血糖水平和凝血功能检查。评估HIV感染严重程度，明确最近的CD4+细胞计数和HIV病毒载量对界定围术期风险有一定帮助。

围术期管理

与治疗专家协商，ART治疗应尽可能持续。大多数抗病毒药物只可用于口服，如果必须停止口服药物，所有抗反转录病毒药物均应停止使用，以尽量减少病毒耐药风险。在合并有乙型肝炎病毒感染的患者中，停止抗病毒治疗可能会导致肝炎的恶化。

关于HIV患者麻醉方式的选择，目前已发表的文献无法提供指导。在围术期使用特定的麻醉技术或药物治疗之前，潜在的毒性风险、副作用或药物之间的相互作用是必须考虑的。由于ART对肝脏代谢的可变作用，咪达唑仑和芬太尼的使用相对禁忌。虽然HIV患者存在患有肌病和神经病变的可能，但没有证据表明琥珀胆碱的使用是禁忌，并且这些患者中也没有有关高钾血症的报道（Evron等，2004）。理论上，使用异丙酚输注和线粒体毒性存在引起乳酸酸中毒的风险。然而，并没有相关文献报道加以证实（Leelanukrom，2009）。

区域麻醉可以避免药物之间的相互作用，尽管许多研究已经证明在HIV感染的患者中运用神经阻滞麻醉是安全的（Avidan等，2002；Kuczkowski，2003），但担忧依然存在。特别是在HIV相关神经肌肉疾病患者中运用神经阻滞时，其安全性仍存在担忧。此外，在产科人群中运用硬膜外自体血填充也是安全的（Tom等，1992）。

关注HIV感染者围术期由于麻醉、手术和应激引发的免疫变化。虽然有一些证据表明围术期免疫调节可能会增加癌症复发的风险（Kurosawa和Kato，2008），而且输血的免疫抑制作用已被证明会增加病毒载量（Mudido等，1996），但尚不清楚手术和麻醉是否为HIV患者不良预后的一个独立风险因素。

器官移植

免疫抑制对于成功的实体器官移植必不可少，可以通过消耗淋巴细胞、转移淋巴细胞运输或阻断淋巴细胞反应来实现免疫抑制。免疫抑制剂有三种作用：治疗效果（抑制排斥反应）、免疫缺陷（感染或癌症）的不良后果和对其他组织的非免疫毒性。免疫缺陷导致特征性感染和癌症，如移植后淋巴增殖性疾病（Halloran，2004）。

虽然在方法途径上存在细微的差异，但在肺、肝、肾移植中，免疫抑制的目的是一致的。其总体目标是对免疫系统产生足够的抑制，以防止移植器官的排斥反应，同时限制毒性。免疫抑制剂通常组合使用，以减少每一种药物的副作用(Halloran,2004)。本节侧重于探讨心肺移植患者的围术期管理,而这些管理原则同样适用于大多数移植受者。

免疫抑制剂

免疫抑制剂可分为小分子药物、耗竭抗体和非耗竭抗体(多克隆抗体和单克隆抗体)、静脉免疫球蛋白和皮质类固醇。小分子免疫抑制剂包括钙调神经磷酸酶抑制剂(环孢素和他克莫司)、mTOR(哺乳动物西罗莫司靶向)抑制剂和 DNA 合成抑制剂。大多数小分子免疫抑制剂来源于参与细胞内免疫途径的微生物产物和靶蛋白。耗竭免疫抑制剂是破坏 T 细胞、B 细胞,或同时破坏两者的抗体。这一类抗体包括多克隆抗体(马或兔抗胸腺细胞球蛋白)、鼠单克隆抗体、抗 CD52 的人源化单克隆抗体(阿仑单抗)和抗 CD20 的 B 细胞消耗单克隆抗体(利妥昔单抗)。

T 细胞耗竭常伴有细胞因子的释放,这些细胞因子会造成严重的全身症状,尤其是在第一次给药之后。尽管耗竭抗体的使用能减少早期排斥反应,但会增加感染和移植后淋巴组织增生的风险,并且随着免疫系统的恢复,可能会出现晚期排斥反应。相较于 T 细胞耗竭,人体对 B 细胞耗竭的耐受性更好,因为 B 细胞的耗竭通常不伴有细胞因子的释放,免疫球蛋白水平也通常维持不变。非耗竭药物,如人源化(达珠单抗)或嵌合(巴利昔单抗)单克隆抗 CD25 抗体,可在不影响淋巴细胞数量的情况下使反应性降低。尽管其疗效有限,但因为不产生免疫缺陷并发症而有良好的耐受性。此外,因为这些药物的靶蛋白仅在免疫细胞中表达,引起细胞因子释放较少,所以这些药物具有较低的非免疫毒性。

钙调磷酸酶抑制剂

钙调神经磷酸酶催化参与 T 细胞活化有关的重要细胞程序。钙调神经磷酸酶抑制剂与细胞内免疫球蛋白结合,从而阻断钙调神经磷酸酶的作用,减少 IL-2 的产生,从而阻断 T 细胞的增殖。肾脏毒性是钙调神经磷酸酶抑制剂的主要非免疫毒性,也是其使用的主要限制因素(表 13.5)。

环孢素

自 20 世纪 80 年代初以来,环孢素已成为移植中主要运用的免疫抑制剂。其与亲环素结

表 13.5 钙调神经磷酸酶抑制剂

药物	描述	机制	典型用途	副作用和评论
环孢素	11-氨基酸环肽 丝状真菌	与亲环素结合;复合物抑制钙调神经磷酸酶和 T 细胞活化	维护作用,特别是对肾、肝、肺和心脏的维护	肾毒性、溶血性尿毒症综合征、高血压、神经毒性、牙龈增生、皮肤改变、多毛症、移植后糖尿病、高脂血症 需要在服药后 2 小时进行监测或检查。
他克莫司	链霉菌属中的大环内酯类抗生素	结合 FKBP12;复合物抑制钙调神经磷酸酶和 T 细胞活化	维护作用,特别是对肾、肝、肺和心脏的维护	效果与环孢素类似,但高血压、高脂血症、皮肤变化、多毛症和牙龈增生的发生率较低,移植后糖尿病和神经毒性的发生率较高;需要进行监测

合,抑制钙调神经磷酸酶。环孢素治疗范围较窄,具有很大的主体间和主体内的药物动力学变异,而且是细胞色素 P450(CYP3A4)的底物,因此与许多药物存在相互作用的影响。环孢素与浓度有关的不良反应包括肾毒性、高血压、牙龈增生、多毛症、震颤和高脂血症。另外,也可能发生溶血性尿毒症综合征和移植后糖尿病。

他克莫司

他克莫司是一种大环内酯类抗生素,但也是钙调神经磷酸酶抑制剂。他克莫司比环孢素更有效,并与不同的亲免疫素(FK 结合蛋白)结合来抑制钙调神经磷酸酶。其不良反应和环孢素相似,包括高血压、肾毒性和溶血性尿毒症综合征,而他克莫司不太可能引起高脂血症、多毛症和牙龈增生,但糖尿病更常见。与环孢素一样,他克莫司也是 CYP3A4 的底物,并且具有相同的相互作用。

西罗莫司抑制剂的哺乳动物靶标

西罗莫司(雷帕霉素)和依维莫司在结构上非常相似,具有相同的作用机制。与他克莫司一样,其与 FK 蛋白结合形成复合物,但对钙调神经磷酸酶无影响。该复合物能够抑制调控细胞周期非常重要的蛋白激酶,如哺乳动物西罗莫司靶点或 mTOR。对 mTOR 的抑制进而会抑制细胞因子驱动的 T 细胞增殖和激活,形成免疫抑制(表 13.6)。

西罗莫司和依维莫司的主要区别在于西罗莫司的半衰期 (60 小时) 大约是依维莫司(30 小时)的 2 倍。这两种药物也都是细胞色素 P4503A4 的底物,由于其治疗窗窄、药代动力学中个体间差异大,以及药物与药物相互作用的潜力和毒性,因此需要进行监测。

表 13.6 西罗莫司抑制剂的哺乳动物靶标

药物	描述	机制	典型用途	副作用和评论
西罗莫司(雷帕霉素)	三烯大环内酯类抗生素 来自 S. hygroscopicus 来自复活节岛(Rapa Nui)	与 FKBP12 结合;复合抑制西罗莫司的靶标和 IL-2 诱导的 T 细胞增殖	维护作用,特别是对肾、肝、肺和心脏的维护 可避免钙调神经磷酸酶抑制剂	高脂血症、钙调神经磷酸酶抑制剂毒性增加、血小板减少、伤口愈合延迟、移植功能延迟、口腔溃疡、肺炎、间质性肺疾病;需要进行血脂监测;排斥反应风险低至中度的移植受者可以在移植后 2~4 个月停止环孢素治疗。
依维莫司	西罗莫司衍生物		维护作用,特别是对肾、肝、肺和心脏的维护 可能允许避免钙调神经磷酸酶抑制剂	

注:IL,白细胞介素。

抗代谢药物

硫唑嘌呤

硫唑嘌呤是第一个被广泛使用的免疫抑制剂。尽管硫唑嘌呤在移植中的应用已有所减少，但仍被广泛用作免疫抑制剂或免疫疾病中减少皮质类固醇时使用的药物。其是6-巯基嘌呤的前药，并可代谢为细胞毒性硫鸟嘌呤核苷酸，进而通过抑制DNA合成起到免疫抑制的作用。无论细胞介导的免疫反应还是抗体介导的免疫反应都会受到抑制。其主要毒性是骨髓抑制(特别是粒细胞缺乏症)和肝毒性。有关硫唑嘌呤和霉酚酸酯的有关详细信息和副作用参见表13.7。

霉酚酸酯

霉酚酸酯是霉酚酸的前体，它通过抑制肌苷酸脱氢酶来抑制嘌呤的合成，进而抑制T细胞和B细胞的增殖。霉酚酸是高度结合蛋白质，是未结合的或具有药理学活性的自由霉酚酸。

免疫抑制剂抗体

抗胸腺细胞球蛋白

抗胸腺细胞球蛋白(anti-thymocyte globulin，ATG)是由人胸腺细胞免疫的马或兔产生的一种多克隆IgG抗体。输注抗胸腺细胞球蛋白会导致严重的T淋巴细胞耗竭，淋巴细胞减少通常持续1年以上。且细胞裂解会导致细胞因子释放，并可能导致以发热、僵直和低血压为特征的“细胞因子释放综合征”。

抗CD25抗体

巴利昔单抗和达克珠单抗是抗T淋巴细胞表面CD25的单克隆抗体。这些抗体能结合并阻断活化T细胞上的IL-2受体α链(CD25抗原)，从而抑制IL-2诱导的T细胞活化。这些抗体似乎耐受性相对较好，过敏反应并不常见，所以无须监控。

莫罗单抗CD3

莫罗单抗CD3是一种鼠源性单克隆抗体，可与T细胞受体复合物中的CD3成分结合，进而导致T细胞的耗竭。莫罗单抗也与细胞因子释放综合征有关。可以产生具有阻断效果并限制莫罗单抗CD3再利用的中和抗体。淋巴瘤发病率的增加是长期关注的焦点。莫罗单抗CD3等常见免疫抑制剂抗体的比较见表13.8。

表13.7 抗增殖剂/抗代谢物

药物	描述	机制	典型用途	副作用和评论
霉酚酸酯	青霉霉菌中的霉酚酸	抑制鸟嘌呤核苷的合成；阻断嘌呤的合成，防止T细胞和B细胞的增殖	维护作用	胃肠症状(主要是腹泻)、中性粒细胞减少、轻度贫血；不需要血液水平监测，但可提高疗效；环孢素可减少吸收
硫唑嘌呤	释放6-巯基嘌呤的前药	6-巯基嘌呤转化为干扰DNA合成的硫鸟嘌呤核苷酸	维护作用	白细胞减少、骨髓抑制、巨细胞增多、肝毒性(不常见)；需要使用黄嘌呤氧化酶抑制剂(如别嘌呤醇)进行血细胞计数监测，可能导致严重的骨髓毒性

注：DNA，脱氧核糖核酸。

皮质类固醇

皮质类固醇已在临床上使用了近 80 年，一直是实体器官移植免疫抑制的基石。类固醇具有多种抗炎作用和免疫抑制作用(表 13.9)。

细胞胞浆皮质类固醇受体广泛表达，其向细胞核的移位导致抗原呈递、细胞因子产生和增殖反应的多个步骤的中断。类固醇还会减少前列腺素和其他炎症介质的产生，前列腺素和其他炎症介质会增强免疫效应细胞向移植物的募集并上调同种异体抗原的表达(Allan, 2004)。几乎所有心脏或肺移植患者都接受一定程度的类固醇治疗。然而，同时使用硫唑嘌呤等药物会产生类固醇保留效应。

免疫抑制剂在移植中的应用

免疫抑制可分为诱导治疗和维持治疗。诱导治疗是围术期给予的强化免疫抑制治疗，一是可以降低急性排斥风险，二是延缓维持免疫抑制的启动，并避免与钙调磷酸酶抑制剂相关

表 13.8 免疫抑制剂抗体

药物	描述	机制	典型用途	副作用和评论
多克隆抗胸腺细胞球蛋白	人胸腺细胞免疫的马或兔的多克隆 IgG	阻断 T 细胞膜蛋白导致功能改变、溶解和持续的 T 细胞耗竭	诱导急性排斥反应	细胞因子释放综合征(发热、寒战、低血压)、血小板减少、白细胞减少、血清病
莫罗单抗 CD3	小鼠抗 T 细胞受体信号转导复合物 CD3 组分的单克隆抗体	与 T 细胞受体相关的 CD3 结合，导致最初的激活和细胞因子的释放，然后是功能的阻断、裂解和 T 细胞的耗竭。	诱导急性排斥反应	严重细胞因子释放综合征、肺水肿、急性肾衰竭、胃肠功能障碍、中枢神经系统改变
阿仑单抗	人源化抗 CD52 单克隆抗体	在所有 B 细胞和 T 细胞、大多数单核细胞、巨噬细胞和自然杀伤细胞上与 CD52 结合，导致细胞溶解和持续耗竭。	诱导急性排斥反应	轻度细胞因子释放综合征、中性粒细胞减少、贫血、全血细胞减少、自身免疫性血小板减少、甲状腺疾病
利妥昔单抗	抗跨膜四区蛋白 CD20 嵌合单克隆抗体	与 B 细胞表面的 CD20 结合并介导 B 细胞裂解	诱导急性排斥反应	输液反应，过敏反应(罕见)
巴利昔单抗	抗 CD25 嵌合单克隆抗体(IL-2 受体 α 链)	结合并阻断活化 T 细胞上的 IL-2 受体 α 链(CD25 抗原)，耗尽它们并抑制 IL-2 诱导的 T 细胞活化	诱导急性排斥反应	过敏反应(不常见)；不需要监测
达克珠单抗	针对 CD25 (IL-2 受体 α 链)的人源化单克隆抗体	类似于巴利昔单抗	诱导急性排斥反应	过敏反应(不常见)；不需要监测

表 13.9　皮质类固醇

药物	机制	典型用途	副作用和评论
泼尼松龙 甲泼尼龙	对细胞免疫的多重广泛影响： 促炎细胞因子(如 IL-1、IL-6)减少	大多数器官的维护作用 大剂量脉冲治疗急性排斥反应	高血糖 感染风险增加
氢化可的松	IL-2 抑制 T 细胞增殖、降低中性粒细胞趋化和溶菌酶释放		高血压 骨质疏松 白内障

注：IL，白细胞介素。

的肾毒性。这些药物主要针对 T 淋巴细胞，这些 T 淋巴细胞被认为是细胞介导排斥反应的效应细胞(Scheffert 和 Raza，2014；Söderlund 和 Rådegran，2015)。维持免疫抑制是预防急性和慢性排斥反应的终身免疫抑制疗法。其目标不仅是预防和最大限度地减少免疫介导的同种异体移植损伤，而且能最大限度地减少与使用药物有关的不良影响(Halloran，2004)。

世界范围内，实体器官移植中，免疫抑制的诱导和维持方法大体类似。根据国际心脏和肺移植学会(International Society for Heart and Lung Transplantation，ISHLT)最新的登记报告，约有 50%的中心采用诱导疗法，大多数中心使用非消耗性抗体免疫抑制剂（如巴利昔单抗）进行诱导。ATG 是第二种最常用的诱导剂(Lund 等，2014；Yusen 等，2014)。

常规免疫抑制维持三联方案包括，钙调神经磷酸酶抑制剂(环孢素或他克莫司)，抗增殖剂(硫唑嘌呤、霉酚酸酯、西罗莫司或依维莫司)和皮质类固醇。历史上环孢素和硫唑嘌呤曾与泼尼松一起使用，但随着时间的推移，市场上出现了其他药物，包括他克莫司、霉酚酸酯和 mTOR 抑制剂西罗莫司和依维莫司，为减少免疫和非免疫毒性提供了更多的选择(Scheffert 和 Raza，2014；Söderlund 和 Rådegran，2015)。治疗急性排斥反应和慢性移植物功能障碍的免疫抑制剂与治疗方案的选择超出了本章范围，但 Scheffert 和 Raza 在肺移植(Scheffert 和 Raza，2014)，Söderlund 和 Rådegran 在心脏移植中进行了总结(Söderlund 和 Rådegran，2015)。

免疫抑制的免疫和非免疫并发症

应考虑与免疫抑制相关的长期免疫毒性和非免疫毒性，并确定并发症。并发症的发生可能因为免疫抑制不足或免疫抑制过度导致，以及一些非免疫相关的并发症。长期免疫抑制的直接后果包括骨髓抑制、感染风险增加和淋巴增殖性疾病。排斥供体器官通常是免疫抑制不足的结果。排斥反应可能是急性或慢性的，并导致移植物功能障碍。在心脏移植中，一种被称为心脏移植血管病变的慢性排斥反应在临床上值得关注，可导致冠状动脉特征性的弥漫性和向心性狭窄，从而引起心绞痛甚至心肌梗死(Söderlund 和 Rådegran，2015)。

虽然有时很难区分免疫抑制与非免疫抑制的后果，但非免疫抑制并发症包括如下(Feltracco 等，2011)。

a. 移植后糖尿病

使用类固醇和(或)钙调神经磷酸酶抑制剂与糖尿病和代谢并发症的发病率增加有关。

b. 动脉高血压

皮质类固醇和钙调神经磷酸酶抑制剂有升压作用。通常建议使用具有心脏保护和肾脏保护作用的血管紧张素转换酶（angiotensin-converting enzyme，ACE）抑制剂和血管紧张素受体阻滞剂来控制移植受者的血压。

c.肾功能不全

在长期使用钙调神经磷酸酶抑制剂的过程中，血清肌酐和尿素氮升高，肾小球滤过率和内生肌酐清除率降低。

d.类固醇诱发的骨质疏松症

快速骨丢失常见于所有的移植，这会显著增加骨折的风险。缺血性骨坏死可能出现在任何关节或骨骼，但在腰椎、肋骨和股骨头中尤为明显。

e.移植后肾上腺抑制

长期抑制的肾上腺可能无法对应激产生足够的反应。在有低血压和（或）低钠血症等症状的患者中，必须考虑到相对肾上腺皮质功能不全。慢性肾上腺功能不全的其他症状包括疲劳、虚弱、精神萎靡、直立性眩晕、体重减轻、厌食、腹部绞痛、恶心、呕吐和腹泻。

移植受体围术期注意事项

实体器官移植后患者的医疗需求可能很大。移植受者可能需要接受与移植无关的手术，有时是在移植多年后，而移植存活率增加意味着移植受者可能已经离开移植中心，非移植专家需要在这些患者出现新的健康问题时进行治疗。事实上，据报告多达40%的心脏移植受者在移植后需要进行非心脏手术（Marzoa等，2007）。

许多作者详细描述了移植受者的围术期管理（Blasco，Parameshwar 和 Vuylsteke，2009；Diaz 和 O'Connor，2011；Feltracco 等，2011；Kostopanagiotou 等，1999；Kostopanagiotou 等，2003；Valentine 等，2013）。然而，需要注意的是，尽管在管理这些复杂患者时已有丰富的经验，但麻醉和围术期医学尚未广泛发表关于上述情况的内容。围术期管理的优先事项总结如下。

术前评估和管理

与移植小组探讨是非常重要的。移植医生会仔细地随访他们的患者，所以只要有可能，就应该与他们联系，以了解患者的整体状况。重要的是，应关注患者的巨细胞病毒状态，并在有较大失血可能时提前告知血库。

移植受试者的术前评估与一般人群的要求没有太大差异。术前评估应该包括对同种异体移植物功能的全面评估，特别是如果手术涉及同种异体移植物本身的情况下。根据之前的诊断和移植的实际情况，要警惕可能存在不能经移植治疗的全身性疾病及其他可能并存的重大合并症。

病史回顾应侧重于患者的功能状态和症状的稳定情况，而临床检查应针对性寻找失代偿的证据。心血管疾病已成为实体器官移植后死亡的主要原因，特别是在患有慢性肾脏疾病或先前进行过心脏移植的患者中（Halloran，2004；Hammel，SeBranek 和 Hevesi，2010；Valentine 等，2013）。心脏移植患者应根据 AHA/ACC 公布的心力衰竭患者指南（Yancy 等，2013）或 ISHLT 公布的指南（Costanzo 等，2010）进行访视。在有症状的心力衰竭患者中，应寻求近期超声心动图来评估心室功能。在心脏移植的情况下，心脏活检结果可能有助于确定排斥反应的程度。长期存活的患者可能为了确定心脏移植血管病变的程度进行了冠状动脉造影。尽管 BNP 等生物标记物在这类人群中的预测价值尚不清楚，但 BNP 值的趋势可能有助于指导治疗并识别那些可能需要进一步优化的患者（Shaw 和 Williams，2006）。尽管因感染恶化而新近入院是肺功能降低的最佳指标，但通过一系列肺活量测定对肺移植患者的移植肺功能进行评估仍然是有帮助的。实验室检查应包括肾功能、肝功能、凝血情况和全血检查，以确保不存在骨髓抑制。应常规进行术前心电图检查，在心脏移植患者有残余左心房的情况下，可以看到两个 P 波。此外，多达 5%的心脏移植受者将需要内置起搏器，这都需要在围术期考虑(Blasco 等，2009)。

除了免疫抑制治疗外，这些移植受试者还可能在接受预防性抗病毒和抗菌治疗、抗高血压药物治疗、抗衰竭治疗、胰岛素和口服降血糖药物治疗，以及质子泵抑制剂治疗。这些术前治疗必须持续到手术当天，并在手术后尽快恢复。因此，必须考虑与免疫抑制剂的潜在药物相互作用(表 13.10)。

术中管理

针对每个受者进行术中麻醉管理的探讨超出了本章的范围，只需要说明麻醉或麻醉技术的选择取决于患者本身和手术过程，并且没有高水平的证据表明一种技术优于另一种技术。综合考虑风险和获益后，区域麻醉也不是绝对的禁忌证(Gronwald，Vowinkel 和 Hahnenkamp，2011)。了解移植后的生理学非常重要，特别是对心脏和肺移植患者而言。移植的心脏是去神经支配的器官，但是内在的心脏机制，如 Starling 容积-压力关系仍然完整，因此心脏对填充条件的变化非常敏感。迷走神经张力的丧失导致静息心率相对较高(90~100 次/分)，对低血容量症等的应激反应减弱，心动过速主要依赖循环体液激素(Blasco 等，2009)。随着时间的推移，心脏会有一定程度的功能再支配。出现再支配的时间不确定。但有证据表明，移植后 1 年没有神经再生，但移植后 15 年神经控制就已经完全恢复。事实上，心绞痛在心脏移植后的患者中并不少见。同样，心脏移植受试者在新斯的明给药后会出现心脏骤停，也更容易发生血管迷走性晕厥(Bangel 等，2001)。心脏移植受者由于传导异常和迷走神经张力的丧失而具有较高的心律失常发生率。一度房室传导阻滞常见，多达 30%的患者有右束支传导阻滞(Blasco 等，2009)。

表 13.10 药物与环孢素、他克莫司、西罗莫司和依维莫司间的相互作用

降低免疫抑制水平	提高免疫抑制水平
抗癫痫药	**抗菌剂**
卡马西平	克拉霉素
苯巴比妥	红霉素
苯妥英钠	甲硝唑/替硝唑
抗菌剂	奎权普丁/达福普汀
卡泊芬净	左氧氟沙星
奈夫西林	**抗真菌药**
利福布汀	克霉唑
利福平	伊曲康唑
利福喷丁	酮康唑
抗反转录病毒药物	氟康唑
依法韦仑	泊沙康唑
依曲韦林	伏立康唑
奈韦拉平	**抗反转录病毒药物**
其他	蛋白酶抑制剂
抗酸剂含有镁、钙或钙铝(仅限他克莫司)	**心血管药物**
拉罗司	胺碘酮
莫达非尼	地尔硫䓬
圣约翰草	维拉帕米
沙利度胺	**其他**
噻氯匹定	酸橙
曲格列酮	葡萄柚汁
	利洛纳赛
	茶碱
	西咪替丁
	氟伏沙明
	格列吡嗪
	格列本脲
	伊马替尼
	奈法唑酮

移植肺失神经支配，缺乏淋巴引流，支气管动脉供血不足。事实上，在实体器官移植手术中，肺移植是独一无二的，因为它没有试图

重建移植器官的系统血流,也就是支气管动脉循环。因此,供体支气管在很大程度上依赖于从肺静脉循环到支气管侧支循环的逆行血流。这使供体气道处于严重缺血损伤的危险中。最终的结果是供体气道由于反复的缺血性损伤而容易发生狭窄,并且吻合口有开裂的风险(Kotloff 和 Thabut,2011)。

移植肺在支气管吻合远端失神经支配,导致咳嗽反射减弱。此外,纤毛黏膜清除障碍与气道缺血有关。手术中淋巴管的破坏,咳嗽反射受损,胸壁力学改变,以及在某些情况下膈神经损伤均进一步增加感染和术后呼吸功能不全的风险。

对于在主要体腔进行手术或可能发生大的血流动力学改变的手术患者,应考虑侵入性监测。在这些免疫抑制患者中放置鞘管需要遵循严格的无菌操作。在血流动力学不稳定的情况下,必须积极地给予液体治疗,并应使用血管活性药和强心剂,这对那些因心脏移植而出现去神经支配的患者特别重要。异丙肾上腺素是治疗缓慢性心律失常的首选药物,当需要增强肌力和血管收缩时,可考虑使用肾上腺素和去甲肾上腺素。

对于那些被认为有肾上腺功能不全风险的慢性类固醇治疗患者,补充类固醇已成为普遍做法。但最近的研究和 Cochrane 系统分析对这一做法提出了质疑(Yong,Coulthard 和 Wrzosek,2012)。对于短期、低风险的手术操作,可能不需要进行常规类固醇补充治疗。然而,对于那些最近暂停使用类固醇治疗或需要进行高风险、侵入性的大型手术患者,补充类固醇仍然是谨慎的做法(Feltracco 等,2011)。

术后管理

术后管理与非移植患者相同,并根据 ICU/HDU 的标准配置适当的环境。最重要的是,移植团队在手术后对这些患者进行随访,并重新启动免疫抑制治疗。

癌症

引言

根据 WHO 报告,癌症是经济发达国家的主要死亡原因,也是发展中国家的第二大死亡原因。虽然癌症生存率正在提高,但是由于预期寿命延长,癌症的风险仍继续增加(Jemal 等,2011)。

癌症引起的疾病范围很广。大多数患者是无症状的,而一些患者可能由于疾病过程或使用抗肿瘤药治疗而具有广泛的多系统疾病,伴有严重的生理紊乱。这部分患者在围术期会面对独特的临床挑战。指导进行麻醉管理的文献仍然较少,指导原则也是经验性的。肿瘤治疗的快速变化,以及新型药物的应用使得麻醉相关文献的更新滞后。

抗肿瘤药物

由于抗肿瘤药物具有抗增殖作用,大多数抗肿瘤药物在癌症治疗中是有效的。尽管由于细胞分裂增加而具有一定的肿瘤选择性,但正常分裂的细胞也可能被攻击,从而产生副作用和毒性。因胃肠道黏膜细胞、毛囊细胞和骨髓细胞的更新速度快,于是存在抗肿瘤药物的细胞毒性风险。骨髓抑制是癌症患者免疫缺陷的一个特别重要的原因。

抗肿瘤药物根据针对细胞生命周期时间节点的不同,可分为三类:细胞周期非特异性药物(如对分裂细胞和静止细胞都有毒性的烷化剂)、细胞周期特异性/非特异性药物(如无论细胞处于何种阶段,杀灭分裂细胞的蒽环类药物),以及细胞周期特异性药物(如在细胞周期的特定阶段杀灭分裂细胞的抗代谢药)(Desai 和 Kuo,2005)。抗肿瘤药物可进一步归类为烷化剂、抗代谢物、植物生物碱、抗生素、激素或激素拮抗剂、抗体和其他药物(表 13.11)。

尽管对常用化疗药物具体作用的全面讨论超出了本章的范围，但将其总结在表 13.11 中。重要的是要对它们的生理影响有一个全面的了解。此外,化疗药物通常会联合使用,以提高疗效,但可能存在增加毒性的风险。毒性包括骨髓抑制伴血小板减少、白细胞减少、贫血或免疫抑制、中枢神经系统毒性、恶心和呕吐、胃肠道不适、肾毒性、心脏毒性、肺毒性、皮肤毒性和凝血障碍。

骨髓抑制

骨髓抑制是许多化疗药物的特征,而且往往是剂量限制因素。由白细胞减少引起的感染和药物诱导的血小板减少引起的出血导致发病率和死亡率升高。在大多数情况下,骨髓抑制是短暂的，并且在停止化疗后是自我限制的。然而,中性粒细胞减少及相关的感染并发症是由化疗引起的最常见的剂量限制毒性(Desai 和 Kuo,2005)。虽然发热是中性粒细胞减少(也称为发热性中性粒细胞减少症)患者的常见表现,但一些免疫功能低下的患者可能不会产生任何明显的免疫反应,而且没有典型的感染体征和症状,包括发热。这些患者中常见的感染病原体是细菌,但真菌和病毒病原体可能出现在持续发热的患者中。

心脏毒性

心脏毒性与许多化疗药物有关,特别是蒽环类药物、烷化剂和抗代谢物。研究最多的是天然抗生素或蒽环类药物,包括阿霉素、柔红霉素和表柔比星。研究表明,接受这些药物治疗的患者中，超过 20%的患者存在心脏毒性，并与患者的终生累积剂量有关(Hannaman 和 Ertl,2013)。重要的是,长期癌症幸存者的心脏毒性风险增加(Kremer 等,2001)。其他与心脏毒性相关的化疗药物包括环磷酰胺、顺铂、5-氟尿嘧啶、大剂量 IL-2 和用于治疗转移性乳腺癌的单克隆抗体曲妥珠单抗。

与化疗相关的心脏毒性效应可能发生在早期或晚期。早期表现包括心律失常、心电图改变(T 波改变、QT 延长)和心肌酶升高,晚期表现包括心肌病和充血性心力衰竭 (Huetteman 和 Sakka,2005)。

肺脏毒性

化疗可能导致早期肺毒性,表现为间质性肺炎、非心源性肺水肿、支气管痉挛和胸腔积液(Huettemann 和 Sakka,2005),而迟发性毒性是不可逆性肺纤维化。博来霉素是研究最多的肺毒性相关药物。在以前接受博来霉素治疗的患者中,多达 40%的患者出现不同程度的肺毒性。此外,研究表明,在接触过博来霉素的患者中,多达 25%的患者在手术后会出现呼吸并发症,包括需要长时间的通气(Huettemann 和 Sakka,2005)。在博来霉素暴露的患者中,氧暴露和肺损伤的风险存在一些争议。病例报告显示,博来霉素给药与麻醉相关的高氧暴露之间间隔时间短，增加呼吸衰竭的风险(Ingrassia 等,1991)。然而,几乎没有证据表明长期接触博来霉素和高浓度氧会导致进一步的肺损伤。其他与迟发性毒性相关的药物包括白消安、卡莫司汀和丝裂霉素。

辅助治疗的影响也需要考虑,包括可能对肺功能产生影响的放射治疗。据估计,在接受肺癌或乳腺癌高剂量辐射的患者中,高达 15%的患者会出现放射性肺炎 (Carver 等,2007),这是发展为肺纤维化的常见原因。

肝毒性

在联合用药或单一用药治疗中,大多数化疗药物与肝酶升高有关。尽管通常是轻度和自限性的，但仍可能需要调整治疗(Littlewood,2008)。虽然酶的紊乱很少与严重的损伤有关,但肝坏死和衰竭与甲氨蝶呤、巯基嘌呤和 L-门冬酰胺酶有关(Floyd 等,2006)。

肾毒性

许多化疗药物与肾毒性有关。肾脏损害

表 13.11 具有重要副作用的抗肿瘤药物的分类

分类	举例	重要副作用
烷化剂	环磷酰胺	骨髓抑制
	异环磷酰胺	神经毒性
	美法仑	胃肠黏膜溃疡和剥蚀
	苯丁酸氮芥	肝静脉闭塞
	白消安	肾毒性
	顺铂	白血病
	卡铂	恶心和呕吐
	卡莫司汀	
抗代谢药物	甲氨蝶呤	骨髓抑制
	巯基嘌呤	肝功能不全
	氟尿嘧啶	胃肠黏膜溃疡和剥蚀
	吉西他滨	厌食和恶心
	阿糖胞苷	心脏毒性
		肺水肿
		间质性肺炎
天然药物		
长春花生物碱	长春碱	骨髓抑制
	长春新碱	恶心、呕吐、厌食症
		抗利尿激素分泌异常综合征
		周围神经病变
		声带麻痹
		发热
鬼臼毒素	依托泊苷	白细胞减少症
	替尼泊苷	恶心和呕吐
		发热
		肝毒性
紫杉烷类	紫杉醇	骨髓抑制
	多西他赛	肌痛
		周围神经病变
		过敏反应
		周围水肿
		肺水肿
		胸腔积液
抗生素	柔红霉素	骨髓抑制
	放线菌素	胃肠黏膜溃疡和剥蚀
	多阿霉素	心脏毒性
	丝裂霉素	
	米托蒽醌	

（待续）

表 13.11(续)

分类	举例	重要副作用
	博来霉素	肺毒性(纤维化)
		发热
		雷诺综合征
		冠状动脉痉挛
		骨髓抑制
	丝裂霉素 C	溶血性尿毒症综合征
		间质性肺纤维化
酶	L-门冬酰胺酶	过敏反应
		高血糖
		自发性血栓形成
		凝血功能障碍
激素和拮抗剂		
肾上腺皮质激素	泼尼松龙等	肾上腺皮质功能不全
		葡萄糖不耐受
		液体潴留
		高钠血症
	羟孕酮	低钾血症
孕激素和雌激素	己酸	代谢性碱中毒
	甲羟孕酮	厌食症
	醋酸盐	肝转氨酶升高
	醋酸甲地孕酮	静脉血栓形成
	己烯雌酚	
	炔雌醇	
	他莫昔芬	
抗雌激素	托瑞米芬	视网膜沉积和白内障
	阿那曲唑	肝转氨酶升高
芳香酶抑制剂	来曲唑	静脉血栓形成
	依西美坦	关节痛
	丙酸睾酮	睡眠呼吸暂停
雄激素	氟甲睾酮	胆汁淤积性黄疸
		高钙血症
抗雄激素	氟他胺	肝坏死
		胆汁淤积
		高铁血红蛋白血症
抗体	利妥昔单抗	闭塞性细支气管炎
	阿仑单抗	发热
	达克珠单抗	胃肠道阻塞
	吉妥单抗	心肌病

(待续)

表 13.11(续)

分类	举例	重要副作用
	曲妥珠单抗	室上性心动过速
	西妥昔单抗	心室颤动
	贝伐单抗	肝衰竭
		少尿
		Stevens-Johnson 综合征
		骨髓抑制
酪氨酸激酶抑制剂	伊马替尼	恶心和呕吐
	吉非替尼	胸腔积液
	厄洛替尼	腹水
		间质性肺病
		肝转氨酶升高
蛋白酶体抑制剂	硼替佐米	骨髓抑制
		周围神经病变
生物反应调节剂	干扰素-α	毛细血管渗漏综合征
	IL-2	感染风险增加
		心肌病
		精神错乱
杂项试剂		
取代尿素	羟基脲	骨髓抑制
分化剂		脱屑性肺炎
	维 A 酸	肺部浸润
	三氧化二砷	心包积液
		肝转氨酶升高
		高血糖
		QT 间期延长

的程度取决于三个因素，一是发病前的肾脏情况，二是现在的肾功能状态，三是肾毒性药物的使用情况，包括非甾体抗炎药和氨基糖苷类等抗生素的使用情况。另一个考虑因素是由于肿瘤溶解而产生的尿酸负荷。烷化剂尤其与肾毒性有关。顺铂和卡铂也具有肾毒素，环磷酰胺与出血性膀胱炎有关。大剂量甲氨蝶呤的使用也可能导致急性肾衰竭(Huetteman 和 Sakka，2005)。

神经毒性

与化疗有关的神经毒性在性质上是不同的，包括对中枢神经系统或周围神经系统的影响。长春碱，特别是长春新碱，与剂量相关性神经毒性有关。长春新碱与周围神经病变、副感觉障碍、自主神经病变、深肌腱反射丧失及ADH分泌异常综合征有关。还可见与剂量相关的脑神经麻痹，特别是喉返神经功能障碍。顺铂和卡铂与感觉神经病和耳毒性有关。5-氟尿嘧啶可引起小脑共济失调，L-门冬酰胺酶可引起谵妄。紫杉醇可引起外周多发性神经病，鞘内注射甲氨蝶呤可引起进行性脑病(Desai 和 Kuo，2005；Littlewood，2008)。

术前评估和围术期考虑

患者的状况各不相同,有的功能正常且能够进行日常活动,有的身体极度虚弱、营养不良、疼痛严重,还有其他严重合并症。在进行全面的病史回顾和体格检查的同时,可能需要进一步的实验室检查和评估,其中包括全血计数、血清电解质、肝功能测试和凝血检查。根据心功能受累程度和计划手术类型,必要时应该考虑心内科会诊。基础检查应包括 12 导联心电图,在患者心脏毒性风险高且症状不稳定时还需要进行超声心动图检查。根据既定的指导原则,建议进行压力测试或冠状动脉造影。对于接受非低风险手术的患者,如果已有或怀疑的肺部疾病,应考虑胸部 X 线检查。免疫功能低下的肿瘤患者的围术期管理要求严格遵守无菌原则,包括手卫生、使用屏障预防措施和及时使用抗生素。围术期应优化营养,限制禁食。骨髓抑制的患者可能需要在术前输注不同的血液成分,但这种做法对远期发病率和死亡率的影响尚不清楚(Hannaman 和 Ertl,2013)。

在肿瘤患者中关于麻醉方式或技术的选择并没有具体指导原则。只要有周围神经病变的证据,就是区域阻滞麻醉的相对禁忌证。在高危人群中,仔细定位对于降低神经官能症的风险至关重要。最后,对患者的处置需要深思熟虑。

小结

为免疫功能低下患者提供最佳的围术期管理时,需要了解患者疾病进程和治疗情况,以及手术和麻醉的影响还有他们之间的相互作用。患者状况可能没有症状,也可能存在需要广泛的术前评估、会诊和周密计划的多系统疾病。对于这些治疗选择有限的晚期患者来说,术后不良结局的可能性很高。所以,安全、高质量的围术期管理是必不可少的。

(陈星同 译　顾健腾 审校)

参考文献

Alimonti, J. B., Ball, T. B. & Fowke, K. R., 2003. Mechanisms of CD4+ T lymphocyte cell death in human immunodeficiency virus infection and AIDS. *The Journal of General Virology*, **84**(Pt 7), 1649–61.

Allan, J. S., 2004. Immunosuppression for lung transplantation. *Seminars in Thoracic and Cardiovascular Surgery*, **16**(4), 333–41.

Anon, 2015. Guidelines for the use of antiretroviral agents in HIV-1-infected adults and adolescents. www.aidsinfo.nih.gov, pp. 1–288. Available at: www.aidsinfo.nih.gov/ContentFiles/AdultandAdolescentGL.pdf [Accessed 3 October 2015].

Antiretroviral Therapy Cohort Collaboration, 2008. Life expectancy of individuals on combination antiretroviral therapy in high-income countries: a collaborative analysis of 14 cohort studies. *Lancet*, **372**(9635), 293–9.

Avidan, M. S. et al., 2002. Low complication rate associated with cesarean section under spinal anesthesia for HIV-1-infected women on antiretroviral therapy. *Anesthesiology*, **97**(2), 320–4.

Bengel, F. M. et al., 2001. Effect of sympathetic reinnervation on cardiac performance after heart transplantation. *New England Journal of Medicine*, **345**(10), 731–8.

Blanco, J. L. et al., 2015. HIV integrase inhibitors: a new era in the treatment of HIV. *Expert Opinion on Pharmacotherapy*, **16**(9), 1313–24.

Blasco, L. M., Parameshwar, J. & Vuylsteke, A., 2009. Anaesthesia for noncardiac surgery in the heart transplant recipient. *Current Opinion in Anaesthesiology*, **22**(1), 109–13.

Carver, J. R. et al., 2007. American Society of Clinical Oncology clinical evidence review on the ongoing care of adult cancer survivors: cardiac and pulmonary late effects. *Journal of Clinical Oncology: Official Journal of the American Society of Clinical Oncology*, **25**(25), 3991–4008.

Cohen, M. S. et al., 2011. Acute HIV-1 Infection. *New England Journal of Medicine*, **364**(20), 1943–54.

Costanzo, M. R. et al., 2010. The International Society of Heart and Lung Transplantation Guidelines for the care of heart transplant recipients. *The Journal of Heart and Lung Transplantation: The Official Publication of the International Society for Heart Transplantation*, **29**(8), 914–56.

Deeks, S. G., Lewin, S. R. & Havlir, D. V., 2013. The end of AIDS: HIV infection as a chronic disease. *Lancet*, **382** (9903), 1525–33.

Desai, D. M. & Kuo, P. C., 2005. Perioperative management

of special populations: immunocompromised host (cancer, HIV, transplantation). *The Surgical Clinics of North America*, **85**(6), 1267–82- xi–xii.

Diaz, G. & O'Connor, M., 2011. Cardiovascular and renal complications in patients receiving a solid-organ transplant. *Current Opinion in Critical Care*, **17**(4), 382–9.

Eichler, A., Eiden, U. & Kessler, P., 2000. [AIDS and anesthesia]. *Der Anaesthesist*, **49**(12), 1006–17.

Evron, S. et al., 2004. Human immunodeficiency virus: anesthetic and obstetric considerations. *Anesthesia and Analgesia*, **98**(2), 503–11.

Feltracco, P. et al., 2011. Anesthetic considerations for nontransplant procedures in lung transplant patients. *Journal of Clinical Anesthesia*, **23**(6), 508–16.

Flexner, C. & Saag, M., 2013. The antiretroviral drug pipeline: prospects and implications for future treatment research. *Current Opinion in HIV and AIDS*, **8**(6), 572–8.

Floyd, J. et al., 2006. Hepatotoxicity of chemotherapy. *Seminars in Oncology*, **33**(1), 50–67.

Gronwald, C., Vowinkel, T. & Hahnenkamp, K., 2011. Regional anesthetic procedures in immunosuppressed patients: risk of infection. *Current Opinion in Anaesthesiology*, **24**(6), 698–704.

Halloran, P. F., 2004. Immunosuppressive drugs for kidney transplantation. *New England Journal of Medicine*, **351**(26), 2715–29.

Hammel, L., Sebranek, J. & Hevesi, Z., 2010. The anesthetic management of adult patients with organ transplants undergoing nontransplant surgery. *Advances in Anesthesia*.

Hannaman, M. J. & Ertl, M. J., 2013. Patients with immunodeficiency. *The Medical Clinics of North America*, **97**(6), 1139–59.

Hoffman, R. M. & Currier, J. S., 2007. Management of antiretroviral treatment-related complications. *Infectious Disease Clinics of North America*, **21**(1), 103–32- ix.

Horberg, M. A. et al., 2006. Surgical outcomes in human immunodeficiency virus-infected patients in the era of highly active antiretroviral therapy. *Archives of Surgery (Chicago, Ill.: 1960)*, **141**(12), 1238–45.

Huettemann, E. & Sakka, S. G., 2005. Anaesthesia and anti-cancer chemotherapeutic drugs. *Current Opinion in Anaesthesiology*, **18**(3), 307–14.

Ingrassia, T. S. et al., 1991. Oxygen-exacerbated bleomycin pulmonary toxicity. *Mayo Clinic Proceedings*, **66**(2), 173–8.

Jemal, A. et al., 2011. Global cancer statistics. *CA: A Cancer Journal for Clinicians*, **61**(2), 69–90.

Kostopanagiotou, G. et al., 1999. Anesthetic and perioperative management of adult transplant recipients in nontransplant surgery. *Anesthesia and Analgesia*, **89**(3), 613–22.

Kostopanagiotou, G. et al., 2003. Anaesthetic and perioperative management of paediatric organ recipients in nontransplant surgery. *Paediatric Anaesthesia*, **13**(9), 754–63.

Kotloff, R. M. & Thabut, G., 2011. Lung transplantation. *American Journal of Respiratory and Critical Care Medicine*, **184**(2), 159–71.

Kremer, L. C. et al., 2001. Anthracycline-induced clinical heart failure in a cohort of 607 children: long-term follow-up study. *Journal of Clinical Oncology: Official Journal of the American Society of Clinical Oncology*, **19**(1), 191–6.

Kuczkowski, K. M., 2003. Human immunodeficiency virus in the parturient. *Journal of Clinical Anesthesia*, **15**(3), 224–33.

Kurosawa, S. & Kato, M., 2008. Anesthetics, immune cells, and immune responses. *Journal of Anesthesia*, **22**(3), 263–77.

Leelanukrom, R., 2009. Anaesthetic considerations of the HIV-infected patients. *Current Opinion in Anaesthesiology*, **22**(3), 412–18.

Littlewood, K. E., 2008. The immunocompromised adult patient and surgery. *Best Practice & Research Clinical Anaesthesiology*, **22**(3), 585–609.

Lund, L. H. et al., 2014. The registry of the International Society for Heart and Lung Transplantation: thirty-first official adult heart transplant report–2014; focus theme: retransplantation. *The Journal of Heart and Lung Transplantation: The Official Publication of the International Society for Heart Transplantation*, **33**(10), 996–1008.

Marzoa, R. et al., 2007. Late noncardiac surgery in heart transplant patients. *Transplantation Proceedings*, **39**(7), 2382–4.

Mudido, P. M. et al., 1996. Human immunodeficiency virus type 1 activation after blood transfusion. *Transfusion*, **36**(10), 860–5.

Nieuwkerk, P. T. et al., 2007. Quality of life after starting highly active antiretroviral therapy for chronic HIV-1 infection at different CD4 cell counts. *Journal of Acquired Immune Deficiency Syndromes (1999)*, **45**(5), 600–1.

Olkkola, K. T., Palkama, V. J. & Neuvonen, P. J., 1999. Ritonavir's role in reducing fentanyl clearance and prolonging its half-life. *Anesthesiology*, **91**(3), 681–5.

Pham, T. V. & Torres, M., 2015. Human immunodeficiency virus infection–related heart disease. *Emergency Medicine Clinics of North America*, **33**(3), 613–22.

Pugach, P. et al., 2008. Neutralizing antibody and anti-retroviral drug sensitivities of HIV-1 isolates resistant to small molecule CCR5 inhibitors. *Virology*, **377**(2), 401–7.

Scheffert, J. L. & Raza, K., 2014. Immunosuppression in lung transplantation. *Journal of Thoracic Disease*, **6**(8), 1039–53.

Shaw, S. M. & Williams, S. G., 2006. Is brain natriuretic peptide clinically useful after cardiac transplantation? *The Journal of Heart and Lung Transplantation: The Official Publication of the International Society for Heart Transplantation*, **25**(12), 1396–1401.

Söderlund, C. & Rådegran, G., 2015. Immunosuppressive therapies after heart transplantation – The balance between under- and over-immunosuppression. *Transplantation Reviews (Orlando, Fla.)*.

Tom, D. J. et al., 1992. Epidural blood patch in the HIV-positive patient. Review of clinical experience. San Diego HIV Neurobehavioral Research Center.

Anesthesiology, **76**(6), 943–7.

Valentine, E. et al., 2013. Clinical update in liver transplantation. *Journal of Cardiothoracic and Vascular Anesthesia*, **27**(4), 809–15.

Wensing, A. M. J., Van Maarseveen, N. M. & Nijhuis, M., 2010. Fifteen years of HIV protease inhibitors: raising the barrier to resistance. *Antiviral Research*, **85**(1), 59–74.

Wiseman, S. M. et al., 2012. Factors predictive of 30-day postoperative mortality in HIV/AIDS patients in the era of highly active antiretroviral therapy. *Annals of Surgery*, **256**(1), 170–6.

Yancy, C. W. et al., 2013. 2013 ACCF/AHA guideline for the management of heart failure: a report of the American College of Cardiology Foundation/American Heart Association Task Force on Practice Guidelines. *JAC*, **62**(16), e147–e239.

Yong, S. L., Coulthard, P. & Wrzosek, A., 2012. Supplemental perioperative steroids for surgical patients with adrenal insufficiency. *Cochrane Database of Systematic Reviews (Online)*, **12**, p.CD005367.

Yusen, R. D. et al., 2014. The registry of the International Society for Heart and Lung Transplantation: thirty-first adult lung and heart-lung transplant report–2014; focus theme: retransplantation. *The Journal of Heart and Lung Transplantation: The Official Publication of the International Society for Heart Transplantation*, **33**(10), 1009–24.

第 14 章
虚弱

David J. H. Shipway, Lisa A. Nolan

要点

- 在老龄化手术群体中,虚弱者越来越普遍。
- 虚弱与手术预后不良密切相关，相较于年龄本身而言，它可能是一个更好的预测术后死亡率和并发症的指标。
- 目前为止，临床上仍然很难定义和量化虚弱。
- 随着临床实践中测量虚弱严重程度的工具出现,虚弱的定义已经有了一定发展。
- 虚弱综合征的病因尚存在争议，但很可能是多因素的。
- 已经证实临床干预措施可以治疗和逆转虚弱综合征的部分症状。
- 以治疗虚弱综合征为目标的多种干预,如运动、康复锻炼、营养优化和医疗干预等可能改善手术预后。

引言

许多有经验的临床医生在看到虚弱症状时能立刻诊断。几个世纪以来,虚弱主要用于描述老龄人群,但近年来随着对该临床状况认知的深入,我们需要将其作为一个独立的临床事件去定义、量化和研究 (Fried 等,2001; Rockwood 等,2005)。

相对年轻患者而言，老年患者手术预后更差,这一点已得到公认。然而,越来越多的证据表明,在决定手术预后方面,虚弱可能比年龄更为重要。生物年龄和实际年龄并不总是对等的,在个体老化的进程中,其变化率是多样性的。专业经验告诉我们,一位 85 岁高龄的马拉松运动员很有可能比一位 70 岁的虚弱者更能耐受手术。然而,由于虚弱的范围非常广，患者是否存在虚弱及其虚弱的严重程度难以确认。

在本章,我们将回顾虚弱在预测手术风险中的作用。我们也将提供一个简要的关于识别和量化虚弱的现有工具和度量的概述。最后,我们将总结目前关于改变和逆转虚弱综合征的证据基础。

虚弱为何对手术患者很重要

虚弱越来越常见

退行性和肿瘤性疾病与年龄密切相关,因此预期发病率会增加。老年人越来越希望能获得金标准的治疗，这在很多情况下需要手术。因此,近年来外科患者的平均年龄增加也就不足为奇了。目前在美国,超过 50%的手术是针对 65 岁以上的患者进行的(Kim 等,2014)。到

2039 年，英国人口项目预计 85 岁及以上人口将增加 50%(ONS,2015)。65 岁以上的社区居民中有 10%可被认为身体虚弱。在 80 岁以上的社区居民中，这一比例增加到 50%(BGS,2014)。外科疾病本身就容易导致虚弱，因此在老年外科患者中虚弱的患病率通常为 30%~40%(Chen 等,2015)。在特定的急诊外科人群中，这一比例通常更高。

虚弱是预测外科手术预后的重要指标

众所周知，与年轻患者相比，老年患者术后并发症、死亡率和器官功能减退的发生率更高(Partridge 等,2012;Robinson 等,2013)。这可能与患者和医疗保健系统等因素有关，这些因素具有协同作用。合并症随着年龄的增长而增加。毫无疑问，年龄是一个重要的危险因素。然而，人们越来越认识到，虚弱是一种导致手术预后不良的强大、独立危险因素。它甚至可能会比年龄单独预测手术不良后果更好(Joseph 等,2014)。

与体质较好的患者相比，体弱多病的手术患者术后死亡率升高，术后并发症风险明显增加，住院时间延长，复杂出院的风险增加(Kim 等,2014)。

评估虚弱的原因

术前虚弱筛查正逐渐成为主流。

1.风险分级

显然，手术风险不仅与特殊合并症有关，而且年龄本身并非是一个强有力的独立风险因素。虚弱的存在与否是预测外科手术远期疗效的重要因素，包括术后认知障碍、器官功能减退和独立性丧失(Rowe 等,2014)。随着医疗法律的不断健全，了解患者和家属对手术的期望，让他们完全知情同意是至关重要的。

2.医疗优化与康复

虚弱是由许多部分组成的复杂实体。对该综合征的筛查揭示了许多可能易于优化的因素。越来越多的证据表明，这可能会降低虚弱老年患者的手术风险 (O'Dohert 等,2013;Gillis 等,2014)。随着证据的进展，似乎可以通过选择高危患者并将其纳入术前优化方案来改善临床结果。

然而，并非所有的老年患者都是虚弱的，对虚弱的治疗可能需要大量的资源。为了解决术前虚弱问题，我们需要有效的策略来识别并对易受伤患者进行针对性的干预。

如何定义虚弱

远离“床尾评估”

外科医生和麻醉医生总是下意识地评估患者的虚弱程度，但传统上来讲，这是多年经验磨炼出来的一种潜在的直觉。经验丰富的临床医生也许能够在此基础上准确地识别出虚弱，但“床尾方法”是高度主观的。尽管没有经验的医生也很容易区分极度虚弱和强壮的个体，但虚弱是一个范围，在评估者之间对虚弱的诊断具有较大的差异性。

最终，虚弱可以被认为是一系列器官系统的生理储备减少的综合征，导致虚弱的个体在受到外部压力时发生生理失代偿(图 14.1)。

虚弱的表型

对于虚弱的普遍定义和诊断标准尚未达成一致意见。第一个被提出的模型是虚弱的表型，正如 Fried 和同事(2001)所描述的那样，它来源于心血管健康研究。该模型认为虚弱是由下面三个或三个以上特征定义的多元实体：

a.自述的疲惫(关于精力和活动相关的问

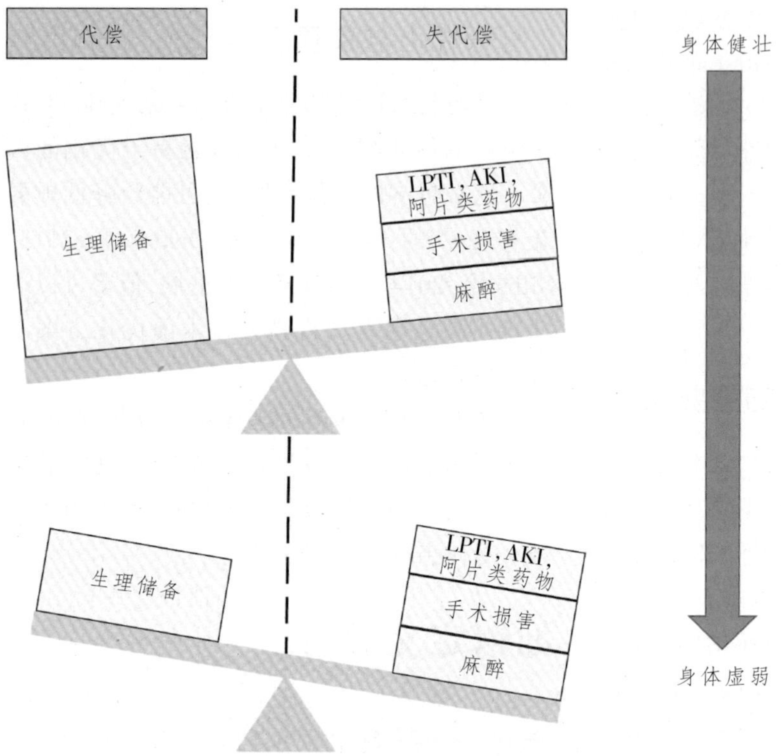

注：LPTI，下呼吸道感染；AKI，急性肾损伤。

图 14.1 生理储备对外界应激反应的影响。

卷调查)；

b.握力不足；

c.非主观减肥(较去年体重减少>5%)；

d.步态缓慢[步行 15 英尺(约 4.6 米)超过 6 秒]；

e.体力活动水平低(每周能量消耗第五分位：男性<383kcal；女性<270kcal)(1kcal=1.4868kJ)。

如观察到患者有三种或三种以上的表现则其发生虚弱相关结果的风险增加，包括活动能力下降、跌倒、日常生活依赖，住院和死亡(Partridge 等，2012)。有人认为，这些问题可能由生理功能不全所致，其特征是去分化、骨骼肌衰老、平衡紊乱、骨质疏松和营养不良(Topinkova 等，2008)。其中许多参数很容易识别。通过一个可测量的变量，它们就可以提供按时间监测的信息。

然而，如此简单的虚弱模型也有其局限性。有人批判道，首先，这些表型排除了一些重要的特征，如认知功能障碍和身体机能。这在直觉上似乎与我们对虚弱的理解紧密相关，我们认为虚弱是一种生理（尤其是神经生理)储备减少的综合征。其次，特定的医学状况，特别是帕金森病、脑卒中等中枢神经退行性疾病，其特点是步态障碍、体弱、活动量低。根据表型标准，我们很容易看出，一个我们原本不考虑生理上虚弱的患者是如何突然变得虚弱的。

虚弱指数

对这些担忧的回应可以从 Rockwood 描述的虚弱指数的演变中得到答案，即“累积缺陷模型”(2005)。这个虚弱模型考虑的参数范围广泛而多样(总共 70 个)，包括一系列医学和社会心理因素。这些因素的累积会反映个人的整体虚弱程度。个体累积这些缺陷的精确程度允许计算出一个从 0 到 1 的虚弱指数。0.25 表示在流行病学上与不良虚弱结局相关。因此，0.25 可以被认为是一个界定虚弱的分界点，尽管风险与整体得分密切相关。指数模型包含了各种各样的因素，因此它们的广度可以证明其是一个有用的筛选工具。然而，某些版本的虚弱性指数有多达 92 个可能的缺陷。虽然这在研究中可能是可行的，但是对这种指数的实际应用存在着担忧，随后的改进仅包括最强有力的预后参数（BGS，2014；Jones 等，2005）。

如何在临床实践中评估虚弱

在临床实践中，利用虚弱的表型或指数来评估虚弱是一项烦琐的工作，这促使了为临床实践而设计的改良量表和工具的开发。文献也支持使用多个与虚弱密切相关的指标（如握力），这些指标已被用作测量虚弱的替代指标。尽管如此，严格来说这些指标并不能代表虚弱本身。

使用什么工具

目前尚缺乏足够证据证明在术前使用哪一种工具用于明确定义虚弱是最好的。不过，也出现了一些有前景的工具。选择何种最佳的术前虚弱测量工具取决于许多因素。某些工具已被证实能更准确反映虚弱人群的不良预后，尽管并非所有工具都在手术人群中进行过研究。根据计划手术的性质，以及信息是否纯粹用于风险评估，或作为个性化康复计划的补充，也存在差异。

最近的发展表明，肌肉衰老的测量作为预测不良手术结果的指标有潜在作用。计算机断层扫描（computed tomography，CT）结合分析形态学软件可以确定骨骼肌的质量。CT 扫描得到的数据已经将骨骼肌相关参数与外科手术的预后联系起来，包括接受腹部、移植和血管手术的患者的生存率、并发症和费用（Friedman 等，2015）。对于需要行 CT 成像进行分期或手术计划的患者，这很有吸引力。但由于其成本和辐射较高，对其他患者而言并无吸引力。

一个更简单的方法是应用可以在门诊测量的基本生理参数，包括步态速度、计时走和握力，所有这些都已证实与总体虚弱评分有良好相关性。然而，在一些特殊手术中（如骨科）有一定局限性，由于其主要的病理改变可能会选择性地影响替代指标，从而不能识别出真正虚弱个体。

经证实，埃德蒙顿体弱量表（edmonton frail scale，EFS）与混合手术人群的术后死亡率和并发症相关联（Dasgupta 等，2009）。该量表来源于一个简短的虚弱指数，并能筛选出许多领域的虚弱性，这些领域已被证明是虚弱的关键组成部分。EFS 已被证明可快速、简单地完成，并且几乎不需要专业培训。它在评估者之间具有良好的可靠性，并且已经进行了外科队列研究，这使其成为为数不多经过临床验证的工具之一（表 14.1）。

现有的数据直接将 EFS 评分与手术结果联系起来。若手术患者的 EFS 评分>8，其术后死亡率、并发症发生率和出院后前往家以外的机构的概率均有升高。接受血管手术的患者，若 EFS 评分> 6.5，可预测患者住院时间>12天，术后感染率升高、术后并发症或器官功能不全发生率增加（Dasgupta 等，2009；Partridge 等，2015）。

在美国，约翰·霍普金斯体弱评估工具已被纳入手术队列研究。这个评估一般可以在 10 分钟内完成，但需要使用手持式测力计，这可能会限制其在临床上更为广泛的应用。患者按 5 个参数进行评分，每个参数的等分加权得分最多为 5 分：

- 体重下降(较去年减少 10 磅，约 4.536kg)。
- 力量不足（由手持测力计决定）。
- 体力活动水平低下。
- 步态缓慢。

表 14.1 埃德蒙顿体弱量表

领域	项目	0 分	1 分	2 分
认知功能	画钟试验	无错误	轻微间隔	其他
整体健康状态	过去 12 个月入院次数	0	1~2	>2
	如何从整体上描述你的健康	好	一般	差
功能依赖	以下哪几项需要帮助(膳食准备、购物、交通、打电话、家政、洗衣、金钱管理、吃药)	0~1	2~4	5~8
社会支持	当需要帮助时,你是否可以依靠愿意并且能够满足你需求的人?	总是	有时	从不
药物使用	你是否常规服用 5 种或更多的药物?	不	是	
	你是否会忘记服药?	不	是	
营养	你最近有没有因为体重减少而感觉衣服变得宽松?	不	是	
情绪	你经常感到难过或沮丧吗?	不	是	
自制	当你不想小便时有控制不住自己的情况吗?	不	是	
功能性能	起立行走试验(TUG)	0~10s	10~20s	>20s 不愿或要求帮助
总分 17 分(易受伤害 5~6,虚弱>7)				

• 精神疲惫。

患者得分为 4 分或 4 分以上,则被认定为身体虚弱,2~3 分为中度虚弱。当应用于择期手术入院患者时,使用该量表评估为虚弱的患者术后并发症风险更高。与术后非体弱患者相比,体弱患者的住院时间延长 3.5 天,术后并发症增加 1 倍以上,出院时的机构化护理增加了 14 倍(Makary 等,2010)。

在临床实践中使用哪种工具将取决于特定的外科环境,并可能随着新证据的出现而发展。可提供多个优化目标的虚弱评估工具是一个优势,在临床实践中,我们发现 EFS 更能满足我们目前的需求。未来的虚弱筛查可通过编码人群初级保健数据来实现,尽管目前还尚未实现(Clegg 等,2013)。

人们变虚弱的原因

在考虑我们如何治疗虚弱综合征之前,重要的是考虑一下老年人为什么会变得虚弱。

导致虚弱的潜在病理生理可能是衰老过程失调,在加速老化和发病的病理状态下,体内平衡功能衰竭。这种生理储备的丧失导致对应激的反应不足。体弱的老年人对相对较小的生理应激有轻微的反应。"老年巨人"是一组表现为不稳定、不能活动、跌倒、大小便失禁和谵妄的老年人,这反映了虚弱老年人身上复杂神经生理功能的崩溃。这种崩溃通常是由生理压力引起的。医学生早就认识到,低级别感染,如 UTI,可以产生这种效果,但外科手术和麻醉药物的炎症反应也会产生这种效果。

但是,目前尚不清楚哪些过程会导致生理储备功能的缺失和随之而来的虚弱状态。Rowe 及同事(2014)指出:细胞凋亡、衰老、修复、炎症和免疫激活都被认为是导致这种衰退的途径。其他关于衰老及虚弱与内分泌相关的理论已经在虚弱患者身上得以证实,尤其是少肌症患者。这些关联包括低 IGF-1,低肾上腺

DHEA-S，午后高皮质醇水平和低 25(OH)D。从代谢的角度来看，衰老的线粒体和肾素-血管紧张素-醛固酮轴的改变是有关联的。虚弱的其他促成因素包括自主调节功能丧失和老化过程中的免疫系统的改变，如炎症细胞因子水平增加和凝血因子的改变(Walston 等,2016)。这是当前研究非常活跃的领域，其中许多观察到的与虚弱相关的因素已被作为改善虚弱的靶点(表 14.2)。

如何治疗虚弱

纵向研究发现，并非所有体弱的人都向着更严重的虚弱或死亡方向发展：一小部分人随着时间的推移会自然而然地变得不那么虚弱。研究表明，虚弱可能是可逆的，而特定的干预措施可能会促进这一过程。虽然尚没有明确解决整体虚弱问题的证据基础，但是有确凿的证据表明可以治疗虚弱综合征的每个组成部分。在更广泛的研究解决这个重要问题之前，对虚弱的干预措施最好针对虚弱的单个组成部分或虚弱的结果。下面将讨论干预的共同目标。

运动

运动被公认为具有多种广泛的健康益处，包括对体弱者，虚弱开始的时间和进程都会由于运动而延迟(Peterson 等,2019)。步态速度通常用作虚弱的替代测量，经证实提高步态速度可提高生存率。众所周知，对于住在疗养院的虚弱患者，阻力训练可改善患者的肌肉质量，步态速度和运动耐量。中等至高强度的锻炼计划可以改善器官功能，预防残疾的累积。"运动对肥胖虚弱患者的影响"这一研究发现，运动不仅可以改善体质，还可以逆转虚弱(Villareal 等,2006)。

表 14.2 虚弱与内分泌及炎症的关系

内分泌	炎症
低性激素结合球蛋白	CRP 升高
低肾上腺 DHEA-S	IL-6 升高
低维生素 D	WCC(和单核细胞)升高
高皮质醇	TNF 升高

注：CRP，C 反应蛋白；DHEA，脱氢表雄酮；IL，白细胞介素；WCC，白细胞计数；TNF，肿瘤坏死因子。

目前，临床工作者在老年外科虚弱患者的术前评估和优化中，运动能力越来越受重视。患者麻醉文献早已认识到无氧阈值和最大耗氧量对手术结果的预测作用。康复计划可以改善心肺功能的这些参数，早期数据表明这可能会导致住院时间缩短和关键资源使用减少(O'Doherty 等,2013)。目前数据有限，关于改善不同手术人群预后所需的运动程度、类型和强度均不确定。

营养

大多数评估虚弱患者营养优化的研究使用了体重减轻或握力作为结果衡量指标。虽然并不完全与虚弱对等，但它们是虚弱表型的关键组成部分。Meta 分析证据支持对体弱老年人进行口服营养补充并辅以营养学建议。除了体重增加外，在社区人群中也观察到对全因死亡率有轻微的益处。

许多衰老结局事件与虚弱有关，如住院率和死亡率增加，都与低蛋白摄入密切相关。这些观察结果有助于指导体弱老年人每日蛋白摄入量的修正。对可能受蛋白质代谢影响而加速衰老的老年人来说，是否精确推荐每日蛋白质摄入量是一个有争论的问题。

在围术期，营养障碍与手术预后不良明显有关。高危人群的术前营养可以减少手术并发症，缩短住院时间(Schiesser 等,2009)。现在有指南支持受损个体的术前营养，包括在极端情况下可能需要因口服、肠内或肠胃外营养而推迟手术(Weimann 等,2006)。

其他通过营养改善虚弱的途径可能会关

注贫血。众所周知，贫血会导致疲劳（虚弱表型的另一个关键组成部分）。指南共识建议在手术前补铁、叶酸和维生素 B_{12}，尽管这对虚弱本身的影响还没有研究。然而，术前纠正贫血已被证明可降低发病率和死亡率（Goodnough 等，2011）。

激素

多种内分泌因子与虚弱存在多种联系。在一些试验中，已经尝试对这些观察到的缺陷进行治疗。例如，为体弱的老年男性补充睾酮，已经被证实可以成功改善这一类人群的力量和肌肉质量。然而，结果并不一致，且不良反应的发生阻碍其广泛应用。生长激素和外源性类固醇前体也没有显示出任何效果（Walston 等，2016）。

维生素 D

补充维生素 D 可能在将来更广泛地治疗虚弱方面发挥作用。其在肌肉功能和稳定性方面有着公认的作用，并已在大规模研究中显示其能减少虚弱老年人跌倒的发生。跌倒通常被认为是虚弱的一个标志，也是机体老化的表现之一。

低血清维生素 D 与虚弱密切相关，替代研究已证实可改善虚弱的替代指标，如肌肉萎缩。预计这有助于改进虚弱的组成部分，如握力和步态速度，虽然直接试验证据显示虚弱本身的逆转并非如此。

其他药物

醋酸甲孕二醇等食欲兴奋剂已用于癌症患者和疗养院的虚弱人群。这些特定人群的 Meta 分析数据证明其可改善食欲，使体重增加，并改善生活质量，因此它们可能在未来治疗虚弱患者营养支持方面发挥作用。然而，它们可能与充血性心力衰竭中的液体潴留有关。虽然目前还没有获得支持其广泛应用的有利证据，但在特定患者中，特别是患有厌食症的外科癌症患者，这药物类的使用可能是合理的（Berenstein 等，2005）。

针对虚弱的其他药物干预包括治疗严重抑郁症。虽然这不是虚弱表型的一部分，但它是虚弱指数的一个组成部分，并且它是影响手术预后的独立因素。选择性 5 羟色胺再摄取抑制剂（selective serotonin reuptake inhibitors，SSRI）可增加围术期出血风险，因此在考虑治疗抑郁症的情况下，推荐虚弱患者使用另一类抗抑郁药（Gartner 等，2010）。

老年综合评估

通过对不同治疗方法的讨论，我们可以清楚地看到，虚弱是一个具有多个组成部分的异质性实体，其病原学尚不清楚。越来越明显的是，没有一种单一的治疗干预能够成功地减弱或逆转这一过程。有证据表明，未来的治疗方案，尤其是围术期治疗，需要纳入一系列个体化治疗方案（Cameron 等，2013；Singh 等，2015）。

综合老年评估（comprehensive geriatric assessment，CGA）是一个针对患者个体化评估、优化合并症、药物评估，以及营养、功能、社会支持、心理评估、判断认知状态的综合评估过程。因此，其专门针对虚弱的许多组成部分，并被英国老年医学会采用，作为治疗虚弱的金标准。实验表明，有针对性的 CGA 可以改善自身虚弱和有意义的临床结果，但目前来自围术期的证据有限。尽管如此，现在术前采用 CGA 型方法评估老年外科患者得到了美国外科医师学会和美国老年病学会的认可，未来围术期处理可能将与此模型保持一致。

小结

虚弱是衰老过程中常见的结局，可能具有复杂的病因学，目前尚未充分了解。虚弱被认为是手术预后不良的一个重要独立危险因素，并且随着越来越多虚弱的老年患者接受手术，它将变得越来越重要。尽管逆转虚弱的干预措施尚未得到广泛研究，但早期证据表明，它们有可能改善虚弱本身，并降低手术和麻醉风险。

现在，国际专家组织建议，对于接受手术的老年人，应将虚弱筛查纳入标准的术前评估。虽然目前缺乏强有力的证据来规定术前的具体干预措施，但未来的治疗途径可能会侧重针对虚弱综合征各组成部分的个性化多成分康复计划。通过 CGA 将更有可能实现个性化的围术期护理。这是老年医学中已经建立的使用工具，同时要求老年科医生和麻醉医生术前进行更密切的合作。

（黄艰 译　甯交琳 审校）

参考文献

Association of Anaesthetists of Great Britain and Ireland. (2014). Peri-operative care of the elderly. *Anaesthesia*, **69** (Suppl. 1), 81–98. Available from: www.aagbi.org/sites/default/files/perioperative_care_of_the_elderly_2014.pdf (accessed 15 September 2016).

Bellal J, Pandit V, Zangbar B et al. (2014). Superiority of frailty over age in predicting outcomes among geriatric trauma patients: a prospective analysis. *JAMA Surg*, **149**(8), 766–72.

Berenstein EG, Ortiz Z. (2005). Megestrol acetate for the treatment of anorexia-cachexia syndrome. *Cochrane Database Syst Rev*.

Borst SE and Mulligan T. (2007). Testosterone replacement therapy for older men. *Clin Interv Aging*. **2**(4), 561–6.

British Geriatric Society. (2014). Fit for Frailty – consensus best practice guidance for the care of older people living in community and outpatient settings. Available from: www.bgs.org.uk/campaigns/fff/fff_full.pdf (accessed 15 September 2016).

Cameron et al. (2013). A multifactorial interdisciplinary intervention reduces frailty in older people: randomised trial. *BMC Medicine*, **11**, 65. Available from: www.biomedcentral.com/1741-7015/11/65 (accessed 15 September 2016).

Chen et al. (2015). Screening for frailty phenotype with objectively measured physical activity in a west Japanese suburban community: evidence from the Sasaguri Genkimon Study. *BMC Geriatrics*, **15**, 36. Available from: http://bmcgeriatr.biomedcentral.com/articles/10.1186/s12877-015-0037-9#Sec1 (accessed 15 September 2016).

Chow et al. (2012). ACS NSQIP/AGS best practice guidelines: optimal preoperative assessment of the geriatric surgical patient. Available from: www.facs.org/~/media/files/quality%20programs/nsqip/acsnsqipagsgeriatric2012guidelines.ashx (accessed 15 September 2016).

Clegg et al. (2013). Frailty in older people. *Lancet*, **381** (9868), 752–62.

Dasgupta et al. (2009). Frailty is associated with postoperative complications in older adults with medical problems. *Arch Geront Geriatr*, **48**(1), 78–83.

Dodds C, Foo I, Jones K, et al. (2013). Peri-operative care of elderly patients – an urgent need for change. A consensus statement to provide guidance for specialist and non-specialist anaesthetists. *Perioperative Medicine*, **2**, 6.

Fried LP, Tangen CM, Walston J, et al. (2001). Frailty in older adults: evidence for a phenotype. *Journal of Gerontology Medical Sciences*, **56**a(3), M146–M156.

Friedman J, Lussiez A, Sullivan J, et al.(2015) Implications of sarcopenia in major surgery. *Nutr Clin Pract*. **30**(2), 175–9.

Gärtner R, Cronin-Fenton D, Hundborg H, et al. (2010). Use of selective serotonin reuptake inhibitors and risk of re-operation due to post-surgical bleeding in breast cancer patients: a Danish population-based cohort study. *BMC Surgery;* **10**, 3.

Gillis et al. (2014). Prehabilitation versus rehabilitation: a randomised control trial in patients undergoing colorectal resection for cancer. *Anaesthesiology*, **121**(5), 937–47.

Goodnough LT, Maniatis A, Earnshaw P, et al. (2011) Detection, evaluation, and management of preoperative anaemia in the elective orthopaedic surgical patient: NATA guidelines *Br. J. Anaesth*. **106**(1), 13–22.

Jones D, Song X, Mitnitski A, Rockwood K (2005). Evaluation of a frailty index based on a comprehensive geriatric assessment in a population based study of elderly Canadians. *Aging Clin and Exper Res*, 1, **17**(6), 465–71.

Joseph B, Pandit V, Zangbar B, et al. (2014). Superiority of frailty over age in predicting outcomes among geriatric trauma patients: a prospective analysis. *JAMA Surg*. **149**(8), 766–72.

Kim SW et al. (2014). Multidimensional frailty score for the prediction of postoperative mortality risk. *JAMA Surg*, **149** (7), 633–40.

Makary et al. (2010). Frailty and surgical outcomes. *J Am Coll Surg*. **(6)**, 901–8.

NHS England. (2014). Safe, compassionate care for frail older people using an integrated pathway: practical guidance for commissioners, providers and nursing, medical and allied health professional leaders. Available from: www.england.nhs.uk/wp-content/uploads/2014/02/safe-comp-care.pdf (accessed 15 September 2016).

O'Doherty et al. (2013). Preoperative aerobic exercise training in elective intra-cavity surgery: a systematic review. *Br. J. Anaesth*. **5**, 679–89.

Office for National Statistics. (2015). National population projections: 2014-based statistical bulletin. Available from: www.ons.gov.uk/peoplepopulationandcommunity/populationandmigration/populationprojections/bulletins/nationalpopulationprojections/2015-10-29 (accessed 15 September 2016).

Partridge JS, Fuller M, Harari et al. (2015). Frailty and poor functional status are common in arterial vascular surgical patients and affect post operative outcomes. *Int J Surg*. **18**, 57–63.

Partridge JSL, Harari D, Dhesi JK (2012). Frailty in the older surgical patient: a review. *Age and Ageing*, **41**, 142–7.

Peterson et al. (2009). Physical activity as a preventative factor for frailty: The Health, Aging, and Body Composition Study. *J Gerontol A Biol Sci Med*, Vol **64A**(1), 61–8.

Revenig LM, et al. (2015). Report of a simplified frailty score predictive of short-term postoperative morbidity and mortality. *J Am Coll Surg*, **220**(5), 904–11.

Robinson et al. (2013). Simple frailty score predicts post-operative complications across surgical specialties. *Am J Surg*, **206**(4): 544–50.

Rockwood K, Song X, MacKnight C, et al. (2005). A global clinical measure of fitness and frailty in elderly people. *CMAJ*, **173**(5), 489–95.

Rowe, R, Iqbal, J, Murali-Krishnan, R, Sultan, A, Orme, R, Briffa, N, Denvir, M, Gunn, J (2014). Role of frailty assessment in patients undergoing cardiac interventions. *Open Heart*, **1**(1).

Schiesser M, Kirchhoff P, Muller MK, Schafer M, Clavien PA (2009). The correlation of nutrition risk index, nutrition risk score, and bioimpedance analysis with postoperative complications in patients undergoing gastrointestinal surgery. *Surgery*. May **145** (5), 519–26.

Singh S, Hodgkinson R, Shipway D et al (2015). P-432: Perioperative comprehensive geriatric assessment is associated with reduced inpatient length of stay. *European Geriatric Medicine*, **6**, S148.

Stuck AE, et al.(1999). Risk factors for functional status decline in community-living elderly people: a systematic literature review. *Soc Sci Med*, **48**(4), 445–69.

Topinkova E. (2008). Aging, disability and frailty. *Ann Nutr*, **52** (suppl 1), 6–11.

Villereal et al. (2006). Effect of weight loss and exercise on frailty in obese older adults. *Arch Intern Med*, **166**(8), 860–6.

Walston et al. (2015). Frailty. Available from: www.uptodate.com/contents/frailty (accessed 15 September 2016).

Weimann A, Braga M, Harsanyi L, et al. (2006). ESPEN Guidelines on Enteral Nutrition: surgery including organ transplantation. *Clin Nutr.*, **25**(2), 224–44.

第 15 章 血液病

Ying Ying Peng, James Uprichard

要点

- 择期手术前应完善贫血相关检查并进行治疗。
- 输血只能作为最后手段或在紧急情况下用于纠正贫血。
- 没有明确病因的血液学异常，应尽早请血液科医生会诊，以免延误手术。
- 已明确诊断血液疾病的患者应在术前评估之前尽早请血液科医生会诊。
- 对于接受长期抗凝治疗的患者，需要进行围术期桥联抗凝必要性的评估。
- 对于拒绝输血的患者，建议采用多学科方法。此外，需要清楚地记录患者的意愿及最终决定。

全血细胞计数异常

全血细胞计数(full blood count,FBC)是对血液中循环的细胞的自动评估。评估包括三个部分:红细胞、白细胞和血小板,异常低或异常高的计数可能是疾病的一种表现。

贫血

贫血是一种红细胞数量减少,因而血红蛋白浓度(haemoglobin,Hb)降低的情况。它可广泛地分为小细胞性[平均红细胞体积(mean cell volume,MCV)降低]、正常细胞性(正常 MCV)和大细胞性(高 MCV)贫血。根据世界卫生组织的标准,贫血定义为女性 Hb<120g/L,男性 Hb< 130g/L。术前贫血与术后发病率和死亡率增加相关 (Dunne 等,2002)。患者血液管理(patient blood management,PBM) 是一种以患者为中心和多学科的方法来管理贫血,尽量减少医源性失血和利用对贫血的耐受性,以改善患者的预后。PBM 正在成为术前评估的重要内容,应针对患者术前贫血进行检查、询问和治疗。术前贫血的检查和管理请参考图 15.1。

小细胞性贫血

小细胞性贫血最常见的两种病因是缺铁性贫血和地中海贫血。

缺铁可能是饮食摄入不足、吸收不良或失血的结果。随着储存铁的减少,红细胞体积开始变小、Hb 浓度低,使得红细胞颜色苍白导致血液颜色变淡,最后 Hb 下降。通常可以通过检测血清铁蛋白来诊断缺铁,血清铁蛋白是铁储存的标志。在炎症状态或肝病患者中,铁蛋白可能会出现假性升高,需要测量总铁结合力来诊断。治疗时一般予以补充铁剂,除非出现有症状的贫血或不能延期的手术时可能需要输血。补铁常规采用口服制剂,Hb 会在 3 周内增加 20g/L,但如果患者不耐受、没有反应或需

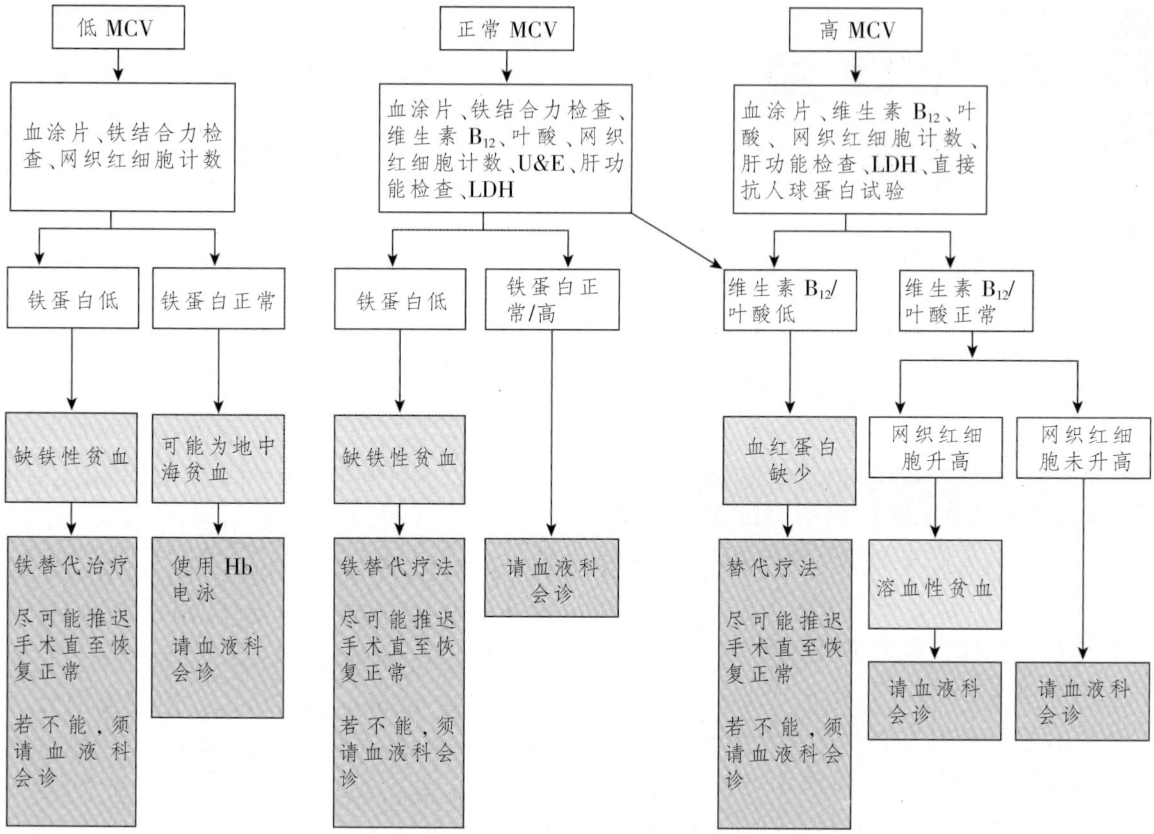

注：MCV，平均红细胞体积；U&E，尿素和电解质；LDH，乳酸脱氢酶；Hb，血红蛋白浓度。

图 15.1　术前贫血的检查与处理。

要更快速地纠正贫血，那么应考虑静脉补铁。静脉补铁和口服补铁在 12 周时升 Hb 的作用相近(Goddard 等，2011)，但是，静脉补铁对 Hb 的改善更快，因此 6 周后 Hb 升高更快(Van Wyck 等，2009)。对于大多数缺铁性贫血患者，一般不使用促红细胞生成素，对于它的使用应请血液科专家会诊以制订个体化方案。

地中海贫血是一种遗传性疾病，其特征是血红蛋白合成异常，最常见的是 α 地中海贫血和 β 地中海贫血。在临床上严重的地中海贫血通常在出生时或幼儿期就被确诊，因此一般不会在术前评估时才发现。对于体内的储存铁充足的患者，若出现小细胞性贫血或非贫血小细胞症时，应考虑地中海贫血，通过血红蛋白电泳来诊断。大多数地中海贫血患者的症状一般不影响手术。

大细胞性贫血

大细胞贫血有许多病因，根据典型的骨髓表现，常分为巨幼红细胞性和非巨幼红细胞性贫血。

维生素 B_{12} 和叶酸缺乏会导致巨细胞贫血，因为这两种都是红细胞成熟所必需的物质。除了大红细胞血症和贫血外，二者严重缺乏还会导致全血细胞减少，并伴有溶血的实验室表现：高胆红素血症和乳酸脱氢酶升高。补充维生素 B_{12} 和叶酸治疗通常会使 Hb 迅速恢复至正常，很少需要输血。

与大细胞贫血相关的药物包括叶酸拮抗剂(如甲氨蝶呤)和抗惊厥剂(如丙戊酸钠)。

网织红细胞(未成熟红细胞)比成熟红细胞大。因此,如果网织红细胞的数量增加,将会出现大红细胞症。网织红细胞增多症可能是由红细胞的快速破坏(溶血)、未使用补血药或出血的恢复过程所致。血涂片检查有助于明确溶血的病因,直接抗人球蛋白试验(direct antiglobulin test,DAT)在自身免疫性溶血时呈阳性。如果怀疑有溶血,应请血液科医生会诊。

在骨髓异常增生综合征(myelodysplastic syndrome,MDS)或骨髓瘤中可发现巨细胞贫血,尤其合并有其他血细胞减少时,血涂片检查有助于诊断,但经常需要骨髓活检才能确诊。如果怀疑有血液病,手术不一定要推迟,当然需要与血液科医生会诊后才能做出决定。

大红细胞症的其他病因包括肝功能障碍、甲状腺功能减退、酗酒和妊娠。

正常细胞性贫血

虽然本病病因很多,但正常细胞性贫血最常见于慢性病贫血(anaemia of chronic disease,ACD)。它可发生在炎症、感染性和恶性疾病中,通常存在红细胞生成素(erythropoietin,EPO)反应不足和机体铁利用力下降(Weiss 和 Goodnough,2005)。通常铁蛋白升高或正常,转铁蛋白降低或正常,总铁结合力降低或正常。相对于贫血的程度,网织红细胞计数和血清 EPO 水平可能更低。ACD 的治疗应包括病因治疗,包括静脉补铁和促红细胞生成素激活剂。如果急需纠正贫血,则应考虑输血。正常细胞性贫血的检查和治疗应由血液科医生指导。

患者血液管理

纠正贫血的最快方法是输血,但是这种方式成本比较高,单位红细胞目前需要花费约 120 英镑(译者注:文中为国外情况)。此外,异体输血可能有严重的副作用,如输血相关的循环超负荷和输血反应。术前贫血可增加患者死亡率、发病率和住院时间(Shander 等,2012)。与此同时,越来越多的证据表明,术前使用红细胞输注纠正贫血可能同样会导致这种发病率和死亡率的增加(Shander 等,2012)。因此,显然需要其他方法来治疗贫血。

PBM 是一种多学科、循证和个体化的治疗方法,以优化对可能需要输血的患者的管理,同时关注寻找合适的输血时机及正确合理地使用血制品。

在外科患者中,治疗措施包括术前治疗贫血和止血、术中管理(如血液回收),以及术后纠正贫血和止血。因此,尽早发现贫血是至关重要的,以确保有足够的时间纠正患者术前贫血及制订合适的围术期管理方案。

红细胞增多症

红细胞增多症是指血液中红细胞浓度较高的状态,英国血液病学标准委员会(British Committee for Standards in Haematology,BCSH)将红细胞增多症定义为持续升高的血细胞计数(haematocrit,Hct):女性 >0.48,男性 >0.52 (McMullin 等,2005)。

Hct 升高通常是由采样方式或血液浓缩所致(即脱水),这并不代表红细胞数量真正的增加。

真正的红细胞增多症需要进一步检查,当然,当男性 Hct>0.6 或女性 Hct>0.56 时需要紧急处理。红细胞增多症可以是原发性的,也可以是继发性的。

原发性红细胞增多症(真性红细胞增多症)是一种骨髓增生性肿瘤(myeloproliferative neoplasm,MPN),由于骨髓中红细胞前体病变导致红细胞的过度生成。在原发性红细胞增多症中,可能伴有血小板和(或)白细胞的升高。

继发性红细胞增多症是由于促红细胞生成素的增加。这可能是生理性的,如慢性肺部疾病患者。非生理原因包括促红细胞生成素分泌性肾肿瘤和促蛋白合成甾类药物的使用。

Hct 升高与血栓形成有关（McMullin 等，2005）。此外，原发性红细胞增多症中极高的 Hct 可导致外科患者相关并发症的发病率和死亡率增加(Wasserman 和 Gilbert,1964)。因此,血液科医生应决定是否有必要进行静脉放血疗法。Hct 的控制目标应根据红细胞增多症的病因和围术期出血的风险来决定。

血小板增多症

血小板增多症定义为血小板计数大于 $450\times10^9/L$(Harrison 等,2010)。

通常继发于感染、炎症、恶性肿瘤、缺铁或脾功能减退。一旦排除了反应性血小板增多症,检查的目的应该是鉴别克隆性血小板增多症或 MPN，最常见的类型包括真性红细胞增多症、原发性血小板增多症、骨髓纤维化和慢性髓系白血病。

克隆性血小板增多症会使形成血栓的风险升高,并且这种风险会随着年龄的增长而增加。但是当血小板大量增加（$>1000\times10^9/L$)时会增加出血的风险(Bleeker 和 Hogan,2011)。在反应性血小板增多症中,即使是血小板大量增加,血栓形成和出血发生的风险也是较低的(Buss,Stuart 和 Lipscomb,1985)。

反应性血小板增多症通常不需要术前干预。克隆性血小板增多症是否需要术前治疗取决于血小板计数、患者的年龄及血栓形成和出血的风险,建议行血液学检查。

血小板减少症

血小板减少症定义为正常人群中低于正常范围(大约 $150\times10^9/L$)的血小板计数。对于单纯的血小板减少症一般无须做进一步检查,除非血小板计数 $<100\times10^9/L$。

低血小板计数必须通过血涂片检查确认。FBC 样品中含有乙二胺四乙酸（ethylene diamine tetraacetic acid,EDTA)，可以在分析前防止血液凝固,但 EDTA 偶尔会导致血小板聚集,导致检测结果偏低。血涂片检查会显示大的血小板团块,使用柠檬酸盐管重复采样可得到真实的结果。

血小板减少症有许多可能的病因,脾大可引起血小板凝集,导致血小板数量减少。血小板减少可能是由遗传疾病、导致骨髓抑制的药物、酒精滥用、MDS 或白血病引起。许多情况可使血小板的分解增加,从而导致血小板减少症,包括弥散性血管内凝血(disseminated intravascular coagulation,DIC)和免疫破坏。疾病信息收集应包括完整病史的采集和实验室检查(含 D-二聚体水平及纤维蛋白原)、血液学筛查、肝脏生化检查及血涂片检查。

治疗方式取决于血小板减少症的病因,包括服用皮质类固醇、静脉注射免疫球蛋白或输注血小板。不同的有创操作血小板水平的要求不同,如果需要输注血小板,应尽可能在操作前输注,同时需要请血液科医生会诊。

白细胞增多症和白细胞减少症

白细胞增多症指白细胞计数高于正常范围,白细胞减少症则低于正常范围。下面讨论两个主要部分:中性粒细胞和淋巴细胞。

中性粒细胞增多症

中性粒细胞增多症大多数是反应性的(即继发于感染、恶性肿瘤或炎症)。但是,如果是持续性的,且没有明显的继发性原因,则应考虑 MPN。对于 MPN 患者,除非计数很高或其他 FBC 指标异常,否则一般不用延迟手术,但建议请血液科医生会诊。

中性粒细胞减少症

中性粒细胞减少症定义为计数小于 $1.5\times10^9/L$,这个情况较为常见(Gibson 和 Berliner,2014)。良性的家族中性粒细胞减少症是最常见的原因，影响 25%~50% 的非洲黑种人(Haddy,Rana 和 Castro,1999)。中性粒细胞减少症也可继发于自身免疫性疾病和药物治疗。MDS和白血病较为罕见，往往与其他FBC异常有关。

中性粒细胞减少症可导致术后感染和伤口愈合不良，建议请血液科医生会诊。

淋巴细胞增多症

循环淋巴细胞数量随年龄变化，儿童高于成人，成人$>4\times10^9$/L、婴儿$>9\times10^9$/L为异常(Macintyre和Linch，1998)。病因包括病毒感染、吸烟和淋巴增生性疾病。在大多数情况下，手术无须延迟，但也应请血液科医生会诊。

淋巴细胞减少症

淋巴细胞减少症(成人$<1.5\times10^9$/L和儿童的年龄相关性减少)较为常见，特别是老年患者。最常见的原因是近期病毒感染后的短暂下降。其他原因包括艾滋病毒、自身免疫性疾病和药物治疗(如化疗或类皮质激素)。除非出现复发性感染或其他细胞减少，否则无须在术前进一步检查(Brass，McKay和Scott，2014)。

凝血异常

为了识别出出血风险增加的患者，会在术前进行常规凝血检查。但是凝血酶原时间(prothrombin time，PT)和活化部分凝血活酶时间(activated partial thromboplastin time，APTT)不是用来确定没有个人或家庭出血史的患者的出血风险，而是用来检查血友病患者或其他凝血因子缺乏患者。非经选择性凝血检查不能很好地预测出血风险(Chee等，2008)。不加选择地做这些检查可能导致更多不必要的检查且延误手术。

接受手术的患者应该有完整的出血史记录，重点是既往止血困难、家族史、目前的药物治疗及与凝血相关的疾病，如肝病。虽然最近的研究结果不支持对无出血史的患者进行常规凝血检查(Chee等，2008；Van Veen，Spahn和Makris，2011)，但是关于出血并发症(如神经外科)的高发病率和死亡率的手术数据有限。因此，就术前是否做凝血检查必须遵循当地和国家的相关指南。

单纯凝血酶原时间延长

通常由香豆素类(如华法林)的使用或维生素K缺乏所致，其他原因包括肝病、直接口服抗凝剂(direct oral anticoagulants，DOAC)，以及罕见的Ⅶ因子缺乏症。因子Ⅹ、Ⅴ、Ⅱ和纤维蛋白原的缺乏可以延长PT，但这些因子参与凝血共同通路，缺乏通常会导致APTT也延长。

当患者服用香豆素类抗凝剂时，PT的结果(以秒为单位)会根据实验室试剂(凝血活酶)的敏感性而变化。国际标准化比值(international normalised ratio，INR)是为了使实验室之间的结果标准化而设计的，这样INR结果就具有可比性。每一个凝血活酶都有一个国际标准灵敏度指数(international sensitivity index，ISI)。INR的计算方法是将患者的PT除以对照组PT(即人口的对数平均正态PT)的ISI次方。INR仅用于评估香豆素的抗凝作用，不用于研究其他原因所致的PT延长。

单纯活化凝血酶原时间延长

常见的原因包括未分离的肝素(unfractionated heparin，UFH)、狼疮抗凝物(lupus anticoagulant，LA)、低分子量肝素(low molecular weight heparin，LMWH)和DOAC。凝血因子Ⅷ、Ⅸ、Ⅺ缺乏会导致APTT延长。血管性血友病(von Willebrand disease，VWD)与因子Ⅷ水平低相关，从而延长APTT。较为罕见的，交联因子缺乏也会导致单纯的APTT延长，包括Ⅻ因子、高分子量激肽原(high molecular weight kininogen，HMWK)和激肽释放素(prekallikrein，PK)。交联因子缺乏与出血倾向无关。

凝血酶原时间和活化凝血酶原时间延长

常见原因包括维生素K缺乏、肝病、DIC和DOAC。华法林还可引起APTT延长，然而，与PT或INR相比，仅略微延长。因子Ⅹ、Ⅴ、Ⅱ和纤维蛋白原缺乏都可使PT和APTT延长。

凝血酶时间延长

凝血酶时间(thrombin time，TT)的延长通常由使用抗凝剂所致，包括肝素和达比加群。低纤维蛋白原血症或纤维蛋白原异常也可使TT延长。低蛋白血症导致体外TT延长。TT也会受到纤维蛋白降解产物(如D-二聚体)水平升高的影响。

纤维蛋白原降低

低纤维蛋白原的常见原因包括肝病和DIC。若进行实验室纤维蛋白原功能性试验，则一般在纤维蛋白原异常和纤维蛋白原血症中均较低。

直接口服抗凝剂对凝血筛查的影响

达比加群和其他直接凝血酶抑制剂

凝血检查会发现TT明显延长，APTT通常出现延长，PT通常在正常范围内，但后两者需要根据实验室所用试剂的敏感性而定。

利伐沙班、阿哌沙班等因子Xa直接抑制剂

此类药对TT没有影响。根据实验室所用试剂的敏感性，利伐沙班可延长PT和APTT的时间，阿哌沙班一般是正常的。

凝血异常的检查方法

如果凝血异常的原因不明，则需要进一步检查。

单纯活化凝血酶原时间延长

区分真性因子缺乏和使用抑制剂很重要，混合实验可能有所帮助。将50份患者的血浆和50份正常血浆以1:1的比例混合，然后对混合样本重复检测APTT。从理论上讲，当存在因子缺陷时，患者的APTT应短于对照组。如果存在一种抑制剂(不管是一种特定的凝血因子抑制剂或是一种抗磷脂抗体，如LA)，则APTT不应缩短。但是在实际工作中，混合实验的结果应请血液科医生会诊。

在完全校正的情况下，应检测凝血因子Ⅷ、Ⅸ、Ⅺ、Ⅻ，同样需要请血液科医生会诊。如果因子检测是正常的，那么可以检查HMWK和PK，但是一般不是必要的。

如果怀疑使用了抑制剂，则应进行LA检测，结果同样需要血液科医生会诊。如果LA被确诊，那么在没有出血症状的情况下，通常不需要进一步的检查。如果没有发现LA，则需要进行专业检查，并应在血液科医生的指导下进行。

凝血酶原时间合并(或)活化凝血酶原时间延长

对于PT合并或者或APTT时间延长的患者，应进行维生素K治疗试验，以诊断和治疗维生素K缺乏症。如果不能纠正，则需要进一步检查。

应检查TT和纤维蛋白原。尽管低纤维蛋白原血症、纤维蛋白原异常与DIC的实验室检查结果可能相似，但是PT、APTT、TT延长，以及纤维蛋白原降低一般与肝功能障碍密切相关。而D-二聚体分析是诊断DIC的有效方法。

可以考虑进行混合实验，虽然一些PT试剂可能较为敏感，但LA通常只会导致APTT延长。

如果没有肝病，且 TT 和纤维蛋白原检测正常，则应进行凝血因子检测。如果 PT 单独延长，则最有可能是因子Ⅷ缺乏症。如果 PT 和 APTT 均延长，则应检测因子Ⅱ、Ⅴ和Ⅹ。

如果考虑做凝血因子检查，在预约检查前应咨询血液科医生的建议，并请其解释相关结果。凝血检查异常的初步处理方法见图 15.2。

凝血异常患者的管理

当发现凝血检查异常的病因时，需要请血液科医生会诊。

LA 和接触因子缺乏不会增加出血的风险，也无须纠正。但是它们会对围术期精确监测抗凝产生影响（如心胸外科手术），因此建议咨询血液科医生。

任何有遗传性出血疾病的患者都需要请血液科医生会诊后再制订围术期方案。过去人们认为，患有肝病且 PT、APTT 延长的患者是“自动抗凝的”，出血风险增加。然而，肝脏除了合成促凝血因子（常规凝血试验，如 PT 和 APTT 对天然抗凝剂不敏感）也合成抗凝物，因此，肝病患者不会“自动抗凝”，甚至可能增加血栓形成的风险（Søgaard 等，2009）。用输注血浆来纠正凝血的做法值得商榷，几乎没有证据支持它在肝病患者中的应用（Tripodi 和 Mannucci，2011），但是一些指南确实有这样的推荐（Hanje 和 Patel，2007）。这些患者在使用血浆制品前应咨询血液科医生。

抗体筛查异常

抗体筛查阳性表明患者血浆中的抗体与筛查细胞上的一个或多个血型抗原结合，此时，需要进一步的检查来识别抗体。

同种异体抗体与患者缺乏的血型抗原结合，患者可能产生一种以上的同种异体抗体。这些抗体可由输血制品或妊娠引起，也可以自然产生（如抗 A 和抗 B 抗体）。反复接受输血的患者（如镰状细胞病患者）尤其危险。在大多数情况下，患者应该只输注没有受血者相应抗原的红细胞。

自身抗体可与患者自身的红细胞抗原结合，通常这些抗体是泛反应的（即它们也与非自体红细胞的抗原结合）。最常见于自身免疫性溶血性贫血。

当已知患者有同种异体抗体时，必须及时

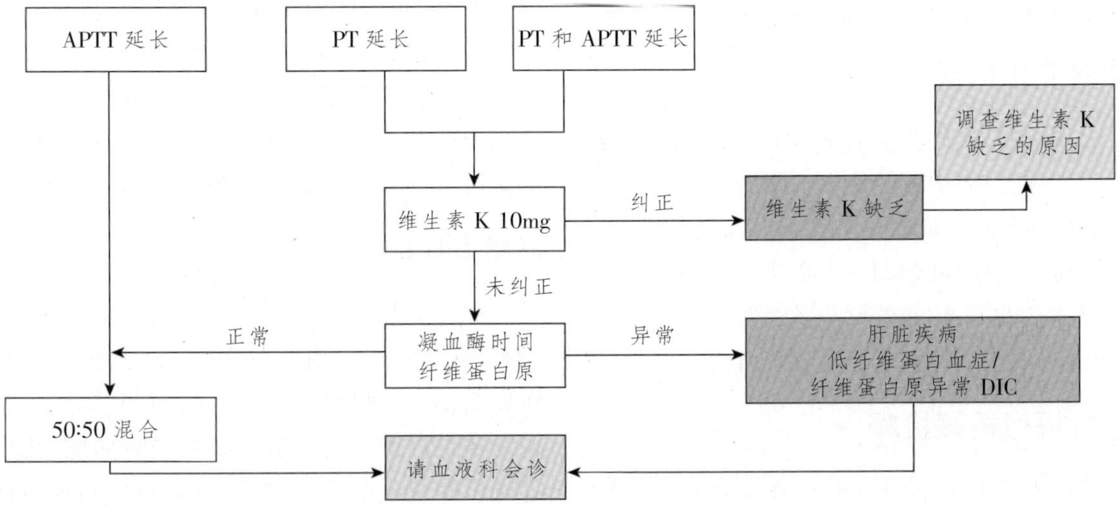

注：APTT，活化凝血酶原时间；PT，凝血酶原时间；DIC，弥散性血管内凝血。

图 15.2　异常凝血筛查的初步处理。

通报血库。随着时间的推移，抗体滴度可能低于可检测水平，会导致筛查试验阴性，这可能会误导医务人员输入不相容的血液，出现严重输血反应。

如果手术需要输血，血库将安排提供可相容的血液。然而，由于复杂的血清学检测需要更多的患者样本，识别这些血液技术上可能较为困难。临床医生与血液科医生、血库之间的沟通对于确保进行正确的检测、充足的储备和合理的输血至关重要，避免浪费昂贵且有限的资源。

围术期的桥联抗凝

长期抗凝患者的围术期管理十分普遍，但具有挑战性：25%接受抗凝治疗的患者需要在2年内暂时停药(Healey 等，2012)。虽然持续抗凝会增加围术期出血的风险，但停药会增加血栓形成的风险。维生素K拮抗剂(如华法林)半衰期较长，因此需要在手术前几天停用。在这种情况下，使用桥联抗凝(短期使用半衰期短的抗凝药物，如注射用肝素)可降低血栓形成的风险(Spyropoulos，2010)。DOAC 的半衰期短，有可能简化围术期抗凝治疗，但是相关的数据很少。

何时停止抗凝

接受低出血风险手术(如拔牙、白内障摘除和无须活检的内镜检查)的患者不需要中断抗凝(Douketis，Johnson 和 Turpie，2004)。

对于大出血风险的手术(如腹部手术)，或即使局部出血也可导致相关并发症显著升高(如椎管麻醉)，则患者抗凝需要中断。

何时进行桥联抗凝

在围术期除非患者形成血栓的风险较低，否则需要进行桥联抗凝。

人工心脏瓣膜

机械瓣膜的血栓风险各不相同：二尖瓣的血栓风险高于主动脉瓣，旧材料(如笼状球)比新材料风险更高(Pibarot 和 Dumesnil，2009)。有人建议低血栓风险的患者(如无心房颤动或其他脑卒中危险因素的主动脉双叶瓣)不需要进行桥联抗凝(Douketis 等，2012)。但是，这一观点尚未得到验证，一般认为所有机械瓣膜患者都需要桥联抗凝。

心房颤动

CHA_2DS_2VASc 评分及其前体 $CHADS_2$ 评分是非瓣膜性心房颤动或脑卒中风险的有效评估方式，还可以预测围术期血栓形成风险和死亡率(见第9章，Van Diepen 等，2014)。美国胸内科医师学会 (American College of Chest Physicians，ACCP)也是根据患者的 $CHADS_2$ 评分对其围术期血栓的风险进行分级(Douketis 等，2012)：

低风险：$CHADS_2$ 分值为 0~2 分(没有脑卒中或短暂性脑缺血发作)；

中风险：$CHADS_2$ 分值为 3~4 分；

高风险：$CHADS_2$ 分值为 5~6 分，近期(<3个月)发生过脑卒中、短暂性脑缺血或风湿性心脏瓣膜病。

ACCP 建议低风险组患者无须在围术期进行桥联抗凝，但是，血栓风险的评估应做到个体化，同时需要考虑其他因素(如活动性癌)。

静脉血栓栓塞

静脉血栓栓塞 (venous thromboembolism，VTE)复发的风险由多种因素决定，包括活动性癌、先天性血栓形成倾向、抗磷脂综合征，是自发还是被诱发的是最重要的判断标准。术前进行桥联抗凝的方式各不相同，可以按照下面的分级来进行选择(Douketis 等，2012；Keeling

等，2011；Lip 和 Douketis，2014)：

低风险：既往 VTE 发生在 3 个月前(无活动性癌)，无其他危险因素；

中风险：无活动性癌，4~12 周前发生 VTE 或复发性 VTE，非重度血栓形成倾向(V 因子莱顿突变或凝血酶原基因突变)；

高风险：4 周内发生过 VTE，重度血栓形成倾向(如蛋白 C 缺乏、抗凝血酶缺乏或结合异常)。

对于具有中度至重度风险的患者，推荐进行桥联抗凝，但对于低风险人群则不推荐使用。应遵循实际情况，如果有任何不确定性，建议咨询血液科医生。

如何进行桥联抗凝

维生素 K 拮抗剂(VKA)应在手术前 5 天停用，在手术前 1 天应复查 INR，如果 INR>1.5，可以给予维生素 K 以降低取消手术的风险(Keeling 等，2011)。

肝素桥接应在术前 3 天开始 (Lip 和 Douketis，2014)。由于低分子肝素的用法是每日 1 次，所以作为首选，但是，它是经肾排泄，需要肌酐清除率>20mL/min。肝功能严重受损时，需要使用普通肝素，这部分可以咨询血液科医生。在对待任何既往有肝素诱发血小板减少病史的患者时，都需要请血液科医生会诊。

在血栓栓塞高危患者中，大多数研究主张使用低分子肝素治疗(Douketis 等，2012)。VTE 中度风险患者的低分子肝素的使用剂量尚不明确，由于治疗性剂量比预防性剂量的出血风险更大(Pengo，Cucchini 和 Denas，2009)，因此，我们建议大多数 VTE 中度风险患者应使用预防性剂量。

术前停止桥接治疗的时机应与围手期出血和血栓形成的风险相平衡。对于大多数患者，最后一剂低分子肝素应在术前 24 小时使用。对于植入机械心脏瓣膜的患者，需要将低分子肝素剂量分为每天 2 次，可以在术前 12小时使用最后一剂。术后重新开始抗凝的时间也应平衡各方风险和收益。下肢手术中血栓形成风险较高，如髋关节置换术，NICE 建议在无禁忌证的情况下，术后 6 小时开始预防性给予抗凝治疗。同时，对于出血风险高的手术，治疗剂量的低分子肝素应持续使用至术后 48~72 小时(Douketis 等，2012)。

下腔静脉滤器的使用

术前需要置入下腔静脉 (inferior vena cava，IVC)滤器的适应证很少。即使在高血栓风险的骨科手术中，ACCP 也不推荐 IVC 滤器用于初级预防(Falck-Ytter 等，2012)。BCSH 建议若 1 个月内发生静脉血栓栓塞的患者使用滤器，其抗凝必须暂时中断(Baglin，Brush 和 Streiff，2006)。此时，一旦可以再次开始抗凝，那么就应移除滤器，同时也应该请血液科医生会诊。

直接口服抗凝剂

直接口服抗凝剂(DOAC)，其半衰期短、药代动力学可预测、作用迅速，对于简化围术期管理有很大应用潜力。但是，对于这种治疗的强度监测有一定困难，且目前还没有相应的拮抗剂。围术期是否停用取决于其清除率和出血风险。

DOAC 有一部分经肾脏排泄。对于肌酐清除率正常的患者，DOAC 应在出血风险较小的手术术前 24 小时和出血风险较大的手术术前 48 小时停止使用(Heidbuchel 等，2013)。对于肾功能受损的患者，尤其是服用达比加群的患者，需要更早停药(Heidbuchel 等，2013)。对于肾功能受损的患者，我们建议遵循相应的指导或咨询血液科医生。《欧洲心脏杂志》(*European Heart Journal*，EHJ)提供了一个有效的评价表，用于指导以手术风险、肾功能和个体DOAC为基准进行分类(Heidbuchel等,2013)。

镰状细胞病

镰状细胞病(sickle cell disease,SCD)是最常见的遗传性疾病之一。这种疾病是由于β球蛋白基因突变，导致血红蛋白S(haemoglobin S,HbS)异常，该血红蛋白占总血红蛋白至少一半的数量。除了HbS(镰状细胞贫血)的纯合子性外，还有其他与该病相关的镰状细胞基因型，且存在一个镰状细胞基因与另一个β球蛋白基因共同遗传变异的情况，如HbC或者Hb O-Arab。

该病可引起溶血性贫血、血管闭塞危象和器官功能障碍。一些因为镰状细胞病导致的胆石症和缺血性坏死的患者常会进行手术。

在这些患者中，围术期和术后并发症较为常见(Vichinsky等,1995)，某些手术风险特别高，如骨科手术(Vichinsky等,1999)。疼痛、感染、急性胸痛综合征等并发症会导致发病率和死亡率显著升高，以及住院时间延长。诱发静脉闭塞危象的因素包括水合不良、术中低氧血症和酸碱失衡。

识别和评估

一般来说，大部分的SCD患者是已经明确诊断的。对于尚未确诊但有家族史或种族背景的患者，应进行SCD筛查。完整的病史对于评估发生并发症的风险至关重要。应特别注意有胸痛病史、复杂手术史、脑卒中史和肾脏(或肺部)损伤的情况。

常规管理措施

这类患者建议进行术前补液，不能耐受口服补液的患者应考虑静脉输液。同时，要仔细检查氧合情况，保持氧饱和度在96%以上(Howard等,2013)。也需要根据情况进行血栓预防，术后镇痛对确保充分的肺通气和早期活动至关重要。

术前输血

术前输血可以稀释镰状细胞，从而保持血液的携氧能力，降低栓塞发作和其他围术期并发症的风险。镰状细胞病术前输血替代品(transfusion alternatives preoperatively in sickle cell disease,TAPS)研究证实了术前输血的有效性(Howard等,2013)。有数据表明，采取较激进的方法(换血疗法达到HbS <30%)和保守的方法(补充输血)在效果上没有差异(Vichinsky等,1995)。

这并不意味着所有SCD患者都应该在术前进行输血，也并非所有患者都需要大幅度降低HbS%。输血的风险包括输血反应、同种异体免疫和传染性疾病的传播。目前，对于SCD患者实验数据有限，尚未包括疝修补等低风险手术或心胸手术等高风险手术。TAPS测试仅包括HbSS和HbSβ°基因型检查，排除其他轻度疾病的患者，以及具有明显合并症和既往史(如插管史)的患者。

综上所述，术前治疗(包括输血的需要)和术后管理应请血液科医生制订相关方案。

拒绝血液制品的患者

许多患者拒绝输血和血液制品，这类患者的围术期管理可能会具有一定困难。尽早了解患者是否拒绝血液制品是非常重要的，还应当对患者拒绝的范围进行评估。确定患者会接受哪种血液制品是很重要的。每个医院都应该有管理拒绝血液制品患者的政策。

一旦有确认患者拒绝输血，我们建议召开多方会议，会议中记录下患者对于血液制品的意愿，并评估术前是否必要进行相关治疗。

术前管理策略包括停用影响止血能力的药物、凝血异常和血红蛋白的纠正。在没有血液病的情况下，血红蛋白可通过促红细胞生成素激活剂来升高。最好能够请血液科进行会诊。

会议上做出的决定应清楚记录在案，并由在场的患者和临床医生签字。应将复印件交给患者和血库，并归档到医疗记录中。

已知有出血疾病的患者

组织损伤后，血小板会黏附于损伤部位并形成栓子，接着凝血系统被激活，导致纤维蛋白链的形成，从而形成牢固的止血栓。这一通路异常可导致异常出血，导致机体不能形成足够的凝块。

VWD 和血友病是最常见的遗传性出血病。VWD 影响血小板栓子的形成能力，其表型从非常轻微到严重不等。血友病 A（缺乏因子Ⅷ）和血友病 B（缺乏因子Ⅸ）的患者缺少参与凝血级联的因子，影响形成稳定的纤维蛋白凝块的能力。较为少见的出血性疾病有血小板功能缺陷，如血小板无力症。

对这些患者的手术，止血是个难题，我们必须做好充分的准备，将出血的风险降到最低。这里不讨论具体的治疗方法。应请血液科医生为每位患者制订个体化围术期管理方案。有出血疾病的患者应当在血友病中心进行注册，同时该中心需要参与手术方案的制订。

手术应当在具有血友病中心的医院进行，并且需要专业的护士、止血顾问、存放凝血因子浓缩物的实验室和专业的检验医生。

血栓形成倾向

有些手术会增加静脉血栓栓塞的风险，如髋关节手术，其风险尤其高，潜在的血栓形成倾向患者风险更大。这些可能是后天的（如恶性肿瘤）或遗传的（如蛋白 C 缺乏）。无论其是否有潜在的血栓形成倾向，既往静脉血栓栓塞的患者也有复发的风险。

这些患者中已经有一部分进行长期的血栓预防治疗，围术期桥联抗凝也在本章的其他部分进行过讨论。

某些静脉血栓栓塞高风险患者（如蛋白 C 或抗凝血酶缺少），在手术中需要全程关注。

因此，我们建议对于有既往静脉血栓栓塞或潜在的血栓形成倾向的患者，需要与血液科医生进行讨论，以在围术期采取合适的血栓预防措施。

（白雪红 译　易斌 审校）

参考文献

Baglin, TP, Brush, J, Streiff, M (2006). Guidelines on use of vena cava filters. *British Journal of Haematology*, **134(6)**, 590–5

Bleeker, JS and Hogan, WJ (2011). Thrombocytosis: diagnostic evaluation, thrombotic risk stratification, and risk-based management strategies. *Thrombosis*, **2011**, Article ID 536062

Brass, D, McKay, P, Scott, F (2014). Investigating an incidental finding of lymphopenia. *British Medical Journal*, **348**, g1721

Buss, DH, Stuart, JJ, Lipscomb, GE (1985). The incidence of thrombotic and hemorrhagic disorders in association with extreme thrombocytosis: an analysis of 129 cases. *American Journal of Hematology*, **20(4)**, 365–72

Chee, YL, Crawford, JC, Watson, HG, et al. (2008). Guidelines on the assessment of bleeding risk prior to surgery or invasive procedures. *British Journal of Haematology*, **140**, 496–504

Douketis, JD, Johnson, JA, Turpie, AG. (2004). Low-molecular-weight heparin as bridging anticoagulation during interruption of warfarin: assessment of a standardized periprocedural anticoagulation regimen. *Archives of Internal Medicine*, **164(12)**, 1319–26

Douketis, JD, Spyropoulos, AC, Spencer, FA., et al. (2012). Perioperative management of antithrombotic therapy – antithrombotic therapy and prevention of thrombosis, 9th ed: American College of Chest Physicians Evidence-Based Clinical Guidelines. *Chest*, **141(2)(suppl)**, e326S–e350S

Dunne, JR, Malone, D, Tracy, JK, et al. (2002). Preoperative anaemia: an independent risk factor for infection, mortality, and resource utilization in surgery. *Journal of Surgical Research*, **102**(2), 237–44

Falck-Ytter, Y, Francis, CW, Johanson, NA, et al. (2012). Prevention of VTE in orthopedic surgery patients: antithrombotic therapy and prevention of thrombosis, 9th ed: American College of Chest Physicians Evidence-Based Clinical Practice Guidelines. *Chest*, **141(2)(suppl)**, e278S–e325S

Gibson, C and Berliner, N (2014). How we evaluate and treat neutropenia in adults. *Blood*, **124(8)**, 1251–8

Goddard, AF, James, MW, McIntyre, AS, et al. (2011). Guidelines for the management of iron deficiency anaemia. *Gut*, **60**, 1309–16

Haddy, TB, Rana, SR, Castro, O (1999). Benign ethnic neutropenia: what is a normal absolute neutrophil count? *Journal of Laboratory and Clinical Medicine*, **133(1)**, 15–22

Hanje, AJ and Patel, T. (2007). *Preoperative Evaluation of Patients with Liver Disease Nature Clinical Practice Gastroenterology and Hepatology*, **4**, 266–76

Harrison, CN, Bareford, D, Butt, N, et al. (2010). Guideline on the investigation and management of adults and children presenting with thrombocytosis. *British Journal of Haematology*, **149(3)**, 352–75

Healey, JS, Eikelboom, J, Douketis, J, et al. (2012). Periprocedural bleeding and thromboembolic events with dabigatran compared to warfarin: results from the RE-LY randomized trial. *Circulation*, **126**, 343–8

Heidbuchel, H, Verhamme, P, Alings, M, et al. (2013). EHRA practical guide on the use of new oral anticoagulants in patients with non-valvular atrial fibrillation: executive summary. *European Heart Journal*, **27**, 2094–106

Howard, J, Malfroy, M, Llewelyn, C, et al. (2013). The Transfusion Alternatives Preoperatively in Sickle Cell Disease (TAPS) study: a randomised, controlled, multicentre clinical trial. *Lancet*, **381(9870)**, 930–8

Keeling, D, Baglin, T, Tait, C, et al. (2011). Guidelines on oral anticoagulation with warfarin – fourth edition. *British Journal of Haematology*, **154(3)**, 311–24

Lip, G, Douketis, J (2014). Perioperative management of patients receiving anticoagulants. Available at: www.uptodate.com/contents/perioperative-management-of-patients-receiving-anticoagulants#H2126501 (Accessed 05 April 2015)

Macintyre, EA, Linch, DC (1998). Lymphoctosis: is it leukaemia and when to treat? *Postgraduate Medical Journal*, **64**, 42–7

McMullin, MF, Bareford, D, Campbell, P., et al. (2005). Guidelines for the diagnosis, investigation and management of polycythaemia/erythrocytosis. *British Journal of Haematology*, **130(2)**, 174–9

Pengo, V, Cucchini, U, Denas, G (2009). Standardized low-molecular-weight heparin bridging regimen in outpatients on oral anticoagulants undergoing invasive procedure or surgery. *Circulation*, **119**, 2920–7

Pibarot, P, Dumesnil, JG (2009). Valvular heart disease: changing concepts in disease management. *Circulation*, **119 (7)**, 1034–48

Shander, A, Van Aken, H, Colomina, MJ, et al. (2012). Patient blood management in Europe. *British Journal of Anaesthesia*, **109(1)**, 55–68

Søgaard, KK, Horváth-Puhó, E, Grøn-baek, H, et al. (2009). Risk of venous thromboembolism in patients with liver disease: a nationwide population-based case-control study. *American Journal of Gastroenterology*, **104**, 96–101

Spyropoulos, AC (2010). Bridging therapy and oral anticoagulation: current and future prospects. *Current Opinion in Hematology*, **17(5)**, 444–9

Tripodi, A, Mannucci, PM (2011). The coagulopathy of liver disease. *New England Journal of Medicine*, **365**, 147–56

Van Diepen, S, Youngson, E, Ezekowitz, JA, McAlister, FA (2014). Which risk score best predicts perioperative outcomes in nonvalvular atrial fibrillation patients undergoing noncardiac surgery? *American Heart Journal*, **168(1)**, 60–7

Van Veen, JJ, Spahn, DR, Makris, M (2011). Routine preoperative coagulation tests: an outdated practice? *British Journal of Anaesthesia*, **106(1)**, 1–3

Van Wyck, DB, Mangione, A, Morrison J, et al. (2009) Large-dose intravenous ferric carboxymaltose injection for iron deficiency anemia in heavy uterine bleeding: a randomized, controlled trial. *Transfusion*, **49(12)**, 2719–28.

Vichinsky, EP, Haberkern, CM, Neumayr, L, et al. (1995). A comparison of conservative and aggressive transfusion regimens in the perioperative management of sickle cell disease. *New England Journal of Medicine*, **333(4)**, 206–13.

Vichinsky, EP, Neumayr, LD, Haberkern, C, et al. (1999). The perioperative complication rate of orthopedic surgery in sickle cell disease: report of the National Sickle Cell Surgery Study Group. *American Journal of Hematology*, **62 (3)**, 129–38.

Wasserman, LR and Gilbert, HS (1964). Surgical bleeding in polycythaemia vera. *Annals of the New York Academy of Sciences*, **115**, 122–38

Weiss, G and Goodnough, LT (2005). Anaemia of chronic disease. *New England Journal of Haematology*, **352(10)**, 1011–23

第16章
生化检查

Laura Tooth, Paul Collinson

要点

- 在进行任何实验室检查之前，首先一定要对患者进行临床评估。
- 只需要做能够直接影响患者管理的检查。
- 实验室检查的监测价值比诊断价值更高。
- 实验室检查结果应根据患者的实际情况加以解释。
- 某些实验室检查结果可能会出现错误的情况。
- 统计学上,有5%的正常检测结果将在参考范围之外。
- 需要注意不同的实验室可能使用不同的测试方法。例如,检测心肌肌钙蛋白时可检测肌钙蛋白T或肌钙蛋白I,且可用多种方法进行检测。
- 实验室检查可以随时给麻醉医生提供帮助和建议，因此你需要了解这些检查项目,在突发情况发生时,它们才能协助处理病情。

引言

本章重点介绍常规的临床生化检查,包括NICE 2003术前评估指南中推荐的术前检查:择期手术的术前常规检查。简化的指南(表16.1)推荐术前进行电解质、肾功能、血糖、尿液分析和血气分析检查,具体取决于手术级别和患者的健康状况。育龄期女性患者还应考虑进行妊娠试验。

对于任何一种实验室检查，都可能有5%的检查结果将在参考范围之外,但却是“正常”的。检查次数越多,结果是“异常”的可能性就越大。检查结果必须在临床背景下进行解释,一个完全出乎意料的结果(如血钾15mmol/L)很可能是由于检查出现了错误,应该予以正确处理。一个或多个因素,如样品采集、样品运输、样品储存或样品处理等都可能导致不准确的检测结果。

检测结果可参考英国统一的参考范围(www.pathologyharmony.co.uk)。对于没有统一参考范围的检测指标,可引用当地医院的参考范围,但应注意不同实验室之间的参考范围可能不同。

肾功能测定

肾功能检查主要包括血钠、钾、尿素和肌酐等指标。

钠:其为133~146mmol/L,是细胞外液(extracellular fluid,ECF)的主要阳离子。其浓度取决于体内的水钠平衡。

低钠血症是生化检查中最常见的异常现

表 16.1　NICE 2003 术前评估指南

	小型手术				中型手术				大型手术			
	肾功能	尿液分析	血糖	血气分析	肾功能	尿液分析	血糖	血气分析	肾功能	尿液分析	血糖	血气分析
健康	>60				>60		>40		>60			
轻度心血管系统疾病					>60							
轻度肾脏疾病												
轻度呼吸系统疾病	>60				>40				>40			
重度心血管系统疾病												
重度肾脏疾病												
重度呼吸系统疾病												

注:对于小于 16 岁的健康儿童,在小型和中型手术前无须进行生化检查;大型手术前则须考虑行尿液分析和肾功能检测。

提示
不建议检测
建议检测
考虑检测
>60 或>40:大于 60 岁或大于 40 岁

象之一,是由于水相对于钠过量而引起,根据血容量(低血容量、正常血容量、高血容量)可以进一步将其分类(表 16.2),这种分类对描述其病因很有帮助,但仍需要进一步的临床评估和检查。

渗透质量摩尔浓度:其为血浆 275~295mmol/kg,是指每千克液体中溶解的微粒数量。尿液和血浆的渗透质量摩尔浓度及尿液和

表 16.2　低钠血症的分类

容量情况					
高血容量 水潴留		正常血容量 缺乏 NaCl		低血容量 缺乏 NaCl 并脱水	
尿钠					
>20mmol/L	<10mmol/L	>20mmol/L	<10mmol/L	>20mmol/L	<10mmol/L
肾衰竭	充血性心力衰竭 肝硬化 肾病综合征	慢性水超负荷 –利尿剂 –药物 –慢性肾功能衰竭 –SIADH	急性水超负荷 水摄入增加伴体积减少 –出血 –烧伤 皮质醇缺乏	利尿剂 盐皮质激素缺乏 失盐性肾病	胃肠道丢失 皮肤丢失

注:NaCl,氯化钠;SIADH,抗利尿激素分泌失调综合征。

血清钠应进行配对检查。低钠血症时血浆渗透质量摩尔浓度下降。尿液/血浆渗透质量摩尔浓度比值>1 提示存在水潴留;<1 提示水分丢失。此外,尿钠>20mmol/L 提示肾钠丢失;尿钠<10mmol/L 提示由有效循环血容量下降导致钠潴留、功能性 ECF 容量增加(心力衰竭、肝硬化腹水、肾病综合征)或实际 ECF 容量降低[液体和(或)电解质丢失]。

抗利尿激素分泌失调综合征(syndrome of inappropriate antidiuretic hormone,SIADH)是一种排除性诊断,只有排除甲状腺、肾上腺和心脏功能异常后才可诊断。

低钠血症可分为轻度(>130mmol/L)、中度(120~130mmol/L)和重度(<120mmol/L)。多数情况下低钠血症症状轻微,不需要进一步的处理。但中重度的低钠血症通常需要进一步处理和治疗。低钠血症最常见的原因是利尿剂的使用。有关低钠血症的治疗,请参阅本书第 8 章。

注意事项:从输液侧手臂上取下的样本会导致测定的钠浓度降低。血浆渗透压升高时,可能由于水从细胞内重新分配到细胞外引起稀释性低钠血症。如果溶质容易检测,可直接检测发现(如高渗性糖尿病),也可通过计算渗透压间隙 (实测渗透压-2×钠+尿素+葡萄糖)间接发现。升高值>10 提示可能存在渗透活性物质。假性低钠血症(血浆渗透压正常)是由从血清甘油三酯或蛋白质中提取的被测样品的水量减少所致。如有怀疑存在这种情况,应在血气分析仪上测量钠浓度,该分析仪不受样品中水量的影响。

高钠血症是相对于钠而言的,丢失的水更多。丢失的水可由体内总的水分储备来补偿,所以患有高钠血症时细胞外液量并不一定会减少。高钠血症主要由脱水引起,其原因包括水摄入不足(没有充足水源或不能进饮)和水经肾脏(渗透负荷增加、肾小管疾病、尿崩症)、皮肤(出汗)、肺(过度通气)和肠道(呕吐、腹泻)的过度丢失。钠摄入过量所致的高钠血症相对少见,主要见于不恰当的静脉注射治疗,如输注含有大量钠的静脉注射药物,生理盐水(含有 155mmol/L 的钠)及高渗盐水等。

钾:其为 3.5~5.3mmol/L,与肾脏排泄密切相关,主要受到醛固酮、尿流率和远端肾小管内钠离子浓度的调节。由于细胞外氢离子与细胞内钾离子的交换,血清钾随着 pH 值的变化而变化。酸中毒时血清钾升高,而碱中毒时血清钾降低。儿茶酚胺和胰岛素可引起血钾的急剧变化,但胰岛素不是调节钾的主要激素。

低钾血症通常由肾脏丢失(利尿剂是最常见的原因)或胃肠道丢失(腹泻、呕吐)引起。醛固酮增多症是引起低钾血症的原因之一,但很少见。醛固酮和肾素只能在钾正常且停止服用任何治疗高血压药物的情况下进行检测。

高钾血症通常由肾功能损害或药物作用引起,很少由摄入量增加(通常伴有复杂因素)导致。

注意事项:假性高钾血症在临床实践中很常见,原因包括静脉穿刺技术不佳引起的溶血,如用注射器抽取样品并注射到真空采血管中;使用导管不当或采血顺序错误导致血液标本被 EDTA 钾污染(被 EDTA 钾污染的血液标本实验室检查显示钙、镁和碱性磷酸酶值明显下降,而钾增高);长期储存、延迟分离(尤其是样品在 4℃冷藏时)及寒冷天气。

尿素:其为 2.5~7.8mmol/L,在肾小球中可自由滤过,其生成速度随蛋白质摄入和转化率(高蛋白饮食或胃肠道出血时尿素增加) 及肝功能的变化而变化。尿素随水化程度而变化,脱水是尿素升高的最常见原因。尿素在肾功能不全时升高,但不应单独用于诊断,需要结合其他指标。尿素和肌酐比值的增加可用于鉴别肾衰竭的原因,肾前性肾衰竭(脱水)患者尿素的增加比肌酐更加明显。

肌酐:其为60~106μmol/L,由肌肉以恒定速率分解产生，并在肾小球自由滤过，其浓度取决于饮食（肉类摄入水平）和肌肉含量。

注意事项：肌酐的测定方法通常有两种。Jaffe 反应法使用广泛，但易受干扰（如胆红素和酮类）。酶法测定肌酐较昂贵，但较少受到干扰，常用于儿童。

肌酐可用于估算肾小球滤过率（estimated glomerular filtration rate，eGFR），但往往偏高，因为肾小管可分泌肌酐。肾脏疾病改良膳食（Modification of Diet in Renal Disease，MDRD）方程包含 4 个变量：年龄、性别、种族和肌酐。目前推荐使用基于全科医学（General Practice，GP）人口数据的慢性肾脏病流行病学合作公式（chronic kidney disease epidemiology collaboration，CKD-EPI），因其与 GFR 相关性更佳。

当肾功能轻度受损时，胱抑素 C（Cystatin C）敏感性更高，NICE CKD 2014 指南推荐其可用于肌酐 eGFR 为 45~59mL/(min·1.73m^2) 且无蛋白尿的患者（www.nice.org.uk/guidance/cg182）。胱抑素 C 受肌肉含量和饮食影响较小，且可以检测 eGFR 的上限达 90mL/(min·1.73m^2)。但胱抑素 C 检测价格昂贵，尚不普及。胱抑素 C 升高也可见于恶性肿瘤、甲状腺功能亢进和皮质类固醇治疗时。

检测随机尿液样本中的白蛋白肌酐比值（albumin creatinine ratio，ACR）和肾小球滤过率可用于慢性肾脏病（chronic kidney disease，CKD）分期。具体内容请参阅本书第 8 章。

氯化物：其为 95~108mmol/L，和碳酸氢盐（22~29mmol/L）可用于计算阴离子间隙：阴离子间隙=(Na^++K^+)-(HCO_3^-+Cl^-)。阴离子间隙（通常为 15mmol/L）可用于明确非呼吸性酸中毒的病因。碳酸氢盐丢失引起的酸中毒可导致氯化物潴留，阴离子间隙可保持正常。阴离子间隙增大表明酸生成过多（如酮症酸中毒）或罕见的酸摄入（服毒）引起的酸中毒。

血气分析

血气分析可用于检测电解质、pH 值、氧分压、二氧化碳分压和血红蛋白衍生物。碳酸氢盐需要通过计算得出而不能直接测得。同样的，标准碳酸氢盐和碱剩余也是通过计算得出。血氧定量法可用于测量总血红蛋白、氧合血红蛋白、碳氧血红蛋白、脱氧血红蛋白、甲基血红蛋白和胎儿血红蛋白。

注意事项：用于血气分析的样品必须检查是否有血凝块，有无气泡排出，应彻底混合并立即分析，避免暴露在空气中。

血糖

由于草酸盐氟化物可防止葡萄糖降解，因此最好使用草酸盐氟化物作为葡萄糖检测的抗凝剂。空腹血糖>7.0mmol/L 或随机血糖>11.1mmol/L 可诊断为糖尿病。理想情况下，应在两个不同的场合重复测定。

低血糖诊断标准为血糖浓度<2.2mmol/L（或<2.5mmol/L 且伴有症状）。

注意事项：检测低血糖，必须在低血糖发生时取样，并使用可靠的血糖监测系统（床旁即时血糖监测并不一定可靠）。检测血糖和乳酸需要草酸盐氟化物抗凝标本，检测胰岛素和 C 肽需要血清样品，检测磺脲类药物则需要尿液样品。

糖化血红蛋白

糖化血红蛋白是由血红蛋白 Hb 链发生非酶促糖化反应形成的。糖化血红蛋白 HbA1c 是由血红蛋白 β 链的 N 端缬氨酸残基糖基化形成的。糖化血红蛋白采用 EDTA 全血测定。在采集样本之前，患者无须禁食。糖化血红蛋白反映测定前 3 个月的血糖平均水平，现在也可用来诊断糖尿病，以 48mmol/mol 作为临界值(WHO,2011)。

对于已知的糖尿病患者（1 型和 2 型），HbA1c 可用于判断血糖控制的效果：控制良好(<48mmol/mol)、控制一般(49~58mmol/mol)或控制不良(>58mmol/mol)。

注意事项：不同糖化血红蛋白测定方法结果不同，有些方法仅测定 HbA1c，而有些方法测定总糖化血红蛋白。有些检测受到不同血红蛋白链的影响。所有的检测都会受到红细胞半衰期减少的影响，如球形细胞增多症、溶血性疾病和近期输血。在下列情况，糖化血红蛋白不应用于糖尿病的诊断：妊娠期、迅速出现症状后、儿童、年轻人或服用有增加血糖作用的药物，如皮质类固醇和抗精神病药。

肝功能测定

对于临床疑有肝功能障碍或已知患有肝脏疾病的患者，术前应评估肝功能。肝功能检测通常包括胆红素、碱性磷酸酶 (alkaline phosphatase,ALP)、谷丙转氨酶(alanine aminotransferase,ALT)和白蛋白。有些医院还检测谷氨酰转肽酶(gamma glutamyl transferase,GGT)、谷草转氨酶(aspartate aminotransferase,AST)和总蛋白。

胆红素：其为<21μmol/L，是血红素分解的无毒代谢产物。通过检测结合(直接)胆红素可以进一步观察到总胆红素的升高。非结合胆红素是通过计算总胆红素浓度减去结合胆红素而得出的，通常只在其他肝功能测试正常时进行。

非结合性胆红素增高为主的黄疸可由胆红素生成增加(溶血、无效的红细胞生成、快速红细胞转化)、胆红素输送到肝细胞的减少(右心衰竭)、肝细胞内胆红素摄取减少(药物的竞争性抑制)或基因结合缺陷(Gilbert 综合征)引起。

注意事项：非结合胆红素单独轻微升高较常见(3%~5%)，如果排除溶血，可能是由 Gilbert 综合征所致，这是一种良性疾病，是当机体处于应激状态(空腹、疾病)时，结合酶饱和所致。可用基因检测确诊，但不应常规进行。

结合性胆红素增高为主的黄疸通常是病理性的。其原因可能是肝细胞分泌减少(肝细胞癌、感染、Dubin-Johnson/Rotor 综合征)、肝内引流减少(肿瘤、原发性胆汁性肝硬化)或肝外引流减少(结石、癌、狭窄、闭锁)。不同情况需要通过影像学检查确诊。

注意事项：只有结合胆红素才能进入尿液，因为非结合胆红素是白蛋白结合的，不溶于水。

ALT和AST：女性通常<40U/L，而男性通常<52U/L。转氨酶升高提示肝细胞受损。转氨酶升高(大于正常上限的 3 倍)而无症状患者应在 1~2 个月内复查。酒精性脂肪肝常根据临床病史和红细胞平均体积、铁蛋白、碳水化合物高效转铁蛋白和 GGT 增高进行诊断。非酒精性脂肪性肝病(non-alcoholic fatty liver disease,NAFLD) 和肥胖所致的非酒精性脂肪性肝炎(non-alcoholic steatohepatitis,NASH)是肝病的常见病因。谷丙转氨酶/谷草转氨酶比值(ALT/AST) 是区分酒精性和 NAFLD/NASH 的有效指标。ALT/AST 比值>2，提示酒精性肝病(Williams 等,2014)。

ALP：其为 30~130U/L，不具有组织特异性(胎盘、肠道、肝脏、肾脏和骨骼同工酶)。GGT 正常，ALP 升高，提示 ALP 为骨性来源。如果不能确定来源，可进行同工酶检测，肝 ALP 升高提示胆汁淤积。

注意事项：儿童和成人的 ALP 值随年龄增长而增加。

GGT：女性<38U/L，男性<64U/L，肝脏疾

病患者 GGT 常升高。单纯 GGT 升高可由酒精或药物引起，如 β 受体阻滞剂是导致单纯 GGT 升高的常见原因。如果同时检测全血细胞计数发现平均红细胞体积（mean corpuscular volume，MCV）增加则可确定是 GGT 升高是由酒精摄入所致。血液中酒精含量的检测仅显示最近的酒精摄入量，碳水化合物有效转铁蛋白（carbohydrate deficient transferrin，CDT）的检测则可以显示过去 7 天内酒精摄入量。

白蛋白：其为 35~50g/L，是血浆中的主要蛋白质。低白蛋白可以反映肝肾疾病。极少数健康人群也可出现白蛋白明显减少，通常是由于遗传缺陷导致白蛋白生成减少，但不会出现水肿。

注意事项：白蛋白是一种急性期负反应蛋白，在任何感染或疾病期间其浓度都会降低。在急性疾病中，白蛋白可迅速下降，这是由血管通透性改变引起的再分配所致，而非由白蛋白生成停止所致。白蛋白是急性营养不良的标志。

白蛋白浓度升高通常是由脱水引起的。

骨盐测定

术前应测量骨盐，有临床症状或已知疾患的患者应测量钙和磷酸盐代谢。通常包括钙、磷酸盐、白蛋白和碱性磷酸酶。

钙：其为 2.2~2.6mmol/L，由于白蛋白浓度会影响钙浓度，因此临床上测定钙浓度需要结合白蛋白浓度进行校正。

注意事项：血气分析仪检测为有生物活性的游离钙离子，与实验室测定的总钙不同。

低钙血症通常由维生素 D 缺乏或甲状旁腺功能减退引起（甲状旁腺切除术、镁缺乏）。还可进一步检查 25-OH 维生素 D、甲状旁腺激素（PTH）和镁离子浓度。

高钙血症导致高钙血症的原因可分为：甲状旁腺激素增高型[原发性甲状旁腺功能亢进（parathyroid hormone，PHP）、家族性低尿钙性高钙血症（familial hypocalciuric hypercalcaemia，FHH）]和甲状旁腺激素抑制型（如恶性肿瘤、维生素 D 中毒、结节病）。

注意事项：在测定钙浓度前，必须先测量 25-OH 维生素 D，并对其进行补充以纠正继发性甲状旁腺激素增加。需要将 PTH 和钙浓度检测结果结合起来进行分析，即使 PTH 在正常参考范围内，与测定的钙浓度相对应的 PTH 也可能异常。高钙血症可导致甲状旁腺激素抑制。

尿钙/肌酐比值<0.01 可用于 FHH 与原发性甲状旁腺功能亢进的鉴别。与 PHP 相比，FHH 患者的血清镁升高。恶性肿瘤通常无须检测甲状旁腺激素相关蛋白（PTH-related protein，PTHrP）。

磷酸盐：其为 0.8~1.5mmol/L，再喂养综合征风险较大的患者需要进行磷酸盐检测，如体重指数<16kg/m^2、过去 3~6 个月内的体重减轻>15%、超过 10 天极少或未摄入食物、低钾或低镁的患者（www.nice.org.uk/guidance/cg32）。

注意事项：磷酸盐值非常不稳定，应重复测量。假性高磷血症的发生与样品储存和溶血有关。副蛋白可以干扰某些磷酸盐测定，导致虚假结果，这可能是骨髓瘤诊断的首要线索。

低磷血症是由吸收减少、跨细胞转移和尿中丢失磷增加而引起的。

高磷血症最常见于肾衰竭、磷酸盐摄入量增加和跨细胞转移。

镁：其为 0.7~1.0mmol/L，镁浓度受肠吸收和肾排泄之间的平衡调节。低镁血症通常与低钾血症和低钙血症有关，任何低钾或低钙患者都应测量镁浓度。

低镁血症由营养不良、酗酒、厌食，以及胃肠道或肾脏丢失过多和再分布引起。

高镁血症是由肾衰竭或摄入量增加所致。

理论上，镁测定应结合白蛋白浓度进行校正，但对多数实验室而言，并未常规进行。

维生素D水平的最佳评估指标为总25-OH维生素D。维生素D浓度>55nmol/L为可接受；>75nmol/L为最佳。

注意事项：1,25-二羟基维生素D检测需要特殊的检测方法，对肉芽肿性疾病患者很重要。可以通过检测钙来监测1α-羟基维生素D_3的治疗效果。

甲状腺功能测定

促甲状腺激素TSH：是评估甲状腺功能障碍的一线指标。通常与游离型甲状腺素(F-T4)的检测相结合。当TSH降低时，应当检测游离三碘甲腺原氨酸(F-T3)以诊断甲状腺功能亢进；当TSH升高时，应当测定F-T4以诊断甲状腺功能减退症，总T3和总T4不再需要常规测量。

注意事项：除非有明确的临床证据提示有甲状腺功能亢进或甲状腺功能减退，否则急诊患者不应常规检测甲状腺功能，因为检测结果会产生误导。亚临床甲状腺功能亢进症(F-T3和F-T4正常，TSH降低)应在排除非甲状腺疾病和药物干预后6个月内进行复查。没有必要过分频繁地检测甲状腺功能，如果检测结果与临床表现不一致，应考虑是否存在干扰因素，并与相关实验室进行讨论。

对于F-T4降低伴TSH降低或正常的患者应检测促性腺激素(LH和FSH)和催乳素，并请内分泌专科医生排除垂体疾病。

应评估亚临床甲状腺功能减退症(TSH为5~10)患者甲状腺过氧化物酶(thyroid peroxidase，TPO)抗体状态。如果患者TPO抗体阳性，则需要每年检测一次甲状腺功能，若为阴性，则每3年检测一次(临床生物化学协会和英国甲状腺协会，2006)。

心肌标志物

肌钙蛋白：目前采用高灵敏的方法检测肌钙蛋白，可对正常人群及心肌损伤患者的肌钙蛋白水平进行检测。至少50%的健康的人群可检测到高敏肌钙蛋白。

判断胸痛病因时，常需要检测肌钙蛋白。目前的指南建议在入院时进行检测，并根据检测方法在入院后3~6小时重复进行。肌钙蛋白改变>99%提示各种原因引起的急性心肌损伤(acute myocardial injury，AMI)，包括心肌梗死、心肌炎或肺栓塞。肌钙蛋白升高必须结合临床表现和心电图进行解释，因为AMI的诊断是基于临床，而不仅仅是基于肌钙蛋白。肌钙蛋白也可能因为非心脏原因而升高，如肾衰竭或糖尿病，但在这种情况下，连续检测其浓度不会发生改变。在其他情况良好的患者中，肌钙蛋白改变>99%与较高的围术期风险相关，术后肌钙蛋白升高与预后不佳有关。

B型利钠肽(B-type natriuretic peptide，BNP)：是由心脏对心室牵张的反应而产生的。有两种方法可用于测量BNP：一种是测量生物活性激素，即BNP，另一种是测量激素的N末端，即N端前脑钠肽(N terminal pro BNP，NT-pro BNT)。NT-pro BNP比BNP更稳定，是初次治疗的首选检测方法。它应该使用与年龄相关的参考范围进行解释，并且可用于排除心力衰竭引起的呼吸困难。当怀疑有心力衰竭时，BNP或NT-pro BNP正常则无须转诊进行超声心动图检查。BNP>400ng/L或NT-pro BNP>2000ng/L则需要立即进行进一步检查。血清利钠肽水平高提示预后不良。

肌酸激酶(creatine kinase，CK)：女性<200U/L，男性<320U/L，在不同种族间存在显著差异，在非高加索人群中，尤其是非洲或非裔加勒比血统的患者，数值更高。CK升高提

示肌肉损伤,同时测定肌钙蛋白可将骨骼损伤与心肌损伤区分开来。剧烈运动可使 CK 升高至正常值的 10 倍。尽管 CK 水平异常升高与横纹肌溶解所致的肾衰竭有关,但这种关系不是线性的。通过测量尿肌红蛋白无法判断肾功能障碍是否由肌肉损伤引起。

(佘汉 译 胡弋 审校)

参考文献

The Association for Clinical Biochemistry & British Thyroid Association (2006) UK guidelines for the use of thyroid function tests.

Williams R., Asprinall R., Bellis M., et al. (2014) Addressing liver disease in the UK: a blueprint for attaining excellence in health care and reducing premature mortality from lifestyle issues of excess consumption of alcohol, obesity, and viral hepatitis; *The Lancet*, **384**, 1953–97.

World Health Organization (2011) Use of glycated haemoglobin (HbA1c) in the diagnosis of diabetes mellitus.

第17章 内分泌与代谢疾病

Grainne Nicholson，George M. Hall

要点

- 内分泌疾病患者群体包含多种不同类型的疾病，此类患者可因特定激素处于高分泌或低分泌状态而致病、出现相关合并症或其他无关疾病而接受手术。
- 内分泌疾病可以影响全身所有的器官和系统，因此必须进行全面的术前评估。
- 除激素和代谢问题外，内分泌疾病还可造成气道管理或是静脉通道建立等操作困难。
- 内分泌疾病还可影响体液平衡、药物代谢和排出。
- 此类患者病情复杂时，其安全管理是具有挑战性的，细致的病史采集、体格检查、特殊检测和术前最佳药物治疗都是至关重要的。

麻醉医生进行术前评估往往侧重于心血管和呼吸系统，除此以外的问题常笼统地被归入“其他情况”。然而，内分泌疾病患者在术前评估和管理方面存在着许多独特的挑战，因为他们所处的病理状态不仅影响机体的代谢和激素水平，还直接影响所有主要的器官和系统，以及机体对药物的代谢和排出，并可能造成如插管困难等技术难题。因此，对于此类病情繁复的患者，其手术安全管理、细致的病史采集、体格检查、特殊的检测和术前用药优化调整都是至关重要的。

本章对人体内分泌系统不做深入讨论，简言之，下丘脑–垂体轴是人体最主要的神经内分泌器官(Nicholson 和 Hall，2014)。激素的分泌由正负反馈回路调节。典型的回路包含下丘脑分泌释放因子，如促肾上腺皮质激素释放因子或促肾上腺皮质激素释放激素(corticotrophin–releasing factor or hormone，CRF 或 CRH)，它刺激垂体前叶分泌促肾上腺皮质激素(adrenocorticotrophic hormone，ACTH)进入循环，进而作用于目标器官肾上腺皮质使之分泌皮质醇。循环中浓度升高的皮质醇又分别作用于下丘脑和垂体，抑制 CRF 和 ACTH 的释放，从而使循环皮质醇水平维持在正常的生理值范围。下丘脑传出信号对垂体主要为激动作用，但有例外，即通过多巴胺抑制其分泌催乳素。同时，下丘脑–垂体分泌还受到来自更高级中枢所传入的影响，包括体温、运动、应激、睡眠模式的改变和类固醇浓度。

下丘脑属于间脑的前侧部，位于脑干的前部，形成第三脑室的侧壁和底部。下丘脑和垂体前叶之间由垂体门脉系统构成血管连接，而下丘脑与垂体后叶之间存在着起源于视上核和视旁核细胞的下丘脑–垂体束形成的神经连接。垂体在大脑底部，位于颅骨底部的骨性凹陷，即蝶鞍内。垂体前叶和垂体后叶之间的差异源于其胚胎起源。垂体前叶由拉特克囊(Rathke's pouch)分化而来，发生于咽顶外翻，而后叶则发生于第三脑室外翻部分。除神经内分泌功能外，垂体还对体温、进食和性行为具有重要的调节功能。

下丘脑通过向垂体血管分泌释放因子，使垂体前叶分泌6种激素：

- ACTH
- 生长激素(growth hormone，GH)
- 催乳素(prolactin，PRL)
- 促甲状腺激素(thyroid-stimulating hormone，TSH)
- 促黄体生成素 (luteinising-stimulating hormone，LSH)
- 卵泡刺激素 (follicle-stimulating hormone，FSH)

垂体后叶分泌精氨酸加压素(arginine vasopressin，AVP)和催乳素。

垂体和终末器官激素分泌水平过高或过低都将导致一系列的临床症状，内分泌疾病患者可能需要通过手术来解决其异常状态或对其他系统的影响。

垂体疾病患者

垂体前叶良性腺瘤为最常见的下丘脑-垂体轴疾病，在尸检中发现垂体病变比例高达25%，但只有一定比例的腺瘤存在临床症状。由于腺瘤的压力效应和(或)占位效应使垂体处于高分泌状态从而产生临床症状。催乳素瘤是最常见的功能性垂体腺瘤，但其并不导致麻醉管理的病理生理相关问题。分泌ACTH或TSH的肿瘤具有显著的生理效应，这将在肾上腺和甲状腺疾病部分讨论(见下文)。过多产生GH的肿瘤具有高分泌和产生局部压迫的特点。此外，由于垂体腺瘤的病理效应出现非常缓慢，往往在出现症状后经过相当长的时间才得到确诊。

GH由191个氨基酸组成，在体内具有调节分解代谢与合成代谢的双重作用，通过刺激肝脏生成被称为生长调节素或胰岛素样生长因子(insulin-like growth factors，IGF)的多肽来实现其生物学效应。其中最主要的蛋白质被称为生长调节素C(或IGF1)，它能减少蛋白质分解代谢，显著促进骨骼和肌肉的生长。GH还可促进糖原和脂肪的分解，而细胞对葡萄糖的吸收和利用则被抑制，这使得葡萄糖可更多地用于神经元。GH过量所致临床症状来自直接激素效应和相应器官增大。肢端肥大症则是由生长激素过量引起的临床综合征(Katznelson等，2011)，典型的症状为头部、下颌、舌体、嘴唇、手和脚都明显增大，面容粗陋，声音沙哑，其他特征包括多汗、皮脂溢出、脊柱后凸畸形、肌无力、关节疼痛和骨关节炎。40%~50%的肢端肥大症患者可出现高血压和左心室肥大且难以纠正。由病变占位效应还可引起头痛和视力视野障碍的症状，其典型表现是由于视交叉受压造成的双眼颞侧偏盲(表17.1)。

肢端肥大症患者出现围术期困难气道的原因很多。首先，增大的下颌和巨舌症可能导致面罩通气困难；下颌和舌体的增大，以及咽部、喉部和气管黏膜软组织肥厚可能导致喉镜暴露困难和插管困难，还可能存在声门狭窄、声带固定或喉头软骨钙化等。肥厚的软组织也可使插管型喉罩等工具置入困难。尽管多数研究表明，使用常规标准技术即可对肢端肥大症患者成功插管，但如果预计存在插管困难，术前应考虑清醒纤维支气管镜插管。术后，肢端肥大症患者存在气道梗阻和睡眠呼吸暂停的风险，应在高依赖康复病房(high-dependency unit，HDU)或重症监护病房(intensive therapy unit，ITU)进行护理。

因此，术前需要对心肺和气道方面进行详

细的评估，并警惕由 GH 过量所致的许多相关并发症在术后将持续存在。睡眠呼吸暂停将影响高达 70%的患者，这可增加术后发生心肺问题的风险。应当明确患者术前是否有打鼾、睡眠障碍、白天嗜睡和注意力不集中等症状。更详尽的说明请参见第 6 章内容。红细胞增多症提示患者存在明显的睡眠呼吸暂停，并伴有右心衰竭和液体潴留。除常规的全血细胞计数、肾功能、电解质检查和胸片、心电图外，患者还需要行超声心动图评估心功能和估算肺动脉压力，还应排除是否合并糖尿病。推荐术前应用生长抑素治疗。

尿崩症

中枢性尿崩症(diabetes insipidus，DI)是由垂体后叶分泌抗利尿激素 (antidiuretic hormone，ADH)功能不全所致。ADH 的作用为保水保钠，还有收缩血管的作用，故也称为血管升压素。其分泌主要受血浆渗透压(血浆渗透压升高刺激 ADH 分泌) 和血容量及血压的变化而调节，前者由位于下丘脑的渗透压感受器监测，后者由心内、主动脉弓和颈动脉窦的压力感受器监测。DI 可由垂体后叶功能衰竭引起，或继发于其他多种神经病理性原因，如头部的外伤或肿瘤。临床体征和症状包括烦渴多饮、大量稀释尿、低血容量和高钠血症(血浆渗透压高于正常值 275~295mOsm/kg)。术前评估及管理的重点在于导致 DI 病因的治疗，以及使用去氨加压素 (1-deamino-8-D-arginine vasopressin，DDAVP) 治疗，DDAVP 为人工合成的 AVP 类似物，具有较 AVP 更长的半衰期，而无缩血管效应。

表 17.1 肢端肥大症的临床特点和对麻醉的影响

分类	
心血管系统	高血压和左心室肥大
	缺血性心脏病
	心肌病
	心律失常和传导阻滞
	左心功能衰竭
呼吸系统	巨颌症和巨舌症
	咽喉部软组织肥厚
	阻塞性睡眠呼吸暂停
	困难气道风险
代谢系统	糖耐量异常或糖尿病
	高胆固醇血症和高甘油三酯血症
肌肉骨骼和皮肤系统	巨颌症和下颌前突
	颈椎关节僵硬和脊柱后凸畸形
	关节疼痛和骨关节炎
	近端肌无力
	皮肤肥厚
	多汗
	皮脂溢出、痤疮和多毛
神经系统	头痛
	神经卡压和椎管狭窄

糖尿病患者

糖尿病(diabetes mellitus，DM)是最常见的内分泌疾病，由一组以胰腺胰岛 β 细胞中胰岛素的绝对或相对缺乏所致的高血糖症为特征的多种表现组成。大多数 DM 患者可分为两类，即 1 型和 2 型。英国有 4%~5%的人口患有糖尿病，据估算，在下一个十年，由于肥胖、缺乏运动、易感人群迁徙和人口老龄化因素增长，发病率将超过 50%。1 型糖尿病为胰岛素依赖型糖尿病，也被称作青少年糖尿病，被认为是由于胰腺 β 细胞的自身免疫性破坏，导致胰岛素的绝对缺乏。2 型糖尿病为非胰岛素依赖型糖尿病，也被称作成人糖尿病，约占所有糖尿病的 90%，被认为是由肥胖和生活方式所引起，遗传易感性人群更容易出现。有糖尿病家族史人群罹患 2 型糖尿病的风险会增加近 2.5 倍。由于其发病率增加，糖尿病患者的手术量不可避免地会增加。患者可能因治疗其并发症，如冠状动脉病变、外周血管病变、肾衰竭等而进行手术，或 DM 为进行其他手术的合并症。糖尿病可增加围术期并发症、住院时间和医疗费用(www.diabetes.org.uk. *Management of adults with diabetes undergoing surgery and elective procedures: improving standards*. September 2015)。

谨慎的术前评估与决策可改善患者的预后,包括体液管理、最佳血糖浓度控制、糖尿病药物知识更新等 (Nicholson 和 Hall,2011a)。首先需明确患者糖尿病的类型(1 型或 2 型)、病程和当前的治疗情况,这为判断患者是否长期处于病理状态提供信息,可有助于进一步估计其是否存在微血管和大血管并发症。近期的糖化血红蛋白 (glycosylated haemoglobin, HbA1c)值可作为辅助判断过去 3 个月的血糖控制情况。

心血管系统疾病在糖尿病患者中十分常见,且常无临床症状,其发病率为非糖尿病患者的 3 倍,缺血性心脏病(ischemia heart disease, IHD)为其主要的并发症和死亡原因。糖尿病患者发生冠状动脉疾病、周围血管疾病、高血压和颅内血管疾病风险增加。并发自主神经病变可增加围术期低血压和心律失常风险。如果糖尿病病程较长,即使没有明显症状,最好仍将其视之为高风险患者。约 70%接受手术的糖尿病患者有一个或多个心血管并发症。此外, 25%的患者存在微血管疾病,其中 15%的患者存在肾脏病变。心血管功能受损和(或)肾脏病变患者还有更高的液体超负荷风险。

肾脏疾病也较为常见, 存在于 30%~40%的患者中。肾脏病变影响多种药物的代谢和排出。临床肾病发病前,存在一段时间仅表现为尿液中微量白蛋白增多。因为糖尿病的微血管并发症同时影响多个靶器官,如果患者存在视网膜病变,那么他们通常也存在肾脏病变。

超过 50%的糖尿病患者可能有神经病变,含周围神经病变、单神经病变和自主神经病变。对患者进行区域麻醉前,应当完整记录其存在周围神经病变的所有范围。尽管没有证据表明中枢神经轴阻滞(译者注:蛛网膜下隙麻醉和硬膜外麻醉)会加重周围神经病变,但有证据表明周围神经更容易受到创伤或局部麻醉药物的毒性影响。许多糖尿病自主神经病变(diabetic autonomic neuropathy,DAN) 并不存在临床症状, 当患者表述存在腹泻或便秘、多汗、直立性低血压或阳痿时高度提示 DAN。虽然麻醉医生并不常规检查 DAN, 但可以利用 Valsalva 动作时心率变异性消失和直立性低血压的方法在一定程度上确认其存在 DAN。DAN 会增加术中血流动力学紊乱的风险,包括心动过缓和低血压,这也是糖尿病病程较长的患者发生室性心律失常和猝死的主要危险因素,尤其是在接受心脏或血管手术的患者中。

1 型糖尿病患者可能存在气道管理困难,特别是高血糖症引起组织病理性糖基化所导致的僵硬关节综合征, 可影响颈部和喉部关节,导致喉镜暴露和插管困难,合并胃瘫时还增加反流和误吸的风险。僵硬关节综合征可通过"祈祷征"在床旁进行诊断,通过要求患者做祈祷手势或将他们双手掌面对合在一起,指间关节僵硬导致双手手指和手掌对合不齐,即是"祈祷征"阳性。

糖尿病患者术前检查将在表 17.2 和表 17.3 中列出。

糖尿病患者术前可能正在进行种类繁杂的口服降糖药或胰岛素治疗, 不仅有短效、中效和长效作用的药物,还存在超短效和超长效

表 17.2 糖尿病患者术前的必要检查

血糖(空腹和餐后 2 小时)
尿常规(白蛋白和酮体)
血尿素氮、肌酐和电解质
全血细胞计数
心电图

表 17.3 糖尿病患者术前的附加检查

经胸超声心动图
运动负荷试验
糖尿病自主神经病变和心率变异性
肺功能检查

作用药物或混合性药物(Nicholson 和 Hall, 2011b)。除外胰岛素,目前还存在 8 种不同药理学种类的降糖药, 包括增加胰岛素分泌、增强胰岛素作用、延缓碳水化合物吸收的药物。一些新的治疗方法(如肠促胰岛素)具有多种血糖代谢效应,包括增加胰岛素分泌、减少胰高血糖素分泌、减少进食和减慢胃排空等效应。目前常用的治疗糖尿病药物包括磺脲类(第一代和第二代)、氯茴苯酸类、双胍类、噻唑烷二酮类 (格列酮类)、α-葡萄糖苷酶抑制剂、胰高血糖素样肽-1(glucagon-like peptide-1, GLP-1) 受体激动剂、二肽基肽酶-Ⅳ(dipeptidyl peptidase-Ⅳ,DPP-4)抑制剂和合成类胰淀素类似物。

术前代谢治疗的目的在于避免过低或过高的血糖水平, 避免脂类和蛋白质的分解代谢。但目前在普通外科患者中关于最佳围术期血糖浓度的临床研究非常缺乏,大多数人建议将血糖浓度维持在 6~10mmol/L 范围内。为了实现这一点,在手术后不能很快进食或计划接受大手术的 1 型糖尿病患者, 应采用葡萄糖-胰岛素-钾静脉注射方案进行治疗。该方案应在手术当天尽早开始,并持续到患者能够耐受口服食物和液体为止。对于将接受手术的 2 型糖尿病患者,由于其通常为当日第一台手术且预计可能仅错过一次进食,在手术当天停止口服降糖药即可。对于需要禁食较长时间和(或)将进行大手术患者,葡萄糖-胰岛素-钾静脉注射方案可能是最安全的。目前对于术前使用新型超长效胰岛素(>24 小时)治疗并无共识,但如果患者在前一天晚上服用常规剂量胰岛素,手术当天便存在低血糖的危险。为了将这种风险降到最低,建议在手术前一晚将长效胰岛素的剂量减半。

另一项争议是对于血糖控制不佳,即糖化血红蛋白增高患者的术前管理。研究表明,此类患者在多种手术后的预后较差,并且建议将常规手术(如髋关节置换术),推迟到血糖得到更好的控制为止,但目前缺乏随机对照试验作为证据支撑。同样地,术前发现合并有广泛冠状动脉病变的糖尿病患者是否需要先行冠状动脉再血管化手术也存在疑问。有证据表明,接受冠状动脉旁路移植术的糖尿病患者比未接受冠状动脉旁路移植术的非糖尿病患者有更好的结局,但其最佳治疗方案也未有定论。

肾上腺疾病患者

肾上腺位于两侧肾脏的上极,是胚胎学和功能学上不同于肾脏的实质器官。肾上腺髓质属于交感神经系统的组成部分, 含有嗜铬细胞,分泌儿茶酚胺、肾上腺素、去甲肾上腺素和多巴胺,这些物质在交感神经兴奋时被释放到血液中。肾上腺皮质包绕髓质,由三个区域组成, 外层球状带分泌醛固酮 (每 24 小时大约 100μg), 调控细胞外液和钠钾平衡(Reilly, 2010),具有保水保钠和排钾的作用。中层束状带分泌皮质类固醇,如皮质醇(正常分泌为每 24 小时 20mg), 而内层网状带主要分泌雄激素。所有肾上腺皮质激素都以胆固醇为合成原料。这三个区域的功能可简单记忆为(从外到内)"盐、糖和性"。

醛固酮的分泌主要受肾素-血管紧张素系统调节, 少量受血清 K^+浓度升高和垂体前叶分泌 ACTH 的调节。肾素由肾脏肾小球旁器对低血压、低血容量、低钠血症和高钾血症等刺激做出反应而分泌,它将不活跃的血管紧张素

表 17.4 糖尿病的临床特点和对麻醉的影响

分类	
心血管系统	缺血性心脏病
	周围血管病变
	高血压
	心律失常
	脑血管病变
肾脏	体液平衡紊乱
	药物的处理和排出受损
神经系统	自主神经病变
	周围神经病变
	单神经炎
呼吸系统	僵硬关节综合征和插管困难
	弹性组织糖基化所致肺顺应性改变
胃肠道	胃瘫和误吸风险
代谢系统	低血糖症和高血糖症风险
免疫系统	感染风险增高

原转化为血管紧张素Ⅰ,血管紧张素Ⅰ在肺部又通过血管紧张素转换酶 (angiotensin-converting enzyme,ACE)转化为血管紧张素Ⅱ,血管紧张素Ⅱ刺激醛固酮分泌。醛固酮分泌增多可见于肾上腺增生(通常为双侧)、肾上腺腺瘤或癌 (通常为单侧)。原发性醛固酮增多症或Conn 综合征临床表现为严重的高血压、低血钾症和碱中毒,还存在继发于低钾血症表现为肌肉无力、多尿、多饮和肌强直,另外还包括血浆肾素水平降低、血浆醛固酮水平升高和血清钠浓度升高。

原发性醛固酮增多症患者术前应使用醛固酮拮抗剂治疗高血压和低钾血症。螺内酯为经典的药物, 但有一种较新的药物埃普利酮,其拮抗醛固酮的合成更为特异,对皮质类固醇和雄激素的合成影响更小,因此对于男性乳房发育等副作用也更少。钾平衡紊乱通常很快得到纠正, 但控制高血压可能需要 1~2 个月,患者可能需要额外的抗高血压治疗。由于螺内酯是一种利尿剂,患者本身也可能存在相对血容量不足,应注意可能导致在麻醉诱导时出现血流动力学不稳定。

库欣病和库欣综合征

库欣病是指由分泌 ACTH 的垂体腺瘤引起的皮质类固醇分泌过多的一种疾病,库欣综合征是指由各种原因所致皮质类固醇分泌过多的病理状态。库欣综合征可以进一步分为ACTH 依赖性(由垂体 ACTH 分泌过量或异位ACTH 分泌引起,如肺燕麦细胞瘤)和不依赖ACTH 性(10%的病例)。垂体腺瘤和肾上腺腺瘤或癌通常都需要手术治疗,其中大多数病例都是由垂体肿瘤所致。

库欣综合征是一种累及多系统的疾病,对患者的生理和代谢有着广泛的影响。库欣综合征患者的典型外观包括满月脸、向心性肥胖、"水牛背"和皮肤紫色条纹。其他特征包括精神紊乱、近端肌肉无力、皮肤薄导致容易擦伤或破裂、多毛症、痤疮和水肿。由于骨密度降低,患者易发生骨折, 还可能有伤口愈合不良、感染风险增加。骨质疏松症可引起椎体塌陷,使区域麻醉受限。可能伴随糖耐量下降或显性糖尿病。多达 1/3 的患者由于眼眶后方的脂肪沉积而致突眼,这增加了角膜损伤的风险。高血压较常发生,晚期患者可能存在左心室肥大或左心功能衰竭。代谢方面的影响包括高尿钙症、低钾血症、碱中毒,以及由于盐皮质激素作用而引起的水钠潴留。

术前评估着重于心血管系统,如果怀疑左心室肥大或左心功能衰竭时应行超声心动图检查。术前应控制高血压肥胖,肌肉无力和阻塞性睡眠呼吸暂停可导致呼吸系统和气道方面的问题。"水牛背"可能影响患者在手术台上的体位,从而导致插管困难。如果呼吸功能受损, 这些患者术后通常需要 ITU 或 HDU 的护理。术前进行呼吸功能检测对识别这一部分患者非常有用。还应检查和处理其电解质异常及糖尿病症状。对已麻醉患者进行移动和操作时必须小心，因为他们的皮肤很容易损伤，甚至发生骨折。甲吡酮(11-β-羟化酶抑制剂)等药物抑制皮质醇合成，术前可用于减少高皮质醇血症的影响。

还有一类患者接受过外源性类固醇治疗，传统上此类患者围术期应给予超过生理剂量的类固醇补充，但这种方法尚无医学证据的支持。围术期过量补充类固醇会引起许多皮质类固醇相关的急性副作用，包括免疫抑制、伤口愈合延迟、糖耐量下降、体液电解质失衡和心理影响，应该尽量避免上述问题(Nicholson，Burrin 和 Hall，1998)。

艾迪生病或原发性肾上腺皮质功能不全可由多种原因引起，包括自身免疫性疾病(70%的病例)、转移癌、结核、淀粉样变或脑膜炎球菌败血症所致肾上腺出血。垂体卒中是指腺垂体发生急性出血后出现的急性综合征，可能由腺垂体本身的肿大或肿瘤、妊娠致其血供相对不足而引起。临床特征包括头痛、虚弱、疲劳、皮肤色素沉着、体重减轻、低血压、低体温、呕吐和脱水。低钠血症、低血糖和高钾血症为其常见的生化异常。艾迪生病患者如果发生肾上腺危象，须行 0.9% NaCl 补水和复苏，并使用氢化可的松和氟氢可的松治疗。

表 17.5 库欣综合征的临床特点和对麻醉的影响

分类	
心血管系统	高血压
	左心室肥大
	左心功能衰竭
	心肌病
呼吸系统	肥胖和肌肉病变所致呼吸功能不全
	阻塞性睡眠呼吸暂停
肌骨系统	近端肌病
	骨质疏松
	椎体骨折和(或)脊柱后突畸形
皮肤系统	皮肤萎缩
	皮肤挫伤
	伤口延迟愈合与伤口裂开
代谢系统	糖耐量异常
	糖尿病
	高尿钙症
	低钾血症

嗜铬细胞瘤

嗜铬细胞瘤发病率较低，是一种分泌儿茶酚胺的嗜铬细胞来源的肿瘤(Pacac，2007)，通常起源于肾上腺髓质，也可来自交感神经链的任何部位(约占 10%)，其中 10%为双侧发生，10%为恶性。有些则与其他疾病有关，如多发性内分泌腺瘤病、神经纤维瘤病、Sturge-Weber 综合征和 Von Hippel-Lindau 综合征。多发性内分泌肿瘤病 (multiple endocrine neoplasia，MEN)较为罕见，其特征为至少有两个不同的内分泌腺中存在原发性肿瘤，为常染色体显性遗传病，具有两种类型 (MEN 1 型和 MEN 2 型)。MEN 1 型患者出现甲状旁腺、胰腺内分泌和垂体肿瘤，其首要临床症状通常为甲状旁腺功能亢进。MEN 2 型患者发展为甲状腺髓样癌、嗜铬细胞瘤和甲状旁腺肿瘤(MEN 2A)或甲状腺髓样癌、嗜铬细胞瘤和神经细胞，以及纤维肿瘤(MEN 2B)。

嗜铬细胞瘤的症状是由儿茶酚胺的间歇性释放引起，既可能是自发性释放，也可能由良性刺激(如锻炼或弯腰)引起。典型症状包括头痛、出汗、苍白、心悸，持续时间从数分钟至 1 个小时不等。其他症状包括恶心呕吐、震颤、虚弱和关节痛。由于许多症状都是非特异性的，因此可能延误诊断，导致慢性后遗症。高浓度的儿茶酚胺会导致高血压，随着时间的推移，可能会导致心肌病变。患者长期处于血管收缩状态，往往导致血容量降低。动脉血压的变化常伴有心动过速，心脏负荷的增加可引起心肌缺血。由于其本身的低血容量状态，在没有儿茶酚胺释放时可能发生直立性低血压。嗜铬细胞瘤的诊断是基于血浆和尿液中儿茶酚胺及其代谢物，如香草扁桃酸(vanillyl mandelic acid，VMA)的测量。CT 和 MRI 有助于确定肿瘤的位置。如果怀疑有多个肿瘤和(或)存在转移，放射性标记的间碘苄胍(radiolabelled meta Iodobenzylguanidine，I-mIBG)扫描具有较高的敏感性和特异性。

术前评估和管理重点在于心血管系统，术前应纠正血压至正常水平。心电图和超声心动图可鉴别心肌缺血、左心室肥大和左心功能障碍。起始的药物治疗为 α 肾上腺素能阻滞剂，用以控制血压波动和逆转由慢性血管收缩引起的低血容量。酚苄明为传统的治疗药物，是一种长效 α1 和 α2 受体阻滞剂，在突触前和突触后都可发挥作用。通常在术前 10~14 天开始使用，可能需要每 2~3 天调整剂量。应用 α 受体阻滞剂目标包括 24 小时内血压<160/90mmHg，存在直立性低血压，但站立时收缩压>90mmHg(不小于 80/45mmHg)较为理想。其他 α 受体阻滞药物，如哌唑嗪和多沙唑嗪也可使用。一旦达到的 α 受体阻滞剂目标，则要求使用 β 受体阻滞剂控制反射性心动过速，但不应在 α 受体阻滞剂之前使用，以避免加重高血压。阿替洛尔为常用的药物之一。钙通道阻滞剂也可作为辅助治疗。抗高血压治疗必须持续至术前。

甲状腺疾病患者

甲状腺位于颈部，甲状软骨前，由两个经甲状腺峡部连接的腺叶组成。它分泌调节全身新陈代谢的激素和降低血清钙浓度的降钙素。甲状腺由多个滤泡或腺泡形成的结构单元组成。每个滤泡都充满一种叫作胶质的蛋白质物质。甲状腺激素包括甲状腺素(T4)和三碘甲状腺原氨酸(T3)，由胶质通过甲状腺球蛋白中酪氨酸残基的碘化作用合成。下丘脑促甲状腺激素释放激素 (thyrotrophin releasing hormone，TRH) 刺激垂体前叶释放促甲状腺激素 (thyroid-stimulating hormone，TSH)，进而作用于甲状腺，刺激甲状腺激素的合成和释放。甲状腺激素反过来抑制 TRH 和 TSH 的进一步释放。甲状腺激素的主要作用是刺激组织生长、促进细胞代谢和增加氧消耗，还具有调节脂质代谢，增加从肠道吸收碳水化合物的作用。三碘甲状腺原氨酸的效力是 T4 的 3~5 倍，T4 的大部分生理效应来自其组织转化为 T3 而实现。

甲状腺肿是各种原因所致甲状腺肿大的一个统称，可能是毒性甲状腺肿或非毒性甲状腺肿，也可能是孤立型的、弥漫型的或多结节型的。其存在对气道管理具有明显的意义，甲状腺肿大也可能延伸至胸骨后，导致胸骨后甲状腺肿，这对气道管理有进一步的影响。临床上，患者可能处于甲状腺功能低下、甲状腺功能亢进或甲状腺功能正常状态，但手术最常见的为无功能的甲状腺结节。

临床表现明显的甲状腺功能亢进患者表现出代谢“过度”的所有体征和症状。典型症状包括出汗、怕热、食欲增加、体重减轻、神经紧张、震颤、疲劳、肌肉无力、眼球突出和心动过速。心血管系统可能合并心房颤动和(或)左心功能衰竭。如果甲状腺明显肿大且压迫气管，致气管直径减少 50%，患者可能出现呼吸衰竭或静息时喘鸣症状。Graves 病是指由甲状腺功能亢进、弥漫性甲状腺肿和眼部症状组成的综合征。术前使用抗甲状腺药物(如卡比马唑或丙硫氧嘧啶)治疗对预防术中发生甲状腺危象至关重要，联合使用 β 受体阻滞剂也有助于减轻其症状。

甲状腺功能减退或黏液性水肿是由甲状腺激素缺乏引起的，可能由饮食中碘缺乏(在发达国家较少见，但仍为全球甲状腺功能减退症最常见的原因)、自身免疫性甲状腺炎、既往甲状腺功能亢进或甲状腺癌的治疗或其他药物引起。其体征和症状由代谢减退引起,临床上表现为心肌抑制和低血压、低血容量、呼吸抑制、低血糖、低钠血症、体温调节和药物代谢受损。患者也可能出现认知功能障碍、抑郁或明显的精神异常。治疗采用左甲状腺素(L-甲状腺素),患者的病情可在开始治疗 48 小时内好转。

甲状腺疾病患者的术前评估要针对气道进行评估和规划。谨慎的心血管评估十分必要, 还应对其他所有器官系统都进行评估,并且需要告知患者术后可能由于喉返神经损伤而导致声音嘶哑。甲状腺肿大引起明显的气管压迫时,患者可能有呼吸困难史,有时吞咽困难也与之相关。胸骨后甲状腺肿可压迫腔静脉,其典型的体征为 Pemberton 征,即当患者将双手举过头顶时,出现喘鸣、面部充血或发绀、颈静脉怒张的症状。

心血管疾病的体征包括心动过速、心房颤动和充血性心力衰竭(甲亢性),或者低血压和心动过缓(甲低性)。由于患者可能合并其他相关的内分泌疾病, 必须鉴别其是否患有糖尿病,持续和间歇性发作的高血压提示嗜铬细胞瘤。除了常规的全血细胞计数、尿素和电解质检查外, 还应测量甲状腺功能和血清钙水平。甲状腺功能测定(thyroid function tests,TFT)包括测量 TSH、游离甲状腺素(FT4)和游离三碘甲状腺原氨酸(FT3)(表 17.6)。FT4 和 FT3 在甲状腺功能亢进的诊断中都是升高的,TSH 是甲状腺功能减退和反应治疗效果的高敏感指标。

如果存在心血管疾病,则应行心电图和超声心动图检查,胸部 X 线片、胸部 CT 和 MRI 可描绘甲状腺肿的范围, 显示气管压迫情况。肺功能测定可鉴别上呼吸道阻塞,间接喉镜检查也是必要的,可以发现并记录术前已经存在的声带功能障碍。如果预计插管困难,可与患者协商后采用清醒纤支镜插管方案。

表 17.6　甲状腺功能检查的正常值标准

检查	正常值
TSH	0.4~4.5mU/L
FT4	9.0~25 pmol/L
FT3	3.5~7.8 pmol/L

注：尤其是 FT4 的参考范围在不同实验室之间存在差异,任何“标准”的参考范围都将受到测试方法和当地解释的影响。

小结

内分泌疾病患者群体可能罹患不同类型的多种疾病, 此类患者可能因内分泌疾病本身、相关合并症或其他无关的疾病而接受手术。内分泌疾病可以影响全身所有的器官和系统,可以导致气道管理甚至静脉通道建立等技术困难,还可影响体液平衡、药物的代谢和排出。认真的术前评估是成功治疗这类具有挑战性患者的基石。

(张俊　译　王震　审校)

参考文献

Farling PA. Thyroid disease. *Br J Anaesth* 2000; **85**: 15–28

Katznelson L, Atkinson JL, Cook DM, Ezzat SZ, Hamrahian AH, Miller KK; AACE Acromegaly Task Force. American Association of Clinical Endocrinologists Medical Guidelines for Clinical Practice for the Diagnosis and Treatment of Acromegaly 2011 update, executive summary. *Endocr Pract* 2011; **17**: 636–46.

Nicholson G, Burrin J, Hall GM. Perioperative steroid supplementation. *Anaesthesia* 1998; **53**: 1091–104

Nicholson G, Hall GM. Hypothalamic–pituitary–adrenal function: anaesthetic implications. *Anaesthesia and Intensive Care Medicine.* 2014; **15**: 473–6

Nicholson G, Hall GM. Diabetes and adult surgical inpatients. *Continuing Education in Anaesthesia, Critical Care & Pain* 2011a: **11**: 234–8.

Nicholson G, Hall GM. Diabetes Mellitus in the 21st century: new drugs for a new epidemic. *Br J Anaesth* 2011b; **107**: 65–73.

Pacac K. Preoperative management of the phaeochromocytoma patient *J Clin Endocrin Metab* 2007; **92**: 4069–79.

Reilly CS. Adrenal disease: cortex and medulla. In *Core Topics in Anaesthesia and Critical Care*. Eds. Hall GM, Hunter JM, Cooper MS. 1st edition. Cambridge University Press 2010.

www.diabetes.org.uk. Management of adults with diabetes undergoing surgery and elective procedures: improving standards. September 2015.

第 18 章
肥胖症

Justin A. Burke

要点

- 有合并症的肥胖患者围术期并发症发生率高于健康肥胖患者和正常体重者。
- 识别合并症并优化其治疗是降低围术期风险最有效的方法。
- 伴有阻塞性睡眠呼吸暂停的肥胖症患者，围术期需要进行持续气道正压通气治疗和适当的术后监测。
- 门诊手术适用于身体质量指数< 40kg/m² 的健康肥胖患者。
- 麻醉前评估能够指导肥胖症患者健康生活方式。

肥胖症是一种全球性流行病，超过 6 亿成人受累。英国肥胖症的发生率在过去 10 年中翻了 1 倍，目前每 4 名成人中就有 1 名肥胖症患者。如今，在许多西方国家，肥胖症已超过吸烟，成为可预防的主要死因（WHO，2015）。

随着肥胖症患病率的不断上升，与肥胖相关的疾病也不断增加（表 18.1）。对于需要外科手术治疗的肥胖症患者，这些相关疾病会增加围术期发病率和死亡率风险。

表 18.1 肥胖相关疾病（Adams, 2000）

心血管疾病	高血压、缺血性心脏病、肥胖性心肌病、肺心病、脑血管疾病、外周血管疾病、深静脉血栓形成和肺栓塞、猝死（心源性）
呼吸系统疾病	限制性肺病、哮喘、阻塞性睡眠呼吸暂停、肥胖低通气综合征
内分泌疾病	糖尿病、甲状腺功能减退、多囊卵巢综合征
胃肠道疾病	食管裂孔疝、胃食管反流、非酒精性脂肪肝病
泌尿生殖系统	慢性肾病、女性尿失禁、勃起功能障碍
恶性肿瘤	乳腺癌、前列腺癌、结直肠癌、宫颈和子宫内膜癌
肌肉骨骼	负重关节骨关节炎、背痛

肥胖症的定义

肥胖症是一种热量摄入超过能量消耗，并导致脂肪过度蓄积的状态。衡量成人肥胖症最常用的标准是身体质量指数（body mass index，BMI）（图 18.1）。肥胖症定义为 BMI ≥30kg/m²（表 18.2）。

肥胖症和围术期风险

如果患者健康，单纯肥胖并不会增加择期手术并发症或死亡的风险（Dindo 等，2003；Mullen，Moorman 和 Davenport，2009）。事实上，肥胖已被证明在手术和重症监护病房中具有

$$身体质量指数(BMI)=\frac{体重(kg)}{身高^2(m^2)}$$

图 18.1 身体质量指数的计算。

表 18.2 成人肥胖症分类(WHO, 2000)

分类	BMI(kg/m^2)	合并症风险
体重过轻	<18.5	低(但其他临床问题的风险高)
正常体重	18.5~24.9	平均值
超重	≥25.0	增加
肥胖	≥30.0	
肥胖Ⅰ级	30.0~34.9	中度
肥胖Ⅱ级	35.0~39.9	重度
肥胖Ⅲ级	≥40.0	非常严重

一定的生存优势(Akinnusi,Pineda 和 Sohl,2008)。这种观察结论被称为肥胖悖论(Mullen 等,2009)。

然而,肥胖相关疾病确实会增加围术期发病率和死亡率,尤其是具有代谢综合征特征的肥胖症患者——向心性肥胖、高血糖、高血压和血脂异常(Goance 等,2010)。

对于代谢型肥胖症患者,其围术期并发症和死亡风险显著高于正常体重患者或健康肥胖患者(表 18.3)。

肥胖症患者手术的术前评估

麻醉医生倾向于高估肥胖手术患者的围术期风险,尽管他们其他方面都是健康的。同时低估合并疾病肥胖患者,尤其是代谢型合并症所面临的风险。识别肥胖症患者的合并症,并优化其治疗是减少围术期并发症的最佳方法。

呼吸系统评估

经常有报道称肥胖症患者有呼吸急促,很难确定该症状是由肥胖的机械效应还是内在呼吸系统疾病引起的。肥胖症导致肺容量减少,并与成人哮喘发作、阻塞性睡眠呼吸暂停(obstructive sleep apnoea,OSA)和肥胖低通气综合征(obesity hypoventilation syndrome,OHS)相关。

表 18.3 伴有代谢综合征的肥胖症患者围术期风险增加

患者人群	风险报告	作者
310 208 例接受普通外科、血管外科或骨科手术的患者	心脏不良事件风险增加 2~2.5 倍 肺部并发症增加 1.5~3 倍 急性肾损伤增加 3~7 倍 BMI>50kg/m^2 患者死亡率增加 2 倍	(Gance 等,2010)
5304 例接受冠状动脉旁路移植术的患者(回顾性分析)	死亡率增加 2.5 倍	(Echahidi,Pibarot 等,2007)
5085 例接受冠状动脉旁路移植术的患者(回顾性分析)	术后心房颤动风险增加 2 倍	(Echahidi,Mohty 等,2007)
921 例接受颈动脉内膜切除术的颈动脉疾病患者	脑卒中风险增加 4 倍	(Protack 等,2009)
60 例接受非心脏手术的患者	术后认知功能障碍(post-operative cognitive dysfunction,POCD)风险增加 2 倍	(Hudetz 等,2011)

在减肥手术队列研究中发现围术期肺部并发症的独立危险因素包括：高龄、身体质量指数、ASA 状态、OSA、哮喘、充血性心力衰竭、代谢综合征、手术时间和开放手术(Schumann 等，2015)。BMI>40kg/m^2 的患者接受空腔大手术的风险最大。对于这些患者，术后肺不张或肺炎发生率高达 30%(Flier 和 Knape，2006)。

肺容量减少

当脂肪在胸部和腹部蓄积时，会出现胸壁变硬、膈肌运动受损和肺顺应性下降。功能残气量(functional residual capacity，FRC)和补呼气量随 BMI 的增加呈指数下降(Jones，2006)。

当 FRC 下降时，潮式呼吸期间的小气道闭合使肺泡塌陷和肺不张，导致肺通气和灌注不匹配，并有低氧血症的倾向。全身麻醉使该问题变得更为复杂(图 18.2)(Adams 和 Murphy，2000)。

肺顺应性降低也会增加呼吸功。当进行肺功能检查(pulmonary function tests，PFT)时，与正常体重受试者相比，有相当比例的肥胖症患者呼吸肌耐力降低(Sebastian，2013)。肌肉疲劳可能会增加腹部大手术后呼吸衰竭的风险。

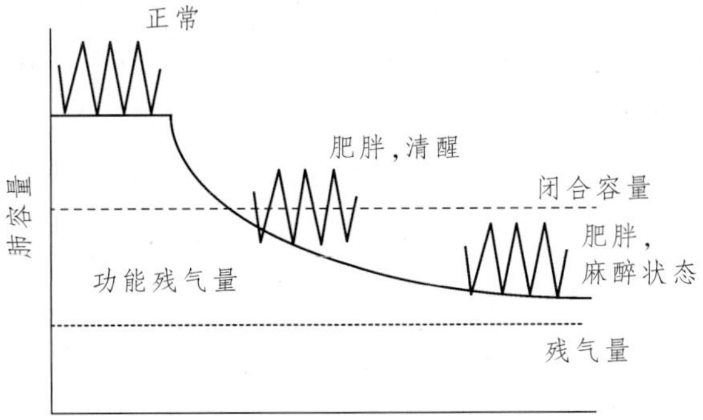

在正常情况下，FRC(和潮气量波动)不包括肺的闭合容积。麻醉和肥胖症均与 FRC 降低相关，导致正常潮式通气期间气道闭合及通气/灌注不匹配。

注：FRC，功能残气量。

图 18.2 重度肥胖症对 FRC 的影响示意图(Adams，2000)。

哮喘

体重增加和 BMI 升高与成人哮喘发病风险增加有关。女性肥胖症患者患病风险似乎高于男性(Sebastian，2013)。

有发作性呼吸困难、喘息或咳嗽的肥胖症患者术前应进行 PFT，包括支气管舒张试验。对于伴有哮喘并且 PFT 检查正常的肥胖患者，应注意与心脏病和胃食管反流疾病(gastrooesophageal reflux disease，GORD)进行鉴别诊断。

阻塞性睡眠呼吸暂停

阻塞性睡眠呼吸暂停(obstructive sleep apnoea，OSA)的特征是在睡眠期间反复发作上呼吸道阻塞。肥胖会导致生理狭窄和咽部神经肌肉功能受损，从而增加 OSA 的易感性(Sebastian，2013)。OSA 的严重程度取决于睡眠期间每小时呼吸暂停及呼吸不足的频率，即呼吸暂停低通气指数(apnnoea hypopnoea index，AHI)。

据估计，女性肥胖症患者 OSA 的患病率约为 40%，男性为 50%(Chung，Yang 和 Liao，2013)。大多数 OSA 患者在临床预评估时无法诊断，因此，做出诊断并实施持续正压通气(continuous positive airway pressure，CPAP)治疗对患者的围术期和远期健康有积极的影响。

未经治疗的慢性 OSA 可导致系统性高血压，并与心律失常、心肌梗死、心力衰竭、脑卒中和糖尿病较高的发病率相关(Jordan，McSharry 和 Malhotra，2014)。与非 OSA 患者相比，未经治疗的 OSA 手术患者，其术后氧饱和度下降、呼吸衰竭、术后心脏事件、入住 ICU(Kaw 等，2012)和住院时间延长(Gupta 等，2001)的发生率更高。有大量病例报告描述 OSA 患者的围术期并发症，包括呼吸骤停、心脏停搏和死亡(Yuan 和 Chung，2008)。

在临床预评估中，识别存在 OSA 风险患者的最简单方法是进行问卷筛查。STOP-Bang

问卷(表 18.4)具有易于记忆的优点,并已验证可用于肥胖症手术患者 (Chung 等,2013)。STOP-Bang 的敏感性和阴性预测值接近 100%, 这意味着评分<3 分的患者可以安全地排除患有中度至重度 OSA 的可能性(Chung 和 Elsaid,2009)。

STOP-Bang 评分为 5~8 分的患者患中度至重度 OSA 的风险较高, 并将从诊断中获益最多。中间组(STOP-Bang 评分 3~4 分)患者如果进行大手术或术后镇痛要求较高的手术,也应参加诊断测试。

OSA 的诊断金标准是夜间实验室多导睡眠图。该标准提供了准确的 AHI 指数,允许对 OSA 的严重程度进行分级。然而,该方法需要昂贵的设备和接受过培训的工作人员,对于患者而言,并不方便。简化诊断包括夜间血氧测定法和家庭多导睡眠描记, 对大多数患者而言,是可行的替代方案(Jordan 等,2014)。

CPAP 可有效缓解 OSA 症状,减少长期呼吸系统和心血管系统并发症。有关围术期 CPAP 疗效的数据较为缺乏。术前 CPAP 治疗对降低 AHI 有效, 也有缩短术后住院时间的趋势(Nagappa 等,2015)。术后 CPAP 已被证明能够减少腹部大手术术后肺不张、肺炎和再次插管的风险(Ireland 等,2014)。

我们建议对中度至重度 OSA 患者, 至少进行 4 周的术前 CPAP 试验治疗。这样允许有时间优化 CPAP 配置和通气参数。所有 CPAP 患者都需要在手术当天将自己的呼吸机和面罩带到医院。

肥胖 OSA 患者的围术期管理取决于疾病的严重程度、CPAP 依从性、手术类型和预期镇痛需求。表 18.5 描述了一种处理路径,也适用于门诊手术和 OSA 患者的术后护理要求。

本指南依赖于麻醉医生、外科医生、内科医生和护理人员的协调治疗方法。应根据当地情况和资源加以修订。

表 18.4 阻塞性睡眠呼吸暂停的 STOP-Bang 筛查问卷(Chung,2008)

S	打鼾。你是否大声打鼾(比平时说话音量大或声音能穿透关闭的门)?
T	疲劳。你白天是否经常感觉疲倦、疲劳或困倦?
O	观察到呼吸暂停。是否有人在你睡眠期间观察到呼吸停止?
P	血压。你是否患有高血压或正在接受高血压治疗?
B	BMI>35kg/m²
A	年龄>50 岁
N	颈围> 40cm
G	男性

符合条件少于 3 项为低 OSA 风险;≥3 项为高 OSA 风险;5~8 项则有较高概率患有中度至重度 OSA 风险。

注:BMI,身体质量指数;OSA,阻塞性睡眠呼吸暂停。

肥胖低通气综合征

肥胖低通气综合征(obesity hypoventilation syndrome,OHS)是一种以肥胖、日间高碳酸血症和低氧血症为特征的睡眠障碍。虽然仅影响约 0.15%的普通人群, 但 OHS 患病率在肥胖性 OSA 患者中高达 10%(Chau 等,2012)。

OHS 患者中枢呼吸动力减弱。这使他们发生术后呼吸衰竭的风险更高。这是全身麻醉和镇静镇痛药混合引起的问题。慢性 OHS 还会增加肺动脉高压、冠状动脉疾病和心力衰竭的发生率(Berg 等,2001)。

对于已知睡眠障碍且呼吸室内空气氧饱和度低(SpO_2≤94%)的肥胖患者,应考虑诊断 OHS。血清碳酸氢盐(HCO_3)检测是一种简便、灵敏的慢性高碳酸血症筛查方法。如果 HCO_3 升高,应进行静息动脉血气检查以确定高碳酸血症和低氧血症的程度。

应该将这些复杂的 OHS 患者转诊给睡眠

表 18.5 OSA 患者术后要求指南（With permission and acknowledgement to Dr G Downey and Prof M Naughton, 2014, Alfred Health）

	低风险手术	中风险手术	高风险手术
轻度 OSA (AHI 5~15)	适用于 DSS 术后病床	可能适用于 DSS 术后病床	不适用于 DSS 术后病床+血氧饱和度*
中度 OSA (AHI 16~30)	适用于 DSS 病床	不适用于 DSS 术后病床+血氧饱和度*	不适用于 DSS 术后病床+血氧饱和度*
重度 OSA (AHI> 30)	不适用于 DSS(除非仅 LA) 术后病床+血氧饱和度*	不适用于 DSS 术后病床+血氧饱和度* ±HDU 按需 NIV	不适用于 DSS 术后 HDU 或 ICU 按需 NIV

*病床 + 血氧饱和度：要求连续脉搏血氧饱和度监测，并具备有声报警，护理人员具有 CPAP 使用经验和接受护理培训。HDU 为 2:1 护理单位；ICU 为 1:1 护理单位；低风险手术代表浅表、内镜、眼科手术，小型胸部、小型妇科和小型泌尿外科手术，以及局部麻醉下经尿道前列腺切除术(TURP)。中等风险手术代表需要适度镇痛的外周手术、腔内手术、头颈部(非气道)手术和全身麻醉下 TURP 手术。高风险手术代表急诊手术、大手术、气道手术，以及不考虑外科手术类型的高镇痛需求患者。

注：OSA，阻塞性睡眠呼吸暂停；DSS，日间手术；AHI，呼吸暂停低通气指数；LA，局部麻醉；NIV，无创通气；HDU，高依赖康复病房；ICU，重症监护病房。

医生进行评估和治疗。术前这类患者必须进行 PFT、多导睡眠图检查，以及探索恰当的 CPAP 或双相气道正压通气 (bi-level positive airway pressure，BiPAP)，从而改善通气。

呼吸系统检查和优化

所有肥胖症择期手术患者应在预评估时，记录静息呼吸频率和室内空气脉搏血氧饱和度。如前所述，应当测量低血氧饱和度患者的血氧碳酸氢盐和动脉血气。

对于没有症状或潜在肺部疾病迹象的肥胖症患者，术前行 PFT 是昂贵且无益的。常规胸片、峰值呼出流量测量和术前激发性肺活量测定也是如此(Cattano 等，2010)。PFT 适用于静息时原因不明的呼吸困难、阻塞性肺病和肥胖低通气综合征(OHS)患者。

肥胖患者肺功能优化的原则包括：

• 至少 6 周的戒烟计划，包括尼古丁替代疗法(Lee 等，2015)；

• 吸入皮质类固醇、白三烯抑制剂和长效 β 受体激动剂治疗哮喘；

• 痰液培养显示感染患者使用抗生素；

• 至少 4 周的 CPAP(或 BiPAP)治疗 OSA 和 OHS；

• 质子泵抑制剂治疗有症状的 GORD；

• 术前饮食和运动建议。

心血管系统评估

肥胖症患者发生高血压、冠状动脉疾病(coronary artery disease，CAD)、心力衰竭、心律失常和血栓栓塞性疾病的风险更高。肥胖症可能会掩盖心血管疾病的许多体征，使患者评估更加困难。挑战在于发现潜在的疾病，并确定围术期心脏病发病率或死亡风险增加的患者。

冠状动脉疾病

肥胖症，特别是向心性肥胖，与冠状动脉疾病密切相关。在 302 296 例受试者的大型

Meta 分析中，肥胖受试者在随访期间冠状动脉事件的发生率比正常体重受试者高 80%(校正的 RR 为 1.81,95% CI:1.56~2.10)(Bogers 等，2007)。许多肥胖患者可能患有隐匿性 CAD。

在临床评估中测量腰围和臀围是有用的，因为低腰臀比可以比 BMI 更好地预测心肌梗死风险和相关的死亡率 (Chrostowska 等，2013)。对于至少有 1 个 CAD 风险因素或运动耐受性差的患者，建议行 12 导联心电图检查(Poirier 等,2009),左束支传导阻滞、S-T 和 T波异常可提示潜在的 CAD。

AHA/ACC 建议对心脏风险指数≥2 且功能状态不良的患者，进行非侵入性心脏检测(Fleisher 等,2014)。对由于身体限制而在功能测量评分不佳的肥胖患者没有具体建议。推荐对 BMI> 40kg/m^2，不运动或运动耐量不明，且至少有 2 个或更多 CAD 风险因素的患者进行心脏负荷试验(Poirier 等,2009)。负荷试验的选择(运动、药物或联合应用)取决于患者的活动能力和可用的设施。

心肺运动 (cardiopulmonary exercise，CPET) 测试已被用于预测胃旁路手术术后的发病率和住院时间(Hennis 等,2012)。一般来说,肥胖个体的无氧阈值仅略低于正常体重对照组(Serés 等,2003)。如果可行,建议 CPET 检测用于功能状态未知且接受高危手术的肥胖患者(Fleisher 等,2014)。

心力衰竭

除了心力衰竭最常见病因，如冠心病、系统性高血压和心脏瓣膜疾病外,长期肥胖也与可逆性肥胖性心肌病的发病有关。最初以舒张功能障碍为特征,最终可能发展为舒张和收缩功能障碍(Poirier 等,2009)(图 18.3)。

在肥胖症患者中,呼吸困难、呼吸暂停和外周性水肿病史是非特异性的。在检查时,心音可能会减弱,颈静脉搏动模糊。心电图上的电轴右偏和右束支阻滞提示右心室肥大。这可能是肺动脉高压的重要标志,推荐做进一步的心脏检查。

在严重肥胖症患者中,经胸超声心动图图像质量可能较差。代替心脏成像包括核成像、磁共振成像和计算机断层扫描 (Poirier 等，2009)。MRI 具有无辐射的优点,然而,严重肥胖的患者需要大口径 MRI 设备。首选方式取决于当地的可用设备和专业知识。

系统性高血压

Framingham Heart Study 发现，肥胖受试者发生系统性高血压的可能性是非肥胖者的 2 倍。其机制尚不清楚,但已证明可通过减肥逆转该机制(Wilson 等,2002)。肥胖的高血压患者也更有可能对降压治疗产生耐药性(Chrostowska 等,2013)。虽然一级和二级高血压本身不会增加临床上重要的围术期并发症，但它是终末器官损害的重要标志 (Howell 等，1996)。

人工或自动测量血压时,袖带气囊应覆盖超过 80%的患者上臂周径。袖带气囊过小往往会高估血压。理想情况下,两次测量应间隔至少 1 分钟,并记录平均值。

平均收缩压>140mmHg 或者平均舒张压>90mmHg 的患者应转诊给其主治医生,并按照初级保健指南进行管理 (Krause 等，2011)。一线治疗通常是血管紧张素转换酶抑制剂(ACEI)或血管紧张素Ⅱ受体阻滞剂(ARB)。

心律失常

肥胖与舒张功能障碍和心房扩大有关。两者都是发生心房颤动的危险因素。在基于人群的队列研究中,肥胖个体发生心房颤动的风险比非肥胖个体增加近 50%(RR 为 1.49;95%CI 为 1.36~1.64)(Wanahita 等,2008)，发生其他心律失常和猝死的可能性也更高。

如果存在 OSA,其严重程度是心房颤动发

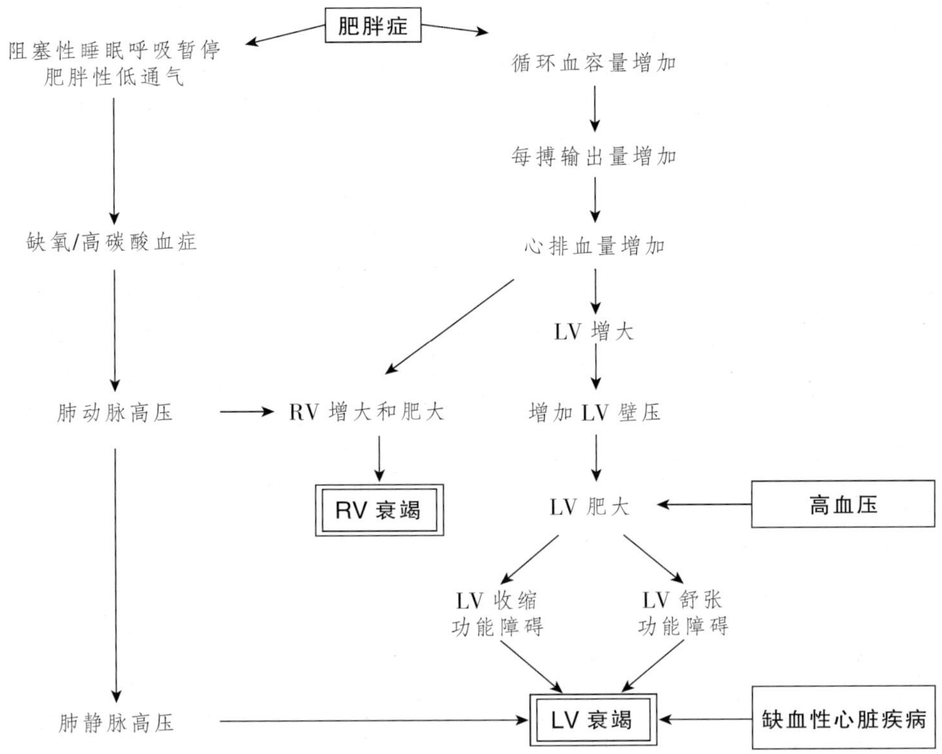

图 18.3　肥胖型心肌病的病因及其与右心衰竭,系统性高血压和缺血性心脏病的关系。LV,左心室;RV,右心室。(With permission from Adams,2000)

生率的独立预测因子(Cadby 等,2015)。其机制可能是与呼吸暂停和觉醒反复发作相关的交感神经张力增加。

静脉血栓栓塞

肥胖患者的深静脉血栓形成(venous thromboembolism,VTE)和肺栓塞的相对风险是非肥胖患者的 2 倍。这种差异在 40 岁以下的患者中最为明显 (Stein,Beemath 和 Olson,2005 年)。尽管如此,肺栓塞(pulmonary embolism,PE)仍然是减肥中心发病率和死亡率的主要原因,估计症状性静脉血栓栓塞发生率为 2.4%,致命性 PE 发生率为 0.3%(Gould 等,2012)。

肥胖的促凝血改变包括：血小板活性增强、循环促凝物质增加、纤维蛋白溶解受损和血管内皮活化。肥胖相关的激素、胰岛素抵抗、慢性炎症和缺乏运动是相关因素(Freeman,2010)。

已知在减肥手术中增加致命性 VTE 风险的合并症包括:VTE 既往史、BMI > 60kg/m^2、向心性肥胖、静脉淤滞和 OSA/OHS 诊断(Sapala 等,2003)。推荐用于降低 VTE 风险的干预措施是间歇性气动下肢压迫装置与抗凝血的预防措施相结合。

普通肝素 (unfractionated heparin,UH)和低分子量肝素 (low molecular weight heparin,LMWH)的常规给药方案对于病态肥胖患者来说,抗凝剂量可能不足。以前的国际指南建议每日 3 次 UH 或每日 2 次 LMWH 给药(Geerts 等,2008);而最近更新后的推荐为针对减肥剂量寻求药剂师的建议(Gould 等,2012)。

在高危患者中可以考虑术前置入腔静脉过滤器。这包括既往有 PE 病史、先前髂静脉 DVT 史、静脉淤滞证据、已知高凝状态或右心压力增加（PAP> 40mmHg）的肥胖患者(Mechanick 等,2008)。

糖尿病

2 型糖尿病(type 2 diabetes,T2DM)的主要原因是遗传易感性和超重。据估计,90%的 T2DM 患者是肥胖患者(Pedersen,2013)。其机制很复杂,但已知脂肪组织会增加对胰岛素介导葡萄糖摄取的抵抗力。

迄今为止,没有足够的证据建议在所有肥胖手术患者中筛查 T2DM。然而,在临床上所有年龄超过 45 岁的肥胖患者和有 1 个 T2DM 危险因素的患者(包括缺乏体育锻炼、心血管疾病史、高血压或血脂异常)应根据国际指南进行糖化血红蛋白(HbA1c)筛查(American Diabetes Association,2015)。糖尿病患者的术前评估和管理在本书的其他章节已有介绍。

肾功能评估

高 BMI 是发展为慢性肾病(chronic kidney disease,CKD）的一个强大的独立危险因素(Hsu 等,2006)。肥胖相关 CKD 可能机制包括肾小球超滤、慢性炎症和肾脏受压,以及内脏脂肪浸润(Hall 等,2015)。

在围术期,还有由低血容量、低血压和肾毒素引起的急性肾损伤（acute kidney injury,AKI)的额外风险。与其他一般手术患者相比,接受减肥手术的肥胖患者罹患 AKI 的风险高达 6 倍(Weingarten 等,2013)。在 BMI 极端情况和代谢综合征患者中风险最大（见表 18.3)(Glance 等,2010)。

评估所有接受手术的肥胖患者的基础肾功能,这些患者可能会出现体液转移、失血或暴露于肾毒素。肾脏疾病的术前诊断和治疗在本文的其他章节也有介绍。

气道评估

肥胖患者的解剖和生理变化使气道管理更加困难。在英国第四次国家审计项目(UK's Fourth National Audit Project,NAP4)中,肥胖患者占主要气道并发症的 42%。最常见的并发症是气管插管困难、误吸、拔管问题和气道损伤。在有严重气道并发症的肥胖患者中,25%的患者死亡或遭受脑损伤(Cook 等,2011)。有关气道评估的详细信息,请参阅本书第 7 章。

困难插管预测

单纯肥胖是否会增加气管插管困难还有待商榷。比较肥胖和正常体重受试者直接喉镜检查和插管的临床试验结果是相互矛盾的(Brodsky 等,2002;Juvin 等,2003)。一项针对 91 332 名手术患者的大型队列研究表明,BMI>35kg/m² 仅是插管困难和失败的一个弱预测因子(校正的 RR 为 1.34;95%CI 为 1.19~1.51,P<0.0001)(Lundstrøm 等,2009)。

肥胖患者气道管理困难的最佳预测因子见表 18.6。绝对体重、BMI、性别、张口度和下颌骨萎缩并不是肥胖患者困难气管插管的独立预测因素,但综合起来可能有助于气道管理策略的选择(Juvin 等,2003)。另请参阅第 7 章。

困难面罩通气预测

外科手术人群中困难面罩通气(difficult mask ventilation,DMV）的发生率为 1%~2%(Han 等,2004;Kheterpal 等,2006)。据报道,在肥胖症人群中,DMV 的发病率高达 14%(Cattano 等,2014)。

BMI> 30kg/m² 是 DMV 的最强独立预测因子（Kheterpal 等,2006)。似乎 BMI 一旦达到 30kg/m² 的阈值，进一步的肥胖则不会显著增加风险(Leoni 等,2014)。

肥胖症人群中 DMV 的独立预测因素见表 18.6。一般文献中对 DMV 的其他预测因子包括男性、牙齿缺失、打鼾或OSA史、颈部辐射变化和蓄胡须(Kheterpal等,2006;Langeron等,2000)。

门诊手术

预评估中的一个常见问题:这名肥胖症患者是否适合日间手术?首先需要考虑的是医疗保健机构是否为肥胖症患者配备了足够的仪器和医护人员,包括特定等级的减肥手推车,手术台和患者升降装置。其次,要考虑患者的合并症,手术的侵入性和镇痛需求,患者是否可以在术后安全地出院。

一项对接受门诊手术肥胖患者的系统回顾分析未发现BMI <50kg/m^{2}的患者围术期并发症或再入院率有任何差异(Joshi等,2013)。但总体而言,重度肥胖症患者的门诊手术率很低,所以真正的并发症和再入院率无法确定。对BMI> 40kg/m^{2}的肥胖症患者,建议慎用日间手术方法。

减肥手术

减肥手术是肥胖患者实现持续减肥,避免或逆转肥胖相关疾病和改善生活质量的有效方法。在经验丰富的肥胖治疗中心进行手术治疗是非常安全的。据报道,在Roux-en-Y胃旁路术或腹腔镜可调节胃减容术后,30天死亡率为0.3%,并发症发生率为4.3%。患者易发生并发症的因素包括:BMI> 53kg/m^2、ASA分级高,存在OSA、DVT病史和运动耐量差[减肥手术纵向评估 (Longitudinal Assessment of Bariatric Surgery,LABS)联合会等,2009]。

除了评估和优化治疗肥胖相关的合并症之外,大多数减肥手术患者在手术前需要一段时间的热量限制来缩小肝脏并改善手术途径。在我们中心,患者会为减肥手术做准备,采用定制的膳食替代饮食。在此期间应密切监测患者的代谢和营养异常,包括术前维生素B_{12}、叶酸和铁的情况(Sabharwal和Christelis,2010)。糖尿病患者需要定期调整治疗方案,以适应热量摄入的变化。

应该由多学科团队做好减肥手术的准备,包括外科医生、麻醉医生、内科医生、心理学家、营养师和专科护士 (Sabharwal和Christelis,2010)。

术前减肥和训练

临床医生在促进肥胖患者健康生活方式

表18.6 肥胖患者不良气道预后的独立预测因子

变量	OR	95%CI	*P*值	作者	结果测量
Mallampati评分Ⅲ或Ⅳ级	3.93	2.65~5.84	<0.0001	(Juvin等,2003)(Brodsky等,2002)(Leoni等,2014)	DI
	2.54	1.18~3.85	0.009		DMV
短颈(主观)	2.65	1.47~4.79	0.034	(Cattano等,2014)	DMV
颈椎活动度降低	2.29	1.51~3.48	<0.0001	(De Jong等,2015)	DI
颈围≥43cm	2.23	1.35~3.71	0.002	(Cattano等,2014)(Leoni等,2014)(Brodsky等,2002)	DMV和DI
年龄≥49岁	2.03	1.24~3.32	0.005	(Cattano等,2014)	DMV
限制下颌突出	1.98	1.03~4.28	0.046	(Leoni等,2014)	DMV
阻塞性睡眠呼吸暂停	1.96	1.19~3.22	0.009	(De Jong等,2015)	DI

注:DI,困难插管;DMV,困难面罩通气;OR,比值比;CI,置信区间。

的选择方面起着关键作用。尽管几乎没有证据表明术前体重减轻会降低围术期风险，但体重减轻确实可以改善生活质量和长期健康。

应鼓励患者采纳健康饮食和规律的体育锻炼。在减肥手术之前，营养师的帮助是强制性的，也应该推荐给所有接受重大择期手术的肥胖患者。步行是术前训练有效且易于接受的锻炼方式，当以舒适的速度行走时，肥胖患者比正常体重的受试者可以更多地消耗有氧能力（Poirier 等，2009）。

小结

这类复杂的患者应该由经验丰富的麻醉医生和外科医生进行管理。肥胖症患者的肥胖体质可能会导致困难气道。此外，肥胖症患者氧饱和度可能快速下降，因此良好的计划和强大的气道管理策略非常重要，建议采用斜坡位或坐位进行全身麻醉诱导和全身麻醉苏醒。尽管局部麻醉是可取的，但可能有更高的失败率。麻醉药物剂量必须滴定至有效量，尽可能选择短效药物。术后重症监护治疗更多地取决于患者的合并症和手术类型，而非肥胖。术后早期活动和适当的 VTE 预防措施有助于降低 DVT 的风险。

（田丰 译　陈力勇 审校）

参考文献

Adams, J. P. & Murphy, P. G., 2000. Obesity in anaesthesia and intensive care. *British Journal of Anaesthesia*, **85**(1), 91–108.

Akinnusi, M. E., Pineda, L. A. & Solh, El, A. A., 2008. Effect of obesity on intensive care morbidity and mortality: a meta-analysis. *Critical Care Medicine*, **36**(1), 151–8.

American Diabetes Association, 2015. (2) Classification and diagnosis of diabetes. *Diabetes Xare*, **38** Suppl (Supplement 1), 8–16.

Berg, G. et al., 2001. The use of health-care resources in obesity-hypoventilation syndrome. *CHEST Journal*, **120**(2), 377–83.

Bogers, R. P. et al., 2007. Association of overweight with increased risk of coronary heart disease partly independent of blood pressure and cholesterol levels: a meta-analysis of 21 cohort studies including more than 300 000 persons. *Archives of Internal Medicine*, **167**(16), 1720–8.

Brodsky, J. B. et al., 2002. Morbid obesity and tracheal intubation. *Anesthesia and Analgesia*, **94**(3), 732–6– table of contents.

Cadby, G. et al., 2015. Severity of obstructive sleep apnea is an independent predictor of incident atrial fibrillation hospitalization in a large sleep-clinic cohort. *CHEST Journal*.

Cattano, D. et al., 2014. Predictive factors for difficult mask ventilation in the obese surgical population. *F1000Research*.

Cattano, D. et al., 2010. Preoperative use of incentive spirometry does not affect postoperative lung function in bariatric surgery. *Translational Research*, **156**(5), 265–72.

Chau, E. H. L. et al., 2012. Obesity hypoventilation syndrome: a review of epidemiology, pathophysiology, and perioperative considerations. *Anesthesiology*, **117**(1), 188–205.

Chrostowska, M. et al., 2013. Impact of obesity on cardiovascular health. *Best Practice & Research Clinical Endocrinology & Metabolism*, **27**(2), 147–56.

Chung, F. & Elsaid, H., 2009. Screening for obstructive sleep apnea before surgery: why is it important? *Current Opinion in Anaesthesiology*, **22**(3), 405–11.

Chung, F., Yang, Y. & Liao, P., 2013. Predictive performance of the STOP-Bang score for identifying obstructive sleep apnea in obese patients. *Obesity Surgery*, **23**(12), 2050–7.

Chung, S. A., Yuan, H. & Chung, F., 2008. A systemic review of obstructive sleep apnea and its implications for anesthesiologists. *Anesthesia and Analgesia*, **107**(5), 1543–63.

Cook, T. M. et al., 2011. Major complications of airway management in the UK: results of the Fourth National Audit Project of the Royal College of Anaesthetists and the Difficult Airway Society. Part 1: anaesthesia. *British Journal of Anaesthesia*, **106**(5), 617–31.

Dindo, D. et al., 2003. Obesity in general elective surgery. *The Lancet*, **361**(9374), 2032–5.

Fleisher, L. A. et al., 2014. 2014 ACC/AHA guideline on perioperative cardiovascular evaluation and management of patients undergoing noncardiac surgery: a report of the American College of Cardiology/American Heart Association Task Force on Practice Guidelines. *Circulation*, **130**(24), e278–333.

Flier, S. & Knape, J. T. A., 2006. How to inform a morbidly obese patient on the specific risk to develop postoperative pulmonary complications using evidence-based methodology. *European Journal of Anaesthesiology*, **23**(2), 154–9.

Freeman, E. W., Sammel M. D, Lin H., Gracia C. R. 2010. Obesity and reproductive hormone levels in the transition to menopause. *Menopause;* **17**(4): 718–26. doi:10.1097/gme.0b013e3181cec85d.

Geerts, W. H. et al., 2008. Prevention of venous thromboembolism: American College of Chest Physicians Evidence-Based Clinical Practice Guidelines (8th Edition). *CHEST Journal*, **133**(6 Suppl), 381S–453S.

Glance, L. G. et al., 2010. Perioperative outcomes among patients with the modified metabolic syndrome who are undergoing noncardiac surgery. *Anesthesiology*, **113**(4), 859–72.

Gould, M. K. et al., 2012. Prevention of VTE in nonorthopedic surgical patients: antithrombotic therapy and prevention of thrombosis, 9th ed: American College of Chest Physicians Evidence-Based Clinical Practice Guidelines. *CHEST Journal*, **141**(2 Suppl), e227S–77S.

Gupta, R. M. et al., 2001. Postoperative complications in patients with obstructive sleep apnea syndrome undergoing hip or knee replacement: a case-control study. *Mayo Clinic Proceedings*, **76**(9), 897–905.

Hall, J. E. et al., 2015. Obesity-induced hypertension: interaction of neurohumoral and renal mechanisms. *Circulation Research*, **116**(6), 991–1006.

Han, R. et al., 2004. Grading scale for mask ventilation. *Anesthesiology*, **101**(1), 267.

Hennis, P. J. et al., 2012. Cardiopulmonary exercise testing predicts postoperative outcome in patients undergoing gastric bypass surgery. *British Journal of Anaesthesia*, **109**(4), 566–71.

Howell, S. J. et al., 1996. Hypertension, admission blood pressure and perioperative cardiovascular risk. *Anaesthesia*, **51**(11), 1000–4.

Hsu, C.-Y. et al., 2006. Body mass index and risk for end-stage renal disease. *Annals of Internal Medicine*, **144**(1), 21–8.

Ireland, C. J. et al., 2014. Continuous positive airway pressure (CPAP) during the postoperative period for prevention of postoperative morbidity and mortality following major abdominal surgery. C. J. Ireland, ed. *The Cochrane Database of Systematic Reviews*, **8**, p. CD008930.

Jones, R. L., 2006. The effects of body mass index on lung volumes. *CHEST Journal*, **130**(3), 827.

Jordan, A. S., McSharry, D. G. & Malhotra, A., 2014. Adult obstructive sleep apnoea. *The Lancet*, **383**(9918), 736–47.

Joshi, G. P. et al., 2013. Selection of obese patients undergoing ambulatory surgery: a systematic review of the literature. *Anesthesia and Analgesia*, **117**(5), 1082–91.

Juvin, P. et al., 2003. Difficult tracheal intubation is more common in obese than in lean patients. *Anesthesia and Analgesia*, **97**(2), 595–600.

Kaw, R. et al., 2012. Meta-analysis of the association between obstructive sleep apnoea and postoperative outcome. *British Journal of Anaesthesia*, **109**(6), 897–906.

Kheterpal, S. et al., 2006. Incidence and predictors of difficult and impossible mask ventilation. *Anesthesiology*, **105**(5), 885–91.

Krause, T. et al., 2011. Management of hypertension: summary of NICE guidance. *BMJ (Clinical research ed.)*, **343**(aug25 2), d4891–d4891.

Langeron, O. et al., 2000. Prediction of difficult mask ventilation. *Anesthesiology*, **92**(5), 1229–36.

Lee, S. M. et al., 2015. Long-term quit rates after a perioperative smoking cessation randomized controlled trial. *Anesthesia and Analgesia*, **120**(3), 582–7.

Leoni, A. et al., 2014. Difficult mask ventilation in obese patients: analysis of predictive factors. *Minerva Anestesiologica*, **80**(2), 149–57.

Longitudinal Assessment of Bariatric Surgery (LABS) Consortium et al., 2009. Perioperative safety in the longitudinal assessment of bariatric surgery. *New England Journal of Medicine*, **361**(5), 445–54.

Lundstrøm, L. H. et al., 2009. High body mass index is a weak predictor for difficult and failed tracheal intubation: a cohort study of 91,332 consecutive patients scheduled for direct laryngoscopy registered in the Danish Anesthesia Database. *Anesthesiology*, **110**(2), 266–74.

Mechanick, J. I. et al., 2008. American Association of Clinical Endocrinologists, the Obesity Society, and American Society for Metabolic & Bariatric Surgery medical guidelines for clinical practice for the perioperative nutritional, metabolic, and nonsurgical support of the bariatric surgery patient. *Surgery for Obesity and Related Diseases: Official Journal of the American Society for Bariatric Surgery*, **4**(5 Suppl), S109–84.

Mullen, J. T., Moorman, D. W. & Davenport, D. L., 2009. The obesity paradox. *Annals of Surgery*, **250**(1), 166–72.

Nagappa, M. et al., 2015. The effects of continuous positive airway pressure on postoperative outcomes in obstructive sleep apnea patients undergoing surgery. *Anesthesia and Analgesia*, **120**(5), 1013–23.

Pedersen, S. D., 2013. Metabolic complications of obesity. *Best Practice & Research Clinical Endocrinology & Metabolism*, **27**(2), 179–93.

Poirier, P. et al., 2009. Cardiovascular evaluation and management of severely obese patients undergoing surgery: a science advisory from the American Heart Association. *Circulation*, **120**(1), 86–95.

Sabharwal, A. & Christelis, N., 2010. Anaesthesia for bariatric surgery. *Continuing Education in Anaesthesia, Critical Care & Pain*, **10**(4), 99–103.

Sapala, J. A. et al., 2003. Fatal pulmonary embolism after bariatric operations for morbid obesity: a 24-year retrospective analysis. *Obesity Surgery*, **13**(6), 819–25.

Schumann, R. et al., 2015. Association of metabolic syndrome and surgical factors with pulmonary adverse events, and longitudinal mortality in bariatric surgery. *British Journal of Anaesthesia*, **114**(1), 83–90.

Sebastian, J. C., 2013. Respiratory physiology and pulmonary complications in obesity. *Best Practice & Research Clinical Endocrinology & Metabolism*, **27**(2), 157–61.

Serés, L. et al., 2003. [Cardiopulmonary function and exercise capacity in patients with morbid obesity]. *Revista española de cardiología*, **56**(6), 594–600.

Stein, P. D., Beemath, A. & Olson, R. E., 2005. Obesity as

a risk factor in venous thromboembolism. *The American Journal of Medicine*, **118**(9), 978–80.

Wanahita, N. et al., 2008. Atrial fibrillation and obesity – results of a meta-analysis. *American Heart Journal*, **155**(2), 310–15.

Weingarten, T. N. et al., 2013. Acute kidney injury following bariatric surgery. *Obesity Surgery*, **23**(1), 64–70.

Wilson, P. W. F. et al., 2002. Overweight and obesity as determinants of cardiovascular risk: the Framingham experience. *Archives of Internal Medicine*, **162**(16), 1867–72.

World Health Organization, 2015. Obesity and overweight. Fact sheet No. 311. Accessed at: www.who.int/mediacentre/factsheets/fs311/en/ (Accessed 2 February 2015).

World Health Organization, 2000. (reprinted 2004) Obesity: preventing and managing the global epidemic. Report of a WHO Consultation (WHO Technical Report Series 894).

第 19 章 慢性疼痛、成瘾和神经精神疾病

Fernando Salazar

要点

- 术后急性疼痛是发展为术后慢性疼痛的主要危险因素。预防慢性疼痛的方法包括识别存在危险因素的患者，积极有效地治疗术后疼痛，以及处理疼痛相关的情绪问题。
- 酒精和阿片类等药物滥用可导致身体的依赖性，可能对围术期管理药物使用产生严重且无法预测的影响。积极控制疼痛及定期监测和治疗戒断症状应当是围术期优先考虑的事项。
- 与普通人群相比，精神疾病患者身体健康问题的风险明显更高，且手术生存率低于平均水平。改善预后的方法包括对手术进行宣讲，积极筛查和治疗抑郁症，通过多学科联合的方法来决定围术期精神类药物管理。

慢性疼痛

引言

10%~50%的患者常规手术后的急性疼痛会转变为持续性疼痛，其中 2%~10%的患者为重度疼痛(Kehlet，Jensen 和 Woolf，2006)。不幸的是，人们对急性疼痛向慢性疼痛的转变过程知之甚少，且术后慢性疼痛(chronic postsurgical pain，CPSP)发生的可能性会因为手术时间延长、手术团队人数相对较少、选择开放性手术(相对于腹腔镜手术)和术中神经损伤而增加(Katz 和 Seltzer，2009)。

CPSP 定义为术后出现并持续 3 个月以上的疼痛，并且排除其他原因和已知的病情(Merskey 和 Bogduk，1994)。

与慢性疼痛发病有关的围术期危险因素(Shipton，2014a)如下：

与慢性疼痛发病相关的人口统计学因素包括：年轻、女性、基因易感性、焦虑和恐惧、术前手术部位以外存在疼痛和术前手术部位存在疼痛。

术中危险因素包括：手术部位(如开胸，胸骨切开术、截肢)、开放性手术、手术时间，以及由于压迫、拉伸和局部缺血引起的手术相关神经损伤。

术后危险因素包括：术后未及时处理的重度疼痛，术后大量使用镇痛药，以及在曾经受伤部位手术。

放疗和化疗；在同一手术部位多次手术。

评估

主要任务是术前识别有 CPSP 发病风险的患者，并制订治疗策略。同样，识别术后严重

急性疼痛的高危人群也很重要（Ip 等，2009），因为这也是 CPSP 的主要危险因素之一（Kehlet 和 Rathmell，2010）。

部分患者术前就伴有慢性疼痛（不论病因、持续时间或部位），并且目前正在接受镇痛治疗，对于这类患者，可能需要调整麻醉预案。这部分将在"药物滥用"一节进行讨论，因为二者的管理策略相似。

治疗

对于有 CPSP 发病风险的患者，有必要给予积极主动的围术期处理，特别是预防和处理急性疼痛进展为慢性疼痛的围术期危险因素（Shipton，2014b）。

围术期预防和管理策略包括，对患者和临床工作人员进行个体化教育（关于手术和预期的疼痛管理），提供患者相关信息，了解患者的态度并解决其顾虑，找出可能导致严重疼痛的手术操作，积极优化急性损伤和术前镇痛方案，并延续至术后。使用标准化疼痛评估和治疗方案，识别可能发展为急性疼痛和慢性疼痛的高危患者，为出院后的随访和治疗提供信息。筛查并在必要时给予疼痛相关心理干预治疗。

术中预防和管理包括，处理已知的手术危险因素。在手术区域暴露可接受的前提下选择疼痛程度最小的手术入路方式。预防神经和组织损伤。采用多模式镇痛方案，减少阿片类药物的使用，辅以传入神经阻滞，如在适当的情况下行硬膜外或椎旁神经阻滞，切口部位进行局部麻醉，并尽可能使用特定手术类型的镇痛方案。如有可能，参照手术类型个体化术后疼痛管理（procedure specific postoperative pain management，PROSPECT）组。

术后预防和管理包括评估静息和运动时的疼痛程度。采用多模式镇痛方案，减少阿片类药物的使用，考虑使用加巴喷丁，积极优化镇痛效果。并旨在术后 1~5 天将疼痛评分控制在 5 分以内（总分 10 分）。运用多学科联合的加速康复外科策略，根据循证医学证据调整鼻胃管、引流管和导尿管的留置时间，术前肠道准备，早期经口进食和下床活动。如果怀疑有神经性病理性疼痛，应进行床旁神经系统检查。提供良好的术后镇痛，出院后继续进行个体化镇痛，以及家庭随访。

其他考虑因素：情绪因素

疼痛是一种复杂的感觉和情绪体验。由于疼痛内容和个体心理状态的差异，在不同的人群之间，甚至在个体内部的研究结果都有所不同（Villemure 和 Bushnell，2002）。遗憾的是没有证据表明心理治疗对已患慢性疼痛的患者有益（Williams，Eccleston 和 Morley，2012）。因此，术前预防策略重点是缓解应激、焦虑和恐惧。下面列出了一些重要的注意事项：

（1）治疗已存在的精神疾病：识别并处理已存在的精神疾病，如抑郁症和焦虑症，特别是对严重疼痛发生率较高的外科手术患者（Zieger 等，2010）。

（2）控制恐惧：告知患者外科手术的相关过程，并解释疼痛的本质及他（她）可能需要的治疗。尤其要注意"灾难化疼痛"的患者，放大疼痛刺激威胁的倾向，在疼痛的情况下感到无助的倾向，以及在预计疼痛将发生时、疼痛发生期间或之后无法抑制与疼痛有关想法的倾向。这种表现似乎比一般的焦虑更能预测慢性疼痛的发生（Theunissen 等，2012）。已有研究表明，进行 2 小时的宣讲课程可有效减少患者灾难化疼痛的倾向，宣讲内容包括外科手术教育、疼痛管理和认知行为疗法的要素（Darnall 等，2014）。

（3）提高应对技巧：乐观是一种人格维度，它有助于患者更好地应对急性和慢性疼痛（Gatchel 等，2007）。乐观是无法传授的，但研究发现乐观的人具备更好的应对技巧（Ramírez-

Maestre，Esteve 和 López，2012）。患者可以通过学习和强化适应性，寻求社会支持和积极互动，坚持锻炼，减少药物使用和（或）坚持利用医疗保健服务等策略，提高对疼痛的适应能力（Sturgeon 和 Zautra，2010）。

小结

- 10%~50%患者在常规手术引起的急性疼痛之后会出现持续性疼痛，因此预防和处理相关危险因素十分重要。
- 诱发慢性疼痛的危险因素贯穿于术前、术中和术后。
- 疼痛是一种复杂的感官和情绪体验。处理围术期的情绪因素，如应激、焦虑和恐惧等，对于减少慢性疼痛的发病至关重要。

药物滥用

成瘾与糖尿病、心血管系统疾病和哮喘等其他很多慢性病一样，是一种多因素疾病，其中药物滥用是心理、遗传和社会因素的复杂行为模式的一部分（McLellan 等，2000）。

需要指出的是，药物滥用在疾病和相关健康问题国际统计分类第 10 版（ICD-10）[世界卫生组织（WHO）的疾病分类方法]中被归入精神疾病部分，因此精神障碍部分涉及的复杂社会心理因素在此一起讨论。

药物滥用的生物学和药理学效应对围术期治疗的影响最为显著。因此我们将对与身体依赖和戒断综合征相关的药物（即酒精和阿片类药物）进行详细讨论。

药物滥用量与围术期麻醉药物需求或围术期风险之间没有线性关系。因此无论治疗计划内容如何，只有经多学科团队反复评估后实施才能达到最佳效果。

酒精

引言

酗酒是一个严重的公共卫生问题，造成全球 4%疾病经济负担和 3.2%的人口死亡（WHO，2002）。2004 年欧洲过早死亡（15~64岁）男性人口中 1/7 为酗酒致死；而相同年龄组的死亡女性中，1/13 为酗酒致死。

西方国家数据显示，普通外科择期手术患者中，危险饮酒的发生率为 7%~49%，急诊手术患者中危险饮酒的发生率为 14%~38%（Tønnesen，2002）。最近的一项 Meta 分析发现，术前饮酒与术后死亡率、常见并发症发病率、全身感染、伤口并发症、肺部并发症、住院时间延长及入住重症监护病房的风险增加有关。然而由于该研究的方法设计问题，这种关联的强度仍不明确（Tønnesen，2002）。

慢性酗酒者在术前访视中很难被识别。一项关于上消化道手术术前评估的研究报告显示，只有 16%的慢性酗酒者能在单次术前访视中被识别（Martin 等，2002）。因此，应设法准确可靠地识别饮酒可能引起术后并发症的高危患者。

评估

CAGE 调查问卷（Ewing，1984）是筛查存在酒精性疾病高危患者的公认有效工具。调查问卷包括 4 个问题："C"（减量），你是否觉得自己应该减少你的饮酒或用药吗？"A"（恼怒），是否有人因批评你的饮酒或用药而惹恼你？"G"（内疚），你是否对自己饮酒或用药感到内疚？"E"（睁眼），你是否早上起来第一件事就是饮酒或用药，让自己镇定下来或摆脱宿醉（睁眼）？肯定回答超过 2 项，即为测试阳性，应该进一步获取患者的全面药物史。

治疗

一旦确定患者有发病风险，就必须制订个体化的围术期管理计划。术前管理的范围和性质是一个复杂的临床决策，不建议采用“一刀切”的方式。例如，一些患者可能是严重药物成瘾，必须权衡择期手术的利弊。对于不太严重的病例，有证据表明术前禁酒1个月对围术期各项指标有积极影响(Tønnesen，2002)。

如果是择期手术患者，建议先补充维生素 B_1(200mg，胃肠外给药3~5天)以预防韦尼克脑病。围术期主要目标是预防酒精戒断综合征的发生或降低其严重程度，此外从预防转入治疗是一个连续的处理过程(Spies 等，1995)。

伴有酒精相关疾病患者行择期手术的围术期管理建议(Kork，Neumann 和 Spies，2010)如下：

在麻醉诱导开始前，使用吗啡15mg/(kg·h)，并且维持至术后第3天，或者经患者同意后，术后用每天0.5g/kg乙醇代替吗啡。

术前用药：①手术前一晚服用长效苯二氮䓬类药物(如地西泮)；②手术当天早晨服用短效苯二氮䓬类药物(如咪达唑仑)。如果没有充分预处理则应用咪达唑仑(0.5~5mg，静脉滴注)。

诱导后给予可乐定[0.5mg/(g·h)]，氟哌啶醇(每24小时最多3.5mg)和氯胺酮0.5mg/kg。

尽管制订了详细计划，患者有时仍会出现酒精戒断症状。建议使用临床酒精戒断状态评定量表(clinical institute withdrawal assessment for alcohol scale，CIWA-Ar)修订版对患者进行监测，每天至少2次(Sullivan 等，1989)。这个优秀的量表对10项酒精戒断的指标(症状)严重程度进行评分。根据总分可以判定酒精戒断综合征是轻度、中度、比较严重还是严重。如有必要，可给予口服苯二氮䓬类药物(如氯氮卓)进行治疗。目前有多种给药方案，但有研究发现每4~6小时定时服用常规剂量，有症状时(CIWA-Ar 评分为8分或更高)补充额外剂量，可缩短治疗时间和减少苯二氮䓬类药物用量。并且这个方案与固定时间给药的标准方案相比，对酒精戒断症状的疗效相当(Saitz 等，1994)。

阿片类药物

引言

大多数使用阿片类药物的人是目前正在接受慢性疼痛治疗的患者。本节我们将介绍治疗方法而忽略患者过量使用阿片类药物的原因，但也会参考表述上的差异。

使用阿片类药物是缓解中度至重度疼痛的主要疗法，一项研究显示，44%的患者使用的镇痛药都是阿片类药物(Clark，2002)。

一项综述显示，在慢性非恶性肿瘤疼痛患者中阿片类药物成瘾率高达50%，在癌性疼痛患者中高达8%(Højsted 和 Sjøgren，2007)。

值得注意的是，长期使用阿片类药物治疗非癌症慢性疼痛可能会导致生理依赖，但不一定会成瘾。使用成瘾相关术语可能影响疼痛最佳治疗效果(Savage 等，2003)。

最后，由于术前已经存在疼痛与术后慢性疼痛之间也存在联系，慢性疼痛部分的内容也与此相关。

评估

筛查

大部分使用阿片类药物的患者能被识别。如果患者疑似有药物滥用史，可使用CAGE调查问卷进行筛查，该表已被修订并能用于药物滥用筛查(Brown 和 Rounds，1994)。

病史

1.药物史：慢性疼痛和药物成瘾患者经常

会服用可能会与麻醉药和镇痛药相互作用的药物。以下列出常用的精神药物，它们的麻醉作用将在精神疾病治疗部分讨论。

(1)精神类药物

1)三环类抗抑郁药(tricyclic antidepressants,TCA)：阿米替林、去甲替林。

2)选择性 5–羟色胺再摄取抑制剂(selective serotonin reuptake inhibitors,SSRI)：氟西汀、帕罗西汀、舍曲林、西酞普兰、依他普仑。

3)5–羟色胺和去甲肾上腺再摄取双重抑制剂(serotonin norepinephrine reuptake inhibitors,SNRI)：度洛西汀、文拉法辛。

4)单胺氧化酶抑制剂(monoamine oxidases inhibitors,MAOI)：不常见。

(2)抗惊厥药：加巴喷丁、普瑞巴林、丙戊酸、托吡酯。

(3)苯二氮䓬类药物。

2.依赖性和耐受性：依赖性和耐受性都与反复使用阿片类药物后神经递质系统发生适应性神经可塑性变化相关。当阿片类药物用量突然减少时，就会出现戒断症状(Jaffe,1990)。然而，慢性耐受和依赖/戒断的机制尚存在争议，可能存在较大的个体差异(Carroll,Angst 和 Clark,2004)。同样，虽然阿片类药物之间存在围术期交叉耐受，并且会使患者对镇痛药的需求量增加(Rapp,Ready 和 Nessly,1995)，但这种交叉耐受性的完整性并不均一，因此只能通过临床评估来确定镇痛药的需求量(Pasternak,2005)。鉴于此，相关的临床既往史，如先前的治疗中断、戒断、戒毒治疗及伴随戒断症状的性质和程度，可以为了解患者围术期应激反应提供有价值的参考。

3.阿片类药物引起的痛觉过敏：所有阿片类药物在每天使用的情况下都会引起痛觉阈值的剂量依赖性降低。在阿片类药物致痛觉过敏的临床应用和实验研究中，瑞芬太尼备受关注(Angst 等,2003)。

治疗

由于下列原因，长期服用阿片类药物患者的围术期疼痛管理需要慎重考虑。①阿片类药物仍然是术后疼痛治疗的重要部分，即使患者曾长期大量使用。②需要维持足够的阿片类药物剂量，以防止患者出现阿片类药物戒断症状。③使患者术后阿片类药物的需求水平恢复到术前是一个具有挑战性的过程，下面列出了一些指导原则(Carroll 等,2004)：

在术前管理方面，一定要做到：

1.明确以下事项

当前使用阿片类药物的详细信息（剂量、阿片类药物类型等）；

增加术后疼痛的潜在风险；

患者的恐惧和对术后疼痛管理的期望；

建立在上述内容基础之上的有效管理策略；

术后管理方案/计划。

2.开始适当的术前药物治疗

手术当天继续术前阿片类药物治疗，以防止戒断和(摄入量)低于阿片类药物的需要量；

术前 1~2 小时考虑使用对乙酰氨基酚 1000mg；

术前 1~2 小时考虑使用非甾体抗炎药。

在术中管理方面：

1.给予阿片类药物并满足以下需求：

慢性；

手术术中；

预计术后；

如果可能，在自主呼吸患者中，滴定使用吗啡至呼吸频率 14~16 次。

2.给予辅助药物

氯胺酮 0.5~2mg/kg 静脉注射，然后 10~45μg/(kg·min)静脉输注，并根据反应进行调整；

NSAID 类药物静脉注射(如果术前未使用 NSAID 药物或 COX–2 药物)；

对乙酰氨基酚 1000mg 静脉注射（如果术

前未使用)。

3.适当的区域麻醉

更推荐持续麻醉技术;

如果不能采用其他技术,可用局部麻醉药物进行伤口灌洗或局部浸润。

术后(急性期):

1.滴定使用阿片类药物,辅助药物和区域麻醉技术以使患者感到舒适:

预计术后阿片类药物的需要量是未使用阿片类药物患者的2~4倍;

需要谨记的是,没有人可以确切地预测个人的药物需求量;

积极滴定使用阿片类药物,以便在术后恢复室内充分控制疼痛;

开始阿片类药物的患者自控镇痛(patient controlled analgesia,PCA):如果可以口服,给予术前口服阿片药物1.5倍的负荷剂量,然后行PCA治疗突发疼痛。如果不能口服药物,考虑提高PCA的背景输注量;

在接受区域麻醉的患者中,计划至少全身给予术前阿片药物用量的一半;

继续合适的区域麻醉技术;

每6小时继续服用对乙酰氨基酚1000mg,和(或)继续使用对乙酰氨基酚或NSAID药物数天,同时关注肾功能和出血风险;

如果术中使用氯胺酮则继续使用,或者如果其他措施对疼痛无效,开始使用氯胺酮。

2.监测过度镇静和阿片类药物戒断症状

长期服用阿片类药物的患者其呼吸抑制的风险高于未使用过阿片类药物的患者,必须进行适当监测,定期评估镇静程度和血氧饱和度。

术后(过渡期):

1.从局部和肠外给药途径转变为口服阿片类和辅助药物:

根据术后24~48小时内阿片类药物用量来确定每日口服阿片类药物的剂量;

预计口服需要量中的一半给予长效剂型;

必要时允许每3小时使用足量短效阿片类药物以提供剩余的阿片类药物剂量;

考虑在过渡期继续使用对乙酰氨基酚,NSAID药物或COX-2抑制剂。

2.计划术后阿片类药物剂量逐渐减少到术前剂量,并与患者或医护人员讨论。如果治疗方案特别复杂,确定是否需要专业人员随访。

小结

成瘾是一种多因素疾病,药物滥用是心理、遗传和社会因素的复杂行为模式的一部分。

酒精:

1.术前饮酒与围术期死亡率和并发症发病率显著相关,但单次术前访视容易漏诊慢性酗酒者。

2.CAGE调查问卷是筛查伴酒精性疾病高危患者的公认有效工具。

3.一旦确定患者有发病风险,就必须制订个体化的围术期管理计划。术前管理的范围和性质是一个复杂的临床决策,不建议采用一刀切的方式。

4.如果患者行择期手术,围术期管理的目的是预防酒精戒断综合征的发作或减轻其严重程度,可以使用吗啡、苯二氮䓬类药物、可乐定、氟哌啶醇和氯胺酮等药物进行处理。

5.在出现戒断症状时,临床戒断反应评估量表(CIWA-Ar)可用于评估症状的严重程度,以指导口服苯二氮䓬类药物(如氯氮䓬)治疗。

阿片类药物:

1.术前已有阿片类药物成瘾的患者通常是由慢性疼痛治疗所致,而不是通过娱乐行为成瘾。

2.治疗重度非恶性肿瘤疼痛时可发生阿片类药物躯体依赖性,但不是成瘾,这类患者围术期仍应给予有效镇痛。

3.慢性耐受和依赖/戒断的发病机制存在争议,可能存在较大的个体差异。因此回顾相关的临床既往史,如先前的治疗中断、戒断、戒毒治疗, 以及伴随戒断症状的性质和程度,可以为了解患者围术期应激反应提供有价值的参考。

4.由于下列原因,长期服用阿片类药物患者的围术期疼痛管理需要慎重考虑。①阿片类药物仍然是术后疼痛治疗的重要部分,即使患者曾长期大量使用;②需维持足够的阿片类药物剂量, 以防止患者出现阿片类药物戒断症状;③使患者术后阿片类药物的需求水平恢复到术前是一个具有挑战性的过程。

神经精神疾病患者

引言

英国 1/4 成年人每年至少会发生一次确诊的心理健康问题,这些问题大多是轻微的和自限性的。小部分人会出现严重的精神疾病,他们的死亡率是普通人群的 2~3 倍(O'Brien 等,2001)。这些死亡人群中约 60%是由于身体健康问题造成的(Parks 等,2006),这意味着患有严重心理健康问题的患者往往会出现严重的身体健康问题,这些问题一般未被发现或治疗不当。这些研究结果表明,神经精神疾病患者在基本医疗过程中的存活率明显低于普通人群(Kisely 等,2007)。

评估

在评估有心理健康问题的患者时,除了一般的术前评估外,还需要考虑以下问题。

• 精神疾病的患者可能不愿意回顾过去。应该准备足够的时间进行评估,并努力与患者沟通并产生共鸣,这样才会获得更准确的信息。

• 如有可能,护理人员(通常是亲属)应在场给予情感支持并提供辅助信息,如用药史和依从性。

• 与对待其他患者一样,在解释医疗过程和风险时避免使用医学术语,并反复评估患者的理解程度。

• 如果怀疑患者是否有能力同意或拒绝手术,应对患者的行为能力进行评估。

行为能力评估是“任务特异性的”,不要采用“一刀切”的方法。BMA 有一个易于使用的“行为能力软件包”(http//bma.org.uk/practical-support-at-work/ethics/mental-capacity-tool-kit),其中包含与“心智能力法案”(2005 年法案)相关的更多细节。总体来说,如果患者有行为能力,应该能够做到以下几点。

(1)了解与决定相关的信息。

(2)保留与决定相关的资料。

(3)使用或权衡信息。

(4)能够以任何形式对医疗决策进行讨论。

挖掘重要病史

药物史

必须详细掌握患者常用、偶尔使用处方药,以及非处方药。在手术期间,精神类药物可能由于直接作用和(或)相互作用而造成危险。另一方面, 如果在术前停止使用某些药物,可能引起戒断症状。同样,让一个停药后症状易复发的患者停用精神药物所造成的风险可能会超过围术期停药带来的益处。

患者围术期是继续使用、减少剂量还是停止使用精神药物,应以个体情况为基础,由多学科小组根据具体情况决定, 并考虑以下因素。

• 精神因素

(1)精神疾病的严重性/复杂性。

(2)频繁复发病史。

(3)复发时对自己和他人的风险。

(4)理解和参与治疗方案的程度。

• 物理因素

(1)年龄。

(2)健康水平。

(3)外科手术的性质。

• 药理因素

(1)精神药物的治疗机制尚不清楚。

(2)引起戒断症状的倾向。

(3)与其他药物(如麻醉药和镇痛药)有协同作用。

抑郁症筛查

抑郁症是一种很常见的疾病,1/5 的人会在人生的某个阶段出现抑郁(Self,Thomas 和 Randall,2012)。此外,抑郁症与慢性疾病有关,可导致适应不良效应,如躯体症状的加重,不良健康行为的增加,缺乏对治疗方案的依从性,并引起直接的躯体适应不良效应(受下丘脑-自主神经系统和免疫反应系统调节)(Katon,1996)。确切来说,一项系统的回顾显示,47 例手术结局中有 19 例与情绪因素有关(Rosenberger,2006)。因此快速识别抑郁症并评估其严重程度需要优先完成,特别是对老年患者(Givens,Sanft 和 Marcantonio,2008)。患者健康问卷 PHQ-9 (Kroenke,Spitzer 和 Williams,2001)是一个免费的评分系统,由 9 个问题组成,可用于诊断和评估抑郁症的严重程度。如果患者确诊抑郁症,建议采取以下步骤。

• 与患者(或医护人员)就疾病对康复所带来的风险进行公开讨论。

• 组建多学科团队(外科医生、精神科医生和麻醉医生)围绕治疗需求、手术时机及术前和术后管理进行讨论。

• 考虑安排额外的手术宣教。有证据表明改善和处理手术相关的预期情况 (Iversen 等,1998), 提高手术过程及术后管理的信息质量(Johnston 和 Vögele,1993) 可能会改善手术早期结局(Mavros 等,2011)。

缩小患者心理预期与信息获取之间的差距可以缓解术后抑郁状态(Stark 等,2014)。

神经发育障碍与智力障碍

智力障碍和(或)神经发育障碍,如自闭症患者一生中精神障碍的发生率较高(Croen 等,2015;Salazar 等,2015)。此外,最近一项研究显示,在纳入分析的疾病类别中,自闭症患者的过早死亡率显著增高,其死亡率和病因特异性死亡率模式在一定程度上受性别和一般智力的影响(Hirvikoski 等,2015)。因此,患有此类疾病的患者在接受手术期间需要我们额外关注,认真计划完善术后治疗方案,以减少应激和术后镇静剂的使用。有助于减轻围术期应激的策略包括如下几点。

• 确定患者的个人偏好,包括从感兴趣的领域(有利于找到话题)到感官喜好(食物、气味、触觉、视觉和听觉刺激)。这有助于减少患者焦虑和配合治疗。

• 使用视觉信息卡来说明手术当天会发生什么(http://www.easyhealth.org.uk/sites/default/files/What%20happens%20when%20you%20go%20into%20hospital.pdf)。

• 将患者介绍给手术当天会在场的某一位手术团队成员。

体检结果

精神疾病患者缺乏心理健康障碍的躯体特征表现,但如果发现青少年肢体或腹部有自残造成的瘢痕,应进一步的讨论或检查。

有抑郁症病史患者的身上可能会发现这种故意自残的标志 (Muehlenkamp 和 Gutierrez,2004 年)。有必要进一步询问患者过去和现在的抑郁症状。

其他考虑因素:慢性疼痛

抑郁和焦虑等心理健康障碍是引起慢性

术后疼痛的危险因素(Shipton,2014a),它们之间的联系在慢性疼痛部分有所讨论。

建议

欧洲麻醉学会在成年患者接受非心脏手术的术前评估部分对于使用精神药物的建议(De Hert等,2011)如下。

长期接受TCA治疗的患者应在麻醉前进行心电图检查,以排除长Q–T间期综合征,并进行心脏评估。

(1)在麻醉前不应停止慢性抑郁症患者的抗抑郁治疗。

(2)不建议围术期停用SSRI治疗。

(3)麻醉前至少2周应停用不可逆性MAOI。为避免疾病复发,应换用可逆性MAOI药物。

(4)如果手术前停止使用药物,精神分裂症患者术后精神错乱发生率明显较高。因此,慢性精神分裂症患者围术期应继续服用抗精神病药物。

(5)应在手术前72小时停用锂盐。如果患者血清电解质正常,血流动力学稳定并且可以进食和饮水,则可以重新开始给药。血液锂浓度应在1周内达到稳定水平。

最后,对于使用多种精神药物的患者,建议由包括精神科医生和药剂师在内的多学科团队制订个体化治疗方案。

小结

- 患有严重精神健康问题的患者往往有严重的身体健康问题,通常是没有发现或治疗效果不佳,并且他们在基本医疗过程的存活率远低于普通人群。

- 对于确诊精神疾病的患者进行术前评估时,应仔细评估患者是否有知情同意行为能力,并获取高质量的临床信息和详细的药物史。

- 围术期应根据具体情况决定是否继续使用、减少剂量或停用精神药物,最好由多学科团队共同决策,可参考欧洲麻醉学会的推荐建议。

- 抑郁症的筛查很重要,因为它是一种很常见的疾病,许多手术结局都与情绪因素有关。

- 患有智力障碍和(或)自闭症等神经发育障碍的患者过早死亡率显著增加,在围术期需要密切关注和支持。

(封晓影 译 毛庆祥 审校)

参考文献

Act, M. C. (2005). Mental Capacity Act. London: Office of Public Sector Information.

Angst, M. S., Koppert, W., Pahl, I., Clark, D. J. & Schmelz, M. (2003). Short-term infusion of the μ-opioid agonist remifentanil in humans causes hyperalgesia during withdrawal. *PAIN*, **106**(1), 49–57.

Brown, R. L. & Rounds, L. A. (1994). Conjoint screening questionnaires for alcohol and other drug abuse: criterion validity in a primary care practice. *Wisconsin Medical Journal*, **94**(3), 135–40.

Carroll, I. R., Angst, M. S. & Clark, J. D. (2004). Management of perioperative pain in patients chronically consuming opioids. *Regional Anesthesia and Pain Medicine*, **29**(6), 576–91.

Clark, J. D. (2002). Chronic pain prevalence and analgesic prescribing in a general medical population. *Journal of Pain and Symptom Management*, **23**(2), 131–7.

Croen, L. A., Zerbo, O., Qian, Y., Massolo, M. L., Rich, S., Sidney, S., et al. (2015). The health status of adults on the autism spectrum. *Autism: The International Journal of Research and Practice*, 1362361315577517.

Darnall, B. D., Sturgeon, J. A., Kao, M.-C., Hah, J. M. & Mackey, S. C. (2014). From catastrophizing to recovery: a pilot study of a single-session treatment for pain catastrophizing. *Journal of Pain Research*, **7**, 219.

De Hert, S., Imberger, G., Carlisle, J., Diemunsch, P., Fritsch, G., Moppett, I., et al. (2011). Preoperative evaluation of the adult patient undergoing non-cardiac surgery: guidelines from the European Society of Anaesthesiology. *European Journal of Anaesthesiology (EJA)*, **28**(10), 684–722.

Ewing, J. A. (1984). Detecting alcoholism: the CAGE questionnaire. *Jama*, **252**(14), 1905–7.

Gatchel, R. J., Peng, Y. B., Peters, M. L., Fuchs, P. N. & Turk, D. C. (2007). The biopsychosocial approach to chronic pain: scientific advances and future directions. *Psychological Bulletin*, **133**(4), 581.

Givens, J. L., Sanft, T. B. & Marcantonio, E. R. (2008). Functional recovery after hip fracture: the combined effects of depressive symptoms, cognitive impairment, and delirium. *Journal of the American Geriatrics Society*, **56**(6), 1075–9.

Hirvikoski, T., Mittendorfer-Rutz, E., Boman, M., Larsson, H., Lichtenstein, P. & Bölte, S. (2015). Premature mortality in autism spectrum disorder. [10.1192/bjp.bp.114.160192]. *The British Journal of Psychiatry.*

Højsted, J. & Sjøgren, P. (2007). Addiction to opioids in chronic pain patients: a literature review. *European Journal of Pain*, **11**(5), 490–518.

Ip, H. Y. V., Abrishami, A., Peng, P. W., Wong, J. & Chung, F. (2009). Predictors of postoperative pain and analgesic consumption: a qualitative systematic review. *The Journal of the American Society of Anesthesiologists*, **111**(3), 657–77.

Iversen, M. D., Daltroy, L. H., Fossel, A. H. & Katz, J. N. (1998). The prognostic importance of patient preoperative expectations of surgery for lumbar spinal stenosis. *Patient Education and Counseling*, **34**(2), 169–78.

Jaffe, J. H. (1990). Drug addiction and drug abuse. *The Pharmacological Basis of Therapeutics*, **8**, 522–73.

Johnston, M. & Vögele, C. (1993). Benefits of psychological preparation for surgery: a meta-analysis. *Annals of Behavioral Medicine*.

Katon, W. (1996). The impact of major depression on chronic medical illness. *General Hospital Psychiatry*, **18**(4), 215–19.

Katz, J. & Seltzer, Z. E. (2009). Transition from acute to chronic postsurgical pain: risk factors and protective factors.

Kehlet, H., Jensen, T. S. & Woolf, C. J. (2006). Persistent postsurgical pain: risk factors and prevention. *The Lancet*, **367**(9522), 1618–25.

Kehlet, H. & Rathmell, J. P. (2010). Persistent postsurgical pain: the path forward through better design of clinical studies. *The Journal of the American Society of Anesthesiologists*, **112**(3), 514–15.

Kisely, S., Smith, M., Lawrence, D., Cox, M., Campbell, L. A. & Maaten, S. (2007). Inequitable access for mentally ill patients to some medically necessary procedures. *Canadian Medical Association Journal*, **176**(6), 779–84.

Kork, F., Neumann, T. & Spies, C. (2010). Perioperative management of patients with alcohol, tobacco and drug dependency. *Current Opinion in Anesthesiology*, **23**(3), 384–90.

Kroenke, K., Spitzer, R. L. & Williams, J. B. (2001). The Phq-9. *Journal of General Internal Medicine*, **16**(9), 606–13.

Martin, M., Heymann, C., Neumann, T., Schmidt, L., Soost, F., Mazurek, B., et al. (2002). Preoperative evaluation of chronic alcoholics assessed for surgery of the upper digestive tract. *Alcoholism: Clinical and Experimental Research*, **26**(6), 836–40.

Mavros, M. N., Athanasiou, S., Gkegkes, I. D., Polyzos, K. A., Peppas, G. & Falagas, M. E. (2011). Do psychological variables affect early surgical recovery? *PloS one*, **6**(5), e20306.

McLellan, A. T., Lewis, D. C., O'Brien, C. P. & Kleber, H. D. (2000). Drug dependence, a chronic medical illness: implications for treatment, insurance, and outcomes evaluation. *Jama*, **284**(13), 1689–95.

Merskey, H. & Bogduk, N. (1994). Classification of chronic pain, IASP Task Force on Taxonomy. Seattle, WA: International Association for the Study of Pain Press. (Also available online at www.iasp-pain.org).

Muehlenkamp, J. J. & Gutierrez, P. M. (2004). An investigation of differences between self-injurious behavior and suicide attempts in a sample of adolescents. *Suicide and Life-Threatening Behavior*, **34**(1), 12–23.

O'Brien, M., Singleton, N., Bumpstead, R. & Office for National Statistics, L. S. S. D. (2001). *Psychiatric Morbidity among Adults Living in Private Households, 2000*. London: The Stationery Office.

Parks, J., Svendsen, D., Singer, P., Foti, M. E. & Mauer, B. (2006). *Morbidity and Mortality in People with Serious Mental Illness.* Alexandria, VA: National Association of State Mental Health Program Directors (NASMHPD) Medical Directors Council.

Pasternak, G. W. (2005). Molecular biology of opioid analgesia. *Journal of Pain and Symptom Management*, **29**(5), 2–9, doi:10.1016/j.jpainsymman.2005.01.011.

Ramírez-Maestre, C., Esteve, R. & López, A. E. (2012). The role of optimism and pessimism in chronic pain patients' adjustment. *The Spanish Journal of Psychology*, **15**(01), 286–94.

Rapp, S. E., Ready, L. B. & Nessly, M. L. (1995). Acute pain management in patients with prior opioid consumption: a case-controlled retrospective review. *PAIN*, **61**(2), 195–201.

Rosenberger, P. H. (2006). Psychosocial factors and surgical outcomes: an evidence-based. *J Am Acad Orthop Surg*, **14**(397).

Saitz, R., Mayo-Smith, M. F., Roberts, M. S., Redmond, H. A., Bernard, D. R. & Calkins, D. R. (1994). Individualized treatment for alcohol withdrawal: a randomized double-blind controlled trial. *Jama*, **272**(7), 519–23, doi:10.1001/jama.1994.03520070039035.

Salazar, F., Baird, G., Chandler, S., Tseng, E., O'Sullivan, T., Howlin, P., et al. (2015). Co-occurring psychiatric disorders in preschool and elementary school-aged children with autism spectrum disorder. *Journal of Autism and Developmental Disorders*, 1–12, doi:10.1007/s10803-015-2361-5.

Savage, S. R., Joranson, D. E., Covington, E. C., Schnoll, S. H., Heit, H. A. & Gilson, A. M. (2003). Definitions related to the medical use of opioids: evolution towards universal agreement. *Journal of Pain and Symptom Management*, **26**(1), 655–67.

Self, A., Thomas, J. & Randall, C. (2012). Measuring national well-being: life in the UK, 2012.

Shipton, E. A. (2014a). The transition of acute postoperative pain to chronic pain: Part 1 – Risk factors for the development of postoperative acute persistent pain. *Trends in Anaesthesia and Critical Care*, **4**(2), 67–70.

Shipton, E. A. (2014b). The transition of acute postoperative pain to chronic pain: Part 2 – Limiting the transition. *Trends in Anaesthesia and Critical Care*, **4**(2), 71–5.

Spies, C., Dubisz, N., Funk, W., Blum, S., Müller, C., Rommelspacher, H., et al. (1995). Prophylaxis of alcohol withdrawal syndrome in alcohol-dependent patients admitted to the intensive care unit after tumour resection. *British Journal of Anaesthesia*, **75**(6), 734–9.

Stark, Å. J., Ingadottir, B., Salanterä, S., Sigurdardottir, A., Valkeapää, K., Bachrach-Lindström, M., et al. (2014). Fulfilment of knowledge expectations and emotional state among people undergoing hip replacement: a multi-national survey. *International Journal of Nursing Studies*, **51**(11), 1491–9.

Sturgeon, J. A. & Zautra, A. J. (2010). Resilience: a new paradigm for adaptation to chronic pain. *Current Pain and Headache Reports*, **14**(2), 105–12.

Sullivan, J. T., Sykora, K., Schneiderman, J., Naranjo, C. A. & Sellers, E. M. (1989). Assessment of alcohol withdrawal: the revised clinical institute withdrawal assessment for alcohol scale (CIWA-Ar). *British Journal of Addiction*, **84**(11), 1353–7.

Theunissen, M., Peters, M. L., Bruce, J., Gramke, H.-F. & Marcus, M. A. (2012). Preoperative anxiety and catastrophizing: a systematic review and meta-analysis of the association with chronic postsurgical pain. *The Clinical Journal of Pain*, **28**(9), 819–41.

Tønnesen, H. (2002). *Alcohol Abuse and Postoperative Morbidity*: Lægeforeningen.

Villemure, C. & Bushnell, M. C. (2002). Cognitive modulation of pain: how do attention and emotion influence pain processing? *PAIN*, **95**(3), 195–9.

Williams, A. C. D. C., Eccleston, C. & Morley, S. (2012). Psychological therapies for the management of chronic pain (excluding headache) in adults. *The Cochrane Library*.

World Health Organization (2002). *The World Health Report 2002: Reducing Risks, Promoting Healthy Life*. World Health Organization.

Zieger, M., Schwarz, R., König, H., Härter, M. & Riedel-Heller, S. (2010). Depression and anxiety in patients undergoing herniated disc surgery: relevant but underresearched – a systematic review. *Central European Neurosurgery*, **71**(1), 26.

第 20 章 妊娠

Roisin Monteiro, Richard George, Steve M. Yentis

要点

- 根据患者病情选择合适的检查。对于其他方面正常的孕妇，没有必要进行额外的检查。
- 用于非孕产妇人群的常规影像学检查对于孕妇而言可能具有更高的风险，尽管(检查的)获益常常会大于风险，但医生必须要进行权衡。
- 在解读检查及检验结果时，必须考虑妊娠期间多个器官系统的变化。
- 必须对麻醉、手术和潜在疾病对母体及胎儿造成的风险进行讨论。
- 面对不同妊娠阶段患者，需要麻醉科与外科、产科和新生儿科等不同学科进行沟通会诊。
- 根据妊娠阶段的不同，可能需要对一些常规麻醉技术进行相应的改变；维持子宫胎盘灌注和母体氧合是保证胎儿健康的关键。

引言

对医疗团队来说，临产妇行非产科手术是一项特殊的挑战。因此，全面的术前评估和方案是必不可少的。妊娠期间的麻醉和手术都要考虑妊娠生理改变和胎儿风险，包括致畸、早产和流产。择期手术不应该在妊娠期间进行，美国妇产科医师学会(American College of Obstetricians and Gynecologists, ACOG, 2011)建议择期手术应该推迟到分娩后。如果可能，可选择在妊娠中期进行紧急手术，这个时期内自然流产率和早产发生率最低。然而就急诊手术的特征而言，它在妊娠期间的任何时候都可能发生。

评估

术前评估内容与非妊娠患者相似，但病史采集应涵盖妊娠后的特殊生理变化要点。临床检查必须考虑到妊娠的特异性生理改变，特别对有明显症状患者的评估。随着新陈代谢负担增加，孕妇心血管系统和呼吸系统也发生明显改变，因此，麻醉医生在术前评估时必须充分了解这些情况并进行相应的处理。

对于其他方面正常的孕妇，没有必要进行额外的检查。应根据患者的病情和手术相关病理改变选择合适的检查。用于非孕产妇人群的常规影像学检查对于孕妇而言可能具有更高的风险，需要进一步权衡。

病史

手术相关的病情和其他任何健康问题都需要询问。随后，病史采集重点转向妊娠。孕龄造成的孕妇生理改变会影响麻醉的实施方式，如误吸风险及主动脉、腔静脉压迫。各阶段孕期的特点也很重要，因为它涉及不同的围术期风险和知情同意内容。妊娠常见并发症包括，高血压、妊娠期糖尿病和胃食管反流，也应逐一排查。

气道和呼吸系统

气道必须重点评估，因为妊娠期间伴随多种气道问题。随着妊娠时间增加，孕妇的生理改变，气道问题会更加显著。

产科患者(1:267~1:224)插管失败率高于非产科择期手术患者的插管失败率(1:2000~1:1000)，部分原因可能是在产房进行气管插管所带来的非技术性挑战及产妇的生理变化(Quinn 等，2013；Rose 和 Cohen，1996；Samsoon 和 Young，1987)。孕产妇体重增加和气道黏膜充血水肿都会导致面罩通气和气管插管困难。由于全身耗氧量增加和肺功能残气量减少，孕产妇插管困难或失败的潜在后果尤其严重。

近期一项关于产科患者插管失败的回顾性研究中列出了数个危险因素：年龄和体重指数(BMI)增加，Mallampati 评分记录，以及 Mallampati 评分>1。年龄增加是一个出人意料的危险因素，可能原因是高龄产妇因体重增加而伴有较高的妊娠并发症风险。一个有意义的发现是这类患者没有进行充分的气道评估。单是 Mallampati 评分记录本身就与困难气道有明确的相关性，这提醒麻醉医生在怀疑产妇有困难气道时，应更积极地进行气道评估(Quinn 等，2013)。

检查

妊娠期间呼吸系统检查结果会发生如下变化：

- 肺功能测定(见表 20.1)。
- 动脉血气：分钟通气量的增加通常会导致妊娠中期呼吸性碱中毒($PaCO_2$ 3.75~4.25kPa)，pH 值到达正常范围的上限。碳酸氢盐和缓冲碱浓度出现代偿性降低是正常的。
- 影像学检查(见下文)。

心血管系统

心血管系统从妊娠第 6 周开始发生明显改变。每搏量和心率增加导致心排血量增加。全身血容量及静脉回流增加引起前负荷增加，体循环和肺循环血管阻力降低导致后负荷减少。在妊娠 20 周后才会出现主动脉和腔静脉压迫，术中常需要 15°侧倾。

正常妊娠孕妇的血压通常比未怀孕时偏低，并且舒张压比收缩压减少幅度更大。妊娠 28 周孕妇血压相比基础值减少 20%，然后逐渐恢复到非妊娠时的水平(Gunderson 等，2008；Wilson 等，1980)。心率从妊娠 5 周开始增加并且在 32 周达到峰值，比基础值增加大约 25%(Hunter 和 Robson，1992)。对健康孕妇检查时可见颈静脉扩张，a(右心房收缩)波和 v(心室收缩)波显著增高，x(右心房舒张)波和 y(心室舒张)波下降迅速(颈静脉搏动图)。膈肌的向上运动使得心尖搏动横向移位，并且可以触诊

表 20.1　肺功能测量值的变化

减少	增加	不变
补呼气量(−25%)	补吸气量(+5%)	肺活量
残气量(−15%)	潮气量(+45%)	FEV1
功能残气量(−20%)	吸气量(+15%)	
肺总量(−5%)	分通气量(+45%)	

到凸起的右心室搏动。超过90%的足月孕产妇可在肺动脉瓣或三尖瓣区听到收缩期杂音。这是由在扩张的心室、瓣膜间湍流和反流增加所致。第一心音可能会增强；第二心音由于右心回流血量增加会发生分裂；第三心音可能是正常的，也可能异常。多达1/3的孕产妇可出现外周水肿。

检查

• 心电图：心脏位置和大小变化会引起心电图改变。除心率增加外，还会出现电轴左偏、ST段下移和Ⅲ导联T波低平或倒置。

• 超声心动图：心脏位置改变实际上有利于在胸骨旁和心尖处进行检查。最近一项对24名非妊娠女性和97名不同孕龄女性的研究提示，超声心动图改变与妊娠期间心排血量增加是一致的(表20.2)。

消化系统

由于体内激素分泌和机械力学改变引起食管下端功能受损和胃解剖改变，孕妇胃食管反流症状普遍存在。但这种改变何时具有临床意义还不明确。一些报道指出，妊娠中期以后就可能会有误吸风险，但是大多数情况下，妊娠16周以上的孕妇才会做临床相关处理并且改变麻醉方案。

表20.2　足月超声心动图检查结果的变化(Tso等,2012)

	妊娠	非妊娠	*P*值
每搏输出量(mL)	63.7±14	56.2±11.7	<0.04
心率(次/分)	91±15	79.3±18.1	<0.02
心脏指数[L/(min·m²)]	3.0±0.7	2.4±0.4	<0.0001
射血分数	68%	63%	<0.03

检查

• 生化：在分析术前检查结果时，需要考虑孕妇的机体特殊变化(Cunningham,2014)。肾小球滤过率(超过基础值50%)和肾血流量(超过基础值75%)增加导致肌酐清除率增加，因此与怀孕前相比，妊娠早期及早中期的血清肌酐清除率降低约25%；这些生理改变对药物代谢和排泄都有一定的影响。

• 肝脏生化可见明显改变。血清胆红素水平，氨基转氨酶和乳酸脱氢酶可以增加到正常值上限。胎盘(额外)合成碱性磷酸酶可使血清浓度达到正常水平的3倍。

• 尿液分析：妊娠晚期肾小球滤过率增加和肾小球基底膜通透性增加，可使蛋白排泄量从约100mg/24h增加到200mg/24h。当蛋白排泄量超过300mg/24h时才被认为是病理性异常，这个量相当于尿液试纸检测中的尿蛋白1个“+”。然而由于尿液浓缩程度不一，如果将尿蛋白1个“+”作为显著蛋白尿的阈值，会导致假阳性率增加(Waugh等,2004)。

血液系统

从妊娠早期开始，血浆容量开始增加(约增加45%)并且比红细胞总量(约增加25%)增加更快，导致稀释性贫血(表20.3)。虽然这是一种正常的生理变化，但它可能会降低产妇围生期大量失血的代偿能力，因此需要降低术前预约血制品和留置血标本的启动阈值。整个妊娠期间特别是分娩期间白细胞明显增多，尽管是良性的，但它可能会使围生期感染的诊断难度加大。血小板计数变化的个体差异很大，但是即使是血小板减少的孕产妇也能够保持高凝状态，这是由孕期纤维蛋白原和凝血因子增加所致(Szecsi等,2010)(表20.4)。

需要注意的是，妊娠期间机体凝血功能已经发生改变，因此即使是超出非妊娠人群参考

表 20.3　妊娠期间血常规的正常值(Cunningham, 2014)

	非妊娠	妊娠早期	妊娠中期	妊娠晚期
Hb(g/dL)	12~15.8	11.6~13.9	9.7~14.8	9.5~15.0
WBC($\times10^3$/mm^3)	3.5~9.1	5.7~13.6	5.6~14.8	5.9~16.9
PLT($\times10^9$/L)	165~415	174~391	155~409	146~429
INR	0.9~1.04	0.86~1.08	0.83~1.02	0.80~1.09
PT(s)	12.7~15.4	9.7~13.5	9.5~13.4	9.6~12.9
APTT(s)	26.3~39.4	23.0~38.9	22.9~38.1	22.6~35.0
Fib(mg/dL)	211~496	244~510	291~538	301~696

表 20.4　妊娠期间凝血因子的变化

减少	非妊娠参考范围内	增加
蛋白 S	凝血因子Ⅱ、Ⅴ、Ⅹ、Ⅺ、Ⅻ	凝血因子Ⅶ、Ⅷ、Ⅸ
	抗凝血酶	D-二聚体
	补体蛋白 C	纤维蛋白原
	活化凝血酶原时间	
	凝血酶原时间	

范围的轻微异常,也提示凝血功能已经发生显著紊乱。血栓弹力图和旋转血栓弹力图常用于测定凝血功能,当然这些用于非妊娠患者的正常参考值可能不适用于孕产妇(Armstrong 等,2011;Karlsson 等,2012;Macafee 等,2012)。

影像学检查

在进行外科手术之前,通常需要影像学检查来协助诊断和制订治疗方案,或者作为术前评估的一个重要部分。影像学检查中有多种方式可供选择,而 X 线和 CT 特别会引起患者和医生的顾虑。必须要权衡其中的风险和获益,同时也应考虑如果延迟诊断和治疗,可能会导致较差的预后结局。如果有条件,应穿戴腹部射线隔离服。

电离辐射暴露相关的潜在风险包括致畸和致癌。一项文献回顾发现,没有证据表明在 50mGy 以下致畸性会增加,10mGy 以下恶性肿瘤的发生率会增加(Lowe,2004)。文章的结论是:诊断性射线暴露相关的不良反应中,唯一被统计学证明存在的是恶性肿瘤发病率轻微增加,估计每 1700 例 10mGy 暴露会增加 1 例癌症死亡。没有证据表明这种影响与孕龄有关。胎儿暴露剂量≥100mGy 后,可能会产生非癌症类健康效应,并且孕龄 8~25 周时受影响最大。

大多数诊断检查所造成的射线暴露水平都很低,但腹部和骨盆的直接成像可能要高得多(Valentin,2000)。辐射剂量最大的检查是腹部 CT(最大 49mGy)和骨盆 CT(最大 79mGy),以及钡餐(最大 24mGy)。胸部影像学检查的辐射剂量中,X 线片<0.01mGy,CT<0.96mGy。还需要注意的是在行介入杂交手术时,可能

会导致长时间及大量的辐射暴露，如果预计会有多次暴露，应咨询放射量计算专家以计算胎儿暴露量。

超声

超声是妊娠期的主要影像检查手段。动物实验研究表明，如果超声强度高于临床水平，动物在反复暴露后会出现一系列神经行为效应(Hande 和 Devi,1995)。另外也有人对超声波的产热性能有顾虑，认为可能具有致畸作用(Miller 等,2002)。然而，目前没有妊娠期间使用超声波造成不良结果的记录，因此超声检查仍然是妊娠期首选的检查技术。

磁共振成像

动物研究结果已经引起人们对磁共振成像与致畸性的担忧(Heinrichs 等,1986;Tyndall 和 Sulik,1991)。虽然没有人体研究表明它有不良影响，但这方面的研究很少，因此国际非电离辐射防护委员会(2004)建议在妊娠期间，特别是在妊娠早期，谨慎进行磁共振检查，这提示虽然磁共振比电离辐射更合适，但也只在超声检查无法提供关键信息的情况下才慎重考虑使用磁共振。

风险评估和知情同意

术前评估的一个重要部分是关于风险和获益的敏感讨论，以确保患者和医疗团队都能在知情的情况下做出决策。

目前没有前瞻、随机、配对研究观察麻醉和手术对孕产妇造成的风险。这个领域中的大部分信息都来自动物研究或大样本观察研究，因此结论的外延要谨慎。其中潜在的风险可能与麻醉、外科手术或需要手术的病理改变有关。相关风险包括孕产妇发病率、胎儿畸形、流产和早产等。

孕产妇发病率

观察性研究似乎表明，妊娠期间的非产科手术不会增加孕产妇的并发症发病率和死亡率(Erekson 等,2012)。美国一项观察孕妇和非妊娠患者行胆囊切除术和阑尾切除术后 5 年结局的研究发现，虽然孕妇术前全身感染的可能性增加，但两组患者 30 天内主要并发症发生率接近，这说明孕妇手术干预的指征应当提高(Silvestri 等,2011)。

流产/早产

有研究表明，接受麻醉和外科手术的孕妇自然流产的风险增加。目前最可信的报道来自一篇 2005 年发表的大型系统性回顾研究，其综合了 54 篇论文和 12 000 多名患者信息(Cohen-Kerem 等,2005)。妊娠期间接受手术患者的流产率为 5.8%，如果在妊娠早期进行手术，流产率增加至 10.5%，早产率为 8.2%。由于缺乏配对研究，很难进行结果分析。亚组分析显示阑尾切除术是一个特别的危险因素，可造成 3.5%早产率。阑尾切除术引起的孕妇流产率为 2.6%，合并腹膜炎时则增加到 10.9%，这说明伴随的病理改变是导致流产的主要原因。

胎儿畸形

致畸性也是妊娠期间手术的潜在风险，但同样缺乏正规调查研究的支持。致畸性是指胎儿期危险因素暴露而导致的新生儿器官结构性或功能性改变。大多数患者会关注药物和辐射暴露，但可能没有意识到发热、缺氧和酸中毒等因素的致畸性更强。

在受孕后的前 15 天，表现为“全或无”的现象，即胚胎要么死亡要么存活。第 15~60 天是致畸原暴露最有可能引起严重先天性畸形的阶段。此后器官可能会发生功能性改变，但不太可能发生结构性变化。

麻醉药物可以影响细胞信号传导，细胞有丝分裂和 DNA 合成，因此理论上有致畸的可能。然而，在临床相关剂量下，没有研究表明出生缺陷与使用阿片类药物、静脉诱导药物、吸入麻醉剂、局部麻醉剂或神经肌肉阻滞药物之间存在联系。早先对妊娠期间使用苯二氮䓬类药物的担忧也未得到证实。

由于氧化亚氮可以影响甲硫氨酸合成酸的功能，氧化亚氮与先天性畸形之间的关系已经引起关注；长期吸入高浓度氧化亚氮已被证实对大鼠有致畸作用；20 世纪 80 年代有职业暴露与自然流产存在可能关联性的报道（Cohen 等，1980；Mazze 等，1984）。到目前为止，后续的流行病学研究结果不能确认这些关联性的存在，但避免使用氧化亚氮或将浓度限制在 50%以下似乎是明智的（Mazze 和 Kallen，1989）。

病例对照研究显示，妊娠期间接受手术麻醉不会引起出生缺陷增加，女性应该会感到宽慰（Reitman 和 Flood，2011）。然而，细微的功能变化可能难以发现，必须重申的是，目前还没有该方面的随机对照试验。因此应在权衡必要性、获益和风险之后，再给予相应药物治疗。妊娠期间没有完美的麻醉技术选择。保证胎儿健康的关键是维持子宫胎盘灌注和母体氧合。

后续管理

后续管理涉及多个学科，包括麻醉、外科、产科和新生儿（如果妊娠超过 24 周）小组。只要胎儿是存活的，外科手术只能在可实施剖宫产手术并提供新生儿治疗的医院进行。

关于是否需要预防性使用类固醇以帮助胎儿肺成熟，应该进行多学科讨论。这受孕龄、手术紧迫性、早产风险和存在全身性感染等因素影响。

麻醉医生可以根据具体情况自行决定术前用药。可考虑从第二产程开始进行预防性抑酸，为剖宫产做准备。对于母亲的焦虑，最好通过语言宽慰来缓解，但如有必要，可以考虑术前使用抗焦虑药物。

接受手术的孕妇有血栓栓塞的风险。在风险评估后应进行机械方法和或给予药物预防血栓。镇痛也需要优先实施，因为良好的镇痛可减少循环儿茶酚胺浓度并维持子宫胎盘灌注。

预防性抑制子宫收缩是没有任何益处的，但术后应监测子宫活动，以便必要时启动宫缩抑制治疗（Kort，Katz 和 Watson，1993）。

关于胎儿监测，ACOG 建议对分娩后不能存活的胎儿（18~24 周），在手术前后都进行胎儿心率记录。妊娠 24 周胎儿一般能分娩存活，可以监测心率变异性。应在手术前后进行胎心宫缩监护（电子胎心率和宫缩同步监测），以评估胎儿的健康状况和确认是否宫缩。如果可以，可考虑对可存活胎儿进行术中胎儿监测，由有资质的专业人员来监测胎儿的生命活动迹象，并制订干预计划。术中监测也可以帮助麻醉医生优化母体血流动力学和通气。然而在有麻醉和手术的情况下分析胎儿监测结果可能存在困难。

小结

全面预先评估和制订安全有效的麻醉方案离不开对麻醉、外科手术和新生儿因素的综合考虑。考虑到胎儿的存活情况使得这个过程更具有挑战性。掌握正常的妊娠生理学，了解母体和胎儿的潜在风险，以及良好的沟通是围术期管理的关键，也是实现患者完美结局的关键。

（王邺 译 毛庆祥 审校）

参考文献

American College of Obstetricians and Gynecologists. Nonobstetric surgery during pregnancy. Committee Opinion No. 474. *Obstet Gynecol* 2011; **117**: 420–1.

Armstrong S, Fernando R, Ashpole K, Simons R, Columb M. Assessment of coagulation in the obstetric population using ROTEM® thromboelastometry. *Int J Obstet Anesth* 2011; **20**: 293–8.

Cohen EN, Gift HC, Brown BW, et al. Occupational disease in dentistry and chronic exposure to trace anesthetic gases. *J Am Dent Assoc* 1980; **101**: 21–31.

Cohen-Kerem R, Railton C, Oren D, Lishner M, Koren G. Pregnancy outcome following non-obstetric surgical intervention. *Am J Surg* 2005; **190**: 467–73.

Cunningham FG. Normal reference ranges for laboratory values in pregnancy, 2014. www.uptodate.com/contents/normal-reference-ranges-for-laboratory-values-in-pregnancy (accessed 19 May 2015).

Erekson EA, Brousseau EC, Dick-Biascoechea MA, Ciarleglio MM, Lockwood CJ, Pettker CM. Maternal postoperative complications after nonobstetric antenatal surgery. *J Matern Fetal Neonatal Med* 2012; **25**: 2639–44.

Gunderson EP, Chiang V, Lewis CE, et al. Long-term blood pressure changes measured from before to after pregnancy relative to nonparous women. *Obstet Gynecol* 2008; **112**: 1294–302.

Hande MP, Devi PU. Teratogenic effects of repeated exposures to X-rays and/or ultrasound in mice. *Neurotoxicol Teratol* 1995; **17**: 179–88.

Heinrichs WL, Fong P, Flannery M, et al. Midgestational exposure of pregnant balb/c mice to magnetic resonance imaging. *Mag Res Imag* 1986; **8**: 65–9.

Hunter S, Robson SC. Adaptation of the maternal heart in pregnancy. *Br Heart J* 1992; **68**: 540–3.

International Committee on Non-ionising Radiation Protection (ICNIRP). Medical Magnetic Resonance Procedures: Protection of patients. *Health Phys* 2004; **87**: 197–216.

Karlsson O, Sporrong T, Hillarp A, Jeppsson A, Hellgren M. Prospective longitudinal study of thromboelastography and standard hemostatic laboratory tests in healthy women during normal pregnancy. *Anesth Analg* 2012; **115**: 890–8.

Kort B, Katz VL, Watson WJ. The effect of nonobstetric operation during pregnancy. *Surg Gynecol Obstet* 1993; **177**: 371–6.

Lowe SA. Diagnostic radiography in pregnancy: risks and reality. *Aust N Z J Obstet Gynaecol* 2004; **44**: 191–6.

Macafee B, Campbell JP, Ashpole K, et al. Reference ranges for thromboelastography (TEG®) and traditional coagulation tests in term parturients undergoing caesarean section under spinal anaesthesia. *Anaesthesia* 2012; **67**: 741–7.

Mazze RI, Kallen B. Reproductive outcome after anaesthesia and operation during pregnancy: a registry study of 5405 cases. *Am J Obstet Gynecol* 1989; **161**: 1178–85.

Mazze RI, Wilson AI, Rice SA, Baden JM. Reproduction and fetal development in rats exposed to nitrous oxide. *Teratology* 1984; **30**: 259–65.

Miller MW, Nyborg WL, Dewey WC, et al. Hyperthermic teratogenicity, thermal dose and diagnostic ultrasound during pregnancy: implications of new standards on tissue heating. *Int J Hyperthermia* 2002; **18**: 361–84.

Quinn AC, Milne D, Columb M, Gorton H, Knight M. Failed tracheal intubation in obstetric anaesthesia: 2 yr national case-control study in the UK. *Br J Anaesth* 2013; **110**: 74–80.

Reitman E, Flood P. Anaesthetic considerations for non-obstetric surgery during pregnancy. *Br J Anaesth* 2011; **107** Suppl. 1: i72–8.

Rose DK, Cohen MM. The incidence of airway problems depends on the definition used. *Can J Anaesth* 1996; **43**: 30–4.

Samsoon GL, Young JR. Difficult tracheal intubation: a retrospective study. *Anaesthesia* 1987; **42**: 487–90.

Silvestri MT, Pettker CM, Brousseau EC, Dick MA, Ciarleglio MM, Erekson EA. Morbidity of appendectomy and cholecystectomy in pregnant and nonpregnant women. *Obstet Gynecol* 2011; **118**: 1261–70.

Szecsi PB, Jørgensen M, Klajnbard A, Andersen MR, Colov NP, Stender S. Haemostatic reference intervals in pregnancy. *Thromb Haemost* 2010; **103**: 718–27.

Tso G, Lee J, Lui G, Trivedi H, Cohen M, Bernstein P, Taub C. Range of echocardiographic parameters during normal pregnancy. *Am Coll Cardiol* 2012; **59**: E1301.

Tyndall DA, Sulik KK. Effects of magnetic resonance imaging on eye development in the C57BL/6 J mouse. *Teratology* 1991; **43**: 263–75.

Valentin J. Pregnancy and medical radiation. ICRP Publication 84. *Ann ICRP* 2000; **30**: 1–43.

Waugh JJ, Clark TJ, Divakaran TG, Khan KS, Kilby MD. Accuracy of urinalysis dipstick techniques in predicting significant proteinuria in pregnancy. *Obstet Gynecol* 2004; **103**: 769–77.

Wilson M, Morganti AA, Zervoudakis I, et al. Blood pressure, the renin-aldosterone system and sex steroids throughout normal pregnancy. *Am J Med* 1980; **68**: 97–104.

第 21 章
草药

A. Agatha Crerar-Gilbert

要点

- 虽然草药被认为是有益且安全的，但也并非完全没有风险。
- 草药的使用大多未受监管，成分和含量不稳定，且可能被其他草药或非草药成分污染。
- 草药有很多与手术和麻醉相关的相互影响和副作用。
- 草药相关知识和文献记录对于预测、预防和管理围术期服用草药可能引起的问题非常重要。
- 尽管不同草药的建议停药时间从 36小时到 9 天不等，但通常是在择期手术前 2 周停药。

围术期间心血管、抗凝(包括桥接疗法)、糖尿病、类固醇和精神药物的管理,在相关章节中已有详细描述。本章,我们将讨论草药应用与手术和麻醉相关问题。

草药在英国得到广泛应用,并被认为具有良好的安全性(Skinner 和 Rangasami,2002)。调查发现，在接受择期手术的患者中有 57%使用了草药。最常见的是紫锥花(48%)、芦荟(30%)、人参(28%)、大蒜(27%)和银杏(22%)(Adusumilli 等,2004)。由于各种原因,患者不会自愿提供摄入草药的相关信息,许多麻醉医生也没有恰当的方法来获取并记录使用草药的情况(Hogg 和 Foo,2010)。

虽然草药被认为是有益且安全的,但也并非完全没有风险。相关并发症的案例包括含有麻黄生物碱的食品添加剂导致的心肌梗死,与银杏有关的双侧硬膜下血肿,因摄入过量大蒜发生的硬膜外血肿,一直服用草药减肥的患者发生急性肾衰竭。还有证据表明,器官排斥继发于圣约翰草导致的免疫抑制剂生物利用度降低,以及长期使用紫锥花可能导致免疫抑制和术后感染(Hogg 和 Foo,2010)。

根据 1968 年的药品法案，草药作为食品添加剂或化妆品时可免除产品许可证，使得草药的应用难以管制。此外,草药在其混合物中的成分和含量不稳定,且可能被其他草药和非草药成分污染。这些差异使得对草药的治疗作用和副作用研究结果可靠性存疑。

草药可能会通过生理干扰、副作用和围术期使用的其他药物的相互作用来影响围术期患者。表 21.1 列出了常规使用的草药,并总结其对手术的重要影响和围术期建议。

小结

无论在英国还是国际上,针对术前草药的使用尚无官方标准或相应指南。

表 21.1 常用草药概述(药物效果、相互作用、并发症和围术期建议)

草药	药效	相互作用	潜在并发症	推荐的术前停药时间
参 西洋参 人参	中枢兴奋剂,升血压,降血糖,抑制血小板聚集, 减少维生素 K 拮抗剂的功效	华法林	降低抗凝剂的功效, 增加 2 型糖尿病患者低血糖的发生率,高血压	7 天,最好 2 周
大蒜	抑制血小板聚集,降血压,降血糖	抗糖尿病药物	围术期出血,神经阻滞,加重 NSAID /华法林导致的出血倾向	7 天,最好 2 周
银杏	抑制血小板活化因子,抗氧化剂,调节神经递质活性	华法林,NSAID	可能增强诸如华法林、NSAID 等药物的血小板抑制作用,增加出血风险或出现神经阻滞	至少 36 小时,最好 2 周
圣约翰草 金丝桃 连翘	对 5-羟色胺、去甲肾上腺素和多巴胺再摄取的中枢抑制, 可诱导细胞色素(CYP)P4503A4 和 CYP 2C9 的产生	免疫抑制剂,抗凝剂,抗惊厥药,地高辛	降低阿芬太尼、咪达唑仑、利多卡因、钙通道阻滞剂和地高辛的有效性, 可能与拟交感神经药相互作用,诱发高血压和心律失常	至少 5 天,一般 9 天,最好 2 周
紫锥花	刺激免疫系统, 长期使用可能有免疫抑制的作用	糖皮质激素	降低免疫抑制剂的有效性, 长期使用导致潜在的伤口感染,肝毒性,特别是与其他肝毒性药物同时使用	多数情况下继续使用, 如需免疫抑制则停用
缬草	通过调节 γ-氨基丁酸神经递质和受体功能来实现		增强麻醉药物的镇静作用, 突然停止需要苯二氮革治疗的急性戒断反应	术前数周剂量逐渐减少

注:NSAID,非甾体抗炎药。

草药专业知识和医务人员对草药的使用记录对于预测、预防和管理围术期间应用草药可能出现的问题非常重要。

一个重要的建议是，让患者详细描述草药服用史和医学专业人员进行针对性询问是非常有必要的。这条建议由英国皇家麻醉学院和大不列颠麻醉师协会制订（Hogg 和 Foo，2010）。

不同草药的建议停药时间从36小时到9天不等(表21.1)。但一般推荐择期手术前2周停止使用草药。该做法已被欧洲麻醉学会采纳（De Hert 等，2011）。

但是，目前没有证据表明此类患者需要推迟择期手术，除非进行具有高出血风险的闭腔内手术，如脑外科手术。若患者正在服用产生高出血风险的草药，如人参、大蒜和银杏，可以考虑推迟手术。

（周琴 译 王震 审校）

参考文献

Adusumilli, P. S., Ben-Porat, L., Pereira, M., Roesler, D. & Leitman, I. M. (2004). The prevalence and predictors of herbal medicine use in surgical patients. *Journal of the American College of Surgeons*, ***198***(4), 583–90.

De Hert, S., Imberger, G., Carlisle, J., Diemunsch, P., Fritsch, G., Moppett, I. & Smith, A. (2011). Preoperative evaluation of the adult patient undergoing non-cardiac surgery: guidelines from the European Society of Anaesthesiology. *European Journal of Anaesthesiology (EJA)*, ***28***(10), 684–722.

Hogg, L. A. & Foo, I. (2010). Management of patients taking herbal medicines in the perioperative period: a survey of practice and policies within anaesthetic departments in the United Kingdom. *European Journal of Anaesthesiology (EJA)*, ***27***(1), 11–15.

Mcmillan, R. & Taylor, L. (2005). Harmless herbal medicines in day surgery? *Journal of One Day Surgery*, ***15***(2), 36.

Skinner, C. & Rangasami, J. (2002). Preoperative use of herbal medicines: a patient survey. *British Journal of Anaesthesia*, ***89***(5), 792–5.

第 22 章
过敏反应

A. Agatha Crerar-Gilbert

要点

- 本章过敏反应是指所有的速发型超敏反应，不论潜在的免疫机制如何，重点强调其相似的临床表现和相同的早期处理。
- 过敏反应的临床表现、时间进程和对治疗的反应取决于致敏原类型、给药途径和速度、患者超敏体质和健康状况。
- 抗生素和乳胶导致的过敏反应发生率不断上升，而肌肉松弛药导致的过敏反应比例在下降。
- 避免过敏相关死亡率和发病率的唯一方法是避免接触致敏原。
- 术前必须全面评估患者发生超敏反应的可能性，并确定需要进行过敏测试的高危患者。参见“麻醉期间过敏反应高危患者”一节。
- 虽然预防性给予 H1 和(或)H2 抗组胺药及类固醇不能保证防止过敏反应，但它可以降低因非特异性组胺释放引起的支气管痉挛和低血压的发生率及严重程度。

定义

过敏反应是一种严重危及生命的全身或系统性的超敏反应(Johansson 等,2001)。其特征是快速发展成危及生命的气道、呼吸和(或)循环障碍，常伴有皮肤和黏膜的改变。

在欧洲变态反应学会及临床免疫学会采用的定义中(Ewan 等,2010)，过敏反应指所有的速发型超敏反应，无论潜在的免疫机制如何，包括 IgE 和非 IgE 介导的反应。该定义强调过敏反应具有相似的临床表现，并采取相同的早期处理。过敏反应在进行专业测试后分为变态性和非变态性过敏反应。变态性过敏反应由免疫机制介导，如 IgE、IgG 或免疫复合物的补体激活。

该定义尚未被普遍接受，一些组织仍然使用“类过敏反应”这一术语来描述非 IgE 介导的反应，而“过敏反应”则用来描述 IgE 介导的反应(Sampson 等,2006)。

临床表现

过敏反应可表现为低血压、心动过速或心动过缓、皮肤潮红、皮疹或荨麻疹、支气管痉挛、血管水肿和心脏停搏。无论潜在机制如何，过敏反应都具有相似的临床表现。尽管如此，一些研究认为变态性过敏性反应往往比非变态性过敏反应更严重。1999 年 1 月 1 日至 2000 年 12 月 31 日法国麻醉相关性过敏反应的分析表明：心血管衰竭和支气管痉挛在变态性过敏反应中更为常见，且心脏停搏仅发生在变态性过敏反应中(Mertes 和 Laxenaire,2004)。另一方面,皮肤表现在非变态性过敏反应中更为常见。

过敏反应不能一概而论。它的临床表现、时间进程和对治疗的反应取决于致敏原、给药途径和速度、患者超敏体质和健康状况。通常,过敏反应的发作与给药途径有关。静脉注射抗生素或肌肉松弛药后数分钟内发生过敏反应,而乳胶的过敏反应可能发生在手术开始后30~60分钟,但也可能立即发生(Dewachter,Mouton Faivre 和 Emala,2009;Guideline,2009)。

发生率

据报道,在法国,手术期间患者对麻醉药和其他药物及所接触物品过敏反应的发生率为 1/13 000,澳大利亚为 1/20 000~1/10 000(Ewan 等,2010)。英国过敏反应的发生率尚不确定,该数据可能被严重低估,报告的准确性和完整性欠佳(Guideline,2009)。随着抗生素和镇痛药的应用增加,以及对乳胶的敏感性增加,预计过敏反应的发生率会增加。

死亡率

过敏反应的严重程度可从轻微到危及生命。临床常用的分级量表将过敏反应严重程度分为 5 级(Mertes 和 Laxenaire,2004)。Ⅰ级表现为皮肤症状,如红斑、荨麻疹、伴或不伴血管性水肿。Ⅱ级表现为中度多器官受累,伴有皮肤症状、低血压、严重心动过速和支气管高反应性,包括咳嗽和喘息。Ⅲ级表现为严重危及生命的多器官受累,需要特殊治疗,如循环衰竭、心动过速或心动过缓、心律失常和支气管痉挛。Ⅳ级代表循环和(或)呼吸骤停,而Ⅴ级代表死亡。

据报道,麻醉期间过敏反应导致的死亡率为 3.5%~4.7%(Ewan 等,2010)和 3%~9%(De Hert 等,2011)。即使得到合理治疗,过敏反应也会导致患者死亡。已知有过敏风险的患者,过敏反应导致的死亡率为 1%(Lienhart 等,2006)。哮喘患者的死亡风险增加,特别是哮喘控制不佳时(Pumphrey 和 Gowland,2007)。据报道,2%的过敏反应患者表现的另一种不利结局是严重的缺氧性脑损伤(Fisher 和 Baldo,1993)。

过敏原

法国研究人员在 1999 年至 2000 年研究期间记录麻醉期间过敏反应的主要原因是:肌肉松弛药(占所有病例的 58%)、乳胶(16.7%)、抗生素(15.1%)、催眠药(3.4%)、胶体(4%)、阿片类药物(1.3%)和其他药物(7%)(Mertes 和 Laxenaire,2004)。不同国家间这些物质在过敏反应中所占比例似乎是相同的(Mertes 等,2005)。

随着手术量的增加和麻醉操作的变化,抗生素和乳胶导致的过敏反应发生率不断上升,而肌肉松弛药引起的过敏反应比例从以前报道的 2/3 下降到大约 1/3(Ewan 等,2010)。

肌肉松弛药

肌肉松弛药(简称肌松药)(neuromuscular blocking agents,NMBA)导致的过敏反应占过敏反应的 60%,并且麻醉期间给予 NMBA 后过敏反应发生率是平时的 2 倍(Laxenaire,Mertes 和des Réactions Anaphylactoïdes,2001)。

在 NMBA 中,罗库溴铵和琥珀酰胆碱过敏反应的可能性最高,其次是维库溴铵。阿曲库铵导致的皮肤反应发生率高,但阿曲库铵的过敏反应发生率最低(Mertes 和 Laxenaire,2004)。肌松药导致的过敏反应中,56%来自罗库溴铵(45/80),21%来自琥珀酰胆碱(17/80),11%来自维库溴铵(9/80),9%来自阿曲库铵(7/80),米库氯铵占 3%(2/80)。由泮库溴铵或顺式阿曲库铵引发的过敏反应没有报道

(Sadleir 等,2013)。

既往特定药物接触史不是必要的。相反,平常无关的暴露可能使个体对随后给予的药物敏感。有证据表明含有季铵基团的福尔可定止咳药可引起对含有季铵基团的 NMBA 敏化,这可能解释了先前没有接触 NMBA,却对 NMBA 过敏的现象(Crilly 和 Rose,2014)。

不同 NMBA 之间的交叉过敏相对常见。如果怀疑对一种 NMBA 过敏,应对患者当前使用的所有 NMBA 进行皮肤点刺试验(skin-prick testing,SPT)。如果 SPT 呈阳性,应警告患者,如果可能,不要接触任何的 NNBA。如果需要在麻醉期间使用 NMBA,应使用皮肤试验阴性的 NMBA,但皮肤试验阴性也不能保证不发生过敏反应。

抗生素

尽管只有少数自诉对抗生素过敏的患者会真正发生过敏反应,但自诉仍很重要。皮肤试验仅能预测 60%的临床过敏反应。共有酰胺环的青霉素和头孢菌素占抗生素所致过敏反应的 70%。

对青霉素或阿莫西林过敏的患者对第一代头孢菌素类和头孢孟多(cefamandol)的过敏反应发生率较高,因为第一代头孢菌素类和头孢孟多有相同的与 β-内酰胺环相连的侧链结构,而其他头孢菌素类则没有。

局部麻醉药

局部麻醉药引起的过敏较罕见。在某些情况下,防腐剂(如对羟苯甲酯或偏亚硫酸氢盐)可能是造成这种情况的原因。据报道,所报告的不良反应与无意的血管内注射有关,其导致局部麻醉药浓度过高或肾上腺素全身吸收。发生在牙科手术椅上的反应也可能与特发性血管水肿或乳胶过敏有关。

阿片类药物

阿片类药物的过敏反应罕见。吗啡、哌替啶和可待因可致非特异性组胺释放,不必做诊断性皮肤测试。因此,其过敏反应的诊断依赖于详细询问病史并排除其他可能性。在某些情况下,可行激发试验,但只能在专业机构进行。

诱导药

丙泊酚的过敏反应非常罕见。没有证据支持鸡蛋或大豆过敏者应禁用丙泊酚。可能是因为硫喷妥钠的使用越来越少,其过敏的报道非常罕见。有少数咪达唑仑过敏的病例报道。

胶体

改良的明胶和右旋糖酐过敏反应发生情况相似。对有明胶疫苗过敏史的患者禁用明胶溶液。羟乙基淀粉的过敏反应很少见。

防腐剂和消毒剂

氯己定可引起轻至接触性皮炎,重至威胁生命的过敏反应。氯己定在泌尿科和妇科手术,以及中心静脉和硬膜外导管置管消毒时可引发过敏反应。发现某些氯己定涂层的中心静脉导管可引起过敏反应。在有创操作之前,等待皮肤消毒剂完全干燥是明智的。聚乙烯吡咯烷酮作为聚维酮碘过敏罕见。

在麻醉期间引起过敏反应的其他物质包括 NSAID、造影剂和染料、鱼精蛋白、抑肽酶和氯己定。吸入性麻醉药的过敏反应尚未见报道。

麻醉期间过敏反应高危患者

避免接触过敏原是避免过敏反应相关死亡和发病的唯一方法。术前评估期间,必须系统评估过敏反应的可能性,并确定需要进行过敏测试的高危患者。这些包括确定或可疑的过

敏反应患者(De Hert 等,2011):

–既往麻醉期间发生过敏反应的患者,对麻醉期间可能使用的任何药物或材料进行专门调查;

–既往麻醉期间其症状提示可能是过敏反应,但尚未确诊;

–疑似有乳胶过敏临床症状病史的患者,无论情况如何。例如,接触乳胶的工作人员,包括医务人员、长期置入乳胶导尿管的患者、接受过多次手术的患者、湿疹患者,以及对橡胶和胶带过敏的患者;

–脊柱裂和脊髓脊膜膨出的患者,这是发生乳胶过敏的危险因素;

–肥大细胞增多症的患者,易于对某些药物过敏(Ewan 等,2010)。

–有临床症状表明对已知与乳胶频繁交叉反应的蔬菜、水果或谷物过敏的患者,包括猕猴桃、香蕉、木瓜、鳄梨、栗子和荞麦(Malinovsky 等,2008)。

应提高警惕的其他患者群体包括对化妆品、清洁剂皮肤过敏的患者或对含福尔可定或季铵基团止咳药物过敏的患者,这可能是对阿片类药物和肌松药交叉敏感的根源。研究表明,福尔可定诱导产生针对季铵基团的 IgE 抗体,是神经肌肉阻滞剂致敏的替代来源。麻醉医生应该意识到这种潜在的交叉反应,麻醉前评估应该询问患者在过去的 12~24 个月内使用福尔可定情况,因为此类患者在 1~2 年内敏感性下降。这一建议预计在法国和英国等福尔可定使用量较高的国家尤为有效。麻醉医生应特别询问含有福尔可定止咳药的使用情况,因为这些药物是非处方药,患者可能不会自愿提供这些信息。

阿莫西林和头孢菌素的过敏反应在哮喘吸烟者中最为常见,他们之前曾多次使用这些抗生素而没有反应。支气管痉挛等过敏反应的呼吸道症状在这些患者中并不少见,最初被误诊为是由哮喘而不是过敏引起的(Guideline,2009)。

具有过敏风险的患者需要进行过敏测试。另一方面,没有证据支持无阳性过敏病史的患者受益于常规过敏试验。同样,对于在麻醉期间不使用或不接触的有反应的药物,哮喘或特异性个体也不需要进行过敏试验。

过敏反应检测

对于麻醉期间发生过敏反应的高危患者,需要记录过敏反应、交叉敏感性和安全使用的药物清单。如果此类资料不存在或不可用,麻醉医生应征求过敏学专家的意见。

提供给过敏学专家的信息包括详细病史,可从患者的记录中获得,包括用药或与患者接触的药物和物品列表及时间, 包括皮肤准备、周围神经阻滞用药、导尿管消毒液、尿道润滑剂和导管类型(乳胶或硅橡胶)。

欧洲(Ewan 等,2010)和英国组织(Guideline,2009)发表了关于疑似过敏反应调查的指南。

通过高血清浓度的特异性免疫球蛋白(IgE)或总 IgE,皮内或 SPT 或体外试验,用嗜碱性激活试验或白细胞组胺释放试验(Mertes 等,2005)确认特异性致敏的诊断。过敏试验的描述和解释超出了本书的范围。用于研究过敏反应高风险患者的有用算法可以在其他资料中找到(Mertes 等,2005)。

需要注意,由于皮肤和血液试验的敏感性和特异性有限,而且其阳性和阴性预测值因受试物质而异, 故过敏试验并不总是正确诊断。其结果可能受到测试时间的影响,因为如果在初始反应后很长时间进行皮肤测试,结果可能是阴性的,在这种情况下,阴性皮肤测试并不能排除对被测试剂过敏。

至关重要的是,要理解过敏试验的解释和

对未来的麻醉的指导取决于过敏专家的专业知识和经验，以及其在特定临床环境中考虑问题的能力。

过敏试验的结果应告知麻醉医生和外科医生，应清楚记录并提供给所有医护人员。在过敏报告中，重要的是要注意阳性和阴性反应，以制订麻醉相关的药物管理和麻醉技术方案。应向患者解释测试结果，并鼓励患者随时携带过敏记录。此外，还可发放警示卡或警示设备，如医疗警报手环或标签。

过敏反应的预防

以前未接触过敏原患者的一级预防

过敏反应的一级预防取决于避免接触过敏原，接触过敏原可能发生过敏反应。例如，在预计需要行多次手术的儿童患者(通常是先天性脊柱裂的患儿)的第一次手术中，建议禁用乳胶。同样，医护人员应使用无粉手套，避免接触玉米淀粉粉末，因其携带乳胶粒子。如前所述，一级预防不适用于肌松药，因为之前没有接触的患者也会发生反应(Mertes 等，2005)。

已接触过敏原患者的二级预防

有过敏反应既往病史或过敏反应可能性高的患者，唯一有效的预防措施就是避免接触过敏原。

对于乳胶敏感的患者，在整个医院治疗期间，手术室、康复区和病房都应提供无乳胶环境。

术前用药

对于乳胶过敏的患者，静脉注射 H1 和(或)H2 抗组胺药和类固醇并不能保证不发生过敏反应。尽管如此，服用 H1 和(或)H2 抗组胺药可降低因非特异性组胺释放引起的支气管痉挛和低血压的发生率及严重程度。

需要强调的是，唯一有效预防过敏反应的方法在于避免接触过敏原。预防过敏的重点必须是充分术前评估以识别过敏高风险患者。进行过敏调查，与参与患者治疗的医疗专业人员进行良好的沟通，避免患者与过敏相关的药物和物质接触。

(王丽君 译　陈力勇 审校)

参考文献

Crilly, H., & Rose, M. (2014). Anaphylaxis and anaesthesia – can treating a cough kill? *An Independent Review*, **74**.

De Hert, S., Imberger, G., Carlisle, J., Diemunsch, P., Fritsch, G., Moppett, I., ... Smith, A. (2011). Preoperative evaluation of the adult patient undergoing non-cardiac surgery: guidelines from the European Society of Anaesthesiology. *European Journal of Anaesthesiology*, **28**(10), 684–722.

Dewachter, P., Mouton-Faivre, C., & Emala, C. W. (2009). Anaphylaxis and anesthesia: controversies and new insights. *Anesthesiology*, ***111***(5), 1141–50.

Ewan, P., Dugué, P., Mirakian, R., Dixon, T., Harper, J., & Nasser, S. (2010). BSACI guidelines for the investigation of suspected anaphylaxis during general anaesthesia. *Clinical & Experimental Allergy*, ***40***(1), 15–31.

Fisher, M., & Baldo, B. (1993). The incidence and clinical features of anaphylactic reactions during anaesthesia in Australia. Paper presented at the Annales françaises d'anesthésie et de réanimation.

Guideline, A. S. (2009). Suspected anaphylactic reaction associated with anaesthesia. *AAGBI*. July.

Johansson, S., Hourihane, J., Bousquet, J., Bruijnzeel-Koomen, C., Dreborg, S., Haahtela, T., ... Van Cauwenberge, P. (2001). EAACI (the European Academy of Allergology and Clinical Immunology) nomenclature task force. A revised nomenclature for allergy. An EAACI position statement from the EAACI nomenclature task force. *Allergy*, ***56***(9), 813–24.

Laxenaire, M., Mertes, P., & des Réactions Anaphylactoïdes, G. d. E. (2001). Anaphylaxis during anaesthesia. Results of a two-year survey in France. *British Journal of Anaesthesia*, ***87***(4), 549–58.

Lienhart, A., Auroy, Y., Pequignot, F., Benhamou, D., Warszawski, J., Bovet, M., & Jougla, E. (2006). Survey of anesthesia-related mortality in France. *Anesthesiology*, ***105***(6), 1087.

Malinovsky, J. M., Decagny, S., Wessel, F., Guilloux, L., & Mertes, P. (2008). Systematic follow-up increases incidence of anaphylaxis during adverse reactions in anesthetized patients. *Acta Anaesthesiologica Scandinavica*, **52**(2), 175–81.

Mertes, P., & Laxenaire, M. (2004). Allergy and anaphylaxis in anaesthesia. *Minerva Anestesiologica*, ***70***(5), 285–92.

Mertes, P., Laxenaire, M., Lienhart, A., Aberer, W., Ring, J., Pichler, W., & Demoly, P. (2005). Reducing the risk of anaphylaxis during anaesthesia: guidelines for clinical practice. *J Investig Allergol Clin Immunol*, ***15***(2), 91–101.

Pumphrey, R., & Gowland, M. (2007). Further fatal allergic reactions to food in the United Kingdom, 1999–2006. *Journal of Allergy and Clinical Immunology*, ***119***(4), 1018–19

Sadleir, P., Clarke, R., Bunning, D., & Platt, P. (2013). Anaphylaxis to neuromuscular blocking drugs: incidence and cross-reactivity in Western Australia from 2002 to 2011. *British Journal of Anaesthesia*, ***110***(6), 981–7.

Sampson, H. A., Muñoz-Furlong, A., Campbell, R. L., Adkinson, N. F., Bock, S. A., Branum, A., ... Galli, S. J. (2006). Second symposium on the definition and management of anaphylaxis: summary report – Second National Institute of Allergy and Infectious Disease/Food Allergy and Anaphylaxis Network symposium. *Annals of Emergency Medicine*, ***47***(4), 373–80.

第 23 章
法律方面的相关问题

A. Agatha Crerar-Gilbert

要点

- 优先考虑患者的自主权。患者拒绝治疗的意愿是关键定性的，无论其意愿是否合理，也无论由此所导致的医学结果。
- 法律要求医生告知患者所有重要风险，以确保患者完全知晓并同意所有的医疗操作。“重要”指的是医疗操作与并发症的相关性，以及并发症对特定患者的重要意义，而不仅仅是并发症发生的可能性。
- 医生只能在特殊的、明确规定的情况下，包括患者拒绝、紧急情况，或可能导致患者伤害时，才能向患者隐瞒信息。伤害被定义为对患者身体或精神健康造成的严重后果，并且患者所遭遇的这种不幸，需要进行相关医疗咨询。
- 医疗的过程就如同结局那样，在法律方面也受到越来越多的挑战。也就是说，在与患者讨论治疗方案时，不谨慎行事就可能成为诉讼的依据，尽管此过程可能在随后得到同意和认可。
- 行为能力指的是患者就某一特定治疗做出独立决策能力，可基于 2005 年颁布的《心智能力法案》(Mental Capacity Act, MCA)对其进行评价。
- 最大利益原则取决于对患者获益的关注，并顾及医疗之外的一系列因素。根据患者对生活质量已知或感知观点为指导，并得到与患者关系最亲近的人或法律代理人的支持。
- 患者在有效和适当知情后做出预先决策具有法律约束力，预计使用预先决策的情况将会增加。

在术前评估中，兼顾手术风险和患者健康状况的系统性评估，很大程度上决定了拟实施手术是否能够进行。本章考虑非医疗因素如何影响这一过程。

在非医疗因素中，近期的与法律相关的转变与之密切相关，这些转变侧重于患者获得相关信息及获取准确信息的权利，并确立患者在治疗决策中的中心和主导作用。

虽然签署手术同意是一个独立事件，但这一协议是一个过程的最终结果，在此过程中，患者获得了全面信息，并对拟定的治疗和任何替代治疗方案有充分了解。虽然手术知情同意的重点是医疗获益和风险，但术前临床医生发挥的作用是了解患者社会、文化和其他相关情况，以便完全理解个体的要求、需要和偏好。

在患者缺乏行为能力的情况下，预先决策可用来替代同期的知情同意书，如果没有这种法律文件，则应依照患者利益最大化原则做出决策。

这里引用的普通法案例说明了某些法律原则在医疗实践中的应用,并不是为了全面介绍这方面的法律问题。这些案例并不总是与术前评估有关,但法律原则是有效的,并适用于等待实施手术的患者。在这方面,认真思考法律案件是一项相关的工作内容,但同样重要的是要记住,因医疗过失问题而诉诸法院的情况相对较少,绝大多数诉讼是通过信托公司内部赔偿制度达成的,同时通过专业监管机构,商定医疗过失暴露出的专业问题。

大多数到术前评估门诊的患者,都具有完全行为能力,但仍有部分患者不能自行做出决定。本章第一部分将分析手术知情同意的相关问题,并涉及对患者自主权的法律解释,包括拒绝治疗的权利和获取充足信息的权利。第二部分将在需要评估患者行为能力时,为此类较为罕见的事件提供指导方针,并为无法自行做出决策的患者界定相关医学标准。

知情同意

知情同意原则是建立在患者自主选择权基础之上的。适用于医疗环境下的个体自主权"至少包括不受他人干预的自治能力,且不受到某些限制,例如,个体不会因为对某事理解不充分而妨碍其做出有意义的选择"(Beuchamp, 2009)。

在患者知情同意情境中,由自主权的两个核心要素衍生出的法律权利是选择自由和知情权。

有权拒绝有临床指征的治疗

不受他人干预的自由指的是具有自主权的患者,有权拒绝有临床指征的治疗(或干预措施),即便拒绝治疗会对患者本身造成不利影响。2005年《心智能力法案》[第1(4)条]规定,"不能仅仅因为某人做出不明智的决定,而将其视为无法做出决定"。同样,普通法明确保护具有行为能力的患者有权做出决定,而不论其理由如何"理性、非理性、未知,甚至不存在"。从本质上来讲,这一权利保障了患者能够选择接受或拒绝治疗,也关系到一个有行为能力的成年人,对自己的选择及其选择的后果负责。

有行为能力的成年人,在其拒绝治疗时并不需要获得其医生的同意,但患者不应期望在需要的时候接受治疗。"自主权和自决权并不授权患者完全不顾及治疗本身特点,坚持要求接受某特定治疗"。最近的法律进展证实,患者不能要求特定的治疗。然而,医疗行业专业人士在做出治疗决策时,必须顾及患者的意愿。

从医生职责向患者权利的转变

历史上,医疗行为的法律标准由Bolam试验确定,该试验可评价治疗的质量,包括在患者知情同意情况下的信息披露,也与被其他医生认可的医疗实践有关。Bolam试验指出,某位医生如果依照当时被"医疗鉴定负责机构"认为适当的做法进行医疗实践(精通某种特定的治疗形式),即不犯有过失,只将此医疗实践看作一种不同的技术。随后,Bolitho修改了Bolam试验,增加了对Bolam标准进行逻辑分析的要求。

目前,Bolam标准被认为是一种过时的医患关系的反映,并已被一种以患者自主权为中心的方法所取代。因此,虽然先前与知情同意相关的信息披露侧重于医生的职责(法庭表述为应该由"理性的医生"揭示的信息),但目前的侧重点已经由医生的职责转向了患者的权利。因此,医生需要披露"理性的患者"想要知道的情况。

患者有权获取所有"重要信息"

尊重患者的自主权,确定了患者有权知晓所有可能会影响其决策的事实。Montgomery一案声称，患者自主性原则决定了知情同意的有效性。在法律上，医生有义务采取合理的医疗措施，以确保患者知晓所有推荐的治疗方法，以及任何合理的替代疗法所涉及的一切“重要风险”。“重要性检验”是“在特定情况下，处于患者地位的理性自然人是否可能重视风险，或者医生须意识到，或本就该理性地意识到某特定患者很可能遇到的风险”。

这些法律方面的进展反映在专业的医疗实践指南中。目前具有法律效力的一份文件（*Good Medical Practice*，General Medical Council，2013）在“注册医学委员会的医生职责”标题下指出：“与患者合作开展工作。倾听并回应他们的顾虑和偏好。以患者能理解的方式，向其提供他们想要或需求的信息。尊重患者与就治疗方面达成协议的权利”（第78段）。

医学委员会（General Medical Council，GMC）知情同意指南指出，患者和医生共同决策（2008）强调了个体化信息披露的方法：“医生向患者透露的医疗风险信息量，将取决于患者想知道或需要知道的程度。医生与患者的讨论应侧重于他们的个人情况，以及患者面临的风险”（第8段）。“医生应该尽最大努力，了解患者对任何建议的医学调查或治疗的看法和偏好，以及他们最关心的不良结果。临床医生不能臆断患者对风险的理解程度，以及不同结局对患者的重要性”（第31段）。

此外，医生必须认识到，从法律角度看，风险并不是“百分比”，如果对于患者来说是“重要”的风险，医生有义务讨论即使是可能性非常低的风险。因此，GMC指南（2008）规定：“医生应告知患者医学调查或治疗是否可能导致严重的不良后果，即使可能性很小”（第32段）。

某一特定风险的重要性，可能反映包括风险程度本身以外的各种因素，如风险的性质，对患者生命的影响，患者感知到的治疗获益对患者本身的重要性，以及任何替代治疗的方案及其风险。因此，风险评估具有事实敏感性，并且容易受到患者特征影响。医生所发挥的咨询作用涉及谈话，谈话的目的是确保患者了解其病情的严重性、拟定治疗的预期获益和风险，以及所有替代治疗方案。讨论的目的是确保给患者提供的信息是明确和全面的，以便患者能够做出明智的决策。

向患者隐瞒信息。只有在以下3种例外情况下，医生可向患者隐瞒信息：①当患者不想获取信息时；②医生经理性思考，认为披露的信息会对患者的健康造成严重损害（不仅仅只是引起患者不安）；③在可导致患者失去意识及不能自主决定的紧急情况下。

第二种例外情况取决于医生的临床判断，即评价信息披露对患者造成损害效应的可能性。普通法规定了隐瞒重要信息的理由，即如果医生在对患者的病情进行合理评估后，认为警告信息会损害患者的健康，即使风险重大，医生也不会因此担负法律责任（*Sidaway*：889-90）。GMC指南（2008）强调，在此情况下所说的对患者造成的不利影响指的是，“患者不仅仅只是会感到沮丧，患者或许会决定拒绝治疗”（第16段）。

这些考虑造成的几乎不可避免的后果是需要向患者提供大量信息，特别是在一个诉讼问题日益激烈的社会中。然而，信息几乎是无限的，向患者提供所有存在的信息是不切实际的。此外，大量的信息可能会使患者感到困惑并对患者造成伤害，医生须尊重患者想知道多少细节的意愿。从本质上说，建议由真正拥有自主权的患者，决定他们所需要的信息（O'Neill，2003），患者可以选择通过各种渠道，如患者须知单、指南和互联网获取更详细的信息。同样，Beauchamp强调，“确保患者有权进行选择，有权接受或拒绝信息是一项基本义务。强迫告知和强迫选择不符合医生职责”(2009:107)。

过程和结果同样重要

法律规定患者不仅是最终讨论结果的接受者,而且要求患者知晓整个决策过程。无论患者是否同意某项决定,也不论患者是否会得出同样的结论,始终要确保患者参与其中。现行普通法规定,达成某决定的过程具有法律意义,而与达成的决策内容无关。这意味着将通过患者是否参与,以及如何参与决策来评判一位医生,而不是仅仅是依据由决策过程得出的结果。该原则在术前评估环境中显然很重要,在这种情况下,临床医生有足够的机会,并有望使患者充分参与有关他(她)治疗的所有相关因素。

不要尝试心肺复苏

虽然在当前的术前评估中并不常规考虑临终决策,但由于老年患者及虚弱患者越来越多,预计这样的决策将变得更加普遍。某些接受手术的患者,会对临终和复苏状态做出预先决策。此类声明的法律效力将在稍后讨论。在某些情况下,探讨患者对限制治疗和放弃治疗的看法、价值观和偏好,可能是恰当或具有指导意义的。

决策文件和决策制订过程

所有与患者商讨的同期文件是具有强制性的。重要的是,商讨不仅能获取最终的决定,而且能获取达成该决定的整个过程。在门诊术前评估中,此过程包含与患者和亲属的谈话细节,与患者治疗有关的其他专业知识,同时也包含知情同意过程相关的内容。

行为能力

尽管大多数在门诊进行术前评估的患者均具有行为能力,但在一些情况下,某些患者的行为能力可能受到质疑或并不存在。

在患者拒绝大多数人认为是合理选择的情况下,或是患者的决定同之前表述的态度有冲突时,质疑患者的行为能力也许是合理的(需要进行能力评估)。

就法律目的而言,“某人缺乏对某事的行为能力是指其在关键时刻,由于精神或大脑的损害或功能障碍,而无法自行做出与该事项有关的决策”(MCA,2005)。

在临床上,无论何种医学专业的临床医生,均可进行行为能力评估,而精神病学咨询的需求相对较少。

同意某一特定医疗操作/治疗的行为能力取决于患者是否能够:

(1)理解与决策有关的信息;

(2)保留这些信息;

(3)在制订决策的过程中使用或权衡这些信息;

(4)表明他(她)的决定(无论是通过交谈,手语或任何其他方式)(MCA,2005,第 3(1)条)。请参阅第 19 章。

除因精神障碍而永久性缺乏行为能力的患者外,患者的行为能力水平可能会有所不同。例如,在高压的医院环境中,罹患重病的老年患者、身体或心理脆弱的患者,也许并没有完全自主行为能力,而且这种情况容易被人忽略。人们认识到,自主权并不是绝对的,自主行为能力存在程度差异(Beauchamp,2009)。此外,做出自主选择所需的行为能力水平取决于决策的复杂性,而更困难的决策需要更高的行为能力水平。一些伦理学家得出结论,“决策必须具备充分的自主性,但完全的自主性是神话般的理想”(Beauchamp,2009)。

最大利益原则

对于缺乏行为能力的患者,有关治疗的决策是由他人代表患者做出的,并且应遵循患者利益最大化原则。重要的是要认识到,某人的最大利益不仅仅涉及医疗利益,还需要充分考虑其他因素,例如,该患者过去和现在的愿望、情感,特别是他在有行为能力时做出的所有书面声明,同时也需要考虑患者的信仰、价值观和其他因素(*Aintree* 和 MCA 第 4 条,2005)。

在代表患者做出决策时,应了解“任何被此患者指定为需要咨询的人”及“任何参与照顾该患者或对其获益感兴趣的人”。在某些情况下,可以咨询合法任命的代表,例如,法院为该患者指定的,持有永久授权书的任何受赠人或代理人。

依赖未经选择的决策者也许不足以保护患者的价值和利益。另一种选择是,在无法做出同时期选择的情况下,由该患者制订先期指示,指导重要决策的制订。

预立医嘱

书面的预立医嘱,也称为预先决定、指令或声明,是一种正式的声明,概述了某人如果在今后丧失行为能力时,他或她希望得到何种待遇,并可表明在特定情况下,不得实施或继续进行特定治疗。根据《心智能力法案》(2005:24-6)的规定,有效的预先指示在英格兰和威尔士具有同等的法律效力。与同时期的其他决定相同,只要这些决定明确无误,且患者自己意识到这些决定适用于当时的情况,并被法院确认为具有法律约束力。虽然预立医嘱具有法律效力,但可能会受到患者亲属和照顾者的质疑,他们可能认为遵循某项事先指示可能不符合患者的最大利益。关于对预立医嘱相关的进一步讨论,请参阅 Alasdair MacLean(2006)的研究。

具有法律约束力的预立医嘱的相关要求,记载于《心智能力法案》及其实施规则的第 9 章。在《临终治疗和护理:决策的良好实践》(GMC,2013:36-9)和《临终决策:英国医学会意见》(2009)中,为评估预先指示的有效性和适用性提供了专业指导。

有效预先指示的条件如下:

- 预先指示由具有行为能力的成年人(苏格兰,16 岁或以上;英格兰、威尔士和北爱尔兰,18 岁或以上)制订。
- 行为能力人在没受到过度影响或强迫时,自愿做出的决定。
- 患者通过足够多的信息以了解其选择的含义,并基于此做出决策。
- 如果此决策涉及可能延长生命的治疗,则必须以书面形式签署和见证,并包括一项声明,说明即使患者的生命危在旦夕,该决策依旧有效(仅限于英格兰和威尔士)。

任何预先拒绝都是具有法律约束力的,只要患者是成年人,且患者在做出决策时具有行为能力并充分知情,这显然适用于目前的情况,没有理由相信患者已经改变主意。如果预先做出的决策不符合这些标准,但似乎清楚地表明了患者的意愿,它将不具有法律约束力,但具有说服力,并在确定患者最大利益时应予以考虑。

一般认为,预先决策能确保某人更好地控制其所处的情况,同时给予医疗专业人员更明确的治疗选择。

在即将到来的对现行预先决策法律框架进行的改革中,预先决策将会获得更广泛的运用,预计预立医嘱将会获得法定认可(Commission:Mental Capacity and Deprivation of Liberty:A Consultation Paper,2015)。

总之，在术前评估中，临床医生需要熟悉当前与知情同意及对缺乏行为能力患者的处置方法相关的法律进展。在医疗操作/医学调查的知情同意方面，现已明确，此类知情同意需要考虑到理性的患者想知道些什么，而不是理性的医生考虑到什么。当患者做出自主决策的能力受到质疑时，一般认为应支持患者参与制订决策。在患者缺乏行为能力的情况下，有效和适用的预立医嘱具有法律约束力，预计其使用将增加。

（张鹏　译　闫红　审校）

参考文献

Beauchamp, T. L., Childress, J. F. (2009) *Principles of Biomedical Ethics*, 6th Edition. New York: Oxford University Press.

General Medical Council. (2008) *Consent Guidance: Patients and Doctors Making Decisions Together*. London.

General Medical Council. (2013) *Good Medical Practice*, at gmc-uk.org.

Maclean, A. (2006) Advance directives, future selves and decision-making. *Med Law Rev* **14**(3): 291.

Mental Capacity Act. (2005), at www.legislation.gov.uk.

O' Neill, O. Some limits of informed consent. *J Med Ethics* 2003; **29**: 4–7.

案例清单

Airedale NHS Trust v Bland [1993] 1 All E.R. 821

Bolam v Friern Hospital Management Committee

Chester v Afshar [2005] 1 AC 134

Montgomery v Lanarkshire Health Board [2015] UKSC11

Pearce v United Bristol Healthcare NHS Trust [1998] EWCA Civ 865

R (On the Application of Oliver Leslie Burke) vs The General Medical Council [2005] EWCA Civ 1003.

Re T (Adult: Refusal of Treatment) [1992] 3 W.L.R. 782, CA

Sidaway v Board of Governors of the Bethlem Royal Hospital [1985] AC 871

第 24 章
预估手术风险

Jignasa Modha, Ramai Santhirapala, S. Ramani Moonesinghe

要点

- 手术风险分级有助于了解患者病情并做出恰当的选择。
- 评估手术风险的工具有多种，每一种都有各自的优缺点，使用哪种方法取决于临床医生如何把握易用性和准确性之间的平衡。
- 采用客观检查、临床判断和团队合作相结合的方法沟通个人风险，有助于满足患者的期望。
- 明智的决策对高质量的围术期治疗至关重要。
- 患者的偏好和价值观应该成为制订临床决策的核心考量。
- 尽管共享决策理念得到广泛认可，但真正实施起来进展缓慢。
- 了解什么是对患者自身最重要的。

引言

手术和风险是密不可分的。准确地个体量化风险是非常重要的，反过来这也将促进患者了解病情并作出恰当的选择，从而实现最佳的资源配置。本章我们将关注风险预估重要性，梳理可选用的风险分级工具，并讨论共享决策的作用。

为什么正确预估风险很重要

风险分级不仅要准确，而且应对患者有意义，这样才能满足患者的需求和期望(Moonesinghe等，2013)。随着人口老龄化和慢性疾病管理水平的提高，择期手术患者中老年人的数量越来越多，且往往合并多种并发症。然而，随着医疗技术的进步，疾病治疗方式的选择也越来越多，例如，有症状的膝关节骨性关节炎患者，可以选择接受物理治疗、使用止痛剂，也可选择关节镜检查、单髁或全膝关节置换术。因此，对以患者为中心的个性化结局进行预估，了解外科治疗的风险和获益，通过医患双方共同努力，将有助于患者结局的改善。

手术前需要耐心向患者及其家属全面清晰地交代风险，并在做临床判断的同时使用客观的风险分级工具。对于所有已经进行过的讨论都应有清晰的文件记录，这是一件非常重要的事，也是2011年国家患者转归和死亡保密查询（National Confidential Enquiry into Patient Outcome and Death，NCEPOD）组织发表的“英国了解风险报告”中的一个关键建议，其中包括应该在手术前准确告知患者死亡率，并应明确记录在知情同意书上(Findlay，2011)。但是告知了患者围术期死亡率并不一定意味着告知了患者围术期治疗的全部风险。研究发现,围术期的主要并发症发病率是住院患者死亡率的10倍以上,且与患者长期生存率下降有关。此外,术后并发症可能会降低患者生活质量(Derogar 等,2012)。术后恢复困难的患者不可避免地会延长住院时间,消耗更多的医疗资源。

除了本章介绍的风险分级的优点之外,使用风险评估工具可进行"风险调整或病例组合调整",以公正地评价不同手术操作者外科手术效果(Moonesinghe 等,2013)。报告的透明度和准确性有助于临床治疗的反馈、学习和改进(Chand 等,2007)。然而,如果呈现非风险调整结果的后果可能相当严重。例如,数据很容易被认为是不公平的"偏见",更令人担忧的是,这可能会阻止外科医生对高危患者进行手术(Westaby,Baig 和 Pepper,2015)。

风险评估方法

评估手术风险的方法有很多,本章重点介绍了风险分级工具的选择。风险评分和风险预测模型的建立,通常基于对特定结果的风险因素进行多变量分析(Moonesinghe 等,2013)。风险评分的计算相对简单(简单的线性风险增加量表),其在临床中得以快速应用,并可以进行患者间的比较。然而评分并不能对具体结果给出个性化的风险预测。风险评分的举例有美国麻醉医师协会的身体状况评分及Lee修订的心脏风险指数。此外,计数发病率和死亡率的生理学和手术严重程度评分系统(Physiological and Operative Severity Score for enumeration of Morbidity and Mortality,POSSUM)可以通过将患者的数据输入多变量回归模型来估计某一特定结果的个体风险概率,从而为患者和临床医生提供更多信息。虽然这些模型可能提供更多详细的信息,但它们在日常使用中可能非常耗时和复杂。此外,有些模型有30个或者更多的变量,这些变量使用起来很麻烦,而且组成数据可能并不常规可用。因此,临床医生不太可能将这种复杂的工具应用到日常实践中。

理想情况下,所有类型的手术(包括择期手术和急诊手术)都可使用一个风险评估系统,成本不高、使用简单,且用于评分的所有变量在术前均可用。目前评估风险的方法要求我们在易用性和准确性之间取得平衡(Moonesinghe 等,2013)。

评价风险分级工具的准确性:区分度与校准度

可以用来评价一个评分系统准确性的两个特征是区分度与校准度。区分度描述了一个工具准确识别有特定结果案例的能力。它通常用接受者操作特征曲线下面积(area under a receiver operator characteristic curve,AUROC)来表示,代表了敏感性和特异性。校准度描述了预估病例结果的数量与实际观察病例数有多接近。校准度通常用观察到的汇总统计来表示,不同预估风险范围内的预期比例(例如,Hosmer-Lemeshow 统计),其中 P 值>0.05 表示充分校准。

风险分级工具:器官-特异性结局预估

Lee修订的心脏风险指数

1977年,Goldman 和他的同事开发了一个心脏风险评分系统,用9个变量预估非心脏手术患者围术期心血管疾病的发病率和死亡率(Goldman 等,1977)。1999年被修订为包含6个独立变量的分数,即Lee修订的心脏风险指数(Revised Cardiac Risk Index,RCRI)(Lee

等,1999)。一项系统性综述研究了 Lee RCRI,发现它在预估非心脏手术后的并发症方面有一定的优势。然而,在预估死亡率方面它却不够准确 (Ford,Beattie 和 Wijeysundera,2010)。该综述也存在一定局限性,包括对心脏事件的定义不同和纳入研究的方法质量普遍较低。

尽管根据历史标准定义的心脏疾病(如心肌梗死或心力衰竭)很重要,但与其他围术期并发症相比,其并不常见。认识到心脏生物标志物的微小变化可能预示心肌损伤,影响术后生存,可能将促进非心脏手术后心肌损伤(myocardial injury after non-cardiac surgery,MINS)新诊断标准的风险预估系统的发展。

预估特定患者群体的不良结果

诺丁汉髋部骨折评分

诺丁汉髋部骨折评分(Nottingham hip fracture score,NHFS)是 2007 年由单中心(Maxwell,Moran 和 Moppett,2008)对 5000 名患者 7 年内的数据集进行研究和验证的。年龄、性别、合并症、简化精神测试评分、入院血红蛋白、恶性肿瘤病史和家庭状况(机构住所)均被发现能独立预估手术后 30 天内的死亡率。随后,一项大型队列研究(包括 3 个中心的 7290 名患者)更新了该公式,使其更具外部可概括性(Moppett 等,2012)。与许多其他风险预估系统一样,其准确性随观察到的风险范围的变化而变化, 最初的 NHFS 公式高估了高风险组的死亡率, 修正后的公式对于预估最常见的 NHFS 4~6 分组的死亡率准确性较高(最高分为 13 分)。

预估不同患者的一般不良结局

美国麻醉医师协会身体状况评分

这是一种最知名、最常用的人群风险评估方法,其简单易行。美国麻醉医师协会身体状况评分 (American Society of Anesthesiologists' Physical Status Score,ASA-PS) 作为回顾性分析患者数据的一种统计工具,于 1941 年被提出,随后被多次修订(Saklad,1941)。其根据患者术前的功能状态分为 5 级,此外还有 1 个级别为器官捐献者。患者术前身体健康情况和术后转归之间有着明确的联系。因此,ASA-PS 作为一种衡量患者健康的基本指标具有一定的合理性,但是它也有一些局限性。它非常简单,这意味着它不能提供个性化的风险评估。此外,一些研究还发现其评分同质性信度介于中到差之间,这意味着对患者评分的主观性可能会造成结果偏差(Mak,Campbell 和 Irwin,2002)。多个研究发现 ASA-PS 对术后并发症或死亡的预估缺乏敏感性和(或)特异性(Moonesinghe 等,2013),其可能原因是评分系统中缺乏手术有关信息。尽管存在这些局限性,ASA-PS 仍然是一个广泛使用的系统,其作为功能状态的一个基本衡量标准具有表面效度。

Charlson 年龄共病指数

Charlson 年龄共病指数(Charlson Age Comorbidity Index,CACI)最初于 1987 年制订,目的是调整风险和预估患者 10 年死亡率 (Charlson 等,1987)。它已经被证实可以预估各种手术的死亡率。根据每种疾病相关的死亡风险,对一些发病前的疾病进行评分,分别为 1、2、3 或 6 分,然后将这些评分相加,以提供预估死亡率的总分。CACI 的一个优点是所需的数据在术前都是可采集到的,但观察者在评估并存疾病时可能存在偏倚。此外, 与 ASA-PS 一样, 没有关于手术类型或紧急程度的信息。当考虑患者风险时,手术级别显然很重要。因此,纳入手术严重程度的风险评估工具可能更准确。

生理和手术严重程度评分计算发病率和死亡率

最初是作为手术风险调整系统开发的(Copeland 等,1991)。采用多变量 logistic 回归分析确定了多个围术期变量,以预估 30 天的发病率和死亡率。术前可用的生理和手术严重程度评分计算发病率和死亡率(Physiological and Operative Severity Score for Enumeration of Morbidity and Mortality,POSSUM)包含 12 个生理状态变量,如患者的临床症状、检查结果、血液结果和心电图评估。此外,还包括 6 个手术因素变量,如存在恶性肿瘤和 30 天内再次手术,总共 18 个变量。由于手术因素变量只有在手术过程中或手术后才能准确评估,因此术前风险评估更具挑战性。一些研究发现 POSSUM 能够准确预估患者的发病率和死亡率风险(Brooks,Sutton 和 Sarin,2005;Pratt 等,2008),但也有人发现其会高估死亡率(Bollschweiler 等,2005;Campillo-Soto 等,2006;Tambyraja,Kumar 和 Nixon,2005;Tekkis 等,2003)。Portsmouth 创建了一个新版本的 POSSUM(Prytherch 等,1998),其采用的是同样的生理和手术变量,但对死亡率采用了替代风险方程,而发病率预估模型尚未更新。系统回顾发现,尽管 P-POSSUM 在不同条件下可能过高或过低地预估死亡率,但它仍然是异质性患者群体中最准确的风险预估模型(Moonesinghe,2013)。目前已为特定的患者群体开发了许多 POSSUM 模型,包括骨科、血管外科、头颈外科和结直肠外科。

手术结局风险评估工具

一种新的风险分级方法是手术结局风险工具(Surgical Outcome Risk Tool,SORT)(Protopapa 等,2014)。外科结局风险工具使用 6 个术前变量(ASA 分级、年龄、恶性肿瘤的存在、手术紧急性、手术级别和手术类型),用以预估住院患者术后(非心脏外科和非神经外科手术)30 天的死亡率。SORT 源于 2011 年英国患者预后及死亡机密调查组织(NCEPOD)对超过 1.5 万名患者进行的一项名为"了解风险"(Knowing the Risk)的研究数据分析。SORT 在内部验证中显示出出色的区分度(AUROC 0.91),但外部验证情况尚未发表。

如何选择风险分级工具

每个风险评估模型或评分系统都各有优缺点,因此使用几种不同的工具进行风险评估可能是确定围术期风险的最佳方法。应用当前的分析技术推导出的风险分级工具不会始终"完全"准确——这需要纳入无数潜在的变量,包括特定机构中与医疗服务质量相关的指标,正如我们所知,医疗团队的技术和行为可能会影响患者的结局。因此,最重要的原则可能是将客观检查与临床判断相结合,然后与医疗团队和患者讨论这些结果,以便于所有利益相关者知情、共享决策,并应明确记录这些对话(Findlay,2011)。

重要的是,文献中缺乏"影响研究",而这些缺乏的"影响研究"可能会对进一步研究风险分级工具对临床决策及其对患者预后有所帮助(Moonesinghe 等,2013)。同时,我们对这些工具预估术后并发症的准确性也存在差距。对患者而言,了解需要长期重症监护、需要气管切开或出院后接受长期肾脏替代治疗的风险,可能比了解 30 天内存活或死亡的风险更有相关性和意义。最重要的是,要了解患者和临床医生是否就患者对手术的期望达成共识。有些患者可能更关心的是术后的生活质量或多久能恢复工作,而不是术后相对较低的死亡风险。要了解这些问题只能通过与患者进行个性化讨论,因为患者的决策可能会受到自身治疗背景的影响。例如,他们的诊断、治疗方案及个人情况,包括财务状况及是否有依赖照顾他们的家属。患者和临床医生都渴望实现共享决策,尤其是当非手术的选择对患者和临床医生可能都更合适或更有吸引力时。

共享决策

共享决策(shared decision-making,SDM)的核心是确保患者得到恰当的治疗(Coulter 和 Collins,2011)。

1998 年, 在萨尔茨堡全球研讨会上,Valerie Billingham 提出"没有我,就没有关于我的决定"。近 20 年来,随着以患者为中心的治疗理念开始从理论走向实践,医疗行业正在进行变革。共享决策是让患者参与到他们自己的临床决策中的一个核心宗旨,被称为"以患者为中心的治疗巅峰"(Barry 和 Edgman-Levitan,2012)。

正确的程序和正确的患者

SDM 是一种支持患者将自己的愿望、偏好和生活方式为目标置于决策中心的治疗模式。它从传统的"医生最了解"模式转向由两位专家参与的讨论模式(Coulter 和 Collins,2011)。医疗专业人员仍然是诊断和制订有效治疗方案方面的专家,而患者则被视为了解个人风险承受能力、价值观选择和偏好方面的专家。临床医生应基于什么对患者是最重要的,继而进行周密考虑去支持患者所做出决定。为了实现正确的患者接受正确的诊疗这一终极目标,在共享决策这个过程中可能涉及更加复杂的决定(Bader,2014)。

共享决策的驱动因素

1982 年,在医学、生物医学和行为研究中的伦理问题报告中,总统委员会首次正式提出了在医疗领域实施共享决策。它将知情同意描述为一种积极的决策过程。如果知情同意不涉及为患者提供所有可行的选择和表达他们偏好的机会,该委员会的报告对这类知情同意的有效性提出了质疑。最近,英国白皮书《平等与卓越:自由医疗》(2010a)指出,医疗行为决策应与患者合作,而不仅仅是由临床医生主导。其后的咨询文件强调,应该给予患者在有效的选择中做出决策的机会。然而,仅仅提供选择并不等于改进共享决策(英国卫生部,2010b 和 2012)。这促使国家医疗服务体系与健康基金会、国王基金等组织间的合作来研究进行必要的改进使共享决策成为可行的现实(Coulter 和 Collins,2011;健康基金会,2013b)。

Wanless(2002)认为患者需要全身心地投入到他们的医疗行为中,既要限制医疗保健事件("需求"),又要允许有效分配医疗资源("供应"),他认为这将显著减少医疗成本。临床医生必须具有把患者作为独立自主个体的道德和伦理责任,这是支持共享决策的驱动因素。

患者希望更多参与

在英国,治疗质量委员会每年都会对全国住院患者进行调查,以衡量患者在国家医疗服务体系(National Health Service,NHS)的体验(2013)。2013 年,只有 56%的患者表示他们如其所愿地参与到医疗行为中。最近,由于缺乏对共享决策的支持和建议,术前决策和知情同意方面的缺陷显得尤为突出(Ankuda 等,2014)。

共享决策是否有效

目前,支持共享决策的证据仍不确定。由于缺乏明确的定义和测量结果的变异性,导致研究之间存在异质性,因此很难进行比较。此外,共享决策是一个涉及一系列干预措施的过程，而不是一个单一的医疗事件，它增加了随机化策略和对结果衡量的复杂性。特别是共享决策在围术期治疗的证据很少，且没有得到很好的验证。有证据显示，共享决策可能有短期的好处，如改善患者的信心，自我决策和满意度。然而，这些优势能否转化为实际的、长期的优势还有待验证（Shay 和 Lafata，2015；健康基金会，2012）。

虽然共享决策是基于患者自主的伦理原则，但量化其完整过程的有效性将有助于指导提供服务（Shay 和 Lafata，2015）。例如，Cochrane 回顾了干预措施，以提高卫生保健专业人员对共享决策的运用能力，这些干预措施分为3类：仅针对患者（如决策辅助）、仅针对专业人士（如教育和反馈）、既针对专业人士又针对患者。他们的结论是，后者可使更多的共享决策在临床中得以实施。然而，这一证据基于少量研究，证据质量较低（Legare 等，2014）。了解共享决策对患者预后的影响程度，可能有助于医疗服务的改进、教育和培训策略的制订。

实施共享决策

尽管反复建议共享决策应成为一项以患者为中心的临床治疗关键原则，但普及速度缓慢，尤其是在围术期。共享决策的实现需要进行文化变革，远离家长式医疗模式。从根本上讲，除了具体的决策支持之外，只有通过专业人士和患者的共同参与才能实现。如下文所述，识别和克服这种参与障碍是即将面临的挑战。

患者参与

授权患者参与围术期咨询对于做出高质量手术决策至关重要。最近的一项系统综述调查了患者对医疗的看法，结果提示患者存在一些顾虑：尤其是患者和专业人员之间的“权力失衡”，患者感觉无权对自己的医疗决策做出决定，更令人担忧的是一些患者认为医疗质量与医生提出的治疗方案是否一致是直接相关的（Joseph-Williams，Edwards 和 Elwyn，2014）。这些证据表明，目前患者似乎无法在临床决策中发挥自主作用。

来自澳大利亚和英国的研究和正在美国进行的研究提出，可以通过使用3个问题来支持患者在医疗中的咨询和促进共享决策（PCORI，2013；Shepherd 等，2011；健康基金会，2013a）。虽然这3项研究中问题的确切术语存在细微差别，但基本原则都是鼓励患者应在讨论治疗方案时提出以下3个问题。

（1）我有哪些选择？

（2）这些选择可能带来的利弊分别是什么？

（3）每种选择的利弊发生的可能性有多大？

这种简单的介入似乎可以在不增加咨询时间的情况下提高患者获得信息的质量。Shephard 及同事（2011）认为，这种介入可能改善共享决策并克服患者参与的态度屏障。

对于专业人士来说，成功的患者参与依赖于传统咨询模式的文化变革。考虑到围术期患者在术前准备或康复阶段可能会在院外花费大量时间，有人提出一种可能会“颠覆医疗行为”的策略（Bisognano 和 Schummers，2014），其基本原则是从提供“医疗行为”转向促进“健康”：如强调通过了解患者的信仰、喜好和生活方式以促进健康的行为，而不是专注于治疗“疾病”。

专业化参与

共享决策的专业化参与体现在及时向患者提供准确的、有理论依据的和客观的信息，并通过审议提供后续支持。专业壁垒可能妨碍这一进程。临床医生可能觉得他们已经这样做了，或者在医疗咨询方面持有家长式的观点。时间和财务限制可能阻碍了临床医生施行共享决策。但是，这一观点遭到了驳斥。事实上，更多的时间可能会花在通过修订决策来支持患者上(Coulter 和 Collins,2011)。

在围术期治疗中实施共享决策的一个重要障碍是缺乏教育和培训。社交技能和风险沟通技能是共享决策中亟待提高的重点领域(Legare 等,2013)。

支持评议

一旦要考虑患者的选择,就应该有一个结构化的评议过程,以支持患者根据其个人价值观做出的决定。对围术期专业人员来说,通过决策支持和讨论"解锁患者"仍然是一个具有挑战性的步骤,如前所述,这需要在社交技能和风险沟通技能方面进行适当的培训。

Elwyn 和同事(2012 和 2013)提出了一个关于该过程的模型,名为"讨论模型"。Elwyn 和同事(2013)在对共享决策模型的回顾中指出,支持评议的关键阶段是"团队""选项"和"决策",后文将进一步阐述(图 24.1)。

"选项讨论"阶段可能通过决策辅助为患者提供帮助,该辅助已被证明可以提高患者的知识水平并减少决策冲突。然而,决策辅助是否能提高患者参与决策的程度仍不清楚(Stacey 等,2014)。

小结

使用合适的工具,并有效结合临床进行风险分级,可以优化医疗资源配置,使患者在了解现有治疗方案的风险和获益基础上,做出最明智的决策。由于缺乏可靠的证据基础,且专业人员和患者存在认知上的不同,采用常规风险分级工具和共享决策作为围术期路径的一部分正在面临挑战。然而,由于手术患者、手术程序和共享决策都变得越来越复杂,这些过程在围术期治疗中的关键作用正逐渐显现。将患者置于决策的中心,保护患者自主权的策略,提高围术期专业人员的职业道德规范势在必行。

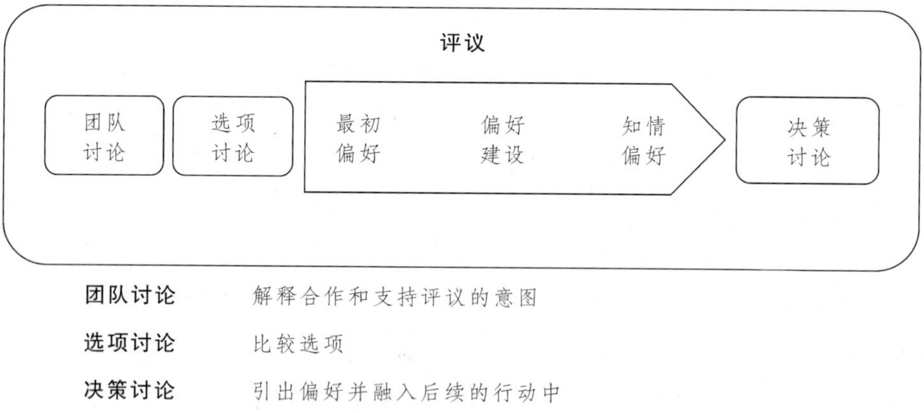

图 24.1 共享决策的讨论模型。(Reproduced and adapted with permission from Professor Glyn Elwyn)

(房贺 译 胡弋 审校)

参考文献

Ankuda, C. K., Block, S. D., Cooper, Z., Correll, D. J., Hepner, D. L., Lasic, M., Gawande, A. A. & Bader, A. M. 2014. Measuring critical deficits in shared decision making before elective surgery. *Patient Educ Couns*, **94**, 328–33.

Bader, A. 2014. Enhanced patient involvement key to improving decision-making. *American Society of Anesthesiologists*, **78** (6). Available from www.asahq.org/resources/publications/newsletter-articles/2014/june-2014/enhanced-patient-involvement-key-to-improving-decision-making (accessed March 2015).

Barnett, S. & Moonesinghe, S. R. 2011. Clinical risk scores to guide perioperative management. *Postgrad Med J*, **87**, 535–41.

Barry, M. J. & Edgman-Levitan, S. 2012. Shared decision making – the pinnacle of patient-centered care. *N Engl J Med*, **366**, 780–1.

Bisognano, M. & Schummers, D. 2014. Flipping healthcare: an essay by Maureen Bisognano and Dan Schummers. *BMJ*, **349**, g5852.

Bollschweiler, E., Lubke, T., Monig, S. P. & Holscher, A. H. 2005. Evaluation of POSSUM scoring system in patients with gastric cancer undergoing D2-gastrectomy. *BMC Surg*, **5**, 8.

Botto, F., Alonso-Coello, P., Chan, M. T., Villar, J. C., Xavier, D., Srinathan, S., Guyatt, G., Cruz, P., Graham, M., Wang, C. Y., Berwanger, O., Pearse, R. M., Biccard, B. M., Abraham, V., Malaga, G., Hillis, G. S., Rodseth, R. N., Cook, D., Polanczy, C. A., Szczeklik, W., Sessler, D. I.,

Sheth, T., Ackland, G. L., Leuwer, M., Garg, A. X., Lemanach, Y., Pettit, S., Heels-Ansdell, D., Luratibuse, G., Walsh, M., Sapsford, R., Schunemann, H. J., Kurz, A., Thomas, S., Mrkobrada, M., Thabane, L., Gerstein, H., Paniagua, P., Nagele, P., Raina, P., Yusuf, S., Devereaux, P. J., Sessler, D. I., Walsh, M., Guyatt, G., McQueen, M. J., Bhandari, M., Cook, D., Bosch, J., Buckley, N., Yusuf, S., Chow, C. K., Hillis, G. S., Halliwell, R., Li, S., Lee, V. W., Mooney, J., Polanczyk, C. A., Furtado, M. V., Berwanger, O., Suzumura, E., Santucci, E., Leite, K., Santo, J. A., Jardim, C. A., Cavalcanti, A. B., Guimaraes, H. P., Jacka, M. J., Graham, M., McAlister, F., McMurtry, S., Townsend, D., Pannu, N., Bagshaw, S., Bessissow, A., Bhandari, M., Duceppe, E., Eikelboom, J., Ganame, J., Hankinson, J., Hill, S., Jolly, S., Lamy, A., Ling, E., Magloire, P., Pare, G., Reddy, D., Szalay, D., Tittley, J., Weitz, J., Whitlock, R., Darvish-Kazim, S., Debeer, J., Kavsak, P., Kearon, C., Mizera, R., O'Donnell, M., McQueen, M., Pinthus, J., et al. 2014. Myocardial injury after noncardiac surgery: a large, international, prospective cohort study establishing diagnostic criteria, characteristics, predictors, and 30-day outcomes. *Anesthesiology*, **120**, 564–78.

Brooks, M. J., Sutton, R. & Sarin, S. 2005. Comparison of surgical risk score, POSSUM and p-POSSUM in higher-risk surgical patients. *Br J Surg*, **92**, 1288–92.

Campillo-Soto, A., Flores-Pastor, B., Soria-Aledo, V., Candel-Arenas, M., Andres-Garcia, B., Martin-Lorenzo, J. G. & Aguayo-Albasini, J. L. 2006. [The POSSUM scoring system: an instrument for measuring quality in surgical patients]. *Cir Esp*, **80**, 395–9.

Care Quality Commission. 2013. National findings from the 2013 inpatients survey. Available from www.cqc.org.uk/sites/default/files/inpatient_survey_national_summary.pdf (accessed March 2015).

Chand, M., Armstrong, T., Britton, G. & Nash, G. F. 2007. How and why do we measure surgical risk? *J R Soc Med*, **100**, 508–12.

Charlson, M. E., Pompei, P., Ales, K. L. & MacKenzie, C. R. 1987. A new method of classifying prognostic comorbidity in longitudinal studies: development and validation. *J Chronic Dis*, **40**, 373–83.

Copeland, G. P., Jones, D. & Walters, M. 1991. POSSUM: a scoring system for surgical audit. *Br J Surg*, **78**, 355–60.

Coulter, A. & Collins, A. 2011. *Making Shared Decision-Making a Reality: No Decision about Me, without Me.* London: The King's Fund.

Department of Health. 2010a. *Equality and Excellence: Liberating the NHS.* London.

Department of Health. 2010b. *Liberating the NHS: Greater Choice and Control.* London.

Department of Health. 2012. *Liberating the NHS: No Decision about Me, without Me.* London.

Derogar, M., Orsini, N., Sadr-Azodi, O., Lagergren, P. 2012. Influence of major postoperative complications on health-related quality of life among long-term survivors of esophageal cancer surgery. *J Clin Oncol*, **30**(14), 615–19.

Elwyn, G., Frosch, D., Thomson, R., Joseph-Williams, N., Lloyd, A., Kinnersley, P., Cording, E., Tomson, D., Dodd, C., Rollnick, S., Edwards, A. & Barry, M. 2012. Shared decision making: a model for clinical practice. *J Gen Intern Med*, **27**, 1361–7.

Elwyn, G., Tsulukidze, M., Edwards, A., Legare, F. & Newcombe, R. 2013. Using a 'talk' model of shared decision making to propose an observation-based measure: Observer OPTION 5 Item. *Patient Educ Couns*, **93**, 265–71. doi:10.1016/j.pec.2013.08.005.

Findlay, G. F. 2011. *Knowing the Risk: A Review of the Peri-operative Care of Surgical Patients: Summary.* London: NCEPOD.

Ford, M. K., Beattie, W. S. & Wijeysundera, D. N. 2010. Systematic review: prediction of perioperative cardiac complications and mortality by the revised cardiac risk index. *Ann Intern Med*, **152**, 26–35.

Goldman, L., Caldera, D. L., Nussbaum, S. R., Southwick, F. S., Krogstad, D., Murray, B., Burke, D. S., O'Malley, T. A., Goroll, A. H., Caplan, C. H., Nolan, J., Carabello, B. & Slater, E. E. 1977. Multifactorial index of cardiac risk in noncardiac surgical procedures. *N Engl J Med*, **297**, 845–50.

Joseph-Williams, N., Edwards, A. & Elwyn, G. 2014. Power

imbalance prevents shared decision making. *BMJ*, **348**, g3178.

Khuri, S., Henderson, W. G., DePalma, R. G., Mosca, C., Healey, N. A., Kumbhani, D. J. 2005. Determinants of long-term survival after major surgery and the adverse effect of postoperative complications. *Ann Surg* **242**(3), 326–41.

Lee, T. H., Marcantonio, E. R., Mangione, C. M., Thomas, E. J., Polanczyk, C. A., Cook, E. F., Sugarbaker, D. J., Donaldson, M. C., Poss, R., Ho, K. K., Ludwig, L. E., Pedan, A. & Goldman, L. 1999. Derivation and prospective validation of a simple index for prediction of cardiac risk of major noncardiac surgery. *Circulation*, **100**, 1043–9.

Legare, F., Moumjid-Ferdjaoui, N., Drolet, R., Stacey, D., Harter, M., Bastian, H., Beaulieu, M. D., Borduas, F., Charles, C., Coulter, A., Desroches, S., Friedrich, G., Gafni, A., Graham, I. D., Labrecque, M., Leblanc, A., Legare, J., Politi, M., Sargeant, J. & Thomson, R. 2013. Core competencies for shared decision making training programs: insights from an international, interdisciplinary working group. *J Contin Educ Health Prof*, **33**, 267–73.

Legare, F., Stacey, D., Turcotte, S., Cossi, M. J., Kryworuchko, J., Graham, I. D., Lydiatt, A., Politi, M. C., Thomson, R., Elwyn, G. & Donner-Banzhoff, N. 2014. Interventions for improving the adoption of shared decision making by healthcare professionals. *Cochrane Database Syst Rev*, **9**, CD006732.

Mak, P. H. K., Campbell, R. C. H., Irwin, M. G. 2002. The ASA physical status classification: inter-observer consistency. *Anaesth Intensive Care*.**30**(5), 633–40.

Maxwell, M. J., Moran, C. G. & Moppett, I. K. 2008. Development and validation of a preoperative scoring system to predict 30 day mortality in patients undergoing hip fracture surgery. *Br J Anaesth*, **101**, 511–17.

Moonesinghe, S. R. 2013. Individualised surgical outcomes: please look the other way. *Postgrad Med J*, **89**, 677–8.

Moonsinghe, S. R., Mythen, M. G., Das, P., Rowan, K. M. & Grocott, M. P. 2013. Risk stratification tools for predicting morbidity and mortality in adult patients undergoing major surgery: qualitative systematic review. *Anesthesiology*, **119**, 959–81.

Moppett, I. K., Parker, M., Griffiths, R., Bowers, T., White, S. M. & Moran, C. G. 2012. Nottingham Hip Fracture Score: longitudinal and multi-assessment. *Br J Anaesth*, **109**, 546–50.

Nashef, S. A., Roques, F., Michel, P., Gauducheau, E., Lemeshow, S. & Salamon, R. 1999. European system for cardiac operative risk evaluation (EuroSCORE). *Eur J Cardiothorac Surg*, **16**, 9–13.

Patient Centred Outcomes Research Institute (PCORI). 2013. *Creating a 'Zone of Openness; at the Doctor's Office* [Online]. www.pcori.org/research-in-action/creating-"zone-openness"-doctor's-office (accessed March 2015).

Pratt, W., Joseph, S., Callery, M. P. & Vollmer, C. M., Jr. 2008. POSSUM accurately predicts morbidity for pancreatic resection. *Surgery*, **143**, 8–19.

President's Commission for the Study of Ethical Problems in Medicine and Biomedical and Behavioral Research. 1982. *Making Health Care Decisions: A Report on the Ethical and Legal Implications of Informed Consent in the Patient–Practitioner Relationship*. Washington, DC: U.S. Government Printing Office.

Protopapa, K. L., Simpson, J. C., Smith, N. C. & Moonesinghe, S. R. 2014. Development and validation of the Surgical Outcome Risk Tool (SORT). *Br J Surg*, **101**, 1774–83.

Prytherch, D. R., Whiteley, M. S., Higgins, B., Weaver, P. C., Prout, W. G. & Powell, S. J. 1998. POSSUM and Portsmouth POSSUM for predicting mortality. Physiological and Operative Severity Score for the enUmeration of Mortality and morbidity. *Br J Surg*, **85**, 1217–20.

Saklad, M. 1941. Grading of patients for surgical procedures. *Anesthesiology*, **2**, 281–4.

Shay, L. A. & Lafata, J. E. 2015. Where is the evidence? A systematic review of shared decision making and patient outcomes. *Med Decis Making*, **35**, 114–31.

Shepherd, H. L., Barratt, A., Trevena, L. J., McGeechan, K., Carey, K., Epstein, R. M., Butow, P. N., Del Mar, C. B., Entwistle, V. & Tattersall, M. H. 2011. Three questions that patients can ask to improve the quality of information physicians give about treatment options: a cross-over trial. *Patient Educ Couns*, **84**, 379–85.

Stacey, D., Legare, F., Col, N. F., Bennett, C. L., Barry, M. J., Eden, K. B., Holmes-Rovner, M., Llewellyn-Thomas, H., Lyddiatt, A., Thomson, R., Trevena, L. & Wu, J. H. 2014. Decision aids for people facing health treatment or screening decisions. *Cochrane Database Syst Rev*, **1**, CD001431.

Tambyraja, A. L., Kumar, S. & Nixon, S. J. 2005. POSSUM scoring for laparoscopic cholecystectomy in the elderly. *ANZ J Surg*, **75**, 550–2.

Tekkis, P. P., Kessaris, N., Kocher, H. M., Poloniecki, J. D., Lyttle, J. & Windsor, A. C. 2003. Evaluation of POSSUM and P-POSSUM scoring systems in patients undergoing colorectal surgery. *Br J Surg*, **90**, 340–5.

The Health Foundation. 2012. *Evidence: Helping People Share Decision Making*. London.

The Health Foundation. 2013a. Implementing shared decision making. Clinical teams' experiences of implementing shared decision making as part of the MAGIC programme. London.

The Health Foundation. 2013b. *The MAGIC Programme: Evaluation*. London.

Wanless, D. 2002. Securing our future health: taking a long-term view. *Final Report*. London: HM Treasury.

Westaby, S., Baig, K., Pepper, J. 2015. Publishing SSMD: the risks outweigh the benefits. *Bulletin of the Royal College of Surgeons of England*. **97**(4), 155–9.

第 25 章 术前访视面临的挑战

Robert Hill, Jane Jackson

要点

- 为实现有效的术前评估(preoperative assessment,POA), 需要根据患者要求,由一位主要的麻醉医生领导, 并辅以完整的跨专业团队支持。
- 为 POA 提供资金的商业案例本质上为了节省隐性成本,通过减少由于延迟、推迟和取消手术所涉费用来实现。
- 患者应该有机会讨论其所关心的问题,并接受具有相应技能和经验的人员对他们进行的检查、访视和建议,以确保他们获得最高水平的管理。
- 一个有效的追踪系统至关重要, 能保证被访视者的数量, 以及确保患者在术前访视过程中没有"失访"。
- 理想情况下,POA 服务应设于门诊部,使患者能步行离开, 但一个独立的中心也可以发挥同样的功能。
- 持续的培训、审计和反馈对维持和提高服务质量至关重要。

开展术前评估服务

为实现有效的术前评估(preoperative assessment,POA),需要根据患者要求,由一位主要的麻醉医生领导,并辅以完整的跨专业团队支持(Woodhead 和 Fudge 等,2012)。

为 POA 提供资金的商业案例本质上通过减少由于延迟、推迟和取消手术及减少住院时间(术前和术后)来实现节省隐性成本。POA 本身并不能减少患者无法手术的情况, 只有当 POA 在患者准备中扮演提供信息和规划围术期进程的角色时, 这才可能是一个商业案例。在住院前完成最后的检查并电话联系患者,将减少手术当日的取消情况。

在 POA 团队中拥有药剂师的好处是可以通过以下方式节省的成本: 完成 POA 中已完成的书面药物图表并准备入院,向患者提供有关在入院前停止/开始药物治疗的建议, 以及向抗凝小组推荐合适的抗凝桥接治疗。若药剂师已在术前访视时完成药物图表,便无须再行病房访视。准确清晰地完成药物图表填写将减少差错。

在商业案例中还需要注意的是,术前评估服务需要遵循英国卫生部和地方政策,包括确保准确完成静脉血栓栓塞风险评估 (英国卫生部,2010),患者的结果调查问卷(NHS 英国卫生和社会保健信息中心,2011),国家人工关节注册同意书 (英国卫生部,2002),MRSA 筛查和戒烟推荐。遵循这些表单可能会对医疗保健提供者产生潜在财务影响。

评估的任务需要跨专业合作,涉及麻醉医生和其他专业医疗人员,如药剂师、心脏病专家、抗凝小组和加强康复护理专家小组等。

我们希望所有行择期手术的患者都能接受某种形式的POA,这可能是一份问卷调查、电话调查、面对面或者电子评估。无论采取何种形式的评估,都需要确保存在问题得到检查,并在患者入院前采取适当措施进行优化。

POA服务计划者需要确定预计被评估的患者数量,并对评估每位患者所需的时间长短进行计时。

所有的次级医疗提供者都不进行分类,但本质上是对患者合并疾病的基本识别,通常是以患者完成的"是/否"应答的形式出现,一个"是"的应答可能会导致患者需要面对面的预约评估。

由于手术患者年龄的增长,面对面的评估是最常见的评估方式。患者可能有多种合并症,需要具备丰富知识和经验的注册护士(registered nurse,RN)对复杂患者进行术前评估和准备工作。为了确保有经验的注册护士能最大限度地为有多种健康需求的患者服务,注册护士通常需要得到2~3人为一组的非注册护士的帮助(Jackson和Wadsworth,2014)。

麻醉术前评估讨论不仅要为被护理团队定义为高风险的患者提供足够的审查记录,还要预约麻醉医生与患者的会面,讨论患者的健康状况,并在适当情况下完成检查、调查和咨询。英国皇家麻醉学院提供麻醉服务指南(Guidelines for the Provision of Anaesthetic Services,GPAS)(Jones,Swart和Key,2014)推荐每1000名参加术前评估的患者进行1.25次麻醉服务术前评估讨论(programme activity,PA)。因此,更重要的是要意识到,护理团队应具备能力以提供恰当的支持。

维持术前访视者的数量

转诊治疗目标

术前准备应集中于患者就医过程的所有方面,从初级医疗开始,再到次级医疗,最后患者出院回到初级医疗。目前的NHS转诊治疗目标指南(英国卫生部,2012)建议癌症的检查/治疗推荐应在2周内开始,非癌症手术治疗应在18周内开始,如果患者有需要优化的合并疾病,那么治疗"时钟"可以暂停。

患者为中心的医疗处理

这项服务应由患者主导,满足患者及卫生保健提供者的需求。需要有明确的书面或电子格式文件,作为正在进行患者优化/治疗的基础,并供整个跨专业团队查阅。根据患者个体需求量身定制的恰当评估,将为患者做出知情选择提供信息,包括必要时让合适的专业团队成员参与,并建立适当的机制以优化患者健康状况,尽量减少患者在手术当天取消预约的情况。只有通过对符合护理标准的护士进行有效培训及能力评估,才能实现这一目标。术前访视协会(www.pre-op.org)致力于确定同时要求患者和工作人员的医疗标准,发布Excel表格和PowerPoint演示文稿,并详细说明每一组护理人员的相关任务。

护士实施的服务

虽然术前评估通常是由护士实施,但这项服务应以患者为中心,确保工作人员的时间安排和技能符合参与术前访视患者群体的要求。

患者应该有机会讨论他们所关心的问题,并接受恰当的检查、检验和建议,这些检查、检验和建议来自最高水平医疗标准知识和有经验的技术人员,并且患者能获取足够准确的信息，从而能安全地实施知情同意权。由于患者有时间仔细考虑门诊的建议和待定手术，POA 的评估人员通常会接受患者关于围术期麻醉手术，也包含社会需求的各种询问。通常患者会带着他们在网上搜索待定事项及需要指导的各种问题来 POA。

POA 的护士可能成为患者术前阶段护理的一个切入点，通常在入院前协调一些患者的准备工作，对部分患者提出进一步的检查，采取治疗措施，核查患者术前优化情况，同时也充当初级医疗和次级医疗的个体化指导的桥梁。

任何 POA 服务应满足 2015 年护理质量委员会（Care Quality Commission，CQC）的要求，并询问如下相关问题：

(1)你的 POA 服务安全吗？

(2)你的 POA 服务有效吗？

(3)你的 POA 服务贴心吗？

(4)你的 POA 服务能满足你的需求吗？

(5)你的 POA 服务引导良好吗？

护理团队在 POA 中的作用是多样化的，其相关任务是加速患者在手术过程中的进展，并确保患者在入院前完成所有合并疾病的检查、优化，并有明确的记录，这将最大限度地提高手术当天的入院率，最大限度地减少手术当天取消率。

根据团队的经验、培训和患者的不同要求，由注册护士承担的、非注册护士（医疗助理或助理医生）协助的工作也会有所不同（www.pre-op.org）。

护理团队在 POA 中相关的任务如下。

(1)确定和确认患者的基础信息，确保记录/预约登记信息准确无误；

(2)确定患者身体状况，提供关于一般健康、戒烟及饮食状况的资料；

(3)确定入院流程及相关注意事项；

(4)确定社会需求，尽量减少延迟出院；

(5)确定既往史、外科手术史、麻醉史，酌情探讨以往和目前的状态；

(6)完成包括手动计数脉搏在内的基本情况观察；

(7)根据需要完成心电图和肺功能测定；

(8)根据需要完成胸部听诊，充分判断正常/异常，以及何时转诊麻醉医生；

(9)根据商定的政策要求检查；

(10)确定哪些患者适合住院，哪些患者需要麻醉医生的意见；

(11)视情况来采取相应行动，例如，为需要抗凝桥接的患者咨询抗凝团队。

患者追踪系统

一个有效的追踪系统（电子或纸质）对于保持患者数量及确保患者在术前准备过程中没有“失访”是至关重要的。一个追踪系统应该用来追踪患者的围术期路径的进程，特别是转诊进行专家评估和优化时，该系统还应整理检查结果并总结患者的术前记录，以便规划患者的手术安排。电子术前评估报告/追踪系统（可能使用 Excel 电子表格）具有额外的优势，建议应行哪些检查，整理检查结果，为患者提供药物建议，并根据患者的合并疾病和手术过程推荐围术期计划。麻醉医生、手术室、高依赖康复病房（high dependency unit，HDU）或入院登记人员在患者入院前查看电子记录，使患者的手术计划得以实施，并共享安全医疗的基本信息。

组织

Francis 报告

一项运行良好的术前评估服务会依据 Francis 建议和医疗质量委员会的期望制订所有的选项。

理想情况下，术前访视服务应设于门诊部，使患者可以步行离开，但一个独立的诊所也可以发挥同样的功能。

Francis 报告摘要(2013):

(1)领导和管理者需要专注于提供良好的患者护理。

(2)所有人都应对自己的行为/不作为负责。

(3)应鼓励跨专业团队的合作。

(4)坦诚——承认除了取得的成就外,也存在做得不好/有待改进的地方。

(5)临床管理是监测医疗标准的一种手段。

(6)政策应符合国家规定,并确保遵守地方程序。

(7)员工应接受适当培训,以履行其职责,确保持续的培训及能力评估。

(8)应根据商定的政策来衡量绩效。

(9)应持续进行审计。

(10)应对审计、投诉等结果采取措施。

为满足 Francis 建议和 CQC 期望中提出的观点,需要明确的 POA 服务政策,该政策得到护理和麻醉团队的同意,并将严格执行以确保患者安全。需要适当的培训和能力来实行该政策,以及对患者的评估结果进行审计,这将突出进一步培训的潜在作用,并在适当的情况下,政策将在临床管理会议上通过跨专业团队进行更新和串联。

完成术前评估的人员

POA 的需求和服务应根据当地要求而有所不同。

(1)日间和(或)住院患者的评估。

(2)患者的复杂性。

(3)外科手术的专业性。

(4)当地医院的管辖区域/特色。

(5)POA 是面谈/电话评估/患者自我评估。

POA 团队由注册护士、非注册护士和医务人员(基础医生、麻醉医生、外科医生、职业治疗师、物理治疗师及药剂师)组成。此外,术前访视服务能高效运作还需要充分的文案工作和行政支持。

英国皇家麻醉学院发布的《提供麻醉服务指南》(Guidelines for Provision of Anaesthetic Services,GPAS)建议对通过术前准备门诊的1000 名住院患者进行术前评估时应满足以下人员配备要求。

麻醉医生

每周一次审查/讨论会议(1.25PA)。

每周一次高风险疾病门诊(1.25PA)。

每周一次临床服务的指导会议(1.25PA)。

护士

术前评估的级别和经验取决于当地政策。经过专业培训的注册护士、助理执业医生和医疗助理将能高效地完成与患者术前准备的相关工作。

平均每 1000 位患者配备 0.6 位注册护士和 0.3 位医疗助理(healthcare assistant,HCA)。

按照 80%的患者为日间病例,20%的患者为住院病例进行人员配备;

假设对日间病例患者的护理评估为 30 分钟,对住院患者的护理评估为 45 分钟;

在英国,大部分术前评估是由术前评估门诊的护士完成。这个专业领域的护理人员根据其级别不同而承担不同数量的任务。术前协会发布了一个护理技能框架,用于不同级别的术前评估。根据待评估患者的复杂性,对护理团队的技能和经验要求会有所不同。确保护理人员得到适当的培训和评估能力是非常重要的,以保证他们具有准确安全地承担任务的技能,并且政策或协议文件明确界定了他们的角色。任何一个 POA 服务都不可能拥有一个 2-8b 的完整团队。

药剂师在术前评估门诊将减少护士的工作量,减少用药差错,并向患者提供关于手术当天应停止或继续服用哪些药物的信息。

在"关节门诊",准备行髋关节或膝关节置

换手术的患者,将会从跨专业团队的讨论会中获益,跨专业团队成员包括麻醉医生、外科医生、理疗师、职业治疗师和护士。同样,在"减肥门诊",讨论为正在考虑进行减肥手术的患者提供适当的治疗和管理时,可能需要有麻醉医生、外科医生、内科医生、营养师和心理咨询师在场。类似的门诊也可有效地为白内障手术患者减轻来自自身、亲属或护理人员的担忧。

进行术前评估的时间和地点

如果在手术过程中需要麻醉医生的服务,那么所有的患者都应该接受麻醉医生的术前评估。除非确实有紧急情况,否则不宜在麻醉室进行术前评估。麻醉医生必须在入院当天有足够的时间完成对患者术前评估记录的审查和对患者健康状况的最终检查。在英国,大部分术前评估工作是由术前评估门诊的护士完成的。门诊需要配有专业的麻醉医生,以支持帮助护士和审查高危患者(英国皇家外科学院,2011)。一旦患者被术前评估和准备门诊评估为"适合手术",则应在手术当日入院,并由麻醉医生进行最终安全核查,从而使手术日当天出现手术延期或取消的概率降低。

麻醉医生在术前评估门诊中的作用

麻醉医生在最终决定手术可行性中起着重要作用,具体包括:

(1)评估和优化经外科门诊分诊确定为高危的患者,执行患者围术期计划,并与其他专业团队进行沟通。

(2)通过心肺功能运动实验或其他测试对高危患者进行功能性评估,计算出围术期风险或获益,并与患者进行讨论。

(3)帮助护士处理患者相关问题并审查检查结果。

(4)为术前评估护士提供培训/支持,并通过审计和临床管理进行绩效反馈。

(5)就"适合转诊"方案和高危患者的围术期管理与全科医生进行联系。

(6)为护士制订需要遵循的指导方针/方案,如药物、糖尿病、抗凝治疗的指南,规范患者管理。

手术当天的麻醉术前评估

在良好的 POA 患者路径中,麻醉医生在手术当天的作用只是检查相关医疗文书,以及确定患者病情没有发生急性变化。这些检查常包括:

(1)正确识别患者。

(2)回顾患者病历和术前评估临床记录。

(3)核查诊断、既往史和麻醉史。

(4)心肺功能检查、气道评估。

(5)回顾检查结果。

(6)讨论拟定的麻醉方案、镇痛方案及相关风险,患者应参与决策,并同意/讨论记录。

(7)回顾患者对手术治疗的理解/同意。

围术期路径

应在术前准备门诊完成高危患者的识别和优化,规划入院/围术期手术路径/出院。

规划和沟通

术前准备在患者围术期路径的协调和规划中起着核心作用。良好的沟通是成功向患者提供最佳医疗的关键,涉及许多个体之间的沟通和规划,包括患者、全科医生、麻醉医生、外科医生、手术室、加护病房和入院处。

患者分类

通过健康问卷调查的形式对患者进行有效分类,审查初级医疗和次级医疗中的合并疾病,将有助于及早识别高危患者,尽早进行优化和风险沟通。

适合转诊表

患者的初步评估可在在全科医生转诊给

外科医生之前或转诊时进行。这些评估检查包括常规血压、脉搏、身高、体重、体重指数等。患者已知的合并疾病应在转诊前进行优化。“适合转诊”记录可以明确合并症，如糖尿病、哮喘、心脏病、高血压和贫血(男性 Hb <130g/L，女性 Hb <120g/L)，此表也为生活方式提供建议和支持，如戒烟、减肥、营养补充(如果营养不良)，以及锻炼计划(针对不健康者)等。

手术同意

在次级医疗中，门诊的外科医生将对患者进行检查并推荐最适治疗方案。外科医生将与患者讨论关于手术的风险与获益，并提供书面信息。患者应被告知治疗方案及替代方案，并参与决策过程。外科医生会要求患者去评估门诊咨询麻醉医生进行围术期风险评估，然后再决定患者的最佳治疗方案。外科医生在取得同意手术的口头同意后，也需要在门诊或接近手术日的时候获得书面同意。

评估和优化

由跨专业团队对患者进行术前准备或术前评估，以确定患者当时的健康状况，优化患者结局并完成适当的检查，使麻醉与手术风险降到最低，从而最大限度地提高手术效益和术后结局。预康复包括在术前使用运动策略以优化患者的健康状况，已被证明可减少患者的并发症和住院时间。

术前准备的时机

理想状况下，一旦决定手术就要尽快进行 POA。健康问卷调查可以将患者分为不同的风险类型，这为患者和医院提供了相当长的时间来确定健康状况，进行必要的检查，并在入院前进行优化。高危患者应咨询麻醉医生，并可能需要进一步的心脏动力学测试，如心肺功能运动试验或压力超声心动图。应评估围术期风险，作为知情同意程序的一部分，还应与患者就拟行手术的益处和危害进行深入交流。

一站式术前门诊

作为术前评估和优化过程中的一部分，评估和准备可能涉及多次医院就诊。由“一站式门诊”围术期团队进行的术前准备可以减少患者在术前的就诊次数，并有助于优化合并症、风险评估和同意过程。“一站式术前门诊”的理念是，在患者接受评估并被认为适合手术之前，不应将其列为手术患者(图 25.1 和图25.2)。

根据手术类型及手术人群的不同，围术期团队可能由麻醉医生、内科医生、护士、药剂师、营养师、心理学医生和外科医生组成。麻醉医生作为围术期医生的作用将有助于实施围术期计划，这对肥胖或老年等高危患者至关重要。有效的术前准备、围术期计划的实施和良好的沟通已被证明可以降低高危患者的发病率和死亡率，包括住院期间和出院后的初级护理期间，从而提高生存率和生活质量。

护士培训及能力

为确保这一专业领域的高标准护理服务，护士培训、能力评估和年度考评是至关重要的。

相当一部分参加术前评估的患者需要麻醉意见，其中多数需要麻醉医生进行评估。注册护士和医疗助理的职责是完成必要的病史记录和检查，以支持麻醉决策过程。参照医疗系统惯例，注册护士在 POA 中通常需要他人支持，这些人员包括非注册护士、2 级或 3 级医疗助理，近年来也有助理医生(4 级)参与。注册护士负责安排和督促 2 级和 3 级非注册团队成员工作，并为他们的行为/不作为负责。

4 级助理医生(assistant practitioner，AP)仍属罕见，在准备开始注册护士培训之前，他们会在报告中记录潜在的任务分配，以确定他们在全力工作时能达到目标。4 级助理医生需

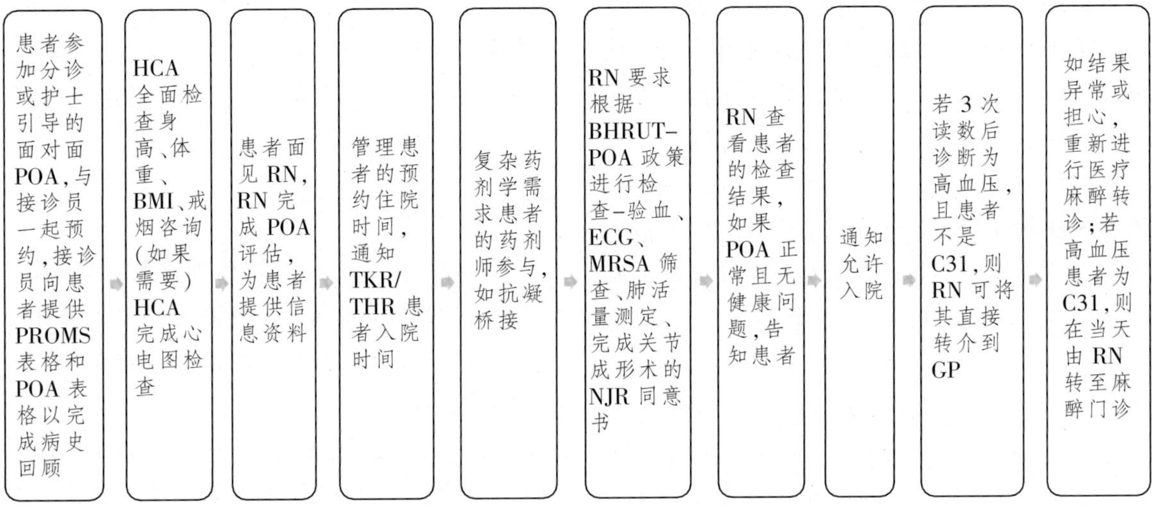

注：HCA，医疗助理；RN，注册护士；TKR，全膝关节置换；THR，全髋关节置换；ECG，心电图；NJR，国家人工关节注册中心；POA，术前评估；GP，全科医生。

图 25.1　选择性患者通路。时间线：门诊患者决定手术治疗后的 0~7 天遵循此时间线。所有 C31（癌症转诊）患者需要在 OPD（门诊部）后 24 小时内接受麻醉评估。

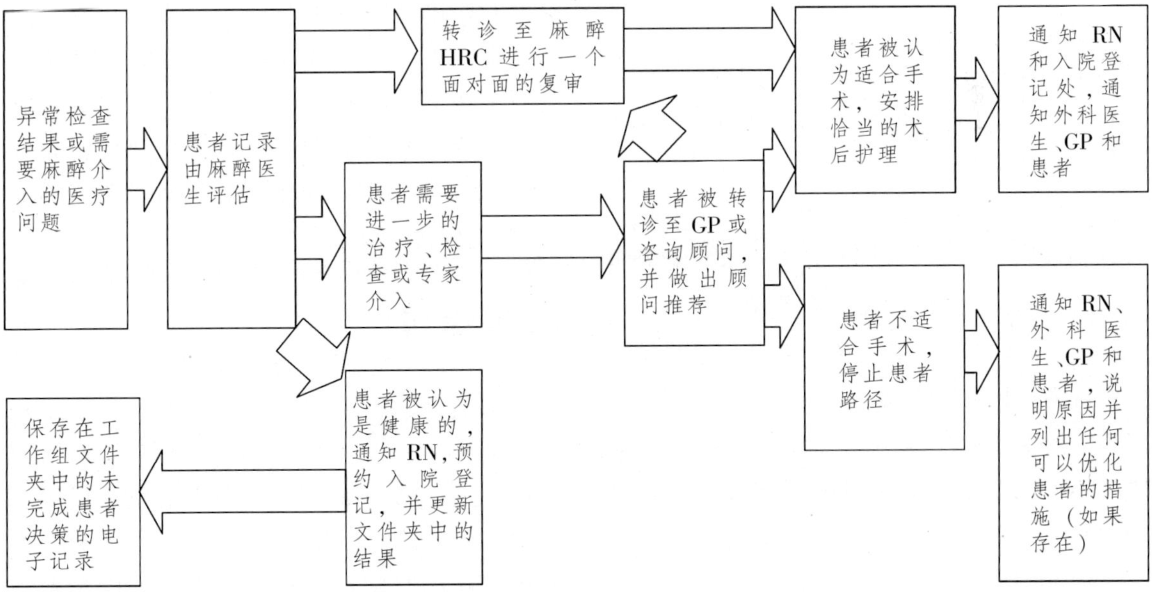

注：RN，注册护士；HRC，高危门诊；GP，全科医生。

图 25.2　麻醉转诊（高危患者及 RN 认为需要进一步建议或指导的患者）。时间线：在 RN POA 的 10 天内遵循此时间线。

要取得一个2年制的学位及内部培训,并有一份非常明确的政策文件，清楚列明他们的角色、限制和执业范围。一般来说,4级助理医生有能力确定正常的检查结果,并向注册护士报告所有的异常检查/不稳定病史。4级助理医生不是5级护士的替代品(4级助理医生不能转诊患者)，他们的作用是充当医疗助理从2级或3级发展到有潜力进入注册护士培训的跳板。

为了确保和维护患者安全，在POA服务工作的每位护士必须接受与其预期职业水平相符的培训是至关重要的。注册护士将自主完成工作，患者可能会有多种合并疾病和病史,这就要求注册护士对很多常规情况有更深入的了解,并知道何时及由谁去咨询麻醉专家意见。注册护士和助理医生的培训应包括全面的病史采集、深入了解心血管、呼吸系统和肾脏疾病的影响、药物治疗、过敏和适当的患者检查等,并应提供有关麻醉意见所需要进行检查的全面知识。

护理团队每位成员都应该对自己的作为/不作为负责,并且培训计划的一部分包括委派任务给其他成员。

仅仅提供关于某项任务的讲座或培训,不足以确保每个人都理解该任务、培训、解释和应用培训的能力。培训教员需要留意个人的学习需求、经验和学习新任务的意愿。任务应该被分解为可以测量的单个要素,这样就可以确定每个要素的成功或学习需求,Benner表格的使用提供了一种有效的测量方法(Benner,1982)。

护士的能力养成需要乐于学习、领悟培训并能将学习内容加以应用。在获得自信并坚定地执行任务之前,需要了解个人学习技能的培训情况,直到他(或她)表现出胜任能力,并以适当的质量和标准，以及在适当的时间内完成。应每年对各级工作人员的能力进行审查。这通常采取年度考评的形式。对于初级队伍,可能需要更频繁的检查,这不仅有助于当前任务的顺利实施,也有助于维持操作的准确性并不遗漏任何步骤。

麻醉医生的术前培训

皇家麻醉学院麻醉学培训课程涵盖了获得麻醉结业培训证书（certificate of completion training,CCT)所需的术前评估的基本知识、技能和工作目标。

急诊医疗常规(acute care common stem,ACCS)培训是一项宽泛的培训方案,可以让麻醉学员在急性病、急诊医学、麻醉学和重症监护医学方面拓展临床经验。另外,术前评估和加强康复的临床研究可以扩充培训人员的术前准备知识。英国皇家麻醉学院将围术期医学纳入麻醉学培训课程(英国皇家麻醉学院,2015)。此外,受训者可以同时完成围术期医学和麻醉学的文凭/硕士学位，作为他们围术期医生专业培训的一部分。

在动态心脏测试（心肺运动功能测试/多巴酚丁胺负荷超声心动图)、心脏、呼吸和肾脏医学方面的经验有助于风险评估和优化合并疾病。麻醉医生应具备良好风险评估与沟通能力,并能促进合作决策。

质量保证

术前评估需要一位麻醉医生和护士来主导。为术前护士/基础医生制订教育计划、指导方针/程序，持续的审计及向术前医护提供反馈,对POA服务的临床管理是至关重要的。应安排足够的时间让所有工作人员每周参加小组会议,并讨论服务的相关事宜。

指导方针/程序应得到所有相关人员（麻醉医生、外科医生、护士和药剂师)的同意,以便提供给患者标准化的医疗处理。术前小组发表了《术前评估循证指南》,协助术前评估部门制订本地指南。

对术前评估医生和护士的审计和反馈对维持和提高服务质量至关重要。电子追踪系统将有助于审计并提供更精确的反馈。

建议的定期审计可能包括：

(1)检查麻醉医生和护士的术前评估文件。

(2)术前向患者提供的资料和知情同意书的有效性。

(3)术前访视、禁食、用药、血栓预防的依从性。

(4)增强康复途径的依从性。

(5)术前评估服务的有效性。

(6)手术当天的取消率、住院时间、发病率和死亡率、出院后非计划 ICU 入院和质量指标(PROMS–患者报告的结局测定)。

POA 服务应为医生和护士提供持续的教育计划和年度评估。所有的术前护士都应完成护理技能和能力的评估，并作为年度评估程序的一部分。术前协会出版了一本名为《术前评估护理技能》的小册子，并为术前评估提供了全国性的不同级别护理技能框架(www.pre-op.org)。

2014 年，英国皇家麻醉学院发表了麻醉服务指南(Guidelines for the provision of anaesthetic services，GPAS)，为英国术前临床实践推荐标准(英国皇家麻醉学院，2014)。同年，英国皇家麻醉学院推出了"麻醉临床服务认证"(anaesthesia clinical services accreditation，ACSA)(英国皇家麻醉学院，2014)，这是一项 NHS 和独立部门机构组织的自愿项目，通过同行评审提供质量改进。该计划为改善服务、专家咨询、现场审查和报告，并参照地方、区域和国家标准测试制订基准提供了一个结构化和支持性的流程。

(陈晶　译　闫红　审校)

参考文献

Anaesthetic Association for Great Britain and Ireland. 2010. The role of the anaesthetist in preoperative assessment (www.aagbi.org.uk).

Benner, P., 1982, From novice to expert. American Journal of Nursing, Mar, 402–7.

Bullock I, MacLeod Clark J, Rycroft-Malone J 2012; Edition: 1 Adult Nursing Practice: Reflecting the principles of evidence-based care Chapter 26 Jackson J 2012 Managing Perioperative Care ISBN-13: 978-0199697410.

Care Quality Commission. 2015. www.cqc.org.uk/.

Department of Health UK NICE Clinical Guidelines. 2010. Venous thrombo embolism risk assessment(www.nice.org.uk/guidance/qs3/chapter/quality-statement-1-vte-and-bleeding-risk-assessment).

Department of Health UK. 2002. National Joint Registry (www.njrcentre.org.uk/

Department of Health UK. 2012. 18-week pathway Jan 2012 (www.gov.uk/government/uploads/system/uploads/attachment_data/file/198930/Referal_to_treatment_Rules_Suite.pdf).

Department of Health UK. 19 July 2011. Enhanced recovery (www.improvement.nhs.uk).

Francis R QC. 2013. Mid-Staffordshire NHS Foundation trust public inquiry report. (www.gov.uk/government/publications/report-of-the-mid-staffordshire-nhs-foundation-trust-public-inquiry). Accessed 4 December 2015.

Jackson J and Wadsworth L 2014 Nursing skills for pre operative assessment. Preoperative Association (www.pre-op.org).

Jones K, Swart M, Key W 2014 Guidance on the provision of anaesthesia services for preoperative assessment and preparation 2014 (www.rcoa.ac.uk/document-store/guidance-the-provision-of-anaesthesia-services-preoperative-assessment-2014).

NHS England Health and Social Care Information Centre. 2011. Patient Reported Outcome Measures(www.hscic.gov.uk/proms).

Royal College of Anaesthetists Perioperative Medicine. 2015. The pathway to better surgical care (www.rcoa.ac.uk/perioperative medicine).

Royal College of Anaesthetists. 2014. Guidelines for the provision of anaesthetic services (GPAS) (www.rcoa.ac.uk/gpas).

Royal College of Anaesthetists. 2014 Anaesthesia Clinical Services Accreditation (ACSA) (www.rcoa.ac.uk/acsa).

Royal College of Surgeons for England. 2011. The higher risk patient (www.rcseng.ac.uk).

Woodhead K, Fudge L et al. 2012 Manual of Perioperative Care is a comprehensive manual of principles of care designed to support the clinical practice of perioperative practitioners.

索 引